Bernd Reuschenbach

Personalgewinnung und Personalauswahl für die Pflege

Bernd Reuschenbach

Personalgewinnung und Personalauswahl für die Pflege

Unter Mitarbeit von
Christopher de Silva, Gabriele Kammerer und Catherine Pott

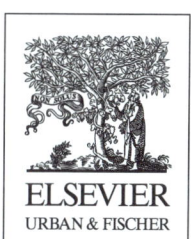

URBAN & FISCHER

Zuschriften und Kritik an:
Elsevier GmbH, Urban & Fischer Verlag, Karlstraße 45, 80333 München

Wichtiger Hinweis für den Benutzer
Die Erkenntnisse in der Medizin und Psychologie unterliegen laufendem Wandel durch Forschung und klinische Erfahrungen. Herausgeber und Autoren dieses Werkes haben große Sorgfalt darauf verwendet, dass die in diesem Werk gemachten Angaben dem derzeitigen Wissensstand entsprechen.

Wie allgemein üblich wurden Warenzeichen bzw. Namen (z. B. bei Pharmapräparaten) nicht besonders gekennzeichnet.

Bibliografische Information Der Deutschen Bibliothek
Die Deutsche Bibliothek verzeichnet diese Publikation in der Deutschen Nationalbibliografie; detaillierte bibliografische Daten sind im Internet unter http://dnb.ddb.de abrufbar.

Planung und Lektorat: Barbara Fischer, München
Projektmanagement und Redaktion: Karin Kühnel, München
Herstellung: Christine Kosel, München
Grafiken: Stefan Elsberger, Planegg
Satz: Kadja Gericke PROPRINT, Arnstorf
Druck und Bindung: Krips b.v., Meppel
Umschlaggestaltung: SpieszDesign, Neu-Ulm
Titelfotografie: MEV Verlag GmbH, Augsburg

ISBN 3-437-27000-1

Aktuelle Informationen finden Sie im Internet unter
www.elsevier.com und **www.elsevier-deutschland.de**

Vorwort

Ende der 80er-Jahre hatte ich nach Bewerbungen in mehreren Krankenpflegeschulen die Gelegenheit, die Auswahl für die Pflege aus der Perspektive des Bewerbers zu erleben.

Die Bandbreite der verwendeten Verfahren reichte von Einzel- über Gruppengespräche, bis hin zu Testverfahren, in denen beispielsweise die Größe eines 10 DM-Scheines erfragt wurde. Schon damals fragte ich mich, welche Bedeutung solche Testfragen für die praktische pflegerische Arbeit haben. Rückblickend war die Gestaltung der Auswahl meist unstrukturiert und wenig auf meine Bedürfnisse abgestimmt. Ich entsinne mich an eine Krankenpflegeschule, in der ich trotz einer einstündigen Anfahrt etwa 30 Minuten warten musste und das Gespräch gerade mal 10 Minuten dauerte. Wieder andere Schulen ließen sich viel Zeit, den Eingang der Bewerbung zu bestätigen oder versendeten nur auf Nachfragen eine Zu- oder Absage.

Die Entscheidung für einen Bewerbungsort und eine Zusage war eher unreflektiert. Aufgrund fehlender Möglichkeiten die Qualität der Ausbildung zu bewerten, waren beispielsweise die Ortsnähe, die Freundlichkeit der Auswählenden, die Gestaltung der Schule (ein moderner Neubau mit einer Teeküche, einem Klavier im Aufenthaltsraum und einem riesigen Aquarium im Eingangsbereich) und die kreativen Auswahlverfahren ausschlaggebend.

Solche Selbstreflexionen über die Bewerbungsmotivation und das Erleben von Auswahlsituation sind wichtig, um Auswahlverfahren und Anwerbemaßnahmen bewerberzentriert gestalten zu können.

Im Rahmen des Psychologiestudiums wurde mir klar, dass die Personalauswahl, als einem wichtigen Teilgebiet der psychologischen Diagnostik, auch bestimmten Standards genügen muss und wissenschaftlich beforschbar ist. Aus der Schnittfläche zwischen Psychologie und Pflege entwickelte sich schließlich das Interesse für das Thema Personalauswahl in der Pflege.

Wenn man sich seit nunmehr fünf Jahren mit dem Thema beschäftigt und während dieser Zeit in Fachzeitschriften und Büchern immer wieder Tipps für die Praxis liest, die von einem professionellen und empirisch geprüften Vorgehen weit entfernt sind, dann ist es nicht mehr weit bis zur Idee, in einem eigenen Fachbuch einiges besser zu machen. Da die Idee auch beim Urban & Fischer Verlag auf reges Interesse stieß, begann auch bald die Umsetzung.

Einige meiner Kolleginnen und Kollegen hielten mich für größenwahnsinnig, während der laufenden Promotion ein Buchprojekt in Angriff zu nehmen. Dass es doch geklappt hat, verdanke ich der breiten Unterstützung im beruflichen, wie im privaten Umfeld.

Ich möchte meinen Co-Autorinnen Catherine Pott und Gabriele Kammerer sowie Christopher de Silva danken, die mit entsprechender Expertise einige Kapitel geschrieben haben. Catherine Pott hat im Rahmen einer Diplomarbeit an der KFH Mainz die Personalauswahl an Schulen untersucht. Ihre Erfahrungen und Daten sind an vielen Stellen des Buches eingeflossen. Sie hat sich nach umfassenden Recherchen um die Darstellung der rechtlichen Aspekte und einzelner Auswahlmethoden, z.B. Gespräch, Probezeit und Arbeitsproben, gekümmert.

Gabriele Kammerer (Leitung der „Schule für Pflegeberufe" am Klinikum Karlsruhe) war eine große Hilfe, als es um die Erprobung und Evaluierung neuer Auswahlmethoden in der Praxis ging. Im Rahmen eines Kooperationsprojektes mit dem Klinikum Karlsruhe konnten wichtige Daten zu pflegerischen Anforderungen, zum Nutzen und zur Akzeptanz neuer Auswahlmethoden gesammelt werden.

Aus Sicht einer Praktikerin schildert sie im Kapitel 11 die Implementierung eines multimodalen Auswahlverfahrens.

Christopher de Silva war während eines Praktikums im Forschungsprojekt „Personalauswahl im Gesundheitswesen" und darüber hinaus eine große Hilfe bei der Datenerhebung, der Erstellung von Kriterienkatalogen und der Literaturrecherche. Als Pflegedienstleiter und Pflegewissenschaftler hat er sich um die Darstellung der internen Personalauswahl gekümmert und viele Ideen zu den übrigen Kapiteln eingebracht.

Ich möchte der Hanns-Seidel-Stiftung München e.V. danken, die mir durch ein Hochschul- und Promotionsstipendium die Möglichkeit gegeben hat, finanziell unabhängig der Forschung nachzugehen. Ein herzliches Dankeschön an Herrn Dr. Pfeifenrath für seine Unterstützung.

Für die Datenerhebung und Erprobung einzelner Auswahlmodule waren Kontakte zur Praxis wichtig. Ich möchte hier besonders der Marienhaus GmbH danken, die mir schon während meiner Diplomarbeit umfangreiche Erhebungen ermöglicht hat, weiterhin der Krankenpflegeschule des Universitätsklinikums Heidelberg, der Krankenpflegeschule Schwetzingen und allen weiteren anderen 52 Einrichtungen, die mir bei Erhebungen geholfen haben.

Ich danke den Kolleginnen der Abteilung Allgemeine und Theoretischen Psychologie: Dr. Lisa Irmen für die wichtigen Anregungen zur geschlechtsneutralen Sprache, Bärbel Maier-Schicht für die ideelle Unterstützung und die vielfältigen Ermunterungen sowie Gustava Hess für die Mithilfe beim Korrekturlesen.

Besonderer Dank gilt Prof. Dr. Joachim Funke, der mir den Freiraum gelassen hat, dieses Buchprojekt neben der Promotion und den Lehrverpflichtungen zu verwirklichen. Er hat mich bei der Erreichung des Zieles vorangetrieben und mich in vielfältiger Weise unterstützt. Ich könnte mir keinen besseren Chef vorstellen.

Ich danke den Hilfskräften unserer Arbeitseinheit, die mir bei der Literaturrecherche, bei Erhebungen, Auswertungen oder bei der Erstellung von Grafiken geholfen haben: Judith Troost, Unni Aadtland, Katrin Claßen, Monika Knapp-Rudolph und vielen anderen.

Ich danke meinen Eltern, Rosemarie und Karl-Heinz Reuschenbach, die mir das Studium und die Promotion ermöglichten und mich vielfältig unterstützt haben.

Mein besonderer Dank gilt Kirsten Rasser, die viele Wochenenden und Abende auf mich verzichten musste. Sie war und ist im größten Stress ein Lichtblick. Mit journalistischer Expertise hat sie die Texte redigiert und korrigiert und so maßgeblich zum Gelingen des Buches beigetragen.

Für die gute Zusammenarbeit, Ausdauer, Geduld und die großartige Unterstützung danke ich den Lektorinnen des Urban & Fischer Verlages Karin Kühnel und Barbara Fischer.

Heidelberg im Januar 2004   Bernd Reuschenbach

Inhaltsverzeichnis

Inhaltsverzeichnis

Einführung

Die Suche nach geeigneten Pflegekräften oder Leitungskräften für die Pflege wird manchmal mit dem Angeln am Goldfischteich verglichen: Der Pool an geeigneten Personen ist begrenzt und manchmal scheint es so, als ob eher der Zufall bestimmt, welcher „Fisch" anbeißt und ob dieser dann auch den eigenen Ansprüchen genügt.

Die Anwerbung und die Auswahl von Pflegenden oder Leistungskräften für die Pflege ist genauso langwierig wie das Angeln, aber ungleich anstrengender. Ein gelungenes Personalmarketing und die Anwendung brauchbarer Selektionsmethoden sind mühsam, auf der anderen Seite aber notwendig, um die Qualität der Pflege zu sichern.

Der Qualifikation der Mitarbeitenden in Einrichtungen des Gesundheitswesens kommt aufgrund gesetzlicher Forderungen und gestiegener Ansprüche der zu Pflegenden in den vergangenen Jahren eine immer größere Bedeutung zu. Maßnahmen zur Verbesserung der Qualifikation der Pflegenden sind vielfältig und in vielen Einrichtungen etabliert:
- Durch Fort- und Weiterbildungsmaßnahmen wird versucht, den gestiegenen oder veränderten Anforderungen der Praxis gerecht zu werden.
- Einarbeitungskonzepte sollen dazu beitragen, in kurzer Zeit die Kompetenzen der Pflegekraft auf die Anforderungen einer Stelle abzustimmen.
- Kontinuierliche Beurteilungen durch Vorgesetzte und Kolleginnen und Kollegen erlauben es, den Bedarf an Personalentwicklungsmaßnahmen aufzudecken und dienen als Motivatoren für die Mitarbeitenden.

Diese Beispiele machen deutlich, dass Maßnahmen zur Qualitätsverbesserung oder -sicherung immer am bestehenden Mitarbeiterstab ansetzen. Noch so gute Fort- und Weiterbildungsprogramme, ausgefeilte Neustrukturierungen des Teams oder des Pflegedienstes oder Veränderungen der Arbeitsstrukturen bewirken wenig, wenn die Grundlagen fehlen, also Personen, die Veränderungen mittragen wollen und können.

Die Möglichkeiten, durch eine Verbesserung der Personalanwerbung und -auswahl auf die Qualität der Pflege Einfluss zu nehmen, wird bisher noch zuwenig beachtet. Ein Blick in gängige Lehrbücher zum Personalmanagement macht deutlich, wie randständig diese Themen behandelt werden. Es gibt nur vereinzelte Empfehlungen, deren Nutzen für die Pflege nicht ausreichend geprüft wurde und die meist auch nicht praxistauglich sind.

Andere Branchen haben dies schon seit langem erkannt. Hier wurden in den letzten 30 Jahren vielfältige Auswahlmethoden entwickelt. In jedem größeren Unternehmen gibt es eigene Abteilungen, die sich um die Anwerbung von Bewerberinnen kümmern und langfristig entsprechende Rekrutierungsmaßnahmen planen.

In diesem praktischen und wissenschaftlichen Notstandsgebiet der Pflege soll das Buch eine „Erste Hilfe" sein.

Im Rahmen des Forschungsprojekts „Personalauswahl im Gesundheitswesen" am Psychologischen Institut der Universität Heidelberg steht seit 1999 die wissenschaftliche Beforschung dieses Themengebietes im Mittelpunkt. Umfangreiche Untersuchungen haben seitdem in Krankenpflege- und Kinderkrankenpflegeschulen sowie in Kliniken stattgefunden. Da im Buch mehrfach auf diese Daten zurückgegriffen wird, sollen hier kurz die beiden Befragungskohorten erläutert werden:

Die ersten Erhebungen fanden im Jahr 1998/1999 statt. Hierbei wurden 256 Pflegedienstleitungen postalisch zum Stand der Personalauswahl befragt. Mit 44 examinierten Pflegenden wurden teilstrukturierte Interviews zum Erleben der Auswahlsituation durchgeführt und 220 Auszubildende wurden mittels Fragebogen zu ihren Erwartungen an die Auswahlsituation befragt.

Die zweite Befragungskohorte (2000/2001) schloss 337 Auszubildende der Krankenpflege und 59 der Kinderkrankenpflege ein. Weiterhin wurden 68 Pflegekräfte und 32 Pflegepädagogen zu pflegerelevanten Schlüsselkompetenzen, kritischen Pflegeereignissen und zur Praktikabilität von Auswahlverfahren befragt. An verschiedenen Stellen des Buches wird auf diese Daten zurückgegriffen. Dabei wird versucht, zwei Zielen gerecht zu werden: Einerseits soll das Buch praxistauglich sein, andererseits aber auch einem wissenschaftlichen Anspruch gerecht werden. Zusätzliche Erläuterungen in Form von Info-Kästen und Mustertexten im Anhang des Buches erleichtern das Verständnis und die Nutzung für Personalverantwortliche. Die Erhebungen fanden ausschließlich in Schulen für Erwachsenen- und Kinderkrankenpflege sowie in Krankenhäusern statt. Es fehlt leider an Statistiken zur ambulanten Pflege oder aus dem Bereich der Altenpflege. Durch praktische Beispiele wurde dennoch versucht, diesem Tätigkeitsfeld gerecht zu werden.

Das Buch ist zweigeteilt. Die ersten fünf Kapitel thematisieren die Anwerbung von Mitarbeitenden. Hier erfahren Sie, wie Sie Pflegende oder Auszubildende erfolgreich rekrutieren können, also wo und wie Sie den richtigen Köder auswerfen.

Das erste Kapitel zeigt die derzeitigen personellen und politischen Rahmenbedingungen (☞ 1) auf. Schlechte Angler, falsche Köder und leere oder umgekippte Goldfischteiche erschweren das Angeln und müssen berücksichtigt werden, wenn man entsprechende Gegenmaßnahmen einleiten will. In den nachfolgenden Kapiteln werden verschiedene Rekrutierungsmöglichkeiten dargestellt: Die Bandbreite reicht von Methoden der internen Personalgewinnung (☞ 3) bis hin zu Maßnahmen, die sich an einrichtungsfremde Personen richten, z.B. Stellenausschreibungen, Online-Anwerbungen oder Personalleasing (☞ 4). Eine Abgrenzung zwischen externer und interner Personalgewinnung ist nur schwer möglich, da jede Maßnahme, die die Attraktivität der Einrichtung erhöht, zum einen die Verbleibeneigung der bisherigen Beschäftigten erhöht (internes Personalmarketing), zum anderen von interessierten Personen außerhalb der Einrichtung wahrgenommen wird (externes Personalmarketing).

Im Gegensatz zu einer rein betriebswirtschaftlichen Sichtweise steht in diesem Buch auch die Bewerbersicht im Mittelpunkt. Auch die Bewerberinnen treffen eine Auswahl (☞ 5). Interessierte Personen wählen beispielsweise nach bestimmten Kriterien einen Bewerbungsort aus und erwarten Ehrlichkeit und Offenheit vom Arbeitgeber, um prüfen zu können, ob ihre Erwartungen an die Arbeitsstelle oder den Ausbildungsplatz erfüllt werden. Die folgende Abbildung verdeutlicht die spiegelbildliche Situation der Einrichtung und der Bewerberin und enthält auch die Kapitel, in denen die einzelnen Aspekte dargestellt werden.

Die Anwerbung (Rekrutierung) ist nur der erste Schritt, um die Qualität der Pflegenden und der Pflege zu verbessern. Ebenso wichtig ist die Entwicklung und Anwendung von empirisch geprüften Auswahlmethoden, die im zweiten Teil des Buches, in den Kapitel 6 bis 11, besprochen werden.

Die Aufteilung in Selektion (Auswahl) und Rekrutierung dient nur der Systematisierung. Beide Aspekte werden als sich gegenseitig beeinflussende Prozesse angesehen: Schon die Art wie ein Auswahlgespräch geführt wird oder wie und wann eine Rückmeldung erfolgt, kann die Attraktivität der Einrichtung beeinflussen. Am Anfang aller Bemühungen um eine Verbesserung der Personalauswahl muss eine Anforderungsanalyse stehen (☞ 6). Auswahlverfahren müssen bestimmten „Gütekriterien" entsprechen (☞ 7), d.h. sie müssen objektiv sein, von den Bewerberinnen akzeptiert sein, fehlerfreie Messungen ermöglichen und zuverlässige Vorhersagen des zukünftigen Verhaltens erlauben. Aber nicht alles, was gut ist, ist auch umsetzbar. Die finanzielle Situation, räumliche und personelle Ressourcen

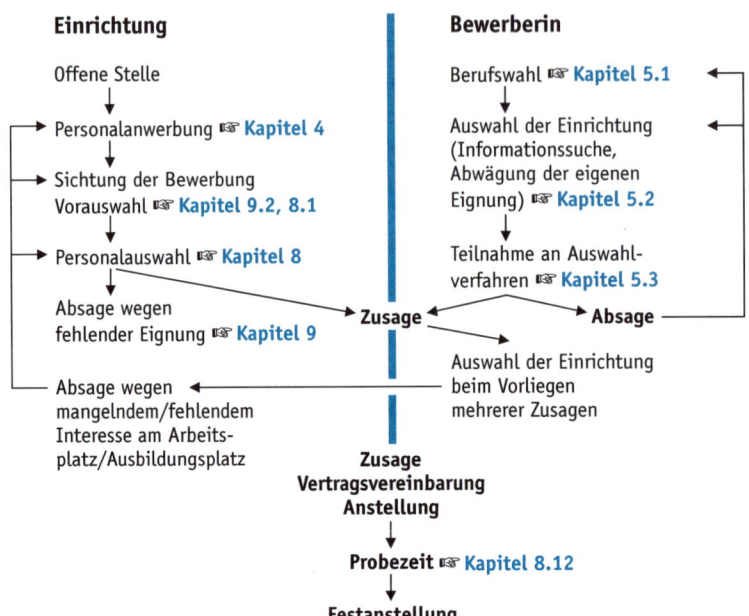

Auswahl aus Sicht der Einrichtung und aus Sicht der Bewerberin

(☞ 7.3) und rechtliche Aspekte (☞ 7.4) können die Realisierung erschweren. Wie Sie die große Anzahl an Bewerbungen managen können und sich dabei gegenüber konkurrierenden Einrichtungen günstig positionieren, erläutert das Kapitel 9.

Im Kapitel 8 werden die wichtigsten Auswahlmethoden vorgestellt und kritisch bewertet. Hier wird deutlich, wie wichtig es ist, die vielfältigen Anforderungen, die an Pflegekräfte und Leitungskräfte gestellt werden mit verschiedenen Auswahlmethoden zu überprüfen. Klassische Bewerbungsgespräche sollten durch neuere Verfahren, wie biografische Fragebögen oder Tests ergänzt werden. Besonders mit dem multimodalen Auswahlverfahren (☞ 8.11), bei dem in mehreren Auswahlmodulen verschiedene Beobachter eine Bewerberin beurteilen, wurden positive Erfahrungen gesammelt. Ein Erfahrungsbericht aus der Praxis finden Sie im Kapitel 11.

Zu den notwendigen Vorarbeiten bei der Implementierung eines neuen Auswahlverfahrens zählt nicht nur die Anforderungsanalyse, sondern auch die Beurteilerschulung. Faire Bewertungen sind durch vielfältige Verzerrungen bedroht, die durch die Unsicherheiten mit dem Bewertungsschlüssel verstärkt werden. Ein entsprechendes Training kann daher die Zuverlässigkeit von Entscheidungen verbessern (☞ 10).

Das Buch ist kein Rezeptbuch, das 1:1 umgesetzt werden kann. Es soll Denkanstöße liefern und dazu anregen, das eine oder andere Vorgehen zu überdenken. Keine Einrichtung wird in der Lage sein, alle Aspekte, die hier vorgestellt werden gleichzeitig umzusetzen, da es personelle und strukturelle Zwänge gibt. Erfahrungen in der Praxis zeigen aber, dass mit kleinen Veränderungen große Wirkungen erzielt werden können.

Drei Hinweise zur sprachlichen Gestaltung des Buches:
- Auch im Bereich der Personalauswahl und des Personalmarketings ist die Forschung in den anglo-amerikanischen Ländern weiterentwickelt. An vielen Stellen des Buches war es daher notwendig,

auf die englischsprachige Literatur zurückzugreifen. Um die Lesbarkeit beizubehalten, wurden die wörtlichen Zitate ins Deutsche übersetzt.

- Personalauswahl, insbesondere die Entwicklung von Auswahlverfahren und deren empirische Überprüfung, sind inhärent psychologische Themen. Wenn es um die Aufdeckung sozialer Kompetenzen oder die Berechnung von Gütekriterien geht, ist psychologisches Fachwissen notwendig. Eine Vielzahl der verwendeten Literatur stammt aus psychologischen Fachbeiträgen. Die Zitationen im laufenden Text und das Literaturverzeichnis sind daher entsprechend den Richtlinien der American Psychological Association (APA) (2001) gestaltet.
- Aus Gründen der besseren Lesbarkeit werden die Berufsbezeichnungen Krankenschwester/Krankenpfleger statt der neuen Bezeichnung „Gesundheits- und Krankenpfleger(in)" verwendet.

Sicherlich ist Ihnen aufgefallen, dass nur von Bewerberinnen die Rede ist und nicht von Bewerbern. Die Verwendung einer geschlechtsneutralen Sprache ist mehrfach und umfänglich diskutiert worden. Gegen das in der Pflegeliteratur leider übliche große I (z. B. PatientInnen) sprechen Befunde, die belegen, dass diese Art der Personenbezeichnung nicht geschlechtsneutral ist. Sie führt zu einer mentalen Repräsentation, die Männer in geringerem Maße umfasst als Frauen (Irmen & Kaczmarek, 1999; Heise, 2000). Da der Anteil von Frauen in der Krankenpflege bei 85 %, in den alten Bundesländern sogar bei 94 % liegt (Dietrich, 1995), macht es Sinn eine Form zu wählen, bei der eher Frauen mental repräsentiert sind. Das geht aber einfacher mit der normalen femininen Form, z. B. Bewerberinnen. Wo möglich wurde im Text das Gerundium (z. B. Mitarbeitende) oder eine andere geschlechtsneutrale Formulierung (Pflegekräfte) verwendet. Damit haben wir die Unesco-Sprachrichtlinien umgesetzt (vgl. Hellinger & Bierbach, 1993). In anderen Fällen, wurde der Genus in Abhängigkeit von der Geschlechtsverteilung gewählt. So wird konsequent von Bewerberinnen gesprochen, außer bei zusammengesetzten Wörtern, z. B. Bewerberansprache. In wenigen Fällen, in denen der Geschlechtsanteil unklar ist und keine geschlechtsneutrale Formulierung möglich war, z. B. Patient und Bewohner, wurde das Maskulinum verwendet.

I Einleitung

1 Rahmenbedingungen der Personalauswahl und -anwerbung

Zu Beginn dieses Buches erscheint es angebracht, zunächst das eigene Verständnis von Pflege darzulegen, denn die Anforderungen an beruflich Pflegende sind die Grundlage für die Auswahl und Anwerbung (☞ 1.1). Ebenso soll das Menschenbild, das letztlich die Personalführung und -auswahl bestimmt, kurz erläutert werden (☞ 1.2).

Personalarbeit kann nicht losgelöst von gesellschaftlichen, politischen und gesetzlichen Rahmenbedingungen gesehen werden. Diese Faktoren haben Einfluss auf die Möglichkeiten der Einrichtung, geeignete Bewerberinnen zu finden, sie wirken auf den Bewerberpool und die Zusammensetzung des Pflegeteams (☞ 1.3). Über die schwierige Personalsituation – offene Stellen, Mangel an qualifizierten Bewerberinnen – und deren Ursachen wird viel geschrieben. Es fehlt jedoch an Statistiken, die eine langfristige Personalplanung in der Pflege erleichtern würden. So ist jede Einrichtung selbst gefordert, die Bewerbungs- und Fluktuationszahlen zu erfassen und daraus den Handlungsbedarf für das eigene Personalmarketing abzuleiten (☞ 1.4). Die einrichtungsspezifischen Maßnahmen sollten durch bundesweite oder gar europäische Veränderungen, z. B. Imagekampagnen, begleitet werden (☞ 1.5). Veränderungen hinsichtlich der Personalauswahl sind nur dann notwendig, wenn Mängel im bisherigen Vorgehen aufgezeigt und Alternativen dargestellt werden können. Der letzte Abschnitt soll daher einen kurzen Überblick über die derzeitigen Methoden der Personalauswahl geben (☞ 1.6).

1.1 Einfluss des Pflegeverständnisses auf die Personalarbeit

Das Pflegeverständnis beeinflusst Anwerbestrategien und Einstellungskriterien

Wenn man mit dem Anspruch auftritt, durch die Verbesserung der Anwerbung und Auswahl die Qualität in der Pflege zu sichern, kommt man an der Aufgabe nicht vorbei, zunächst das eigene Verständnis von Pflege zu definieren. Anders ausgedrückt: Würde man davon ausgehen, dass jede und jeder pflegen kann und ein Mehrbedarf an Pflegeleistungen auch durch ungelernte Hilfskräfte gedeckt werden kann, dann bräuchte man keine aufwändige Personalauswahl, die hohe Ansprüche an die Bewerberinnen stellt.

Die Qualität der Pflege lässt sich nur durch eine qualitativ hochwertige Anwerbung und Auswahl sichern

Letztlich muss jede Einrichtung prüfen, welchen Anspruch und welche Aufgaben sie der Pflege zuweist. Versteht man unter Pflege die ganzheitliche Betreuung von Personen, bei der die Qualität und Intensität in der Interaktion professionellen Regeln folgt, dann muss sich dies auch im Anforderungskatalog und damit in der Personalauswahl widerspiegeln. Im Fokus des Buches stehen beruflich Pflegende, deren besondere Kompetenzen durch die Ausbildung, durch die Berufspraxis, aber auch durch Charaktereigenschaften geformt wurden und werden. Qualitätssichernde Maßnahmen in der Anwerbung und Auswahl sind für uns ein wichtiger Beitrag, um Pflege auf fachlich und menschlich hohem Niveau zu sichern.

Die Qualität der Pflege im Auge behaltend, macht es keinen Sinn, in Zeiten nachlassender Bewerberzahlen die Einstellungshürden zu senken. Die in diesem Buch vorgestellten Maßnahmen sollen nicht zu einem pauschalen Zuwachs der Beschäftigten führen, sondern zu einer Steigerung **qualifizierter** Bewerberinnen und damit der qualifizierten examinierten Pflegenden. „Die Strategie, in Zeiten eines Personalmangels, jede hilfreiche Hand', auch ohne Kopf, in die Pflege zu holen, wirkt langfristig destruktiv, macht den Beruf unattraktiv für engagierte und wissbegierige Menschen" (Abt-Zegelin, 2002, S. 3).

Professionalität zu demonstrieren ist hilfreich, professionell zu sein unerlässlich

Genauso ist es notwendig, zu Beginn der Personalgewinnung die Tätigkeitsfelder und den eigenverantwortlichen Bereich der Pflegenden zu definieren. Eine Einschränkung der pflegerischen Tätigkeit auf medizinische Handlangerdienste verlangt nach anderen Kompetenzen und Auswahlverfahren, als die Erwartung einer professionellen und eigenständigen Pflegetätigkeit. Die geforderten Kompetenzen wirken sich auf den Inhalt von Stellenanzeigen (Was suchen Sie?) und auf die verwendete Auswahlmethode (Wie wählen Sie aus?) aus. Beispielsweise ist eine geforderte Kompetenz des potenziellen Personals die Fähigkeit zur psychosozialen Betreuung der Bewohner oder Patienten (Stichwort: Emotionsarbeit). Dies setzt eine entsprechende Qualifikation der gewünschten Mitarbeiter voraus, die es durch Methoden der Personalauswahl und -entwicklung zu sichern gilt.

Ein professionelles Pflegeverständnis ist ein strategischer Wettbewerbsvorteil

Jede Einrichtung muss sich im Klaren darüber sein, welche Kompetenzen und Aufgaben in der Pflege wichtig sind, welche Veränderungen in den nächsten Jahren zu erwarten sind und wie sie sich in den Antworten auf diese Fragen von anderen Einrichtungen unterscheidet (☞ 5). Ein entsprechendes Profil sollte Bestandteil von Unternehmens- und Pflegeleitbildern sein. In Zeiten zunehmender Professionalisierung der Pflege ist die Vermittlung pflegerischer Eigenständigkeit und Kompetenz seitens der Einrichtung ein wichtiger Werbefaktor für qualifiziertes Personal. Dieser Faktor drückt sich beispielsweise im Inhalt der Stellenanzeigen, aber auch in der Gestaltung der Personalauswahl aus.

1.2 Menschenbild und Aufgaben der Personalführung

Nicht nur Patienten und Bewohner bedürfen einer professionellen Pflege, auch die Mitarbeitenden bedürfen der Fürsorge. Dies ist mit einem Führungsstil, der die Belange der Mitarbeiter und Bewerberinnen ernst nimmt, am besten realisierbar. Ist die Leitung sensibel für die Wünsche z. B. hinsichtlich Dienstplangestaltung, Mitspracherecht oder Arbeitzeiten und versucht sie auf diese Bedürfnisse einzugehen (Mitarbeiterzentrierung), dann wirkt sich dies positiv auf den Personalbestand aus.

Zugrunde liegendes Menschenbild: Selbstverwirklichung und Autonomie Diesem Buch liegt das Bild eines nach Selbstverwirklichung und Autonomie strebenden Menschen zu Grunde, der in seiner Tätigkeit gefördert und gefordert werden möchte.

Die Leitung einer Einrichtung ist daher „Bildungsmanager" (Decker, 2000), indem sie den einzelnen Mitarbeitenden Anregungen für die persönliche Weiterentwicklung und Weiterbildung gibt und ein Umfeld schafft, in dem Selbstverwirklichung möglich ist. Positive Folge eines solchen Führungsverständnisses ist ein gutes Betriebsklima, das Mitarbeitende an die Einrichtung bindet, positiv nach außen wirkt, Bewerberinnen anzieht und zufriedene Kunden hinterlässt, die selbst wieder zur Arbeitszufriedenheit beitragen.

„Betroffene zu Beteiligten machen" sollte auch bei der Personalauswahl ein wesentliches Prinzip sein Praktisch äußert sich ein solches Menschenbild in der offenen Kommunikation zwischen Leitung und Mitarbeiter und in der Beteiligung von Pflegenden an der Personalarbeit. Die Mitarbeit von Pflegenden bei Leitungsfunktionen wird zwar unter dem Stichwort „partizipative Führung" oft postuliert, erreicht jedoch meist ihre Grenzen, wenn es um die Mitwirkung bei der Personalauswahl geht. Mitarbeiterzentrierung bedeutet auch die Beteiligung des Pflegeteams an der Auswahl der zukünftigen Kollegin.

Auch die Bewerberin trifft eine Auswahl: Offenheit und Transparenz erleichtern ihr die Entscheidung Jede Bewerberin ist eine potenziell geeignete Mitarbeiterin. Dies erfordert ein Eingehen auf ihre Wünsche und Erwartungen. Fehlende Informationen über den Ablauf des Auswahlverfahrens oder eine zeitlich verzögerte Rückmeldung über die Personalentscheidung widersprechen der Zielsetzung nach Bewerberinnenorientierung. Bedenken Sie immer: Nicht nur Sie wählen die Bewerberin aus, sondern auch die Bewerberin wählt die Einrichtung aus. Auch sie prüft, ob ihre Erwartungen in der Praxis erfüllt werden und sie legt Kriterien an, die nur in einem auf Gegenseitigkeit und Offenheit beruhenden Auswahlverfahren sicher beurteilt werden können.

Besonders bei einem Überangebot an offenen Stellen ist die Bewerberin in der besseren Position: Sie kann sich aussuchen, in welcher Einrichtung sie arbeiten möchte.

1.3 Einflussfaktoren auf das Personalmanagement

Eine Vielzahl von Faktoren beeinflusst den Bewerberpool und die notwendigen Anforderungen an Pflegekräfte. Die im Folgenden genannten Faktoren wirken daher auch auf die Personalanwerbung und -auswahl.

Demografische Veränderungen

Überalterung der Gesellschaft verlangt nach veränderten Qualifikationen

Infolge der zunehmenden Überalterung der Gesellschaft wird sich das Patienten- und Bewohneraufkommen verändern. Es ist eine stärkere Betreuungsintensität zu erwarten. Schon heute sind manche internistische Stationen faktisch geriatrische Stationen. Aktivierende pflegerische Maßnahmen und gerontologische Kompetenzen, z.B. Biografiearbeit, sind zukünftig verstärkt gefordert. Die zunehmende Multimorbidität der älteren Patienten auf der einen Seite und der zunehmenden Druck zur Verkürzung der Verweildauer auf der anderen Seite führen zu veränderten Anforderungen in der Pflege.

Geburtenschwache Jahrgänge führen zu einem absoluten Personalmangel

Zudem sind die kommenden Bewerber-Jahrgänge die so genannten geburtenschwachen Jahrgänge. Dies wird die Bewerbersituation weiter verschärfen und zu einem absolutem Personalmangel führen, d.h. es gibt nicht genug potenzielle Bewerberinnen in einem Jahrgang, weder für eine Ausbildung im Bereich der Pflege noch für andere Ausbildungsbereiche.

Wirtschaftliche Veränderungen

Pflegeberufe stehen in der Ausbildungsrekrutierung in Konkurrenz zu anderen Branchen

Konjunkturelle Schwächen führen dazu, dass auch im Gesundheitswesen der Rotstift angesetzt und bei der Ausbildung gespart wird. Die Reduktion von Ausbildungsplätzen wird weitreichende Folgen haben und langfristig den Personalmangel massiv erhöhen. Gleichzeitig wird der Bedarf an qualifiziertem Personal steigen. Generell ziehen Wirtschaftsbereiche, die florieren, jüngere Bewerberinnen an. Viele Lehrkräfte führen die nachlassende Zahl der Bewerberinnen in den Jahren 1999–2001 auf den Boom der IT-Branche zurück. Dann herrscht ein **relativer Personalmangel,** d.h. es sind theoretisch genug potenzielle Schüler „auf dem Markt", sie entscheiden sich aber für ein anderes Berufsfeld. In Zeiten drohender Rezension kann aber das Image eines krisensicheren Berufs gegenüber anderen Ausbildungsberufen ein Vorteil sein.

Gesetzliche Rahmenbedingungen

Die Einführung der DRGs wird zu einer Verdichtung von Pflegeleistungen führen. Durch die gesetzlich vorgeschriebene Veränderung von einer kapazitätsbezogenen hin zu einer leistungsorientierten Vergütung wird sich beispielsweise der Dokumentationsaufwand erhöhen. Damit werden mehr organisatorische Kompetenzen der Pflegenden und die Fähigkeit, sich gut schriftlich auszudrücken relevant.

Sinkende Altersgrenzen stellen für die Auswahl eine Herausforderung dar

Weitere einflussreiche Veränderungen sind nach der Novellierung des Krankenpflegegesetzes zu erwarten: Der Anteil an jüngeren Bewerberinnen wird sich erhöhen, da im neuen Krankenpflegegesetz die bisherige

Altersgrenze von 17 Jahren wegfällt. Für die Personalauswahl ergibt sich hier die Schwierigkeit, die Kompetenzen auch in dieser Altersgruppe treffend zu erfassen und entsprechende Entwicklungspotenziale zu erkennen.

Veränderungen in Ausbildungsverordnungen erfordern andere Auswahlkriterien

Ebenso werden die veränderten Inhalte der theoretischen Ausbildung bei der Personalauswahl zu berücksichtigen sein. Für die angehenden „Gesundheits- und Krankenpflegerinnen" werden Kompetenzen in der Beratung und Unterstützung von Patienten und ihrer Bezugspersonen wichtiger werden. Kommunikative Kompetenzen werden an Bedeutung gewinnen. Die im neuen Krankenpflegegesetz vom 16. Juli 2003 vorgesehene Möglichkeit, die Ausbildung auch in Teilzeitform zu absolvieren, eröffnet neue Möglichkeiten in der Ansprache von Bewerberinnen, z.B. von Personen, die bisher wegen der Kinderbetreuung keine ausreichende Zeit für eine Vollzeitausbildung hatten. Eine Ausbildung in Teilzeitform ist für die Ausbildung zur Gesundheits- und Krankenpflegerin in einem Ausbildungszeitraum von bis zu fünf Jahren möglich (§ 4, Abs. 1 KrpflG).

Im Bereich der Altenpflege werden sich die Anforderungen durch die Neuregelung des Altenpflegegesetzes (AltPflG) verändern. Die Aufnahme von Themen wie Biografiearbeit, Gesprächsführung, Begleitung und Beratung, verdeutlichen auch hier einen Wandel der pflegerischen Aufgaben und der notwendigen Kompetenzen.

Ein weiteres Gesetz, das Einfluss auf die Personalarbeit hat, ist das Sozialgesetzbuch **(SGB).** § 80 SGB XI beschreibt, was eine verantwortliche Pflegekraft an Qualifikationen mitbringen muss (Strukturqualität). Weiterhin ist das **Heimgesetz** (HeimG) zu nennen, das mit der Forderung nach einer Fachkraftquote von 50 % auch Kriterien für die Personalauswahl regelt.

Bildungspolitische und arbeitsmarktpolitische Veränderungen

Die rückläufige Anzahl an Schulabgängern mit Haupt- oder Realschulabschluss führt dazu, dass der Anteil der Abiturienten unter den Bewerberinnen steigt. Da diese mehr Berufs- und Studienmöglichkeiten haben, ist damit auch eine niedrigere Verbleibeneigung verbunden (☞ Tab. 1.1).

	Durchschnittliche, selbst eingeschätzte Verweildauer	Anteil an Personen, die nicht wenigstens 1 Jahr in der Pflege bleiben wollen
Auszubildende der Kinderkrankenpflege (59 Personen)	9,7 Jahre (Abiturienten: 4,3 Jahre)	6,3 %
Auszubildende in der Krankenpflege (337 Personen)	12,2 Jahre (Abiturienten: 7,4 Jahre)	7,1 %

Tab. 1.1: Prospektive Verbleibeneigung in der Krankenpflege und Kinderkrankenpflege: „Wie lange werden sie in der Pflege bleiben" (Befragungszeitraum Herbst 2000 – Sommer 2001).

Arbeitsmarktpolitische Veränderungen erschließen neue Zielgruppen

Der vermehrte Widereinstieg von Frauen in das Erwerbsleben nach der Familienphase, die Zunahme der beruflichen Mobilität und die Absicht, Beruf und Familie parallel zu meistern, wirken dagegen förderlich auf die Personalsituation, verlangen aber auch eine gezielte Ansprache von Widereinsteigerinnen oder die Profilierung durch erleichternde Maßnahmen wie Kinderbetreuung und Teilzeitarbeitsplätze.

Wertewandel

Leitungskräfte müssen neue Strukturen schaffen, um den veränderten Bedürfnissen des Personals entgegen zu kommen

Der Trend zu einer stärkeren Freizeitorientierung, die Betonung von Selbstverwirklichung, Mitsprache, Teamharmonie, Autonomie und Kreativität zeigt sich auch bei den Pflegenden. Arbeitstugenden wie Leistungsstreben oder Konformität verlieren demgegenüber an Bedeutung. Hinsichtlich der Gewinnung und des Haltens von Mitarbeitenden müssen Strukturen geschaffen werden, die diesen Veränderungen gerecht werden. Zur Umsetzung sind besondere Führungskompetenzen notwendig, die bei der Neubesetzung von Leitungsstellen gemessen werden müssen.

Auch auf Seiten der Kunden (Patienten, Klienten, Bewohner) verändern sich die Erwartungen. Die Serviceorientierung der Pflegenden stellt daher zukünftig eine wichtige Anforderung dar.

Veränderungen des pflegerischen Aufgabenprofils

Erweiterungen des pflegerischen Leistungsspektrums machen Maßnahmen der Personalentwicklung notwendig

Die Professionalisierung der Pflege und die Erschließung neuer Tätigkeitsfelder wie beispielsweise die Koordination pflegerischer, medizinischer Dienstleistungen (Case Management) oder die Patientenberatung erfordern mehr Spezialisierungen und größere Handlungskompetenz. Der Abwanderung von Mitarbeitern in Spezialgebiete und neue Versorgungsstrukturen (Stärkung der ambulanten Pflege, Schaffung von Hospizen und teilstationären Altenpflegeeinrichtungen) muss durch Schaffung angenehmer Arbeitsbedingungen im Heim- oder Klinikbereich begegnet werden. Bei Erweiterung des Leistungsprofils einer Einrichtung (Eröffnung von Spezialabteilungen), sollte frühzeitig über entsprechende Personalentwicklungsmaßnahmen nachgedacht werden, so dass bereits Beschäftigte statt neuer Mitarbeiter eingesetzt werden können (interne Personalrekrutierung ☞ 3).

Die Erweiterung der pflegerischen Handlungskompetenz durch Pflegemethoden wie beispielsweise Snoezelen®, Basale Stimulation® oder Kinästhetik, und die pflegewissenschaftliche Fundierung der Pflegepraxis verlangen Kenntnisse der entsprechenden Methode. Die Möglichkeiten, Erkrankungen (z. B. mittels genetischer Diagnostik) frühzeitig zu bestimmen und das gleichzeitige Fehlen heilender medizinischer Maßnahmen erfordern seitens der Pflege ein besonderes Verständnis für die psychosoziale Situation der Betroffenen.

Auch dies kann im Rahmen der Personalauswahl abgefragt werden, wenn es für die Einrichtung oder die zu besetzende Stelle wichtig erscheint.

Selbstpflegekompetenzen, Organisationsvermögen und ethisches Reflektieren werden wichtig Gleichzeitig wird der Tätigkeitsfreiraum durch eine weitere Verdichtung der Pflegeleistungen eingeschränkt: Arbeiten unter Zeitdruck verlangen Planungskompetenz und die Fähigkeit, Stress auszuhalten und durch Selbstpflegekompetenzen zu regulieren. Kosteneinsparungen und enger werdende personelle und materielle Ressourcen erfordern das Abwägen von nützlichen und möglichen Pflegemaßnahmen. Sie machen diagnostische Kompetenz und das Reflektieren ethischer Fragen notwendig.

1.4 Beschäftigungssituation in der Pflege

Ein aufwändiges Anwerben von Personal wäre überflüssig, wenn auch ohne Anwerbestrategien ausreichend qualifizierte Bewerbungen eingehen würden. Ein ausgefeiltes Auswahlverfahren wäre wenig erfolgreich, wenn entsprechende Interessenten fehlen würden. Daher ist es wichtig, sich zunächst einen Überblick über die aktuelle Personalsituation zu verschaffen.

Gibt es einen Personalmangel in der Pflege?

Die Praxis beklagt einen Mangel an qualifizierten Bewerberinnen Bei eigenen Erhebungen im Rahmen des Forschungsprojektes „Personalauswahl für die Pflege" hörten wir vor Ort immer wieder Klagen über nachlassende Bewerberzahlen. Besonders in der Altenpflege und in bestimmten Fachdisziplinen der Krankenhäuser scheint ein großer Fachkräftemangel zu herrschen. Die steigende Zahl an Pressemeldungen zum Thema „Personalnotstand" zwischen 2001 und 2002 sind ebenfalls ein Indiz dafür. „Im Süddeutschen haben wir die Situation, dass ganze Heim-Wohnbereiche geschlossen werden müssen, weil keine Mitarbeiter da sind. Es ist Wahnsinn: Da wird eine Infrastruktur aufgebaut, aber es ist kein Personal da", zitiert beispielsweise das Kuratorium Deutsche Altershilfe (KDA) den Präsidenten des Europäischen Heimleiterverbandes.

Auch in den Ausbildungsstätten wird über rückläufige Bewerberzahlen berichtet, die stellenweise die Existenz von Schulen bedrohen. Neben der sinkenden Anzahl werden die nachlassenden Qualifikationen – geringe Leistungsbereitschaft, unklare Berufsvorstellungen und der Mangel an sozialen Fertigkeiten der Bewerberinnen beklagt.

Klagen über einen Personalmangel in der Pflege sind nicht neu. Zu Beginn der neunziger Jahre wurde unter dem Stichwort „Pflegenotstand" bereits auf die schlechte Personalsituation hingewiesen. Schon 1991 prognostiziert das Ministerium für Arbeit, Gesundheit und Soziales des Landes Nordrhein-Westfalen, dass „in den nächsten Jahren außerordentliche Anstrengungen" erforderlich sind, „um Mitarbeiter in ausreichender Zahl und mit entsprechender Qualifikation einsetzen zu können" (Domscheit et al., 1994, S. 145). Um frühzeitig Maßnahmen gegen den Personalmangel zu planen, ist es unabdingbar, Zahlen zur Personalsituation an der Hand zu haben. Doch leider fehlt es an umfassenden Statistiken zur Situation in der Pflege.

Der Gesundheitsbericht des Landes Nordrhein-Westfalen spricht daher von einem **„Datennotstand".** Über die Situation in der Altenpflege schreiben die Autoren: „Eine Differenzierung der Personalzahlen für verschiedene Einrichtungstypen der Altenpflege zur Darstellung von Qualifikationsstrukturen ist – nicht nur in NRW – auf der Basis der vorliegenden Statistiken nur sehr grob vorzunehmen" (Domscheit, Grusdat & Wingenfeld, 1994, S.133).

Es gibt nicht nur einen Mangel an Pflegenden, sondern auch einen Mangel an entsprechenden Daten

Zur Abschätzung des Pflegenotstandes oder von Fluktuationsdaten innerhalb der Pflege ist man auf kleinere Erhebungen angewiesen, die die Wohlfahrtsverbände, die Krankenhausgesellschaften oder einzelne Forschungsinstitute durchführen. Ein weiteres Problem ergibt sich dadurch, dass Daten erst dann erhoben werden, wenn das „Kind schon in den Brunnen gefallen ist". Durch den Mangel an Aktualität ist eine prognostische Abschätzung des Personalbedarfs schwer. Rein praktisch bedeutet dies: Nur wenn ein langfristiger Vergleich der Bewerberzahlen möglich ist, macht es Sinn, mit entsprechenden Maßnahmen, z.B. verstärkten Anwerbungen oder Imagekampagnen, frühzeitig zu reagieren. Schon jetzt ist absehbar, dass es durch medizinische Veränderungen und durch die Überalterung der Gesellschaft zu einem erheblichen Mehrbedarf in den nächsten Jahren kommen wird. „3,5 Millionen Pflegebedürftige werden es im Jahre 2050 sein. Wir brauchen doppelt so viel beruflich in der Pflege und Betreuung Tätige als heute" (Klie, 2002, S. 955). Wie sich die Beschäftigungszahlen in der Pflege ändern werden, bleibt Spekulation.

Eine langfristige Planung des Personalmarketings verlangt nach verlässlichen Zahlen über die Entwicklung des Personalbestandes

Es liegen weder Zahlen zur genauen Bewerbungssituation in den einzelnen Pflegebereichen vor, noch gibt es verlässliche Statistiken über die Verweildauer im Beruf. Dies verwundert in Anbetracht der Tatsache, dass die Gruppe der Pflegenden die größte Gruppe im Gesundheitswesen darstellt.

Statistiken zur Fluktuation in Pflegeberufen

Über den Umfang und mögliche Gründe für die Fluktuation in den Pflegeberufen gibt es mehr Spekulationen als klare Fakten.

Die immer wieder berichtete Zahl einer durchschnittlichen vier- bis fünfjährigen Verweildauer geht auf einen Bericht der Prognos AG und Dornier GmbH aus dem Jahre 1989 zurück (Bundesministerium für Arbeit und Sozialordnung BfAS, 1989).

Dort heißt es „Es gilt immer noch als durchaus „normal", dass in etwa die Hälfte der Pflegekräfte nach weniger als 5 Jahren den Betrieb verlässt [sic!]" (BfAS, 1989, S. 84). Grundlage für diese Einschätzung sind Befragungen von Verwaltungsleitern und eine Untersuchung von Abt et al. aus dem Jahre 1987. In beiden Fällen handelt sich um Daten, die zu **einem** Zeitpunkt die Berufsbiografie von Pflegenden erfragen (querschnittliche Erhebung). Dies ist eine zweifelhafte Methode, da sich damit nicht die tatsächlichen Berufsbiografien der Personen abbilden lassen. Um verlässlichere Zahlen zu erhalten, wären längsschnittliche Erhebungen, die über **mehrere Jahre** den beruflichen Werdegang verfolgen, günstiger.

Die methodisch zweifelhaften Zahlen wurden in der Diskussion zum Pflegenotstand immer auch mit negativen Ursachen wie psychischen und physischen Belastungen, schlechten Verdienstmöglichkeiten oder fehlenden Aufstiegsmöglichkeiten in Verbindung gebracht, ohne dass ausreichend Studien zur Wirkung dieser Belastungsfaktoren vorlagen. Über einen langen Zeitraum haben solche Zahlen zur Selbstmontage des Pflegeberufsimages beigetragen.

Zuverlässige Zahlen zur Fluktuation machen längsschnittliche Studien notwenig – daran fehlt es

Eine Vielzahl kleinerer Folgestudien kommt zu anderen Zahlen. Meist handelt es sich um Statistiken mit kleinen Stichproben, die keinen geeigneten Rückschluss auf die gesamtdeutsche Situation erlauben. Nach Autenrieth (1989) liegt bei katholischen Trägern die mittlere Verweildauer bei 13 Jahren, hierbei wurden jedoch auch Ordensmitglieder in die Untersuchung einbezogen.

Meist sind familiäre Faktoren die Ursache für einen (befristeten) Ausstieg aus dem Pflegeberuf

Jeschke und Dern (1990) betonen, dass es keinen Anhaltspunkt dafür gibt, dass im Gesundheitswesen mehr Personen aus dem Erwerbsleben ausscheiden, als in anderen Wirtschaftsbereichen. Vielmehr spiegelt die stärkere Fluktuation ab dem 30. Lebensjahr frauenspezifische Muster der Erwerbstätigkeit wieder.

Dennoch ist nicht zu leugnen, dass durch Arbeitsbedingungen auch die Familienplanung beeinflusst wird. Ein als belastend empfundener Beruf führt eher zu einem Ausstieg in die Mutter- oder Vaterrolle.

Eine deutlich längere Verweildauer als die Untersuchung der BfAS belegen auch andere Studien: So untersuchte Große-Bölting (2002) den Verbleib von Pflegenden in der **Altenpflege.** Es wurden die Berufsbiografien von Absolventinnen eines Altenpflegeseminars erhoben. Von 176 Personen, die in den vergangenen 20 Jahren an einem Kurs teilgenommen haben, waren 85,1 % mehr als fünf Jahre in der Altenpflege beschäftigt. Wenn Personen ausstiegen, dann aus folgenden Gründen: Erziehungszeiten, Unzufriedenheit mit der beruflichen Situation oder Krankheit.

Dietrich (1995) weist darauf hin, dass das niedrige Durchschnittsalter bei Krankenschwestern (34,5 Jahre) und Krankenpflegern (35,2 Jahre) kein Ausdruck eines frühen Berufsausstiegs sein muss. Die Altersstruktur ist auch Folge der raschen Expansion der Zahl der Krankenpflegekräfte, die seit den frühen 80er-Jahren zu beobachten war. Bei den Altenpflegekräften ist die Alterskohorte der 40- bis 55-Jährigen am stärksten, was durch das hohe Einstiegsalter und die höhere Quote an Umschülern und Wiedereinsteigern zu begründen ist.

Die Art der pflegerischen Grundausbildung scheint die Mobilität der Pflegenden zu beeinflussen

„Die Krankenpflegefachkräfte entwickeln im Laufe ihrer Pflegekarriere eine ausgeprägte innerberufliche Mobilität. Lediglich etwa ein Drittel der aktiven Krankenpflegekräfte ist noch in der ersten Pflegestelle aktiv, ein weiteres Drittel hat einen Wechsel vorgenommen und ein Drittel hat bereits mehrfach die Stelle gewechselt, wobei bis zu 9 unterschiedliche Arbeitsstellen für eine Krankenpflegekraft nachgewiesen werden konnten" (Dietrich, 1995, S. 18).

Schulen bilden zu einem beträchtlichen Teil für den Eigenbedarf aus. Krankenpflegehelferinnen verbleiben seltener im Ausbildungskrankenhaus und wandern eher in Einrichtungen der Altenpflege, der Rehabilitation oder in die ambulante Pflege ab. Dietrich schließt aus querschnittlichen Daten, dass Kinderkrankenschwestern immobiler sind als Krankenschwestern, da der Anteil an Befragten, die noch beim ersten Arbeitgeber sind, in der Kinderkrankenpflege höher ist.

Die durchschnittliche Verweildauer der aktiven Krankenpflegekräfte lag in der Untersuchung von Dietrich bei 12,1 Jahren, die der Kinderkrankenschwestern bei 13,6 Jahren und von Krankenpflegekräften, die in der Altenpflege eingesetzt waren, bei 16,2 Jahre. Altenpflegehelferinnen waren im Schnitt 9,5 Jahre im Beruf.

Zu beachten ist weiterhin, dass knapp die Hälfte der Personen, die in andere Berufsfelder wechselten, gesundheits- und pflegenahe Tätigkeiten wählten, z. B. in der Lehre, im Gesundheitsdienst, in Arztpraxen, in der Behindertenhilfe.

Durch eine „Sonderauswertung aus der Historikdatei der Beschäftigungsstatistik" kommt Dietrich zu folgendem Schluss:
- 52 % der Krankenpflegekräfte arbeiten bis zum 55. Lebensjahr im Beruf
- 38 % sind Unterbrecher oder Aussteiger, wobei der Anteil an Personen in der Familienphase hoch ist
- 10 % haben den Beruf gewechselt.

Bei „Aussteigerinnen" besteht eine hohe Motivation, in den Beruf zurückzukehren In der Gruppe der Aussteigerinnen ist die Motivation hoch, wieder in den Beruf zurückzukehren. Krankenpflegeeinrichtungen registrieren zu 70 % Bewerbungen von Berufsrückkehrerinnen. Im Personalmarketing (☞ 2) muss daher gezielt auf diese Gruppe eingegangen werden.

Im Rahmen eigener Untersuchungen wurden 396 Auszubildende im 2. und 3. Ausbildungsjahr der Krankenpflege und Kinderkrankenpflege in drei Bundesländern über die Verbleibeneigung in der Pflege und nach weiteren Berufsplänen befragt. Es wurde gefragt, wie lange sie in der Pflege (inkl. Leitungs- und Fachweiterbildungen, ohne Studienzeiten) arbeiten wollen (☞ Tab. 1.1).

Auszubildende schätzen, dass sie knapp 12 Jahre in der Pflege bleiben werden Lebensentwürfe jüngerer Menschen sind meist nicht so durchdacht und langfristig geplant. Die prognostische Verweildauer ist also kein verlässliches Maß für die tatsächlichen Verbleibezeiten. Die Daten zeigen aber, dass Auszubildende eine hohe Motivation haben, in der Pflege zu bleiben. Auszubildenden der Kinderkrankenpflege fallen dadurch auf, dass zukünftige Tätigkeiten in anderen pflegerischen Arbeitsfeldern eher gemieden werden (☞ 5): 68 % lehnen es ab in die Erwachsenenpflege zu wechseln, 87 % lehnen es ab, in der Altenpflege zu arbeiten.

Tabelle 1.2 gibt Auskunft über die weiteren potenziellen Berufsziele. Besonders erwähnenswert ist die Tatsache, dass ein Medizinstudium für Auszubildende genauso beliebt ist wie ein pflegebezogenes Studium.

Weitere berufliche Karriere	Prozentanteil der 337 Befragten (Mehrfachnennungen möglich)
Keine weiteren Berufspläne	25,2 %
Weiter Ausbildung	
Andere medizinische/pflegerische Ausbildung, z. B. Logopädie, Physiotherapie	14,2 %
Andere nicht medizinische Ausbildung	5,9 %
Weiterbildung	
Stationsleitung	4,4 %
Intensiv/Anästhesie	17,5 %
OP	12,4 %
Sonstige Weiterbildung, z. B. Psychiatrie	10,6 %
Studium	
Pflegepädagogik	2,4 %
Pflegemanagement	2,1 %
Pflegewissenschaft	1,5 %
Pflegestudium ohne nähere Angaben	1,1 %
Medizin	7,1 %
Sonstiges nicht medizinisches/pflegerisches Studium	13,7 %

Tab. 1.2: Prospektive Berufswünsche von Auszubildenden.

Die Fluktuationszahlen weichen in einzelnen Erhebungen also stark ab. Vieles deutet darauf hin, dass die ursprüngliche Zahl von 4–5 Jahren zu niedrig ist. Die Aufdeckung verursachender Faktoren ist bisher kaum gelungen und ein Vergleich mit anderen Berufsgruppen wird nicht vorgenommen. Im Rahmen der Next-Study *(Nurses Early Exit Study)* der Bergischen Universität Wuppertal wird erstmals in einer groß angelegten Stichprobe (60 000 Pflegende) untersucht, welche Gründe der Berufsausstieg und welche Konsequenzen dies für die Einrichtungen hat (vgl. www.next-study.net).

Ausbildungssituation in der Pflege

Nachlassende Bewerberinnenzahlen in der Ausbildung und die Reduktion der Ausbildungsplätze werden zu Nachwuchsproblemen führen

Zwischen 1997 und 1999 sind allein in der Krankenpflege 4000 Ausbildungsplätze abgebaut worden, in der Kinderkrankenpflege zusätzlich 400. Die meisten konnten nicht besetzt werden. Die Zahl der tatsächlich Auszubildenden in der Krankenpflege sank um 2670. Neben der Reduktion der Ausbildungsplätze sank die Anzahl der Interessenten. Die Anzahl der nicht besetzten Ausbildungsplätze stieg von 3,9 Stellen (1999) auf 5,8 Stellen (dip, 2002). Die Reduktion der Ausbildungsplätze und die nachlassenden Bewerberzahlen sind problematisch, da hierdurch Chancen vertan werden, den Fachkräftemangel durch eine verstärkte Ausbildung zu kompensieren.

Personalsituation in Pflegeeinrichtungen

Im Rahmen einer umfangreichen Erhebung des Deutschen Instituts für angewandte Pflegeforschung in Köln (dip) wurden im Jahr 2001 1028 Pflegedienstleitungen und Geschäftsführer von Krankenhäusern, Altenheimen und ambulanten Pflegediensten zur Personalsituation befragt. Die Untersuchung zeigte:

- 52 % der Befragten schätzen die Personalsituation als problematisch ein
- Aufgrund von Hochrechnungen gehen die Autoren davon aus, dass es 12 000 offene Stellen in den Krankenhäusern, knapp 16 000 offene Stellen in der Altenhilfe und 14 000 offene Stellen in der ambulanten Pflege gibt, die „vor allem aus betriebswirtschaftlichen Gründen nicht wieder besetzt werden können" (dip, 2002, S. 5). Einen besonderen Mangel gibt es bei Pflegekräften mit Fachweiterbildung
- 78 % der Befragten befürchten, dass sich die Personalknappheit zukünftig verschlimmern wird.
- Im Vergleich zum Vorjahr berichten 45 % der Befragten, dass die Anzahl an Bewerbungen deutlich niedriger ist. Besonders betrifft dies den Bereich der stationären Altenhilfe und der ambulanten Pflege. Dieser Umstand deutet darauf hin, dass es nicht nur betriebswirtschaftliche Gründe, sondern auch ein Bewerbermangel ist, der zu offenen Stellen führt.

Personalmangel ist vor allem in der ambulanten Pflege, der Altenhilfe und in Funktionsabteilungen zu verzeichnen

Den Mangel an Fachkräften für Funktionsdienste kann man nach Jacobs (2002) auch an dem Anstieg von Stellenanzeigen festmachen. In 17 % der Stellenanzeigen werde nach OP-Personal gesucht. Generell gelte die Faustformel:

„Je teurer der Wohnort und je größer das Krankenhaus, desto höher ist die Zahl der nicht besetzbaren Stellen in den Pflegeberufen" (Jacobs, 2002, S. 138).

Als Gründe für den Mangel an Mitarbeitenden in den Funktionsdiensten nennt Jacobs:
- Die Weiterbildung ist zeitintensiv und manchmal auch teuer, der Lohn für die Mühe eher gering
- Die Tätigkeitsfelder sind von der eigentlichen Pflege weit entfernt: „Viele Pflegende in Schlüsselpositionen machen keinen Hehl aus ihrer Auffassung, dass es sich gerade beim Operations- und Anästhesiepersonal um reine Technokraten handle und man eigentlich dafür nicht Krankenschwester sein müsse" (Jacobs, 2002, S. 138)
- Das frühere Argument, in Funktionsbereichen gebe es günstige und flexiblere Dienstzeiten, gilt so nicht mehr. Auch im stationären Dienst gibt es verschiedene Arbeitszeitmodelle und der Zwang zur Ausnutzung der OP-Räume (wirtschaftliche Zwänge) führt zu einer Veränderung der Arbeitszeit
- Die Arbeitsbedingungen sind, gerade auch durch den Personalmangel, schlecht
- Die Anzahl an Weiterbildungsstätten ist geringer geworden.

In der Personalsituation gibt es ein Ost-West-Gefälle

Weiterhin gibt es **regionale Unterschiede.** In Ostdeutschland sind offensichtlich weniger Planstellen unbesetzt und es ist dort problemloser, offene Stellen wieder zu besetzten. „Dies resultiert aus der Transformation der gesellschaftlichen Struktur (Auflösung der Polikliniken, Umwandlung der verbliebenen Einrichtungen) und die Anpassung der weiter bestehenden Einrichtungen an die bundesdeutsche Bemessungsgrundlage" (Dietrich, 1995, S. 8). Die Unterschiede drücken sich auch in der so genannten Selektionsquote aus. Diese errechnet sich durch die Anzahl der eingehenden Bewerbungen pro Jahr geteilt durch die Anzahl der eingestellten Personen: Auf 100 Bewerbungen kamen im Jahr 1998 in Bayern 31 Einstellungen, in Sachsen 12 Einstellungen, in Mecklenburg-Vorpommern 20 und in Schleswig-Holstein 28 Einstellungen. Hier wird ebenfalls der Ost-West-Unterschied deutlich (Reuschenbach, 1999).

Regionale Unterschiede spielen für die Personalanwerbung eine große Rolle. Wenn Ihre Einrichtung in einem Bewerbermangelgebiet liegt, dann sollten Sie darüber nachdenken, Personen aus anderen Regionen zu rekrutieren. Da jüngere Personen meist mobiler sind, bietet sich dies besonders für die Anwerbung von Auszubildenden an.

Personalmangel in der Pflege ist auch ein **europäisches Problem.** Bis auf Spanien und einige Fachdisziplinen in Norwegen suchen alle europäischen Länder nach Pflegekräften (Hasselhorn et al., 2002). Beim Blick in den Stellenanzeigenteil wird deutlich, auch in Deutschland wird vermehrt für eine Tätigkeit im Ausland geworben.

Abwerbungen aus dem Ausland stellen besonders für grenznahe Einrichtungen ein Problem dar In der Schweiz kommt schon heute jede vierte Pflegekraft aus dem Ausland (Heilberufe 6, 2002, S. 77). Die Schweiz wirbt mit günstigeren Arbeitsbedingungen und besseren Verdienstmöglichkeiten, was besonders für grenznahe deutsche Einrichtungen ein Problem darstellt.

Abwerbungen gibt es aber nicht nur über die Landesgrenzen hinweg, sondern auch zwischen den Bundesländern. So führte im Sommer 2002 die Anhebung des Personschlüssels in den Altenpflegeinrichtungen Baden-Württembergs zu einer verstärkten Abwerbung aus Rheinland-Pfalz.

Die Beispiele verdeutlichen, wie wichtig es ist, bei der Personalanwerbung auch (inter)nationale Entwicklungen im Blick zu haben. Bundeslandspezifische Werbeaktionen und Imagekampagnen sollten zu nationalen oder gar europäischen Initiativen werden.

Setzt man die Zahlen zur Personalsituation mit den Veränderungen der Bettenzahl in Verbindung, dann zeigt sich eine deutliche Verdichtung der pflegerischen Leistungen. Immer mehr Pflegefälle mit kürzerer Verweildauer müssen von immer weniger Pflegekräften betreut werden. Im Pflegethermometer heißt es dazu: „Der Personalbestand der Pflegenden hat im Jahr 2000 beinahe den Stand von 1993 (vor Einführung der Pflegepersonalregelung aufgrund eines bestehenden Personalmangels) erreicht. Betrachtet man die 5-Jahresveränderung, ergibt sich ein Personalabbau im Pflegebereich von 5,22 %, während der Personalbestand des ärztlichen Dienstes um 6,9 % ausgebaut wurde" (dip 2002, S. 8). „Die Bundesrepublik Deutschland weist im Vergleich zu anderen OECD-Staaten eine der höchsten ärztlichen Versorgungsdichten auf, während sie bei den pflegerischen Betreuungskapazitäten einen der niedrigsten Rangplätze einnimmt" (Domscheit et al., 1994, S. 13).

Als Folge der Nullrunde im Gesundheitswesens im Jahre 2003 ist damit zu rechnen, dass der Verteilungskampf um das Krankenhausbudget auch die Pflegenden treffen wird. Entlassungen oder Nicht-Besetzungen offener Stellen werden die Folge sein.

Personalabbau stärkt die Rolle der Einrichtung bei der Personalauswahl Dies wird zu einem Anstieg der Bewerbungen führen. Aus Sicht der Bewerberinnen bedeutet das: Es ist nicht mehr so leicht eine Stelle zu bekommen. Aus Sicht der Personalverantwortlichen bedeutet es: Der Einstellungsbedarf ist geringer und die Position der Einrichtung bei der Auswahl wird gestärkt; aus dem größer werdenden Pool möglicher Bewerberinnen können mit strengeren Einstellungskriterien die am besten geeigneten Personen ausgewählt werden. Aber ein Abbau von Stellen bedeutet auch: Die Attraktivität des Berufes wird sinken, was zu Nachwuchsschwierigkeiten führen kann.

Über die **Ursachen für den Bewerberinnenmangel** wird viel diskutiert. Ebenso wie es an brauchbaren Statistiken zu Bewerbungszahlen in der Pflege fehlt, so fehlt es auch an Forschungen darüber, wie bedeutsam die einzelnen Faktoren sind. Eine Ursachenforschung wäre jedoch wichtig, um entsprechende Maßnahmen zu entwickeln, die dem Trend nachlassender Bewerbungen entgegen wirken.

Alle bisherigen Daten spiegeln ein bundesweites Stimmungsbild wider, aus dem der Bedarf an **strukturellen und langfristigen Veränderungen** (gesellschaftliche Anerkennung, leistungsbezogene Bezahlung, Verbesserung und Erneuerung der Ausbildungsregelung, Anpassung an europäische Normen) abgeleitet werden kann.

Jede Einrichtung kann den eigenen Handlungsbedarf bestimmen Um den eigenen Handlungsbedarf abzuleiten sind die individuellen Veränderungen der Bewerberzahlen, des Personalbedarfs und der Fluktuationsquote zu erheben. Der Vergleich eigener Daten mit konkurrierenden Einrichtungen und dem bundesweiten Trend zeigt Ihre Marktposition als Arbeitgeber. Im Kapitel 3 sind verschiedene Vorschläge zur Erfassung der Fluktuationszahlen und -ursachen erläutert, die zur Aufdeckung von Problemfeldern und für eine langfristige Planung unerlässlich sind. Dies sollte die Basis für die Planung eigener Maßnahmen der Personalrekrutierung und die Verbesserung der Personalauswahl sein, wie sie hier im Buch vorgestellt werden.

1.5 Derzeitige Maßnahmen zur Personalgewinnung

Einrichtungsspezifische Maßnahmen

Im Rahmen der dip-Befragung gaben 45,1 % der Befragten an, die Anzahl der Bewerbungen pro offene Stelle sei im Vergleich zu den Vorjahren deutlich niedriger. Verbunden mit der Einschätzung, die Qualifikation der Bewerberinnen sei deutlich niedriger (das glauben 42 %), ergibt sich die Notwendigkeit, die Maßnahmen zur Personalgewinnung zu verstärken. Tabelle 1.3 zeigt, dass besonders im Bereich der ambulanten Pflege, der Altenhilfe und bei der Suche nach Pflegenden mit Fachweiterbildung verstärkte Anstrengungen unternommen werden, um geeignete Personen zu finden.

Werden Personalverantwortliche nach Maßnahmen befragt, wie sie die Zahl der Bewerbung erhöhen könnten, dann werden in erster Linie berufs-

	Pflege-fachkräfte	Führungs-kräfte	Hilfskräfte	Pflegefach-kräfte mit spezieller Weiterbildung
Krankenhaus	61 %	66 %	47 %	71 %
Ambulante Pflege	83 %	72 %	72 %	75 %
Stationäre Altenhilfe	75 %	75 %	62 %	72 %

Tab. 1.3: Anteil der Befragten, die in den verschiedenen Bereichen aktive Perso-nalsuche betreiben, beispielsweise suchen 61 % der Krankenhäuser Pflegefachkräf-te. Aus: Pflegethermometer 2002, dip, S. 22.

politische strukturelle Veränderungen genannt. Beispielsweise werden die Attraktivitätssteigerung der Pflegeberufe, eine Verbesserung der Ausbil-dung und der Arbeitsbedingungen, sowie berufspolitische Maßnahmen genannt (vgl. Peretzki-Leid, 2003). Als einrichtungsspezifische Maßnah-men zur Personalgewinnung werden Meldungen beim Arbeitsamt, Stel-lenanzeigen, Einsatz von Hilfskräften und die Einschaltung externer Fir-men genannt. Die vielfältigen Möglichkeiten der internen und externen Personalgewinnung werden offensichtlich nur unzureichend genutzt. Hierzu finden Sie in den Kapitel 3 und 4 Empfehlungen.

Maßnahmen auf politischer Ebene

In Zeiten nachlassender Bewerberzahlen wird auch von politischer Seite mit einer Vielzahl von Maßnahmen versucht, günstige Bedingungen zu schaffen, um die angespannte Personalsituation zu beheben. Nicht immer tut man den Interessen der Pflege damit einen Gefallen. So wurde schon Anfang der 90er-Jahre versucht, durch die **Wiederbelebung der Ausbil-dung von Krankenpflegehelferinnen** den Bedarf zu kompensieren. Es kann bezweifelt werden, dass den gestiegenen Qualifikationsanforderun-gen und der Professionalisierungsidee der Pflege damit Rechnung getra-gen wird.

Laienpflege

Derzeit häufen sich auch wieder die Vorschläge von politischer Seite, Laienhelfer in der Pflege einzusetzen. Die Vorschläge reichen von einem verpflichtenden Sozialen Jahr über die Pflege durch Senioren bis zum Einsatz von Langzeitarbeitslosen und Sozialhilfeempfängern in der Pflege.

Laienhelferinnen sollten professionelle Pflegende nur ergänzen, nicht ersetzen

Laienpflege bedeutet aber, das Herangehen an Erkrankungen und Störun-gen mit einem Alltagsverständnis, das mit einem pflegewissenschaft-lichen und fachkundigen Verständnis nicht übereinstimmt (vgl. Elsbernd, 2002). Grundsätzlich besteht die Gefahr, dass ehrenamtliche Tätigkeiten wie Besuchsdienste, Sonntagsdienste von Jugendlichen oder Versor-gungs- und Besorgungsdienste („Grüne Damen") in der Stellenplanung berücksichtigt werden und damit zu einer Verdrängung professioneller Pflegeleistungen führen. Ziel sollte es sein, Pflegende zu entlasten wo es möglich erscheint, ohne dass therapeutische Zielsetzungen, z.B. der Aufbau von Beziehung, bedroht werden. Eine strikte Ablehnung von ehrenamtlichen Helfern ist allerdings aus Gründen des Personalmarketings wenig sinnvoll, denn sie stellen eine wichtige Quelle für die interne Personalanwerbung dar (☞ 3).

Fachkräfte aus dem Ausland

Eine weitere Maßnahme stellt die Anwerbung von ausländischen Fachkräften und die Erleichterung der Anwerbung durch gesetzliche Rahmenbedingungen dar.

In Deutschland gibt es bereits heute 50000 ausländische Pflegekräfte (Heilberufe 2002, 5, S. 1). Alle ausländischen Arbeitnehmer, die in Deutschland eine Beschäftigung ausüben wollen, benötigen eine gültige Arbeitsgenehmigung, es sei denn, sie sind EU-Staatsangehörige oder deren Familienangehörige (Genehmigungsfreiheit) oder aus der Schweiz. Die Bundesanstalt für Arbeit (BA) hat schon seit längerem mit den Arbeitsverwaltungen in Kroatien und Slowenien Verträge geschlossen, um Bedarfslücken in Deutschland zu decken. Ein Einsatz ist nur auf Antrag durch die Einrichtung möglich. Dabei muss deutlich gemacht werden, dass Bedarfslücken nicht durch deutsche Fachkräfte gedeckt werden können. Nur in Bayern besteht zudem für Pflegende aus Kroatien und Slowenien die Möglichkeit zur Anerkennung als Fachkraft für die Altenpflege. Weitere Informationen finden sich auf der Internetseite: http://www.arbeitsamt.de/zav/. Die Anzahl der über dieses Verfahren vermittelten Kräfte ist mit 318 Personen im Jahre 2001 aber eher gering (ZAV, 2001).

ZAV ist Ansprechpartner für die Anwerbung ausländischer Pflegender Ansprechpartner für die Anwerbung ausländischer Pflegender ist die Zentralstelle für Arbeitsvermittlung (ZAV) in Bonn. Vor der Einstellung ausländischer Mitarbeitender (unabhängig vom Herkunftsland) ist die Qualifikation zu prüfen. Personen aus Drittstaaten müssen nach § 2, Abs. 3 des neuen Krankenpflegegesetzes die Gleichwertigkeit des Ausbildungsstandes nachweisen. „Der Nachweis wird durch das Ablegen einer Prüfung erbracht, die sich auf den Inhalt des mündlichen und praktischen Teils der staatlichen Prüfung erstreckt" (§ 2, Abs. 3 KrpflG).

Von politischer Seite wird längst gesehen, dass ohne ausländische Pflegekräfte die notwendige pflegerische Betreuung kaum noch gesichert ist (vgl. Löffler, 2002). Stellenweise kann die Fachkräftequote in Altenheimen sonst nicht gewährleistet werden (Baumhekel, 2002).

Im Rahmen des Pflegethermometers (dip, 2002) wurden Personalverantwortliche nach ihrer Einschätzung zur Anwerbung im Ausland befragt. Die meisten sehen dies als nur kurzfristige und problematische Methoden. Nur knapp 5 % der Befragten rekrutieren schon Pflegende aus dem Ausland. Als problematisch werden sprachliche Barrieren gesehen, die die Kommunikation mit Patienten und Bewohnern erschweren können.

Bei der Beurteilung, ob eine Rekrutierung aus dem Ausland sinnvoll ist, müssen neben den zukünftigen demographischen Entwicklungen auch die zukünftigen nationalen Veränderungen in den Bewerberpools berücksichtigt werden. Weiterhin sind die ethischen Probleme zu bedenken, die entstehen, wenn geeignete Pflegende, die im eigenen Land selbst gefragt sind, durch günstige Verdienstmöglichkeiten nach Deutschland abgeworben werden. Glaubensunterschiede können für Tendenzbetriebe ein Problem darstellen. Dem von politischer Seite gedachten „Pflege kann jeder" sollte man durch die Sicherstellung der Qualifikation, insbesondere der sprachlichen Kompetenzen der Bewerberinnen (unabhängig vom Herkunftsland) begegnen. Eingliederungskurse für ausländische Pflegende könnten hier eine Hilfe sein. Zur Behebung sprachlicher Schwierigkeiten ist ein Modellprojekt des St. Elisabeth Krankenhauses in Bonn erwähnenswert, in dem im Rahmen der Ausbildung auch Sprachkurse angeboten wurden.

Fortbildungen und Prüfung der Eignung wirken Vorurteilen gegenüber Pflegenden aus dem Ausland entgegen Um Vorurteile gegenüber ausländischen Pflegekräfte abzubauen, sollten spätere Kolleginnen an der Auswahl beteiligt werden und durch Fortbildungsmaßnahmen, z.B. zur interkulturellen Pflege, Barrieren reduziert werden.

Imagekampagnen

Zur Verbesserung des Ansehens in der Pflege starteten im Jahr 2002 mehrere Imagekampagnen. Die Imagekampagnen werden von Bundesländern, Wohlfahrtsverbänden und Einrichtungsverbünden initiiert. Zum Einsatz kommen hierbei Internetseiten, Informationsveranstaltungen, Flyer, eine verstärkte Pressearbeit, Diskussionsabende und Infostände.

Träger	Infoseite
Spitzenverbände der Freien Wohlfahrtspflege des Landes Nordrhein-Westfalen	www.kampagne-fuer-die-pflege.de
Verband katholischer Heime und Einrichtungen der Altenhilfe in Deutschland e.V.	www.image-altenpflege.de
Sozialministerium Baden-Württemberg	www.berufe-mit-sinn.de
Sozialministerium Rheinland-Pfalz	www.menschen-pflegen.de
Marienpflege, der Stiftung Haus Lindenhof und von St. Canisius aus Ostwürttemberg	www.berufe-fuer-menschen.de
Verschiedene Einrichtungen der Stadt Köln	www.contact-your-future.de

Tab. 1.4: Beispiele für Imagekampagnen.

Alle in Tabelle 1.4 dargestellten Kampagnen dienen letztlich dazu, Schülerinnen und Schülern eine Pflegeausbildung schmackhaft zu machen und ausgeschiedene Pflegende wieder zu einer Tätigkeit in der Pflege zu motivieren. Da gerade Schulabgänger wenige und undifferenzierte Informationen über die Pflegeberufe haben und sich bei der Berufsentscheidung eher vom Image leiten lassen, sind solche Maßnahmen sehr wichtig.

Imageanzeigen müssen ein Kompromiss zwischen Verkaufstrategie und realistischer Darstellung sein Die Imagekampagnen rücken das oft von negativen Schlagzeilen gekennzeichnete Bild über Pflegeberufe in ein besseres Licht und zeigen doch auch die besonderen Anforderungen der Tätigkeit. Eine Mischung aus positiver Darstellung und realistischer Darstellung ist zur Personalrekrutierung das optimale Mittel.

Der Meinung von Ludwig (2003), dass derzeitige Kampagnen sich selbst ad absurdum führen „weil sie mehr versprechen als sie halten können" (S.128), kann ich nicht zustimmen. Die vorliegenden Informationen stellen die spätere Tätigkeit differenziert dar. Außerdem ist das Auswahlverfahren wesentlich entscheidender, wenn es um den Abgleich von Erwartungen und realen Gegebenheiten geht.

Die Broschüren, Flyer und Informationen sind ein deutlicher Fortschritt gegenüber den Materialien des Arbeitsamtes. Ein Blick in die Online-Datenbank (http://berufenet.arbeitsamt.de) zeigt Bilder zur Ausbildung und Tätigkeit in pflegerischen Arbeitsfeldern, die stark medizinlastig sind und administrative Tätigkeit fokussieren. Aktuelle Kampagnen sind daher auch geeignet, ein modernes Bild von Pflegeberufen zu vermitteln.

Imagekampagnen sollten langfristig angelegt sein Die Resonanz in der Presse zu diesen Pressekampagnen war gut. In einem ersten Resümee zieht der Sozialminister von Baden-Württemberg, Repnick, eine positive Bilanz:

„Zwischenzeitlich erhalten wir erste Rückmeldungen aus den Alten- und Krankenpflegeschulen des Landes: Die Bewerberzahlen sind wieder im steigen, die Eingangsstufen sind voll und teilweise mussten sogar Parallelklassen eingerichtet werden. Nach Jahren des Rückgangs der Bewerberzahlen deutet sich eine Entspannung an. Ob wirklich eine Trendumkehr gelungen ist, müssen allerdings die nächsten Jahre erst noch zeigen. Grund zur Entwarnung gäbe es jedenfalls auch dann nicht. Tatsächlich brauchen wir nämlich in den nächsten Jahren in der Pflege nicht nur einen Ersatz der ausscheidenden Mitarbeiterinnen und Mitarbeiter. Um dem angesichts der Zunahme pflegebedürftiger Menschen steigenden Bedarf gerecht werden zu können, brauchen wir vielmehr mehr Pflegekräfte als bisher. Bis 2010 rechnen wir mit einem Bedarf von zusätzlich rund 10 000 neuen Pflegekräften" (www.berufe-mit-sinn.de).

1.6 Derzeitige Methoden der Personalauswahl in der Pflege

Der Erfolg eines Krankenhauses hängt von der Qualität der Mitarbeiter ab.

Auswirkungen einer gelungenen Bewerberauswahl auf die Pflegequalität wird nicht ausreichend wahrgenommen Qualifizierungsoffensiven für bereits eingestellte Pflegende sind wichtig und hilfreich, jedoch auch zeit- und kostenintensiv. Die Wirkung kann verstärkt werden, wenn schon vor dem Eintritt ins Unternehmen die Qualifikation und das Personalentwicklungspotenzial geprüft werden. Die Klagen der Praxis über unzureichende Kompetenzen der Auszubildenden werden aber in der Regel nicht mit Mängeln in der Personalauswahl in Verbindungen gebracht. In der Befragung des dip (2002) nannten nur 5 % der Befragten eine bessere Eignungsprüfung der Bewerberinnen als brauchbare Maßnahme, die Qualität zu sichern. Die unzureichende Reflexion der Bewerberauswahl kritisiert auch Tecklenburg (1997), wenn er schreibt:

„Jedes medizinische Gerät, welches mehr als 10 000,– DM kostet, wird ausgiebig getestet, auf Kongressen wird sich kundig gemacht und nach Kriterien werden verschiedene Geräte miteinander verglichen. Bei der Personalauswahl, die die Entwicklung der Abteilung sehr viel mehr beeinflusst, wird dagegen oft nur allzu leicht aus dem Bauch heraus entschieden" (S. 69).

Die in den Ausbildungsstätten und Krankenhäusern am häufigsten verwendete Methode ist das Bewerbungsgespräch (vgl. Pott, 2000, Reuschenbach, 1999).

Eine Ergänzung durch weitere Auswahlmethoden macht nur dann Sinn, wenn
- aus der Praxis Unsicherheiten oder Unzufriedenheit mit den bisherigen Verfahren berichtet werden
- wissenschaftliche Untersuchungen belegen, dass die Verfahren unbrauchbar sind, d. h. das Bewerbungsgespräch keine Vorhersage der praktischen Eignung ermöglicht oder zu einer Abwanderung von geeigneten Bewerberinnen führt (☞ 7.1).

Die folgenden Abschnitte informieren Sie über die in der Pflege am häufigsten verwendeten Auswahlmethoden und die Akzeptanz in der Praxis. Über erste Ansätze, das traditionelle Bewerbungsgespräch zu ergänzen oder zu verbessern wird im letzten Abschnitt dieses Kapitels berichtet.

Verwendete Auswahlverfahren

In den Untersuchungen von Pott (2000) und Reuschenbach (1999) wurde der Frage nachgegangen, welche Verfahren zur Personalauswahl verwendet werden.

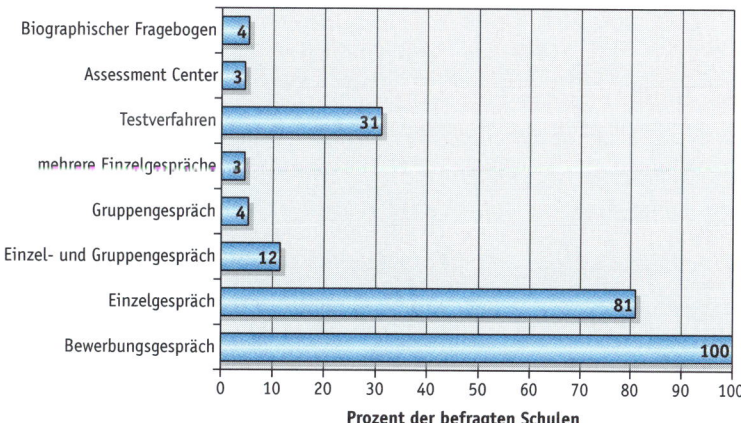

Abb. 1.5: Häufigkeit mit der verschiedene Auswahlverfahren in den Krankenpflegeschulen eingesetzt werden. Als Datenbasis dienten Befragungen von 74 Krankenpflegeschulen (Pott, 2000).

In Abbildung 1.5 wird deutlich, dass die meisten Schulen neben den Bewerbungsunterlagen nur noch das Auswahlgespräch nutzen. Dies wird in 81 % der Fälle als Einzelgespräch durchgeführt. 31 % der befragten Krankenschulen verwenden Tests, dabei handelt es sich ausschließlich um selbst erstellte Tests, die nicht standardisiert sind, d.h. deren Vorhersageleistung nicht geprüft wurde.

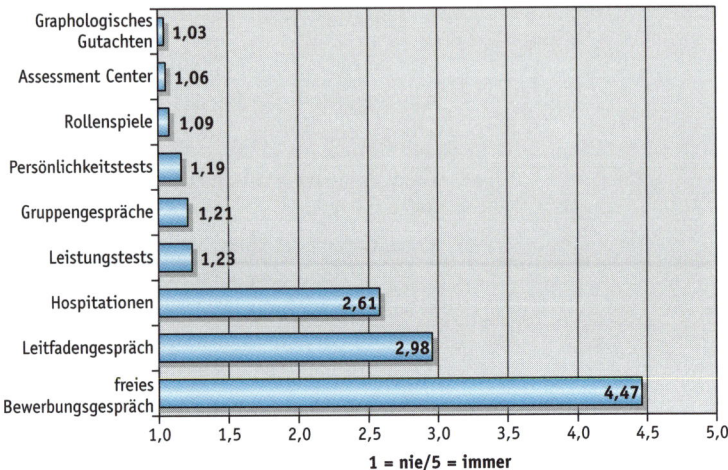

Abb. 1.6: Anwendungshäufigkeit von verschiedenen Auswahlverfahren in Krankenhäusern. Die Pflegedienstleitungen konnten bei der Befragung auf einer 5-stufigen-Skala (1 = nie bis 5 = immer) angeben, wie häufig sie die jeweilige Methode verwenden. Als Datenbasis dienten die Befragungen von 256 Krankenhäusern (Reuschenbach, 1999).

Das Bewerbungsgespräch ist bei Personalverantwortlichen und Bewerberinnen beliebt, die Vorhersageleistung ist aber gering

Das Auswahlgespräch stellt zwar das beliebteste Auswahlverfahren aus Sicht der Personalverantwortlichen und der Bewerberinnen dar, birgt jedoch auch die Gefahr in sich, dass die Validität, also z.B. die Vorhersagegenauigkeit, gering ist (vgl. Schuler & Marcus 2001). Durch spezielle Strukturierungen und tätigkeitsbezogene Fragen kann die Brauchbarkeit aber erhöht werden (☞ 8.2).

Ein Vergleich mit anderen Branchen (Schuler, Frier & Kauffmann, 1993; Knoll-Dotzel, 1996) zeigt, dass zwar auch dort das Bewerbungsgespräch am beliebtesten ist, aber es werden häufiger mehrere Methoden gleichzeitig verwendet. Außerdem kommen Tests (☞ 8.4) und Assessment-Center (☞ 8.9) häufiger zum Einsatz.

Erkenntnisse der Personalauswahl in anderen Branchen können auch die Personalauswahl der Pflege verbessern

Miller & Shea (1999) haben eine Benchmarking-Studie über die Wirksamkeit verschiedener Auswahl- und Rekrutierungswege erstellt. So konnten sie Unterschiede in der Personalauswahl zwischen erfolgreichen und nicht erfolgreichen Firmen identifizieren.

„Erfolgreiche Firmen investieren sehr viel Zeit in die Leute, bevor sie sie überhaupt einstellen – in Interviews, in Eignungstests und bei der Beurteilung verschiedener Bewerber" (S. 14f).

Sie nennen verschiedene Merkmale so genannter best-practice-Einrichtungen, die auch auf die Pflege übertragen werden können:

- Beteiligung von Leitungen (Stationsleitungen) am Auswahlprozess und die gezielte Schulung der Leitungen in Fragen der Personalauswahl
- Standardisierung der Auswahlverfahren in allen angeschlossenen Einrichtungen und Abteilungen durch Schulung von Auswählenden
- Einarbeitungskonzepte durch Peer-Betreuung, d.h. eine Person ist für die Betreuung zuständig
- Automatisierung bei der Bearbeitung von Bewerbungen (feste Ablaufstrukturen, Workflow, ☞ 9).

Bewertung der Brauchbarkeit

Auswahlverfahren sollten eine Hilfe sein, geeignete von weniger geeigneten Bewerberinnen zu trennen, dabei aber auch praktikabel und von den Bewerberinnen akzeptiert sein.

Weiterentwicklungen sind nur dann sinnvoll, wenn der Nachweis mangelnder Vorhersagegenauigkeit der bisherigen Verfahren erbracht werden kann (☞ 7.1) und auch die Personalverantwortlichen das derzeitige Verfahren als verbesserungswürdig einschätzen.

Werden Auswahlentscheidungen „aus dem Bauch heraus getroffen", bleiben Unsicherheiten

In eigenen Befragungen zeigte sich, dass Personalverantwortliche häufig Unsicherheiten bei der Auswahl empfinden. Manchmal bleiben Zweifel, ob die richtige Person ausgewählt oder geeignete Bewerberinnen zu Unrecht abgelehnt wurden. So gesehen besteht hier Verbesserungsbedarf.

38,2 % der Personalverantwortlichen schätzen den Fortbildungsbedarf zu Fragen der Personalauswahl als hoch bis sehr hoch ein. Dabei gilt: Je höher die Anzahl der Bewerbungen in den Ausbildungsstätten und Kliniken, umso höher der Fortbildungsbedarf (Reuschenbach, 1999).

Ein weiteres, häufig beklagtes Problem sind Absagen: Bewerberinnen erscheinen nicht zu Vorstellungsterminen oder feste Zusagen für eine Stelle werden nicht eingelöst. Beim Bewerbungsmanagement (Workflow) sind also Verbesserungen notwendig (☞ 9).

Ein grundsätzliches Problem besteht im Widerspruch zwischen der Qualitätssicherung durch hohe Einstellungskriterien auf der einen Seite und der Notwendigkeit, die Ausbildungsplätze zu besetzen auf der anderen Seite. Wenn bei großem Bewerbermangel die Einstiegsgrenze gesenkt wird, dann sind zwar die Kurse voll, aber unter Umständen mit Personen, die deutlich mehr Anstrengungen unternehmen müssen, um die Lernziele zu erreichen.

Veränderte Einstellungskriterien müssen mit Veränderungen in der Praxis einhergehen, die es erlauben, die abgefragten Kompetenzen umzusetzen

Grundsätzlich muss in diesem Zusammenhang auch geprüft werden, ob hohe Anforderungen an die Bewerberinnen und damit strenge Auswahlkriterien überhaupt auf ein Umfeld treffen, das deren Nutzung erlaubt. Die gemessenen Kompetenzen sollten also in der Praxis auch umsetzbar und gefördert werden. D.h. eine Sicherung der Personalqualifikation muss mit strukturellen Änderungen gepaart werden, damit diese effektiv sein können.

Forschung zur Brauchbarkeit einzelner Auswahlmethoden in der Pflege

Eine Literaturdurchsicht zeigt, dass es wenige Erfahrungsberichte über Auswahlverfahren in der Pflege gibt. Empirische Studien zur Wirksamkeit verschiedener Methoden in der Pflege fehlen in Deutschland.

Es fehlt an Studien zur Wirksamkeit einzelner Auswahlverfahren in der Pflege

In Fachbüchern zum Pflegemanagement wird das Thema Personalauswahl nur sehr kurz oder gar nicht behandelt.

Erste Befragungen zur Häufigkeit bestimmter Auswahlkriterien und Auswahlverfahren wurden von Krohnen, Heide, Wüstefeld (1981) durchgeführt. Die Autoren empfehlen, feste Kriterien für die Vorauswahl zu verwenden und bei Einstellungsgesprächen mehrere Beurteiler zu beteiligen. Trotz erheblicher Mängel im Bewertungsschema ist an der Arbeit positiv hervorzuheben, dass erstmals versucht wird, das klassische unstrukturierte Auswahlverfahren durch feste Kriterien abzusichern.

Eine Arbeit von Alpers (1994) beschäftigt sich mit dem Bewerbungsgespräch an Krankenpflegeschulen. Der Autor weist auf mögliche Beurteilungsfehler beim Auswahlgespräch hin, vermeidet es aber, angemessene Maßnahmen zu nennen, wie diese verhindert werden können.

Albohn (1999) geht da einen Schritt weiter, in dem er klare Anweisung gibt, welche Gesprächstechniken verwendet werden sollten und wie eine Fragestruktur aufzubauen ist, anhand derer die Bewerberin ausgewählt wird. Im konkreten Fall ging es um die Auswahl für Leitungskräfte in der Altenpflege. Grüters (2001) entwickelte einen Fragenkatalog für die Personalauswahl in der Pflege, der aber aufgrund eines mangelhaften oder fehlenden Bewertungsschemas kaum für die Praxis geeignet ist (vgl. Reuschenbach, 2002).

In den letzten Jahren häufen sich Erfahrungsberichte über die Anwendung von Assessment-Centern in der Pflege

Seit den 90er-Jahren finden sich auch in der Pflege vermehrt Ansätze, die die aus anderen Wirtschaftsbereichen bekannten Assessment-Center (AC) einsetzen.

AC stellen Kombinationen verschiedener Auswahlverfahren dar, dauern meist mehrere Stunden und verlangen die Mitarbeit mehrer Beurteilender (☞ 8.9). Das multimodale Auswahlverfahren (☞ 8.11) stellt eine gute und evaluierte Alternative zum AC dar.

Über den Einsatz eines AC berichtet Jülke (1999). Er verwendete eine Gruppendiskussion, ein Rollenspiel und Postkorbübungen, mit denen die Planungs- und Organisationskompetenz gemessen werden sollten. Der Autor bescheinigt dem Verfahren positive Wirkungen auf die Bewerberinnen (hohe Akzeptanz), das Verfahren biete die Möglichkeit zur Selbstdarstellung und verdeutliche die Arbeitsanforderungen in der Pflege. Zu ähnlichen Ergebnissen kommen Hünebeck & Reinders (1998). Allerdings bleibt die Anwendung auf die Auswahl von Führungskräften in der Krankenpflege beschränkt. Pütz und Schmitz (1994) stellten in „Forum Sozialstation" erstmals das AC als besonders geeignetes Instrument zur Auswahl von Leitungskräften im ambulanten Pflegebereich dar.

1996 wird das AC in „Führen und wirtschaften im Krankenhaus" erstmals ausführlich beschrieben (Hainbuch & Michel-Glöcklcr, 1996). Rickcn (1998) befürwortet die Einführung eines AC zur Auswahl von Bereichsleitungen, weil diese Auswahlinstrumente hervorragend dafür geeignet seien, die sozialen Fähigkeiten und die Führungsqualitäten der Bewerberinnen zu beurteilen. Diese Vorteile rechtfertigen nach seiner Meinung auch die hohen Sach- und Personalkosten. Neuere Erfahrungsberichte liegen von Bertelsmann (2002), der Krankenpflegeschule am Robert Bosch Krankenhaus (2000), Grosse-Bölting (2002) und Quernheim (2002) vor.

Insgesamt zeigt sich anhand der vielen Erfahrungsberichte, die in Pflegezeitschriften veröffentlicht werden, dass das AC als hoffnungsvolle Methode angesehen wird. Es liegt aber der Verdacht nahe, dass unreflektiert aktuelle Trends aus der Wirtschaft übernommen werden, ohne dass ein ausreichender Beweis für deren Nutzen in dem neuen Kontext vorliegt. In anderen Branchen ist man beim Einsatz der ACs aufgrund des negativen Kosten-Nutzen-Effektes inzwischen eher wieder zu einfacheren Auswahlverfahren übergegangen. Es ist dringend empfehlenswert, ausgehend vom Kriterienkatalog, die entsprechenden Verfahren abzuleiten und nicht, fertige Teilverfahren des ACs aus anderen Branchen ungeprüft zu übernehmen, die nicht zur Pflege oder nicht zur Einrichtung passen. Es kommt eben auf den richtigen Methoden-Mix an (vgl. Löffing & Wottawa, 2002).

II Personalgewinnung

2 Allgemeines zur Personalgewinnung

Unter Personalgewinnung werden alle Maßnahmen verstanden, die dazu dienen, eine Einrichtung als Arbeitgeber bekannt und attraktiv zu machen und so den Personalbestand zu sichern

Obwohl die Art der Personalauswahl wesentlich die Attraktivität der Einrichtung beeinflusst (☞ 5.3), werden im Folgenden nur die Vorstufen der Auswahl thematisiert. Synonym für den Begriff Personalgewinnung wird das Wort Personalrekrutierung verwendet.

Zielgruppen sind einerseits Personen, die der Einrichtung unbekannt sind (externe Personalgewinnung ☞ 4), andererseits auch Pflegende, die bereits eingestellt sind (interne Personalgewinnung ☞ 3). Die interne Personalgewinnung spielt beispielsweise dann eine Rolle, wenn Stellen für Leitungsaufgaben oder für Praxisanleitungen zu besetzen sind und hierfür Beschäftigte favorisiert werden, aber auch dann, wenn mit Personalentwicklungsmaßnahmen die Qualität der Pflege vorangebracht werden soll.

Grundlage für die Initiierung entsprechender Maßnahmen ist die Personalplanung. Sie ermöglicht es, einen qualitativen und quantitativen Bedarf frühzeitig zu erkennen und erleichtert so die Entscheidung, ob Stellen intern oder extern besetzt werden sollen (☞ 2.1–2.2) und können.

Die Personalgewinnung wird erleichtert, wenn die Einrichtung mit einem besonderen Profil am Arbeitsmarkt auftritt (☞ 2.3). Marketingaktivitäten sind nicht nur in Bezug auf Patienten und Bewohner wichtig, sie müssen sich ebenso an die derzeitigen und zukünftigen Beschäftigten richten (Personalmarketing-Aktivitäten ☞ 2.4).

2.1 Personalplanung

Gezielte Maßnahmen zur Personalrekrutierung sind nur dann erfolgreich, wenn frühzeitig Veränderungen im Personalbestand erkennbar sind. Dabei werden zwei Formen unterschieden:
- **Quantitative Veränderungen** können durch freiwillige Abgänge (Kündigungen) und Zugänge (Blindbewerbungen) oder durch Veränderungen des Unternehmens (Personalanwerbung und Entlassungen) bedingt sein
- **Qualitative Veränderungen** ergeben sich auf Seiten der Einrichtung durch einen Wandel im Angebot (neue Fachabteilungen, neue Betreuungskonzepte, veränderte gesetzliche Anforderung zur Qualifikation

der Pflegenden). Auf Seiten der Beschäftigten ergeben sich qualitative Veränderungen durch neue Ausbildungsverordnungen, durch Fort- und Weiterbildungen oder durch den autodidaktischen Erwerb neuer Fertigkeiten und Fähigkeiten aufgrund der Arbeitsanforderungen.

	Art der Personalveränderungen	
	Beispiele für die quantitative Veränderung	**Beispiele für die qualitative Veränderung**
Arbeitgeber	• Personalbedarf durch Erhöhung der Kapazitäten • Zu viel Personal wegen Umstrukturierung	• Qualifikationsbedarf durch Einführung neuer Pflege- konzepte • Neue gesetzliche Bestimmun- gen zur Qualifikation des Pfle- gepersonals
Arbeitnehmer	• Fluktuation durch „Babypause" • Wohnortwechsel	• Höhere Qualifikation durch Fort- und Weiterbildung • Neue Erfahrung

Tab. 2.1: Quantitative und qualitative Veränderung als Grundlagen des Personal- marketings.

Qualitative Veränderungen

Qualitative Veränderungen können durch Personal- entwicklungskonzepte kompensiert werden

Notwendigen qualitativen Veränderungen kann man durch interne Perso- nalaktivitäten (☞ 3.1) begegnen. Dabei sind folgende Fragen zu beant- worten:

• Welche Veränderungen des Leistungsprofils, z.B. durch Einrichtung neuer Disziplinen oder Einführung neuer Pflegekonzepte, verlangen nach mehr und wenn ja, welchen Qualifikationen?
• Wie werden sich die Qualifikationserfordernisse in naher Zukunft ändern? Ist ein solcher Wandel durch das derzeitige Personal zu leisten? Machen Fort- und Weiterbildungen Sinn oder müssen neue Beschäftigte eingestellt werden?
• Wie verändert sich das Anforderungsprofil durch einen Wandel des beruflichen Selbstverständnisses (Stichwort: Professionalisierung)?
• Lässt sich das Eignungsprofil der derzeitigen Mitarbeitenden mit dem Anforderungsprofil in Einklang bringen? Wenn ja, wie?
• Passt das Eignungsprofil zur Unternehmensphilosofie/zum Pflegeleit- bild?
• Besteht auf Seiten der Beschäftigten überhaupt Interesse an einer Ver- besserung oder Veränderung der Qualifikation?

Quantitative Veränderungen

Ein Mehrbedarf an Pflegen- den wird durch neue Mitarbeiterinnen gedeckt = externe Personalgewinnung

Notwendige quantitative Veränderungen werden in erster Linie durch externe Rekrutierungsmaßnahmen gedeckt. Dabei sind folgende Fragen relevant:

• In welchen Monaten ist mit einem erhöhten Arbeitsaufkommen und dadurch mit einem Mehrbedarf zu rechnen (saisonale Zyklen)?
• Welche konjunkturellen Schwankungen beeinflussen das Bewer- bungsaufkommen?
• Bis zu welchem Umfang kann der Mehrbedarf mit dem derzeitigen Personalschlüssel kompensiert werden?

- Welche internen Umorganisationen, z.B. Zusammenlegung von Stationen oder Einführung des *primary nursing* machen eine Veränderung des Personalstabs notwendig?
- Wo entstehen Engpässe durch Urlaub, Überstundenabbau oder Mutterschutz/Erziehungsurlaub?
- Welche neuen Arbeitszeitmodelle werden eingeführt?
- Wie hoch sind der Bedarf und die Möglichkeiten für Teilzeitbeschäftigte?

2.2 Externe vs. interne Personalgewinnung

Zur Systematisierung der vielfältigen Möglichkeiten der Rekrutierung wird, vereinfacht, eine Trennung in außerbetriebliche (externe) und innerbetrieblicher (interne) Anwerbung vorgenommen. Ein gestuftes Vorgehen bei der Personalanwerbung (☞ 4.5) sollte das Ziel haben, frühzeitig Kontakte zu geeigneten Personen aufzubauen, die potenziellen Beschäftigten (z.B. durch Praktika, Hospitationen) näher kennen zu lernen und schließlich zu einem längerfristigen Verbleib im Unternehmen zu motivieren.

Interne Personalgewinnung bedeutet die Deckung des Personalbedarfs mit derzeitig Beschäftigten

Innerbetriebliche Rekrutierungsmaßnahmen (☞ 3) haben als Zielgruppe Pflegende im weiteren Sinne (beruflich Pflegende, Praktikantinnen, Zivildienstleistende, Personen im freiwilligen sozialen Jahr usw.).

Es handelt sich um Personen, die dem Unternehmen bekannt sind, die nun aber für andere Aufgaben (Leitungspositionen, neue Pflegefelder), als Aushilfen oder für die Ausbildung gewonnen werden sollen.

Konkrete Maßnahmen der internen Personalgewinnung sind
- Versetzung in andere Bereiche
- Aufstieg
- Übergang von Teilzeit in Vollzeit
- Umschulungen
- Weiter- und Fortbildungen
- Übergang in die Ausbildung
- Versetzungen
- Arbeitskräftetausch (Springer)
- Urlaubsverschiebung

Zielpersonen der externen Rekrutierung sind Personen, die der Einrichtung nicht bekannt sind

Externe Rekrutierungsmaßnahmen (☞ 4) beziehen sich auf Personen, die dem Unternehmen zur Zeit der Personalsuche in keiner Weise ihre Arbeitskraft zur Verfügung stellen oder mit denen kein vertragliches Arbeitsverhältnis besteht. Die Anwerbung in einem Kreis von Personen, die der Einrichtung nicht bekannt sind, ist definierend für die externe Personalgewinnung.

Häufige externe Rekrutierungsarten sind die
- Schaltung von Stellenanzeigen (☞ 4.1)
- Personalleasing (☞ 4.2)
- Personalvermittlung (☞ 4.3)
- Internet und Online-Bewerbung (☞ 4.4)

Die Vor- und Nachteile der externen vs. internen Personalgewinnung listet Tabelle 2.2 auf.

	Interne Personalrekrutierung	Externe Personalrekrutierung
Vorteil	• Personen sind bekannt, daher keine oder nur geringe Risiken einer Fehlbesetzung gegenüber externen Bewerberinnen • Geringerer Aufwand bei der Einarbeitung, z.B. sind Organisationseigenheiten bekannt • Aufstiegschancen können wichtig für die Personalbindung sein (Motivationswirkung) • Auswahl aufgrund von bisherigen Beurteilungen möglich • Möglichkeit, den Personalabbau in anderen Bereichen aufzufangen • Beschaffungskosten sind gering • Für Führungspositionen: In Gehaltsfragen muss sich die Einrichtung nicht an der Marktsituation orientieren, das bedeutet eine Kostenersparnis • Bessere Berücksichtigung familiär bedingter Lebensplanungen	• Neue Kräfte sind Innovationspotenzial • Möglichkeit, durch Auswahl fremder Personen neue Akzente zu setzen • Konkurrenz um bessere und höher dotierte Stellen der bisherigen Beschäftigten werden vermieden • Größere Auswahlmöglichkeiten
Nachteil	• Gefahr der Vetternwirtschaft • „Monokultur statt Mischkultur" • Geringeres Innovationspotenzial • Die Einstellung erfahrener und älterer Personen kann einen Kostenfaktor darstellen • Das Angebot von höher dotierten Stellen kann Konkurrenzdenken im Team auslösen • Hohe Kosten für notwendige Fort- und Weiterbildungen • Hoher Aufwand für systematische Förderung • Beschränkte Möglichkeiten der Personalauswahl • Gefahr der nachlassenden Mitarbeiteraktivität bei Vorliegen eines „Beförderungsautomatismus" • Entscheidungsgründe werden durch personelle Rücksichtnahmen mitbestimmt	• Missgunst der Beschäftigten, z.B. bei der Besetzung von Leitungspositionen: „Gefühl, jemanden vorgesetzt zu bekommen" • Höherer Einarbeitungsaufwand • Hohe Kosten für die Personalauswahl • Unsicherheit bei der Bewerberauswahl • Informationsdefizit bei neuen Mitarbeitenden

Tab. 2.2: Vorteile und Nachteile verschiedenen Rekrutierungsmethoden.

Interne und externe Personalgewinnungsmaßnahmen müssen in ein strukturiertes Personalmarketingkonzept eingebunden werden. Dieses hat zum Ziel, das Image der Einrichtung als Arbeitgeber nach außen und innen zu verbessern.

2.3 Personalimage

Der Bedarf an qualifizierten Pflegenden ist in weiten Teilen Deutschlands größer als die Anzahl an Bewerberinnen. Anbieter von Gesundheits- und Sozialdienstleistungen stehen daher hinsichtlich der Personalrekrutierung in Konkurrenz zueinander. Beschäftigte und Bewerberinnen werden diese Situation nutzen und eigene Kriterien bei der Auswahl der Einrichtung ansetzten: Wo kann ich mich wie verwirklichen? Welches Angebot, welche Bedingungen, welche Unterstützung erhalte ich? Unternehmen sollten sich daher rechtzeitig auf die Beantwortung dieser Fragen einstellen.

Bei nachlassenden Bewerbungszahlen müssen Beschäftigte und Bewerberinnen umworben werden

Die Bewerberin muss daher umworben werden (Wirkung nach außen). Es müssen aber auch Bedingungen geschaffen werden, die dazu dienen, Beschäftigte an die Einrichtung zu binden (Wirkung nach innen).

Alle Maßnahmen, die darauf abzielen, die Attraktivität als Arbeitgeber zu steigern, werden Personalmarketingaktivitäten genannt.

„Personalmarketing heißt konsequentes Umsetzen des Marketinggedankens auch im Personalbereich. Das Unternehmen, inklusive Arbeitsplatz (Produkt), muss an gegenwärtige und zukünftige Mitarbeiter (Kunden) „verkauft" werden, wobei die Unternehmenskultur (Produkteigenschaft) eine entscheidende Rolle spielt!" (Scholz, 1999, S. 28).

Erfolgreiches Personalmarketing setzt positive Leistungspolitik voraus

Es ist also wichtig, sowohl als Dienstleitungsanbieter positiv wahrgenommen zu werden, (Leistungswahrnehmung aus der Sicht des Patienten/des Bewohners) als auch als Anbieter von Arbeitsplätzen. Nur wenn Sie sich auch mit Ihren Leistungen profilieren können, können Sie in der Personalpolitik erfolgreich sein.

Rein praktisch bedeutet dies: Wenn Sie beispielsweise als Altenpflegeeinrichtung gegenüber konkurrierenden Einrichtungen kein besonderes Leistungsspektrum haben, keine herausragenden pflegerischen Konzepte zu bieten haben, also eher ein „Schattendasein" führen und kaum bekannt sind, dann wird es Ihnen auch schwer fallen, geeignete Arbeitskräfte zu rekrutieren und Mitarbeitende an Ihre Einrichtung zu binden.

Ein positives Personalimage wirkt positiv auf Kunden

Andererseits beeinflusst eine positive Wahrnehmung als Arbeitgeber Ihr Ansehen als Leistungsanbieter für Patienten oder potenzielle Kunden.

Im Mittelpunkt des Personalmarketings steht der Anspruch, sich durch ein besonderes Profil als Arbeitgeber nach innen und nach außen zu positionieren. Entscheidend sind dabei nicht die realen Gegebenheiten, sondern die Einstellungen, die Personen gegenüber Ihrer Einrichtung haben (Image). Das Image der ehemaligen und derzeitigen Mitarbeiter sowie der potenzielle Bewerberinnen wird Personalimage genannt.

Personalimage = Image bei Kunden + Branchenimage + Einrichtungsimage

Das **Personalimage** setzt sich zusammen aus
• dem Image, das (potenzielle) Kunden von der Einrichtung haben
• dem Branchenimage, d. h. dem Ansehen der ganzen (Pflege)Branche
• dem Image der Einrichtung (Einrichtungsimage).

Es ist unabdingbar, das Personalimage durch Erhebungen zu ermitteln, damit gegebenenfalls über die unten dargestellten Personalmarketingmethoden Veränderungen erzielt werden können.

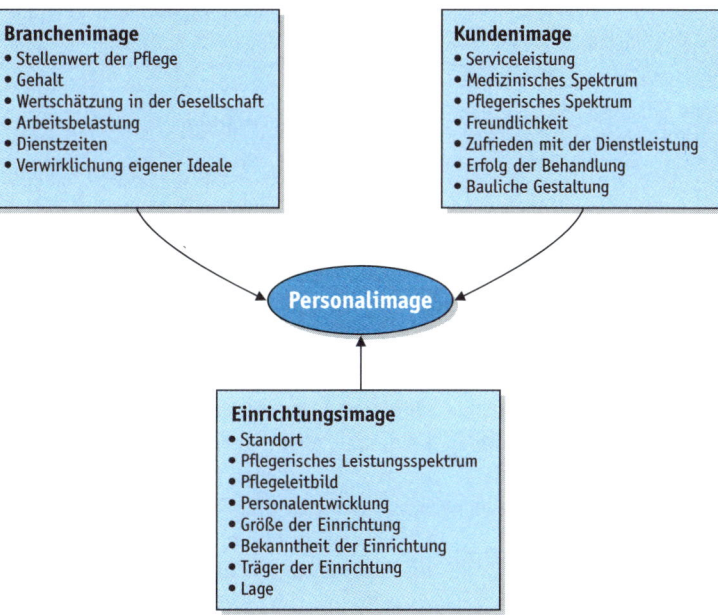

Abb. 2.3: Zusammenhang der Imagearten auf die Wirkung als Arbeitgeber, also auf das Personalimage (in Anlehnung an Flüshöh, 1999).

Jedes Unternehmen sollte bestrebt sein, sein Personalimage durch den Einsatz des Personalmarketinginstrumentariums (☞ 2.4) so zu positionieren, dass es den Anforderungen potenzieller Bewerberinnen möglichst nahe kommt und auch den Wünschen der Beschäftigten entspricht.

Strategisches Personalmarketing

Ziel des strategischen Personalmarketings ist der Aufbau eines langfristigen Wettbewerbvorteils gegenüber anderen Einrichtungen

Strategisches Personalmarketing bedeutet, sich langfristig gegenüber konkurrierenden Arbeitgebern zu profilieren. „Je knapper in einem Arbeitsmarktsegment das Angebot an geeigneten Bewerbern im Verhältnis zur Nachfrage ist, desto wichtiger wird es, in diesem Arbeitsmarktsegment klare Wettbewerbsvorteile gegenüber konkurrierenden Unternehmen zu haben" (Simon, Wiltinger, Sebastian & Tacke, 1995, S. 23) und diese auch entsprechend darzustellen. Eine Analyse von Stellenanzeigen zeigt, dass vielen Pflegeeinrichtungen ein solches spezifisches Profil fehlt (☞ 4.1).

Kann ein Unternehmen ein spezifisches Profil aufbauen, wirkt sich dieses Image auch positiv auf die Verbleibeneigung der Mitarbeitenden aus. Darüber hinaus kann ein „besonderes Profil" auch im Rahmen der Öffentlichkeitsarbeit genutzt werden, z. B. für Pressemitteilungen, Pressekonferenzen oder sogar in Pressegesprächen. Auch eine auf den Standort der

Einrichtung ausgerichtete Öffentlichkeitsarbeit, stadtteilorientiert, ist denkbar. Das Gefühl von Anwohnern, dass es sich um „ihre Klinik", „ihre Alten- und Pflegeheimeinrichtung" und „ihren ambulanten Pflegedienst" handelt, ist Ausdruck einer besonderen Identifikation mit der Einrichtung und wird auch entsprechende Bewerbungen nach sich ziehen.

Ein Personalimage zu etablieren oder zu verändern ist eine langwierige Sache, da alle Personengruppen, die mit der Einrichtung in Kontakt stehen, an der Imagebildung mitwirken.

Die in Abbildung 2.4 aufgezeigten Abhängigkeiten verschiedener Imageformen zeigen, dass ein ganzheitliches Vorgehen, das an Kunden und Bewerberinnen orientiert ist, entscheidend ist, um ein Unternehmen für Bewerberinnen attraktiv zu machen.

Branchenimage

Ein negatives Branchenimage erschwert eine positive Darstellung der Einrichtung und verringert die Verbleibeneigung

Das Personalimage einer Einrichtung wird maßgeblich durch das Branchenimage beeinflusst. Negative Vorannahmen über den Pflegeberuf können es also unter Umständen erschweren, Personen für den Beruf zu begeistern und auch Pflegende im Beruf zu halten. Gerade wenn Bewerberinnen, z.B. Schulabgängerinnen, keine ausreichenden Informationen über eine Einrichtung haben, wird das Branchenimage herangezogen, um die Brauchbarkeit eines Berufes abzuwägen. Rein praktisch bedeutet dies: Wenn in der Bevölkerung ein negatives Image über den Pflegeberuf existiert, sind besondere Anstrengungen seitens der Einrichtung, z.B. der Ausbildungsstätte, notwendig, um die positiven Aspekte der Ausbildung deutlich zu machen. Auch auf die Verbleibeneigung in der Einrichtung wirkt das Branchenimage: Der Eindruck in einem Arbeitsfeld zu arbeiten, das gesellschaftlich wenig anerkannt ist, in dessen Darstellung negative Aspekte dominieren, erhöht die Neigung das Berufsfeld zu verlassen.

Um sich gegenüber der Konkurrenz abzusetzen, kann das Branchenimage in der Ansprache der Bewerberinnen thematisiert werden, beispielsweise: „Schlechte Arbeitsbedingungen finden Sie woanders, wir aber bieten Ihnen …". Ein solcher Slogan setzt voraus, dass diese Bedingungen tatsächlich vorfindbar sind.

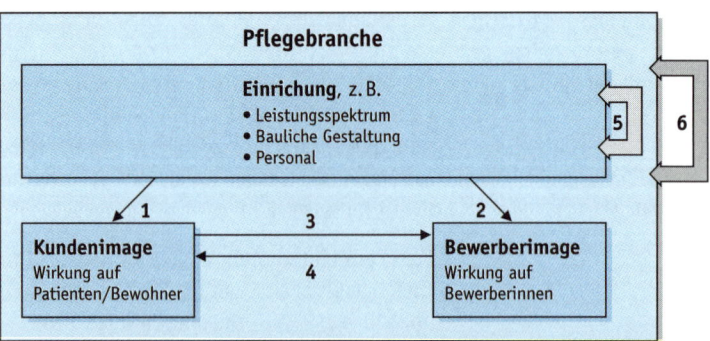

Abb. 2.4: Abhängigkeiten des Bewerberimages. Erläuterung der Zahlen ☞ Text.

Bewerberimage

Abbildung 2.4 zeigt einige Einflussfaktoren auf das Bewerberimage als Teil des Personalimages:

Zufriedene Pflegende sorgen für zufriedene Kunden

- **(1)** Der Eindruck über das Leistungsspektrum, über die Servicequalität, z. B. die Freundlichkeit des Pflegepersonals, oder auch die bauliche Gestaltung der Häuser bestimmt das Kundenimage. Ein gelungenes Personalmarketing hat die Zufriedenheit der Pflegenden als höchste Priorität. Diese wird sich dann auch in einem besonderen Umgang mit Kunden ausdrücken. Das Personalmarketing bestimmt die Kundenorientierung und durch Personalentwicklungsmaßnahmen auch das besondere Leistungsprofil einer Einrichtung. Beide Faktoren beeinflussen den Umfang und die Art der Kundengruppen.

Erfahrungen bei der Personalauswahl prägen das Bewerberimage

- **(2)** Der Eindruck über die Einrichtung und die Pflegebranche wirkt auch direkt auf die Bewerberinnen. Stellenanzeigen, Internetauftritte oder Öffentlichkeitsarbeit sind geeignet, um sich entsprechend zu profilieren und das Image mitzugestalten. Auch das Erleben des Auswahlverfahrens trägt maßgeblich zur Eindrucksbildung über die Einrichtung bei. Müssen Bewerberinnen beispielsweise an zeitintensiven und stressenden Auswahlverfahren teilnehmen, die nicht auf ihre Bedürfnisse abgestimmt sind und erhalten diese dann als Dank für ihre Mühen eine Absage, wird ein negatives Bild zurück bleiben. Dies wirkt dann wieder auf die Kunden.

- **(3)** Eigene Erfahrungen als Patient beeinflussen auch die Neigung, sich in einer Einrichtung zu bewerben. Besonders für die Kinderkrankenpflege spielt die eigene Erfahrung als Patient eine große Rolle in der Berufsfindung und auch für die Wahl der Ausbildungsstätte. Neben den eigenen Erfahrungen, kann das „Hören-Sagen" über die Zustände in der Einrichtung durch Bekannte oder Verwandte das Bewerbungsverhalten beeinflussen.

Jede Bewerberin ist auch eine potenzielle Kundin

- **(4)** Bleibt ein negatives Image von der Einrichtung bei der Bewerberin zurück, dann hat das auch Auswirkung auf die Bereitschaft selbst als Patient/Bewohner eine Einrichtung freiwillig aufzusuchen oder auch die Einrichtung an Familie und Freunde zu empfehlen.

- **(5)** Bewerberinnen, die durch eigene Erfahrungen oder durch Informationen von Kunden ein positives Bild von der Einrichtung haben, werden eher geneigt sein, beim Vorliegen mehrere Stellenangebote, dieses Angebot anzunehmen. Umgekehrt gilt: Ein Image, das nicht den Erwartungen entspricht, führt auch zu einer Selbstselektion. Pflegende oder Schüler werden sich nicht bewerben oder unter Umständen ein Stellenangebot ablehnen.

Commitment = Bindung von Beschäftigten an die Einrichtung

- **(6)** Neben dem Bewerberimage (Wirkung nach außen) spielt das Mitarbeiter-Image (Wirkung nach innen) eine entscheidende Rolle für die Sicherung des Personalbestandes. Hat die Einrichtung hohes Ansehen bei den Beschäftigten, haben Pflegende das Gefühl, dass ihre Bedürfnisse erfüllt werden und dass sich die Einrichtungsleitung um sie kümmert (Mitarbeiterorientierung), dann führt dies zu einer stärkeren Bindung an das Unternehmen (sog. Commitment).

Aus den dargestellten Abhängigkeiten ergeben sich viele Möglichkeiten, durch Personalmarketingaktivitäten das Personalimage positiv zu verändern.

Personalimage der Bewerberin

Schon wenige Kennzahlen können Informationen über die Attraktivität als Arbeitgeber aus Sicht potenzieller Bewerberinnen geben.

Wichtige Kennzahlen sind:
- Anzahl der eingegangenen Bewerbungen im Laufe eines Jahres
  - auf eine Anzeige hin
  - als Blindbewerbung. Hier zeigt sich, ob Sie auch ohne Anzeige als Arbeitgeber attraktiv sind

Die Herkunft der Bewerberinnen kann zeigen, ob das Einzugsgebiet vergrößert werden muss

- Herkunft, Alter und Qualifikation der Bewerberinnen. Stellt sich heraus, dass nur Bewerbungen aus der näheren Umgebung eingehen, ist über entsprechende Maßnahmen nachzudenken, die den Bewerberkreis vergrößern, z.B. überregionale Stellenanzeigen, Ausrichtungen von Kongressen etc., denn die Einrichtung scheint überregional nicht bekannt zu sein. Wenn sich gehäuft Personen mit schlechter Qualifikation bewerben, dann kann dies an der Einstellung „Lieber dort arbeiten, als arbeitslos sein" liegen. Eine Bewerbung ist dann nur eine Notlösung und ist nicht aufgrund eines positiven Einrichtungsprofils zustande gekommen
- Auf welche Stellen gibt es gehäuft Bewerbungen? Sind den Bewerberinnen überhaupt alle möglichen Einsatzstellen (Fachdisziplinen) bekannt?
- Wo bewerben sich Personen noch, aus welchen Gründen und aus welchen Gründen nicht? Gründe für die Bewerbung können im Laufe des Bewerbungsgespräches erfragt werden. Sie sind wichtige Parameter um das Personalimage zu erschließen
- Wie häufig gehen Bewerbungen aus umliegenden Ausbildungsstätten ein? Versuchen Sie die Gründe aufzudecken, warum das so ist: Bildet die Ausbildungsstätte nur für den Eigenbedarf aus oder ist das Image Ihrer Einrichtung gerade bei den Absolventen umliegender Schulen schlecht?

Ein hohes Personalimage führt zur Sicherung des Personalbestandes

Das Personalimage der Beschäftigten (Mitarbeiterimage) ist von hoher Bedeutung zur Sicherung des Personalbestandes. Pflegende, die mit dem Arbeitgeber zufrieden sind, kehren nach einer Unterbrechung häufiger wieder in die Einrichtung zurück und werden das positive Image auch nach außen transportieren. Sie beeinflussen letztlich den Zulauf an Patienten und Bewohnern, aber auch den Bewerberzustrom.

Die Erfassung des Personalimages ist nur mit strukturierten Erhebungen möglich

Zur Erschließung des Mitarbeiterimages sind strukturierte Befragungen unerlässlich. Es sollte erhoben werden, worin die Pflegenden die Stärken und Schwächen der Einrichtung als Arbeitgeber sehen. Es sollte erfragt werden, was die Personen in der Einrichtung hält und ob Sie sich nochmals dort bewerben würden. Weiterhin sind mögliche Fluktuationsgründe zu erheben. (☞ 3.1.5 und Fragebogen im Serviceteil A)

Beispiele

Beispiel 1

Im Rahmen eines Bewerbungsgespräches in einer Einrichtung der Altenhilfe wir die Bewerberin gefragt, warum sie sich gerade in dieser Einrichtung beworben hat.

Die Bewerberin gibt als Grund an, dass mehrere Personen aus der Nachbarschaft Angehörige in der Einrichtung haben, die das Altenheim „wärmstens empfohlen" haben. Auf Nachfragen zeigt sich, dass die Bewerberin wenig über die besonderen pflegerischen Leistungen des Altersheimes weiß, sondern allein durch das Hörensagen der Kunden zu einer Bewerbung motiviert wurde.

Daraus folgt, dass hier das Personalimage maßgeblich durch die Sichtweise der Bewohner bestimmt wird (☞ Abb. 2.4, Pfeil 3). Die Erwartung der Einrichtungsleitung, dass das Haus aufgrund des herausragenden Fortbildungsprogramms für Bewerberinnen attraktiv ist, hat sich nicht bestätigt.

Aus dieser Erkenntnis ergibt sich ein konkreter Handlungsbedarf, falls die Personalplanung einen qualitativen oder quantitativen Personalmangel voraussagt:

Das besondere, pflegespezifische Profil als Arbeitgeber muss in der Öffentlichkeit bekannter gemacht werden. Ziel sollte es sein, nicht nur aufgrund des Bewohnerimages ausgewählt zu werden, sondern als Arbeitgeber attraktiv zu sein und vor allem besser als die Konkurrenz wahrgenommen zu werden. Als Maßnahme ist neben Stellenanzeigen auch eine verstärkte Öffentlichkeitsarbeit empfehlenswert, die die pflegerische Leistungen in den Mittelpunkt stellt.

Zwei Beispiele sollen die Bedeutung von Kennzahlen des Mitarbeiterimages verdeutlichen:

Beispiel 2

Eine Altenpflegeeinrichtung stellt durch die Statistik fest, dass es in den letzten zehn Jahren immer wieder zu einem Nachlassen der Bewerbungen kam, für die offensichtlich keine Ursachen erkennbar sind. Bei genauer Betrachtung der Häufigkeiten stellt sich heraus, dass besonders zu Jahresbeginn keine ausreichenden Blindbewerbungen eingehen, um die offenen Stellen zu besetzen. Aus dieser Erkenntnis lassen sich gezielte Maßnahmen ableiten:

- Auszubildenden der angrenzenden Schulen müssen frühzeitig angesprochen werden und Stellen angeboten bekommen
- Anzeigen müssen frühzeitig geschaltet werden
- Es müssen die Gründe für die gehäuften offenen Stellen zum Jahresanfang gesucht werden
- Es muss über die Einschaltung einer Zeitarbeitsfirma nachgedacht werden.

Beispiel 3

Eine Kinderkrankenpflegeschule stellt bei der Auszählung der Bewerbungen fest, dass in den letzten fünf Jahren 18 % der Personen, die am Bewerbungsgespräch teilgenommen haben und die eine Zusage bekommen haben, den Ausbildungsplatz nicht angenommen haben. Eine Nachfrage bei den Ausbildungsstätten in der näheren Umgebung zeigt, dass es dort nur 5 % sind. Eine sich daran anschließende Befragung der Bewerberinnen und ein Vergleich mit dem Rückschreibeverhalten der anderen Ausbildungsstätten zeigt, dass

- Die Unzufriedenheit der Bewerberinnen mit der Auswahlsituation eine Ursache dafür war
- Die Schule aufgrund baulicher Gegebenheiten einen schlechten Eindruck machte
- Benachbarte Schulen deutlich schneller den Bewerberinnen eine Zusage schickten.

Kennzahlen des Personalmarketings erleichtern die Aufdeckung von Erfolgspotenzialen und strategischen Vorteilen

Solche Erhebungen, die ohne großen Aufwand durchgeführt werden können, erleichtern die dauerhafte Planung der Personalrekrutierungs-Maßnahmen. Auch ohne akuten Personalmangel und niedriger Fluktuation macht es Sinn, entsprechende Kennzahlen zu erheben, denn es kommt nicht nur darauf an, bestehende Erfolgspotenziale zu nutzen (operatives Management), sondern auch zukünftige Erfolgspotenziale zu sichern und neu zuschaffen (strategisches Management).

Personalportfolio

Personalportfolios verdeutlichen wie die Einrichtung im Vergleich zur Konkurrenz positioniert ist

Durch die strukturierte Befragung von (potenziellen) Bewerberinnen zur Sichtweise der Einrichtung lässt sich ein sog. Personalportfolio erstellen. Hierbei werden zunächst durch offene Befragungen die Beurteilungsdimensionen bestimmt, mit denen Bewerberinnen verschiedene Einrichtungen beurteilen. Beispielsweise könnten die Dimensionen a) Qualität der pflegerischen Versorgung und b) Umfang an medizinischen Möglichkeiten sein.

Abbildung 2.5 zeigt die Beurteilung von fünf Krankenhäusern auf den zwei Beurteilungsdimensionen. Die Stärken der *Uniklinik* gegenüber dem *Hospital zum Heiligen Geist* liegen in den Augen der Bewerberinnen im medizinischen Spektrum, während der Stellenwert der Pflege eher gering ist. Die *Lazaruskliniken* können im Vergleich zu den anderen Kliniken nicht mit besonderen Stärken auf einer der beiden Dimensionen aufwarten.

Die Idealform aller Bewerberinnen ergibt einen so genannten Präferenzvektor (Wie bedeutsam sind medizinische Aspekte und wie bedeutsam sind pflegerische Aspekte?). Die Entfernung zum Präferenzvektor bestimmt die Attraktivität der Stelle. Durch Marketingmaßnahmen kann die Lage eines Unternehmens in dem Portfolio und auch der Präferenzvektor verändert werden. Solche Portfolios sind bewerbergruppenspezifisch, d.h. Auszubildende würden andere Bewertungen vornehmen als Examinierte.

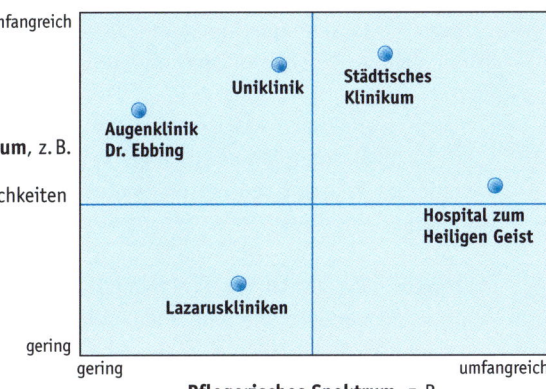

Abb. 2.5: Beispielhaftes Portfolio (Matrix) von fünf Kliniken einer Stadt mit zwei Bewertungsdimensionen, hier die Qualität der pflegerischen Versorgung und der Umfang an medizinischen Möglichkeiten.

Durch Marketingmaßnahmen kann die Position im Portfolio gezielt verändert werden Stellt sich nun aufgrund der Erhebungen heraus, dass das Personalimage negativ ist, nicht den Erwartungen der Einrichtungen entspricht oder die Konkurrenz eine bessere Position hat, dann besteht Handlungsbedarf.

2.4 Personalmarketinginstrumente

Kein erfolgreiches Unternehmen kommt in der heutigen Zeit ohne Marketingaktivitäten aus Das Image einer Einrichtung entscheidet mit über den langfristigen Erfolg. Lingenfelder (2001) verweist auf diesen Umstand: „Kein Krankenhaus kann auf Dauer erfolgreich sein, wenn es keine zielgruppenspezifischen Marketingkonzepte zu entwickeln vermag. Wer glaubt, dass Krankenhausmarketing mit einem Tag der offenen Tür und dem Angebot von Informations- und Schulungsveranstaltungen ausreichend betrieben wird, befindet sich noch in den sechziger Jahren des vergangenen Jahrhunderts" (S. 36).

Produkt-, Preis-, Kommunikations- und Distributionspolitik sind entscheidende Marketinginstrumente Marketinginstrumente, die man zur Anwerbung von Kunden (Patienten, Bewohnern) verwendet, lassen sich auch auf das Marketing des Arbeitsplatzes übertragen. Angebots-, Kommunikations-, Produkt-, Preispolitik sind die vier Bereiche, an denen Veränderungen ansetzen können, um als Arbeitgeber attraktiver zu erscheinen. Auch bei der Umsetzung sollten Betroffene zu Beteiligten gemacht werden. Es ist hilfreich, wenn Mitarbeitende bei der Gestaltung von Marketingaktivitäten eingebunden werden, beispielsweise durch Projektgruppen zur Verbesserung des Personalimages oder zur Planung von Rekrutierungsmaßnahmen, da sich Pflegende besser in die Sichtweise möglicher Bewerberinnen hineindenken können.

An allen vier Marketinginstrumenten kann eine Einrichtung ansetzen, um sich auf dem Arbeitsmarkt zu profilieren. Entsprechende Maßnahmen sollten

- Dynamisch eingesetzt werden, da sich die Personalsituation ändern kann. Beispielsweise können sich die Erwartungen der Bewerberinnen verändern, z.B. durch die Professionalisierung der Pflege

Personalmarketing-Aktivitäten sollten ein Dauerbrenner und kein Strohfeuer sein

- Kontinuierlich erfolgen, d.h. selbst bei einem Einstellungsstopp sollten im Sinne einer langfristigen Planung entsprechende Maßnahmen stattfinden. Der aus der Pflegeplanung bekannte Kreislauf von Ist-Analyse, Zielanalyse, Planung und letztlich der Evaluation sollte auch hier zum Einsatz kommen. Die Tatsache, dass man auf Internetseiten von Pflegeeinrichtungen manchmal veraltete Informationen und Stellenanzeigen findet, zeigt, dass man sich nicht ausreichend bemüht, die Kontinuität zu sichern
- Langfristig angelegt sein
- Zielorientiert erfolgen: Ziele könnten beispielsweise sein:
  - Ein langer Verbleib der Mitarbeitenden bei gleichzeitiger hoher Qualifikation
  - Die Neueinstellung qualifizierter Fachkräfte
  - Ein Imagegewinn der Einrichtung, der die zukünftige Personalrekrutierung erleichtert
- Koordiniert erfolgen, d.h. die Zuständigkeiten in der Einrichtung müssen geklärt werden, z.B. durch Schaffung von Arbeitsgruppen
- Hinsichtlich ihrer Effektivität kontrolliert werden. Der Nutzen der Maßnahmen sollte kontrolliert werden und die Brauchbarkeit der derzeitigen Personalmarketing-Maßnahmen überprüft werden.

Produkt-/Angebotspolitik

Die Produktpolitik spielt bei Absatzmärkten eine größere Rolle als im Personalmarketing, einem Beschaffungsmarkt. Was hier den Arbeitnehmern angeboten wird ist ein Arbeitsplatz und keine Ware. Man spricht daher im Personalmarketing von Angebotspolitik. Unter dieser werden alle Facetten des Arbeitsplatzes verstanden, die die Einrichtung von der Konkurrenz unterscheidet.

Hierzu zählen

- Art und Anzahl der Fachdisziplinen in der Einrichtung
- Art des Trägers
- Arbeitszeiten, Schichtmodelle
- Räumlichkeiten (Aufteilung und Größe der Station)
- Ausstattung (Diagnostik, Therapie, Pflegehilfsmittel)
- Personalbesetzung pro Wohnbereich/Station/Schicht
- Arbeitsaufkommen pro Tag, im Laufe des Jahres
- Hilfsangebote (personell: Stationshilfen, supportiv: Supervisionen)
- Qualifikation des Pflegeteams (Sind neuartige Pflegemethoden bekannt? Gehört die Pflegeplanung zum Standard?)
- Qualifikation der Ärzte
- Fahrzeugpark im Bereich der ambulanten Pflege
- „Weiche" Arbeitsmerkmale, wie Arbeitsklima, Zusammenarbeit mit anderen Berufsgruppen

- Pflegeselbstverständnis (Gibt es ein Pflegeleitbild? Wird dieses auch gelebt? Folgt die Pflege einem theoretischen Modell?)
- Prozedurale Arbeitsmerkmale: Wie kommen Entscheidungen zu Stande? Wie stark ist die Autonomie? Wie stark ist die Hierarchie?
- Wohnheimplatz
- Betreuungsplätze für Kinder
- Fortbildungs- und Weiterbildungsmöglichkeiten
- Lage der Einrichtung/des Unternehmens

Preispolitik

Weiterhin beeinflusst die Preispolitik, hier auch Entgeltpolitik genannt, das Image:
- Lohn, Zusatzleistungen, leistungsabhängige Vergütung
- Tarifliche Bezahlung
- Statusmerkmale (Dienstfahrzeug, Vergünstigungen)
- Besondere Sozialleistungen
- Erstattung der Anfahrtskosten für Bewerbungen
- Vergünstigungen, die die Stadt betreffen, z.B. München-Zulage
- Vergünstigungen bei Mietwohnungen
- Einfluss von Gewerkschaften, Betriebsrat, Mitarbeitervertretung

Kommunikationspolitik

Im Rahmen der Kommunikationspolitik geht es um die Anwerbung im engeren Sinne. Diese wird durch folgende Faktoren mitbestimmt:
- Personalsuchanzeigen (☞ 4.1)
- Imageanzeigen
- Präsenz des Unternehmens auf Messen
- Kenntnis des Unternehmens als Fort- und Weiterbildungsanbieter
- Corporate Identity (☞ 4.1), z.B. Logo
- Internetauftritt
- Präsenz in Fachzeitschriften, in der örtlichen Tagespresse
- Image in der Bevölkerung
- Ruf des Unternehmens bei den derzeitigen und ehemaligen Angestellten
- Ruf des Hauses in anderen medizinisch-pflegerischen Kreisen (umliegende Ärzte, Pflegedienste)
- Ruf der Einrichtung bei den Patienten/den Bewohnern.

Zur Kommunikationspolitik zählt auch die Kommunikation innerhalb des Unternehmens. Sie ist für die Mitarbeiterorientierung wichtig:
- Informeller Gedankenaustausch unter Kollegen
- Betriebsversammlungen
- Teambesprechungen
- Stationsleitungsbesprechungen
- Offenheit in der Kommunikation
- Beurteilung von Vorgesetzten und durch Vorgesetzte (360°- Feedback)
- Aushänge
- Mitarbeiterzeitung
- Rundschreiben

Distributionspolitik

Eng mit der Kommunikationspolitik ist die Distributionspolitik, hier auch **Verfügbarkeitspolitik** genannt, verwandt. Sie spielt die entscheidende Rolle, wenn es um die Erschließung neuer Mitarbeitender geht:

Hierbei werden unterschieden:

- Interne vs. externe Verfügbarkeit:
  - Interne Personalbeschaffung (☞ 3)
  - Externe Personalbeschaffung (☞ 4)
- Indirekte vs. direkte Beschaffung:
  - Indirekte Beschaffungswege, d.h. mittels Jobvermittler, Arbeitsamt (☞ 4.2 und 4.3)
  - Direkte Beschaffungswege, d.h. mittels eigener Aushänge, Anzeigen, sonstiger Initiativen, Internetauftritten (☞ 4.1 und 4.4)
- Fest angestellte vs. Leiharbeitskräfte.

3 Interne Personalgewinnung

Christopher de Silva

Eine Möglichkeit, um den Personalstand zu sichern, sind Maßnahmen, die dazu dienen, Pflegende an die Einrichtung zu binden (☞ 3.1). Erst wenn Arbeitsbedingungen geschaffen werden, mit denen Mitarbeitende zufrieden sind, macht es Sinn, für die Besetzung von Stellen Personen zu qualifizieren und auszuwählen (interne Personalgewinnung oder Personalrekrutierung ☞ 3.2).

Während sich das interne **Personalmarketing** an alle Beschäftigte richtet, hat die interne **Personalrekrutierung** das Ziel, qualitative Veränderungen durch geeignete Beschäftigte zu kompensieren.

3.1 Internes Personalmarketing

Durch das interne Personalmarketing sollen Beschäftigte langfristig an die Einrichtung gebunden werden

Ziel des internen Personalmarketings ist es, Beschäftigte langfristig an eine Einrichtung zu binden. Dies ist mit einer mitarbeiterorientierten Personalarbeit am besten zu leisten (☞ 3.1.1). Sie hat Auswirkung auf die Arbeitszufriedenheit (☞ 3.1.2) und sorgt letztlich dafür, dass Beschäftigte gerne in der Einrichtung bleiben. Vorbildfunktion haben so genannte Magnetspitäler, die aufgrund eines positiven Personal- und Kundenimages wie ein Magnet auf Bewerberinnen wirken (☞ 3.1.3).

Alle Maßnahmen sollen dabei strukturiert und geplant erfolgen (☞ 3.1.4), was auch eine Bedarfsplanung voraussetzt. Hierbei ist auch die Erhebung von Fluktuationszahlen wesentlich (☞ 3.1.5). In Zeiten knapper werdender Ressourcen (☞ 3.1.6) ist die Beteiligung von Pflegenden an Unternehmensentscheidungen wichtig zur Sicherung der Organisationsbindung. Offenheit und Transparenz sollten nicht nur in Leitbildern postuliert, sondern auch gelebt werden (☞ 3.1.7).

3.1.1 Mitarbeiterorientierung

Mitarbeiterorientierung als Schlüssel zum Erfolg

So wie man als Unternehmen nach außen um qualifizierte Mitarbeiter wirbt, so wichtig ist es auch nach innen, also auf die Mitarbeitenden, positiv zu wirken, d. h. Bedingungen zu schaffen, die dafür sorgen, dass Mitarbeitende gerne im Unternehmen bleiben. Personalarbeit wird derzeit eher als das Verwalten von Beschäftigten verstanden, denn als aktives Kümmern um die Belange der Pflegenden.

Halten statt Verwalten von Pflegenden ist eine wichtige Maxime eines guten Personalmarketings

Eisenreich (2002) betont im Handbuch Pflegemanagement, dass in den Vordergrund personalstrategischer Bemühungen die Pflege des Humankapitals gehört. Dies wird als zentrale Aufgabe der Führungskräfte jeder

Einrichtung gesehen, „da die Mitarbeiter das entscheidende Kapital bzw. den wichtigsten Erfolgsfaktor darstellen" (S. 149). Güntert (1994) betont, dass dieser Stellenwert den Mitarbeitenden nicht zwangsläufig beigemessen wird. Er hebt hervor, dass in vielen Einrichtungen Apparate und Gebäude als investitionsrelevant angesehen werden, während das Personal nur als Kostenverursacher betrachtet wird.

Maßnahmen zur Mitarbeiterorientierung werden oft vernachlässigt, weil keine ausreichenden Angaben zur Mitarbeiterzufriedenheit, über die Kündigungsquote und die Kündigungsgründe erhoben werden. Es liegen damit keine Informationen für die Qualität des internen Personalmarketings vor.

Gelungenes Personalmarketing = Hohe Arbeitszufriedenheit + Hohe Arbeitsmotivation + Geringe Kündigungsneigung

Positive Arbeitsbedingungen führen nicht nur zum Verbleib in der Einrichtung, sie verbessern auch die Arbeitsmotivation und die Arbeitsleistung. Dies ist besonders wichtig, da eine Vielzahl der Pflegetätigkeiten über das Sollmaß von Stellenbeschreibungen hinaus erledigt wird. Engagement und Arbeitsmotivation sind unerlässliche Größen, um gerade bei der Verdichtung des Leistungsgeschehens die pflegerische Versorgung zu sichern.

Der von vielen Einrichtungen postulierte Grundsatz, dass der Mensch im Mittelpunkt steht, sollte sich nicht nur auf die Bewohner oder Patienten, sondern auch auf die Pflegenden beziehen.

Gehen Sie pfleglich mit Ihren Pflegenden um

„Sozialeinrichtungen und Hilfsorganisationen besitzen ein wirkungsvolles Know-how, anderen Menschen sozial und medizinisch zu helfen. Bieten Sie diese Hilfen auch nach innen an, Ihren Mitarbeitern!" (Decker 2000, S. 58).

Mit der Pflege der Pflegenden ist die Schaffung von Arbeitsbedingungen, in denen das Arbeiten Spaß macht, gemeint. Aber auch der gezielte Gesundheitsschutz von Pflegenden ist ein wichtiges Ziel. Wer wegen Berufserkrankungen ausscheidet, fehlt auf dem Arbeitsmarkt. Daher sind gesundheitspräventive Maßnahmen ein wichtiger Baustein zur Sicherung des Personalbestandes.

3.1.2 Arbeitszufriedenheit

Arbeitszufriedenheit als wichtiger Einflussfaktor auf das Personalimage

Ein Unternehmen, das seine Mitarbeitende als wichtigste Ressource betrachtet, wird sich auch für die Frage interessieren, was Arbeitszufriedenheit bedeutet und wie sie erreichbar ist. Mitarbeiterzufriedenheit kann als Ergebnis eines Vergleichsprozesses gesehen werden. Auf der einen Seite stehen die jeweiligen Erwartungen der Pflegenden, auf der anderen Seite die wahrgenommene Ist-Situation in der täglichen Arbeit. Zufriedenheit wird nur dann dauerhaft erreicht, wenn Umfang und Art der Erwartungen und Ist-Zustände im Gleichgewicht sind. Werden Erwartungen (dauerhaft) nicht erfüllt, so stellen sich irgendwann Enttäuschung und Unzufriedenheit ein. Unter Umständen veranlasst es die Pflegekraft zu einem wenig motivierten „Dienst nach Vorschrift". Im Extremfall führt dies zu einer Kündigung und der Suche nach einem „besseren" Arbeitsplatz. Wimmer (1985) hat diese möglichen Auswirkungen in einem Prozessmodell anschaulich zusammengefasst.

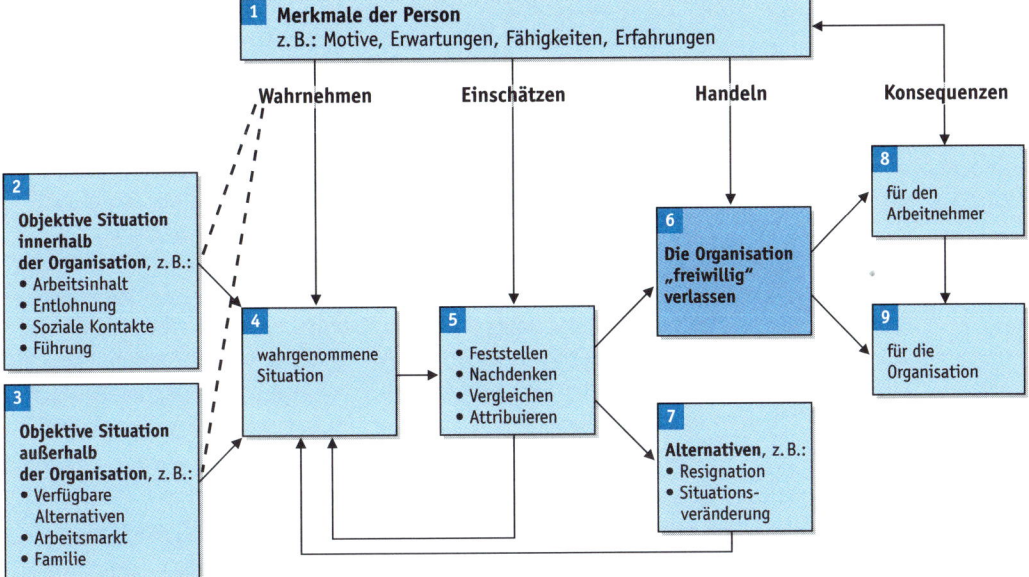

Abb. 3.1: Prozessmodell der Arbeitszufriedenheit und der „freiwilligen" Fluktuation nach Wimmer 1985, S. 74.

Werden Erwartungen der Pflegenden erfüllt, sinkt die Kündigungsneigung

Werden die persönliche Erwartungen der Mitarbeiter überwiegend erfüllt oder gar übertroffen, so stellt sich ein hoher Grad an Zufriedenheit ein. Die Pflegenden neigen dann eher dazu, den Arbeitsplatz, die Abteilung oder die gesamte Einrichtung auch anderen (potenziellen) Bewerberinnen zu empfehlen. Die Verbleibeneigung im Unternehmen ist hoch.

Ein positives Arbeitsklima und ein hohes Pflegeniveau wirken sich positiv auf den Personalbestand aus

Für die Mitarbeiterzufriedenheit ist es also zunächst wichtig zu klären, was Pflegende von ihrem Arbeitgeber erwarten.

Was sind Gründe für die Kündigung?

Reuschenbach (1999) befragte 220 Auszubildende der Krankenpflege zu möglichen Kündigungsgründen. Die offenen Antworten konnten folgenden Kategorien zugeordnet werden:

- Unfreundliche Kollegen/schlechtes Team (93,7 % der Befragten)
- Schlechte Qualität der Patientenversorgung (20,3 %)
- Körperliche und psychische Belastung/Überforderung (18,8 %)
- Geringes Gehalt (16,1 %).

Hieraus lassen sich konkrete Maßnahmen für das interne Personalmarketing ableiten:

- Die **Teamharmonie** wird durch die Beteiligung von Kolleginnen an der Personalauswahl gesichert. Dies gilt besonders für die Besetzung von Leitungsfunktionen. Auch Schnuppertage oder Hospitationen können sinnvoll sein, um abzuklären, ob Bewerberinnen ins Team passen. Supervisionen und Schulung der Führungskompetenz für

Pflegedienstleitungen und Stationsleitungen sind weitere Möglichkeiten, die Teamintegrität zu sichern

- Die **Qualität der Patientenversorgung** ist eine Frage der Kompetenz der Pflegenden, aber auch des Personalschlüssels. An diesem Punkt zeigt sich, der Teufelskreis von „schlechte Arbeitsbedingungen" → „Personalfluktuation" → „schlechtes Personalimage" → „offene Stellen" → „schlechte Arbeitsbedingungen" besonders deutlich (☞ Abb. 2.4)
- Zur **Reduktion körperlicher** und **psychischer** Belastungen sind ein ausreichender Personalschlüssel und direkte gesundheitsfördernde Maßnahmen, z. B. durch Supervisionen, Wellness-Angebote oder Kostenübernahmen für Fitness-Clubs empfehlenswert
- Als **monetäre Anreize** können qualifikationsbasierte Entlohnungssysteme, wie leistungsorientierte Entlohnung, Umsatzbeteiligungen, ein honorierendes betriebliches Vorschlagwesen und betriebliche Sozialleistungen genannt werden. Aber auch nichtmonetäre Ansätze wie Ausbildungsmöglichkeiten und Aufstiegschancen können die Zufriedenheit erhöhen.

Familienfreundliche Arbeitszeitmodelle erhöhen die Bindung ans Unternehmen Wambach (2003) beschreibt die Bemühungen des Klinikums Nürnberg, um Mitarbeitende enger ans Haus zu binden. Schwerpunkte bilden dabei familienfreundliche Bedingungen. Unter anderem gibt er den Hinweis, dass es für den ärztlichen und pflegerischen Bereich 16 verschiedene Arbeitszeitmodelle gibt und neben einer vorhandenen Kindertagesstätte auch eine Kinderkrippe entstehen soll. Der Autor betont die Wichtigkeit derartiger Maßnahmen, um Mitarbeitenden die Arbeit schmackhaft zu machen und so gewonnene Erfahrungen und Kompetenzen möglichst langfristig im Unternehmen zu sichern.

Personalengpässe und Qualität der Pflege

Personalengpässe bedrohen nachweisbar die Versorgungsqualität Dass ein deutlicher Zusammenhang zwischen Personalengpässen und der Qualität der Pflege besteht, geht aus einer Arbeit von Borges und Schmidt (2002) hervor. Im Rahmen einer empirischen Untersuchung, in deren Verlauf verantwortliche Mitarbeitende von 166 Krankenhäusern befragt wurden, zeigte sich, dass Personalengpässe bei Ärzten und Pflegekräften einen Risikofaktor für die Versorgung der Patienten darstellt. Es konnte aber nicht herausgearbeitet werden, welche Konzepte es in den befragten Einrichtungen gibt, um dieser, als Bedrohung wahrgenommenen, Situation entsprechend zu begegnen. Die Autoren kommen daher zu der Einschätzung: „Der Blick auf die aktuellen Bemühungen zur Akquisition und Bindung qualifizierter Mitarbeiter macht deutlich, dass die Klaviatur im Bereich „Personal und Führung" nicht ausreichend genutzt wird. Nur 44 % der Häuser ergreifen Rekrutierungsmaßnahmen" (Borges & Schmidt, 2002, S. 474). Eine Beurteilung, die nachdenklich stimmen sollte.

Needleman, Buerhaus, Mattke et al. (2002) untersuchten 1997–2001 knapp 800 Krankenhäuser und prüften, inwieweit es einen Zusammenhang zwischen der Komplikationsrate und der Personalausstattung im Rahmen stationärer Klinikaufenthalte gibt.

Dabei zeigte sich: Je höher der Anteil des examinierten Personals, umso geringer waren die Komplikationsraten (Pneunomien, Harnwegsinfekte, Herz-Kreislaufstillstand). Hier wird besonders deutlich, wie wichtig ausreichendes und qualifiziertes Personal zur Sicherung der Versorgungsqualität ist.

3.1.3 Magnetspitäler

„Magnetspitäler" als Vorbilder für gelungenes Personalmarketing

In verschiedenen Untersuchungen wurde der Frage nachgegangen, wieso bestimmte Kliniken keine, hingegen andere, vergleichbare Einrichtungen, erhebliche Probleme bei der Gewinnung und dem Verbleib von Personal haben. Aiken, vom Institut für Pflegewissenschaft der Universität Pennsylvania berichtete im Rahmen eines Interviews in der Basler Zeitung (2001) von Kliniken, die trotz eines allgemeinen Mangels an qualifiziertem Pflegepersonal auf Pflegende wie Magneten wirkten. Es waren Einrichtungen, die aufgrund ihrer Führungs- und Organisationsstrukturen scheinbar besser in der Lage waren, Personal anzuziehen und an sich zu binden. Es zeigte sich auch, dass das Pflegepersonal in diesen Einrichtungen mehr berufliche Autonomie besaß, mehr Kontrolle über Ressourcen der Krankenversorgung hatte und ein insgesamt besseres Arbeitsverhältnis mit den Ärzten bestand. Solche Krankenhäuser hatten insgesamt auch eine bessere Pflegequalität bei gleichen Kosten.

Erfolgsfaktoren

Als zentrale Erfolgsfaktoren im Bereich der Personalführung konnten folgende Faktoren identifiziert werden:
- Moderne Managementstrukturen
- Ausgeprägte Patientenorientierung (Kundenorientierung)
- Optimierte Informations- und Kommunikationsstrukturen
- Experimentierfreudigkeit
- Formulierung von Werten
- Anerkennung und Förderung von Kompetenzen
- Stärkung der Berufsgruppe
- Autonomie des Individuums.

Auch waren in Einrichtungen, in denen sowohl von den Pflegenden als auch von Patienten die Pflegequalität als hoch eingestuft wurde, die Fluktuationsraten geringer. Die Qualität des Personals schien stetig anzusteigen, weil hoch motiviertes Personal angezogen wurde. Diese Umstände eröffneten zusätzliche Spielräume im Rahmen der Organisationsentwicklung.

Magnetspitäler ziehen Bewerberinnen und Kunden wie Magneten an

Damit der Status eines solchen Magnetspitals erreicht werden kann, sind jedoch viele Veränderungen in den Einrichtungen notwendig, die teilweise schon einer „inneren Revolution" gleichkommen, weil viel Gewohntes in Frage gestellt werden muss. Ausgehend von den genannten „Erfolgscharakteristika" können Sie selbstkritisch prüfen, was in Ihrer Einrichtung verwirklicht ist oder zukünftig umsetzbar ist.

Die Schaffung günstiger Arbeitsbedingungen ist nicht nur für die derzeitigen Beschäftigten förderlich, sondern erhöht auch die Attraktivität der Einrichtung, bei Bewerberinnen (externes Personalimage = Bewerberimage) und Kunden (Kundenimage).

Professionalitäts-Anforderungs-Dilemma

Je schlechter die Pflegequalität, umso geringere Anforderungen können bei der Auswahl gestellt werden

Die Wechselwirkung zwischen Personalimage und der Qualität der Pflege führt zu einem Professionalitäts-Anforderungs-Dilemma: Häuser mit starker Magnetwirkung, die aufgrund der Professionalität und des Spiegelbildes in der Öffentlichkeit ein hohes Ansehen haben, erhalten viele qualifizierte und engagierte Bewerbungen. In solchen Häusern ist die Selektionsquote höher, d.h. mehr Bewerbungen müssen zurückgewiesen werden, weil die Anforderungen hoch sind.

Demgegenüber haben Häuser, die keinen guten Ruf haben, mit wenigen Bewerberinnen Kontakt. Die Selektionsquote ist hier folglich geringer, d.h. durch die wenigen und meist niedrig qualifizierten Bewerberinnen sind die Auswahlmöglichkeiten gering. In solchen Einrichtungen ist man froh, wenn man die Stellen überhaupt besetzen kann. Die Senkung der Eingangsschwelle ist daher oft das letzte Mittel, um die offenen Stellen zu besetzen, was dann (ohne entsprechende Personalentwicklungsmaßnahmen) langfristig wieder die Qualität der Pflege bedroht und damit dem Kunden- und Bewerberimage schadet. Dies wiederum erschwert die Anwerbung von Personal. Abbildung 3.2 verdeutlicht diesen Kreislauf.

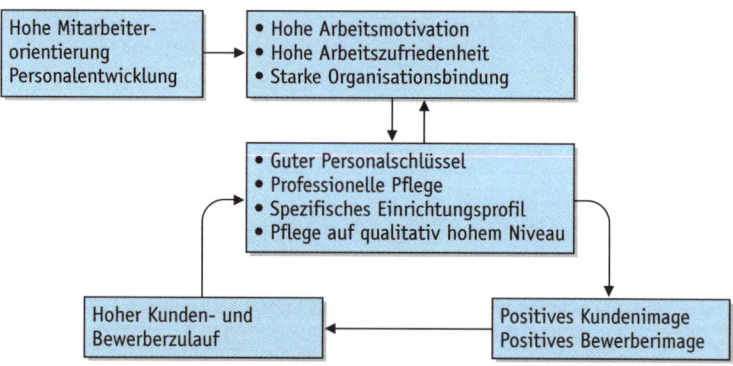

Abb. 3.2: Verbindung zwischen Personalimage, Qualität der Pflege und Kundenimage.

Genauso wie bauliche Veränderungen, z.B. um einen höheren Komfort zu erreichen, die Kundenzufriedenheit erhöhen, können auch personalpolitische Entscheidungen als Chance gesehen werden, sich am Markt dauerhaft zu etablieren und sich gezielt von der Konkurrenz abzuheben. Beruflich Pflegenden kommt bei der Profilierung eine wichtige Rolle zu. Dies mag einleuchtend und banal klingen, führt aber sogleich zu der Frage, ob diesem Umstand in den Betrieben und hier insbesondere im Bereich der Personalarbeit Rechnung getragen wird.

Es geht auch um die Beantwortung der Frage, warum qualifizierte beruflich Pflegende sich gerade Ihrem Unternehmen anschließen und möglichst lange Ihrem Unternehmen erhalten bleiben sollten.

3.1.4 Strukturierte und geplante Aktivitäten

Personalmarketing erfordert strukturierte und geplante Aktivitäten Bereits 1995 beschrieb Dahlgaard auf Grundlage der sich verändernden Bedingungen im Gesundheitswesen die Herausforderungen für Krankenhäuser und deren Personalarbeit. Als Hauptaufgabe der Personalarbeit wird gefordert: „Die personelle Versorgung des Krankenhauses mit Mitarbeitern muss sichergestellt werden. Das Verhalten der Mitarbeiter soll in Richtung auf eine qualitativ hochwertige, effiziente und patientenorientierte Arbeitsweise gesteuert werden" (S. 150). Diese Zielsetzungen lassen sich ohne weiteres auf andere Unternehmen im Gesundheits- und Sozialwesen, z.B. ambulante Anbieter oder Altenhilfeeinrichtungen, übertragen. Zur Veranschaulichung der vielen Facetten der Personalarbeit postuliert Dahlgaard Haupt- und Hilfsfunktionen, dargestellt in Abbildung 3.3.

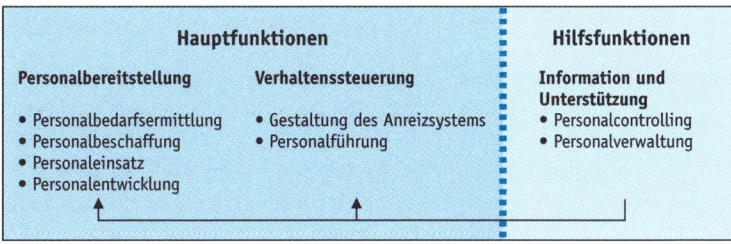

Abb. 3.3: Hauptfunktionen und Aufgabenbereich der Personalarbeit (nach Dahlgaard 1995, S. 150).

In Abbildung 3.3 werden die vielfältigen Aufgaben der Personalarbeit deutlich, die ineinander greifen und dynamisch auf die jeweilige Personalsituation angepasst sein sollen. Beispielsweise sollte die Personalbedarfsermittlung kontinuierlich erfolgen, um hieraus frühzeitige Maßnahmen der Personalbeschaffung und der Personalentwicklung ableiten zu können.

Eine derartige Vernetzung findet derzeit nicht statt. „Situatives Agieren anstelle strategischer Orientierung, berufsständische Ausrichtung und Zersplitterung der Zuständigkeiten, reaktive statt aktiver Personalarbeit." (Dahlgaard, 1995, S. 15).

Gezielte Aktivitäten im Umfeld des Personalmanagement und hier insbesondere der Personalgewinnung setzen voraus, dass Sie über den Personalbedarf (quantitativ wie qualitativ) informiert sind. Dies wiederum setzt voraus, dass im jeweiligen Unternehmen die strategische Ausrichtung im Rahmen der Unternehmensentwicklung definiert wurde. Geklärt werden muss:

- Welche Ziele verfolgen Sie (zukünftig) als Anbieter von Gesundheits- und Sozialdienstleistungen?
- Wo liegen Ihre Angebotsschwerpunkte?
- Mit welchem Qualitätsstandard wollen Sie am Markt auftreten?
- Wie können Sie sich im Personalimage und im Kundenimage von der Konkurrenz abgrenzen (☞ 2)?
- Welchen Beitrag zur Zielerreichung sollen/können beruflich Pflegende dabei übernehmen/leisten?
- Welche Anforderungen muss in diesem Zusammenhang eine zeitgemäße Kranken-/Altenpflege erfüllen?
- Mit welchen Personalstrukturen können Sie dies am ehesten realisieren?
- Welche Veränderungen in der Aufgabenstellung des Pflegedienstes verdienen eine besondere Berücksichtigung im Rahmen zukünftiger Personalplanungen?
- Welcher Qualifikationsbedarf lässt sich für welche Personengruppen erkennen?
- Ergeben sich aus der Analyse Konsequenzen für die Aufbau-/Ablauforganisation?
- Welche (Leistungs-)bereiche verdienen eine besondere Aufmerksamkeit und wo sind besondere Anstrengungen zu unternehmen?

Die strategische Ausrichtung des Unternehmens ist die Richtschnur für das Personalmarketing Die Beantwortung dieser Fragen und die kritische Überprüfung (Vergleich der Ist-Situation mit der anvisierten Soll-Situation) zeigen den individuellen Handlungsbedarf für das jeweilige Unternehmen an. Gleichzeitig wird auch deutlich, welche Stellen mit welchem Anforderungsprofil zu besetzen sind. Daraus ergeben sich dann wiederum die unterschiedlichen Anforderungen an die potenziellen Bewerberinnen.

3.1.5 Fluktuationszahlen

Fluktuationszahlen als Kennwerte des Personalmarketings Bei der Darstellung der Rahmenbedingungen wurde schon darauf hingewiesen, dass bundesweite Erhebungen zur Fluktuation und Verweildauer des Pflegepersonals fehlen. Umso wichtiger ist es, dass jede Einrichtung selbst Personalabgänge und deren Ursache kontinuierlich erfasst.

Behrensdorf und Menke (1987) führen das Auseinanderklaffen von Berufserwartungen und erlebter Berufswirklichkeit als einen wichtigen Fluktuationsgrund an. Arbeitsklimatische Faktoren und Fort- und Weiterbildungswünsche werden von Abt, Friedrichs, Grussing et al. (1987) als mögliche Ursachen aufgeführt.

Die Erhebung von Kündigungsgründen kann Schwachstellen in der Personalarbeit aufdecken Eine Gesundheitseinrichtung ist gut beraten, wenn sie für sich selbst klärt, wie hoch die Fluktuation ist und welche Kündigungsgründe es gibt. Dies ist wichtig, damit zwischen einer normalen Fluktuation auf der einen Seite und Abwanderungen aus Unzufriedenheit mit den beruflichen und einrichtungsinternen Gegebenheiten auf der anderen Seite unterschieden werden kann. Bei einer gezielten Erfassung wird sichtbar, ob es jahreszeitliche Schwankungen in der Höhe der Fluktuation gibt oder ob es Häufungen in bestimmten Bereichen oder bei bestimmten Berufsgruppen gibt. Aufbauend auf den gewonnenen Informationen stellt sich für die Personalverantwortlichen die Frage, inwieweit ein modernes Personalmanagement und hier insbesondere die Aktivitäten im Rahmen der internen Personalgewinnung dazu beitragen, der Fluktuation und einem vorzeitigen Berufsausstieg entgegenzuwirken.

Mit Hilfe der EDV ist es leicht, zu unterschiedlichen Zeitperioden berufsgruppenspezifische Auswertungen durchzuführen. In Verbindung mit einer Befragung zu den Kündigungsmotiven (☞ Serviceteil A), stehen dem jeweiligen Unternehmen aussagekräftige Informationen zur Einschätzung und Überprüfung von innerbetrieblichen Schwachstellen zur Verfügung. Eine derartige Befragung kann im Rahmen des Abschlussgespräches stattfinden oder nach der Kündigung in schriftlicher Form erfolgen.

Messung der Fluktuation

Fluktuation kann gemessen werden. Über die Höhe der Fluktuation gibt die Fluktuationsquote Auskunft. Die Angaben zur Berechnung unterscheiden sich allerdings je nach Autor, Definition und Literaturquelle. Häufig werden die sog. BDA-Formel und die sog. Schlüter-Formel beschrieben und gleichzeitig die Vor- und Nachteile der jeweiligen Berechnungsmethoden diskutiert (vgl. Wimmer 1985, S. 62 ff.). Da das Deutsche Krankenhausinstitut im Rahmen von Betriebsvergleichen die BDA-Formel nutzt, wird nachfolgend auf diesen Berechnungsvorschlag Bezug genommen.

Fluktuation nach BDA-Formel

Die Bundesvereinigung Deutscher Arbeitgeberverbände (BDA) verweist auf eine Formel, die sich auf die Zahl der Personalabgänge im Verhältnis zum durchschnittlichen Personalstand innerhalb eines bestimmten Zeitraums (meist eines Jahres) bezieht. Auch das Deutsche Krankenhausinstitut nutzt diese im Rahmen von Betriebsvergleichen (vgl. Langmaack 1987).

Fluktuationsquote nach BDA-Formel (in %)

$$\frac{\text{Anzahl der Personalabgänge} \times 100}{\text{Durchschnittlicher Personalbestand}}$$

Für die Ermittlung des durchschnittlichen Personalbestandes ist folgendes zu beachten: Ausgangspunkt zur Berechnung ist immer der letzte Tag vor der betrachteten Zeitperiode und der letzte Tag am Ende der zu betrachtenden Zeitperiode. Bei der Erhebung der monatlichen Fluktuationsquote wird also der Personalstand des letzten Tags des Vormonats und des letzten Tags des zu betrachtenden Monats herangezogen. Demzufolge wird bei der Ermittlung von Vierteljahres-, Halbjahres- oder Jahresdurchschnitten der Personalstand am letzten Tag des Monats vor dem betrachteten Quartal, Halbjahr bzw. Jahr berücksichtigt. In allen genannten Fällen werden die so ermittelten Werte addiert und dann halbiert.

Beispiel

Der Pflegedienst eines Krankenhauses umfasst zum 31.12.2002 insgesamt 800 Mitarbeitende. Im laufenden Jahr 2003 wurden 100 Abgänge und 60 Zugänge registriert, so dass zum 31.12.2003 auf der Personalliste 760 Mitarbeiter stehen. Für das Jahr 2003 soll nun die Fluktuationsquote nach BDA-Formel ermittelt werden.

$$\frac{\text{Anzahl der Personalabgänge} \times 100}{\text{Durchschnittlicher Personalbestand}} = \frac{100 \times 100}{\dfrac{(800+760)}{2}} = \frac{10\,000}{780} = 12{,}82\,\%$$

Die Fluktuation in Ihrem Betrieb?

- Wie hoch sind in Ihrer Einrichtung die Fluktuationsquoten?
- In welcher Berufsgruppe innerhalb Ihrer Einrichtung ist die Fluktuation am höchsten?
- Beeinträchtigt die Fluktuation Betriebsabläufe?

Neben der Ermittlung von Häufigkeiten ist die Erhellung der Fluktuationsgründe wichtig. Hierzu finden Sie im Anhang einen Vordruck (☞ Anhang A).

3.1.6 Knapper werdende Ressourcen

Personalmanagement in Zeiten knapper werdender Ressourcen

Gerade bei knapper werdenden Mitteln zeigt sich, welchen Stellenwert in einem Unternehmen die Mitarbeitenden haben. Dass auch bei knapperen finanziellen Ressourcen ein gutes Personalmanagement möglich ist, wird von Schäfer (2002) postuliert. Als besonders wichtig wird die Einbeziehung der Mitarbeitenden in die strategischen Zielplanungen unter den veränderten wirtschaftlichen Voraussetzungen gesehen. Es gilt dabei, gemeinsam Wege zu suchen und sich auf eine von möglichst vielen Mitarbeitenden getragene Lösung zu verständigen. Teambesprechungen oder größere Versammlungen, in denen nur noch die vom Management getroffenen Entscheidungen bekannt gegeben werden, sind dafür nicht geeignet.

Auch bei der Personalplanung gilt: Betroffene müssen zu Beteiligten werden

Gerade schmerzhafte Veränderungen wie Arbeitsplatzveränderungen oder Stellenabbau, die von den Betroffenen selbstverständlich nicht als befriedigende Lösung angesehen werden, müssen gemeinsam gestaltet und entsprechend kommuniziert werden.

Den Mitarbeitenden wird dabei bewusst, dass sie als wichtiger Teil des Unternehmens betrachtet werden und man vorhandene Ängste und Sorgen ernst nimmt. Ein gemeinsam gestalteter Veränderungsprozess kann Unternehmen und Pflegende enger zusammen führen und eine gemeinsame Identität schaffen. Dabei ist auch damit zu rechnen, dass insbesondere qualifizierte und engagierte Mitarbeitende dem Unternehmen erhalten bleiben.

Empirische Studien in anderen Wirtschaftszweigen belegen, dass eine durchgängige Mitarbeiterorientierung in enger Verbindung zum Unternehmenserfolg steht. Mitarbeiterorientierung korreliert mit Kundenorientierung und Kundenzufriedenheit (vgl. Meyer & Dornach, 1999, S. 120 ff.).

3.1.7 Leitbilder und Unternehmensphilosophie

Leitbilder und Unternehmensphilosophie als Richtschnur des Personalmarketings

Gerade für die Neuorientierung und Profilbildung einer Einrichtung ist die Unternehmensphilosophie bedeutsam. Zur Unternehmensphilosophie gehören Erklärungen zum Menschenbild, aber auch zu wirtschaftlichen Grundsätzen. Sie dient als Orientierung für alle Handlungen und Haltungen von Führungskräften und Mitarbeitenden, sie zeigt die markanten Eigenarten eines Unternehmens auf und macht dabei die Unterschiede gegenüber der Konkurrenz deutlich.

Laut Miller & Shea (1999) „kann man Werte nicht einfach erfinden, indem man Wörter auf ein Blatt Papier schreibt" (S. 19). Eine stimmige Unternehmensphilosophie ist ein von allen Angehörigen einer Organisation gemeinsam gestalteter Entwicklungsprozess, der täglich gelebt werden sollte. Eine Unternehmensphilosophie auf diese Weise zu entwerfen und zu etablieren, erfordert die Überprüfung und Entwicklung der Organisation im Sinne der gemeinsamen Überzeugungen. Die Unternehmensphilosophie sollte über folgende Aspekte Auskunft geben:

- Die **Aufgaben der Organisation** = Was machen wir?
- Das **Selbstverständnis der Organisation** = Warum übernehmen wir diese Aufgaben?
- Das **Management** = Wie organisieren wir die Erfüllung der Aufgaben im Sinne unseres Verständnisses?
- Die **Darstellung** = Wie kommunizieren wir Aufgaben, Verständnis und Management gegenüber unseren Mitarbeitenden, Kunden, Geldgebern und Lieferanten?

Aus der allgemeinen Unternehmensphilosophie eines Trägers oder einer Einrichtung müssen dann berufsgruppenspezifische Konkretisierungen entwickelt werden, hierzu zählt auch das Pflegeleitbild.

Die Leitsätze sollten

- Für die Mitarbeitenden, für die Patienten oder Angehörigen, für alle weiteren mit dem Unternehmen in Kontakt stehenden Personengruppen **leicht verständlich sein**
- **Emotional ansprechen,** d. h. wer die Leitsätze liest, bekommt ein Gespür für die Eigenarten der Organisation
- **Positiv formuliert sein**
- **Eindeutige Aussagen enthalten,** die zur Überprüfung genutzt werden können.

Leitlinien dürfen nicht nur Lippenbekenntnisse sein

Gerade hinsichtlich der Umsetzung gibt es oft Probleme. Oft bleiben Leitbilder abstrakte und hehre Ziele ohne Bezug zur Praxis. Es ist daher dringend zu empfehlen, dass aus den Leitbildern Handlungsanweisungen abgeleitet werden, die auch umsetzbar und kontrollierbar sind.

Das folgende Beispiel zeigt eine solche Konkretisierung, die für das Personalmarketing wichtig ist.

Konkretisierung eines Leitbildes Das Leitbild „Mitarbeiter werden als wichtigste Ressource gesehen und in die Organisationsentwicklung eingebunden" drückt sich konkret in folgenden Aspekten aus:

- Mitarbeiter der Einrichtung erhalten in regelmäßigen Abständen Rückmeldungen zu ihren Arbeitsleistungen
- Es werden Maßnahmen zur individuellen Förderung beruflicher Kompetenzen abgesprochen und umgesetzt
- Mitarbeiter aller Fachbereiche erhalten die Möglichkeit, sich im Rahmen der Organisationsentwicklung, beispielsweise in Arbeitskreisen oder Diskussionsgruppen, einzubringen und Gehör zu verschaffen
- Mitarbeiter werden durch Rundbriefe und Einrichtungszeitungen über alle wichtigen Entscheidungen informiert
- Mitarbeiter werden bei der Personalplanung mit einbezogen
- Mitarbeiter werden bei der Personalauswahl eingebunden.

3.2 Interne Personalrekrutierung

Interne Personalrekrutierung = Deckung des qualitativen Personalbedarfs durch Beschäftigte des Unternehmens Im Gegensatz zur externen Personalgewinnung, die das Ziel hat, neue, bisher dem Unternehmen nicht zur Verfügung stehende Personen zu rekrutieren, fokussiert sich die interne Personalgewinnung auf Beschäftigte des Unternehmens.

Ziel der internen Personalrekrutierung ist die Deckung des qualitativen Personalbedarfs. Im Rahmen der internen Personalauswahl sollen Personen, die schon in der Einrichtung beschäftigt sind, für andere Stellen geworben werden.

Zielgruppen für die interne Personalrekrutierung Zielgruppen für die interne Personalrekrutierung sind

- Praktikantinnen, Personen, die an einem Freiwilligen Sozialen Jahr teilnehmen oder Zivildienstleistende, denen man als berufliche Entwicklungsmöglichkeit einen Einstieg in einen pflegerischen Ausbildungsberuf anbietet oder die man gerne längerfristig als Aushilfen übernehmen würde
- Auszubildende, die nach Beendigung der Ausbildungszeit übernommen werden sollen
- Ehemalige Mitarbeiterinnen, die sich aufgrund von Erziehungszeiten oder Familienpausen vorübergehend nicht im Unternehmen befinden (Rückkehrangebote)
- Mitarbeitende
  - Die für einen Arbeitsplatzwechsel innerhalb der Einrichtung in Frage kommen
  - Die im Rahmen der Personalentwicklung zusätzlich weiter fachlich qualifiziert werden sollen oder für Leistungsaufgaben oder Mentorentätigkeiten rekrutiert werden sollen.

Außerdem stellen auch ehrenamtliche Kräfte und pflegende Angehörige mögliche Rekrutierungsquellen dar, wenn sie für eine Ausbildung gewonnen werden können.

In einem weiter gefassten Verständnis (eher im Sinne von interner Personalbeschaffung) werden auch nicht dauerhafte Umbesetzungen, z.B. die
Koorganisation zweier Stationen, Springerdienste oder Aushilfen von
einzelnen Pflegenden auf anderen Stationen, zur internen Personalrekrutierung gezählt.

3.2.1 Qualitative Veränderungen

**Personalentwicklung
als Grundlage qualitativer
Veränderungen**

Vor dem Hintergrund aller Qualitätssicherungs- und Entwicklungsdiskus-
sionen müssen in jeder Berufsgruppe Mitarbeitende den betrieblichen
Erfordernissen entsprechend gefördert und weiterentwickelt werden.
Dies berücksichtigt auch die Erkenntnis, dass ein moderner Betrieb im
Gesundheits- und Sozialwesen, dessen wichtigstes Kapital seine Beschäftigten sind, ein Umfeld bietet, in dem sich die Menschen entfalten können. Sind vakante Stellen vorhersehbar, z.B. durch die Einrichtung von
neuen Fachgebieten oder durch das Ausscheiden von Leistungskräften,
dann ist es empfehlenswert, durch Personalentwicklungsmaßnahmen
Personen zu fördern, die dann diese Stelle besetzen. Alle Maßnahmen der
internen Personalförderungen sind nur dann sinnvoll, wenn eine klare
Vorstellung von individuellen Bedürfnissen der einzelnen Leistungsbe-
reiche (Abteilungen) existiert und fortlaufend ein Abgleich mit der
Gesamtzielsetzung des Unternehmens erfolgt. Aufstiegsmodelle und
Laufbahnpläne sind hierzu wichtige Instrumentarien.

**Vor der Personalentwicklung
müssen Bedürfnisse und
Leistungen der Pflegenden
geprüft werden**

Sie müssen sich dabei mit folgenden Fragen auseinandersetzen:
• Wie fordern und fördern Sie Ihre Mitarbeitenden?
• Welche Personen sind für bestimmte Aufgabenstellungen besonders
  geeignet?
• Wer hat besondere Talente?
• Wer verfügt über spezielle Fähigkeiten?
• Welche Wünsche haben die Beschäftigten hinsichtlich ihrer persön-
  lichen Entwicklung an das Unternehmen?
• Welche Methoden nutzen Sie, um Potenziale zu erkennen?
• Kommt es auch vor, dass Sie bei Beschäftigten bestimmte Potenziale
  übersehen?

Auf Seiten der Arbeitnehmer erleichtern Beurteilungssysteme die Ent-
deckung von Personen, die für die einzelnen Stellen geeignet sind.

Eine verlässliche Einschätzung über Förderungsziele und -möglichkeiten
ist beispielsweise mit einem Mitarbeitergespräch möglich. Lukas (2002)
sieht das Mitarbeitergespräch als ein Instrument der systematischen Personalentwicklung. Stärken- und Schwächenprofile können hierbei gemeinsam erarbeitet werden. Daraus wiederum lassen sich gezielt die
Möglichkeiten zur beruflichen Fort- und Weiterbildung ableiten. Regelmäßige Gespräche über die weiteren Berufspläne und Erwartungen,
vermitteln das Gefühl der Wertschätzung und erhöhen die Organisationsbindung (vgl. Weidlich, 2000).

Vorschläge des Teams können
Potenziale deutlich machen Neben Mitarbeitergesprächen sind auch Vorschläge von Beschäftigten zur Besetzung von Leistungsfunktionen hilfreich. Eine 360°-Beurteilung erleichtert das Auffinden von Personen, die förderungswürdig sind. Werden interne Neubesetzung aufgrund von Beurteilungen der Kolleginnen getroffen, dann werden Personalentscheidungen eher mitgetragen.

Neben dem Mitarbeitergespräch gibt es weitere Möglichkeiten, Beschäftigte für die Besetzung frei werdender Stellen oder neu geschaffener Stellen zu gewinnen:
- Interne Stellenausschreibungen am schwarzen Brett oder in Rundbriefen
- Aufruf zur Bewerbung in Besprechungen oder Mitarbeiterzeitungen
- Informelle Ansprache geeigneter Personen.

3.2.2 Zielgruppenspezifische Ansprache

Weil unterschiedliche Personengruppen verschiedene Qualifikationen und unterschiedliche Erwartungen an die Arbeitsstelle haben, erfolgen auch interne Personalgewinnungsmaßnahmen zielgruppenspezifisch.

Praktikanten, Zivildienstleistende, Ehrenamtliche, FSJ´lerinnen

Intensiv betreute Hilfskräfte
lassen sich besser anwerben
und schneller beurteilen Pflege lässt sich auf Dauer nur sicherstellen, wenn genügend Nachwuchskräfte den Weg in die verschiedenen pflegerischen Ausbildungsberufe finden. Ein Blick in die Ausbildungsstätten offenbart aber gerade in den vergangenen Jahren eine Abnahme der qualifizierten Bewerbungen. Da in eigentlich allen Unternehmen des Gesundheits- und Sozialwesens Praktikantinnen, Zivildienstleistende und FSJ'lerinnen eingesetzt werden, kann hier bereits eine Sichtung und gezielte Förderung der Personen erfolgen, die für einen pflegerischen Beruf in Frage kommen. Auch die Anwerbung von Personen, die Sozialstunden ableisten, sollte bei entsprechender Bewährung und Eignung kein Tabu sein.

Durch eine gezielte Einarbeitung dieser Personen und durch eine intensive und kontinuierliche Betreuung, beispielsweise durch Mentorinnen, erhöht man die Zufriedenheit der Personen und fördert deren Kompetenzen, die wiederum andere Pflegende entlastet. Praktikanten sollten nicht nur als billige Arbeitskräfte behandelt werden, sondern als potenzielle Bewerberinnen, die es zu umwerben gilt.

Die Anzahl der Praktikantinnen sollte nicht zu hoch sein, damit ein guter Betreuungsschlüssel gesichert ist. Besonders Schulpraktikantinnen wird oft nicht ausreichend Beachtung geschenkt, obwohl diese in einer Phase der Berufswahlunsicherheit am ehesten mit einer guten Betreuung zu einer Ausbildung bewogen werden könnten. Wie es nicht laufen sollte, zeigt ein Bericht zweier Praktikantinnen in der Altenpflege (Schmidt & Marzinszinki, 2002). Die Autorinnen berichten, dass die Stationsleitung den Arbeitsbeginn der Praktikantinnen vergessen habe und die Einarbeitung mit dem Argument, es fehle an Zeit, verweigert wurde.

Wenn den Praktikantinnen das Gefühl vermittelt wird, nur für Aufräumarbeiten und die Kompensation von Arbeitsspitzen zuständig zu sein, wird man sie kaum für eine Ausbildung begeistern können. Wichtig ist es, Personen ihrem Entwicklungsstand entsprechend einzuweisen, sie bei den Übergabegesprächen zu beteiligen, sie zu ermutigen, Maßnahmen, kritisch zu hinterfragen und ihnen das Gefühl zu geben, dass sie wichtig und wertvoll sind. „Wenn eine Einrichtung eine Praktikumsstelle anbietet, sollte klar sein, dass dies für ein Haus nicht nur Rechte, sondern auch Pflichten beinhaltet" (Schmidt & Marzinszinki, 2002, S. 30).

Neben einer guten mentoriellen Betreuung gibt es weitere Möglichkeiten der Personalgewinnung, z.B. bei zwei- bis dreitägigen Seminaren, in denen alle Zivildienstleistenden, Praktikantinnen und FSJ'lerinnen zusammen kommen. Die Teilnehmenden erhalten die Möglichkeit, ihre bisherigen Erfahrungen und Eindrücke zu thematisieren. Lehrkräfte, Mentorinnen, Pflegefachkräfte und Leitungskräfte können die berufliche Pflege in ihrer Vielfalt darstellen und Entwicklungsmöglichkeiten in den verschiedenen pflegerischen Handlungsfeldern aufzeigen: Von der Tätigkeit in der direkten Patienten-/Bewohnerversorgung bis hin zu den möglichen Akademisierungswegen und den damit verbundenen Tätigkeitsfeldern. Bereits hier würde für alle Beteiligten deutlich werden, welchen Stellenwert berufliche Pflege innerhalb der Einrichtung hat. Mit einem gelungenen Rahmenkonzept, das die Teilnehmerinnen positiv erleben, könnte man einen wichtigen Beitrag zur Anwerbung leisten (☞ 4.5.3).

Praktikantinnen, FSJ'lerinnen, Zivildienstleistende können für Ausbildung oder Aushilfstätigkeiten gewonnen werden FSJ'lerinnen, Praktikantinnen und Zivildienstleistende können auch in einem Aushilfspool übernommen werden.

Da viele Einrichtungen zur Sicherstellung der Dienstplanung auf den Einsatz von Aushilfspersonal angewiesen sind, sollte auch die Möglichkeit genutzt werden, diese Personengruppe anzusprechen. Gerade, wenn Personen im Anschluss an ihre Tätigkeit ein Studium beginnen und aufgrund der Beurteilung ihrer gezeigten Leistungen für eine pflegerische Aushilfstätigkeit in Frage kommen, lässt sich ein für beide Seiten befriedigendes Arrangement vereinbaren. Auf der einen Seite stehen die betrieblichen Interessen einer optimierten Dienstplanung. Vor allem, um bei geplanter Personalreduktion, z.B. in der Haupturlaubszeit oder an Wochenenden- und Feiertagen, oder bei spontanen Personalausfällen entsprechend reagieren zu können. Auf der anderen Seite steht das Interesse, durch Aushilfstätigkeiten das Studium mitzufinanzieren.

Auch hier sollte bereits vor Ablauf der jeweiligen Einsatzzeit gezielt das Gespräch gesucht und folgende Aspekte geklärt werden:

- **Einsatzort.** Günstig ist es, Personen dort einzusetzen, wo sie bereits gearbeitet haben. Das erspart die Einarbeitung
- **Zeitliche Planung.** Sind Einsätze zu festen Zeiten oder auf Abruf geplant?
- **Vergütung.** Gibt es eine einheitliche Vergütung pro Stunde für nicht ausgebildetes Personal oder lassen sich auch gestufte Vergütungssätze, je nach geleisteten Aushilfsstunden und Bewertung der geleisteten Arbeit, realisieren?

Wiedereinsteigerinnen

Beschäftigte, die wegen Kindererziehung, Versorgung pflegebedürftiger Angehöriger oder aus anderen familiären Gründen aus der Pflege ausgeschieden sind, stellen eine wichtige Ressource dar.

Bisher handelt es sich überwiegend um Frauen.

Es ist wichtig, auch während der Familienpause Kontakt zu den potenziellen Wiedereinsteigerinnen zu halten

Damit Personen in den ehemaligen Tätigkeitsbereich zurückkehren, ist es wichtig, den Kontakt zu halten. Hansen (2002) empfiehlt den Aufbau einer „emotionalen Bindung", um den ehemals Beschäftigten in Erinnerung zu bleiben und den späteren Wiedereinstieg zu erleichtern. Dieses so genannte Relationsship-Marketing (☞ 4.5.4) ist möglich durch

- Reaktionen auf die Geburt des Kindes, z. B. durch Gratulationen, Besuche
- Gratulation zum Geburtstag
- Grüße zu Feiertagen
- Einladung zu Festen (Betriebsfesten) oder sonstigen Veranstaltungen (Betriebsausflügen)
- Fortbildungsmaßnahmen auch für Personen im Mutterschutz, Erziehungsurlaub oder Personen mit Rückkehrbereitschaft
- Zusendung von Hauszeitungen, Mitarbeiterzeitungen.

Zusätzlich sollten in regelmäßigen Abständen Informationsveranstaltungen für Personen stattfinden, die an einer Rückkehr oder einem Wiedereinstieg interessiert sind. Hierbei sollten auch die Möglichkeit von Eingliederungshilfen (Fortbildungen, Einarbeitungswochen) abgesprochen und auf erleichternde Betreuungsangebote, z. B. eigene Kinderkrippen, hingewiesen werden.

Wie weit eine entsprechende Mitarbeiterorientierung gehen kann, wird von Loffing und Wottawa (2002) skizziert: „Heute ist ein Personalmanagement gefragt, das auf die Pflege des Humankapitals ausgerichtet ist. Mit innovativen Ideen (...) wie Zuschüssen zu Kindergartengebühren, zur Bezahlung von Haushaltshilfen oder mit individuellen Prämien sowie weiteren Zusatzleistungen wie Kinder-Abhol- und Bringservice, Hausaufgabenbetreuung etc. (...) lassen sich ausreichend qualifizierte und motivierte Mütter und Väter gewinnen, um die natürliche Fluktuation auszugleichen." (Loffing & Wottawa, 2002, S. 267)

Faktoren, die den Wiedereinstieg von Müttern erleichtern sind:
- Job-Sharing, d. h. Pflegende teilen sich eine Stelle
- Schaffung von Teilzeitarbeitsplätzen
- Elterntreffs, um die Bedürfnisse und Wünsche der Personen zu erfahren
- Kantinenverpflegung für Angehörige
- Unterstützung bei der Pflege zu pflegender Angehöriger.

Die in den neuen Ausbildungsgesetzen vorgesehene Möglichkeit einer Teilzeitausbildung ist aus dieser Sicht positiv zu bewerten. Modellprojekte zur Teilzeitausbildung, die in 90er-Jahren liefen, belegen positive

Effekte, da durch das hohe Durchschnittalter der Teilnehmerinnen besondere Impulse für die Pflege ausgingen (vgl. Domscheit et al., 1994).

Mütter mit Pflegeerfahrung stellen eine heterogene Gruppe dar Die Idee, jede Frau ginge nach einer kurzen Zeit in der Pflege in die Familienpause und würde erst dann wieder als Pflegekraft zurückkehren, wenn die Kinder im Schulalter sind, wird den vielfältigen Berufsbiografien nicht gerecht. Derartige pauschale Annahmen erschweren eine zielgruppenspezifische Personalgewinnung.

Hansen (2002) unterscheidet vier Gruppen von weiblichen Erwerbstätigen, denen man mit unterschiedlichen Personalmarketingaktivitäten (Schaffung besonderer Arbeitsbedingungen und entsprechenden Anwerbestrategien) gerecht werden sollte. Es handelt sich hierbei um Prototypen. Verschiedene Mischformen sind denkbar.

- **Familien-Frauen,** die eine Vereinbarkeit von Beruf und Familie anstreben, am Ideal der Kleinfamilie festhalten und aus finanziellen Gründen einer Beschäftigung nachgehen. Kinderbetreuungsmöglichkeiten und Teilzeitangebote können für diese Personengruppe eine Hilfe sein
- **3-Phasen-Frauen,** die nach einer Familienphase, bis die Kinder ein entsprechendes Alter erreicht haben, wieder in den Beruf einsteigen. Es handelt sich meist um sozial kompetente und organisationsstarke Frauen, deren Rekrutierung sich besonders lohnt. Eine Untersuchung von Flieder (2002) zeigt aber, dass man dieser Gruppe nicht ausreichend gerecht wird. Hier wäre es wichtig, eine langfristige emotionale Bindung aufzubauen und den Wiedereinstieg durch besondere Refresher-Kurse zu erleichtern
- **Spagat-Frauen,** die nach einer Vereinbarkeit von Familie und Berufskarriere über längere Zeit suchen, „Profis zwischen zwei Welten" (Hansen, 2002, S. 232). Auch für diese Gruppe wären Teilzeitangebote oder die Möglichkeiten zur freien Zeiteinteilung eine große Erleichterung
- **Karriere-Frauen,** die nur beruflich orientiert sind und für die Kinder nur eine untergeordnete Rolle spielen. Sie können mit entsprechenden Karrieremöglichkeiten an die Einrichtung gebunden werden. Zum Beispiel kann die Zusage nach dem Abschluss eines Studiums wieder als Leitungskraft in der Einrichtung beschäftigt zu werden, ein Anreiz sein.

Eine differenzierte Sichtweise erleichtert es auf die einzelnen Personengruppen gezielter einzugehen.

Auszubildende

Im Rahmen der Personalbeschaffung und der Personalentwicklung spielen in vielen Einrichtungen des Gesundheits- und Sozialwesens die eigenen Auszubildenden eine wichtige Rolle. Für die Übernahme ist das Zusammenspiel zwischen Ausbildungsstätte und den Personalverantwortlichen der jeweiligen Einrichtung wichtig.

Entscheidend ist, aufgrund welcher Informationen die Pflegedienstleitung die Übernahmen von Auszubildenden regelt. Nicht in allen Fällen wird das Urteil der Station (über den praktischen Einsatz) mit den Noten der Schulen übereinstimmen. Verlässt sich die Pflegedienstleitung allein auf das Urteil der Station, so kann sich die Konstellation ergeben, dass Auszubildende eingestellt werden, die beispielsweise aufgrund des Fleißes auf den Stationen beliebt sind, aus Sicht der Schule aber nicht die notwendigen Kriterien erfüllen würden. „Die Pflege vermittelt Routine, die Auszubildenden passen sich dieser Routine an. Der Lohn sind dann Beurteilungssätze wie „... war uns eine große Hilfe ..." (Nasterlack, 2002, S. 618).

Erst durch ein einheitliches und zielorientiertes Beurteilungssystem ist es möglich, geeignete Personen zu identifizieren

So kann es zur Einstellung von Personen kommen, die in allen Notenbereichen mit „ausreichend" abschneiden. Bei Bewerbungen in anderen Einrichtungen hätte sie vermutlich schlechtere Chance gehabt. In der praktischen Bewährung konnten sie sich aber dennoch positiv darstellen, dies wurde der Pflegedienstleitung so vermittelt und so kam es dennoch zur Einstellung. Es besteht hier also das Problem, dass keine einheitliche Beurteilung vorliegt.

Ein ähnliches Problem ergibt sich auch bei der Ansprache von Praktikantinnen, Zivildienstleistenden und sonstigen Pflegehelferinnen.

Das Problem uneinheitlicher Beurteilungen lässt sich durch folgende vier Möglichkeiten lösen:
- Die Personalverantwortlichen holen Informationen bei allen Personen ein, die für die Beurteilung zuständig sind, also in der Schule und im praktischen Einsatzfeld
- Es werden Voraussetzungen dafür geschaffen, dass ein regelmäßiger Austausch zwischen schulischer und praktischer Bewertung stattfindet und die von der Ausbildungsstätte als wichtig erachteten Kriterien auch im Stationsalltag zur Bewertung herangezogen werden. Durch eine übergreifende Kriterienanalyse (☞ 6) können solche Unterschiede ausreichend reflektiert werden (Wem ist was wichtig?)
- In den vergangenen Jahren wurden vermehrt Anstrengungen unternommen, mittels Arbeitsgruppen, Qualitätszirkeln und sonstigen Foren die Unternehmensentwicklung voranzutreiben. Wenn hierbei auch Auszubildende beteiligt werden, dann binden sich diese eher an die Einrichtung. Als positiver Nebeneffekt kann beobachtet werden, welche Auszubildenden sich aktiv und konstruktiv in die Diskussion um die Organisationsentwicklung einbringen und welches Verhalten sie im Gruppenprozess zeigen

Perspektivgespräche erleichtern den Auszubildenden die Karriereplanung und der Einrichtung die Beurteilung

- Personalverantwortliche in den Einrichtungen sollten schon früh die Auszubildenden ansprechen und mit ihnen einen Plan zur evtl. Übernahme entwickeln. Dazu bieten sich sog. Perspektivgespräche an. Perspektivgespräche sollten bereits ein Jahr vor Ende der Ausbildung stattfinden. Es geht dabei um die Klärung der Frage, für welche berufliche Richtung sich die Auszubildenden interessieren. Darüber hinaus kann hier bereits eruiert werden, wie die einzelnen Auszubildenden von ihren Leistungen (Praxiseinsätze und schulische Noten) einzuschätzen sind. Rechtzeitig vor Beendigung der Ausbildung (3 Monate vor dem Examen) sollte konkret mit dem jeweiligen Auszubildenden ein Gespräch gesucht werden, in dessen Verlauf ein gezieltes, konkretes Angebot für eine Stelle oder für ein Aufgabengebiet unterbreitet werden kann. Zusätzlich kann hier schon eine erste Laufbahnplanung besprochen werden. Personen, die aufgrund des Stellenplans nicht übernommen werden können, sollten – soweit möglich – Alternativen in anderen Einrichtungen, die zum selben Träger gehören, aufgezeigt werden. Es sollte also ein faires Outsourcing stattfinden.

Fort- und Weiterbildung

Aufgrund der ständig steigenden Anforderungen in den einzelnen pflegerischen Handlungsfeldern muss eine ausreichende Anzahl entsprechend qualifizierter, beruflich Pflegender vorhanden sein. Eine aktivierende, rehabilitierende, den betroffenen Menschen mit seinen Möglichkeiten fördernde Pflege ist aber nur dann durchführbar, wenn eine ausreichende Anzahl qualifizierter und motivierter Mitarbeiter vorhanden ist. Ziel sollte die Förderung von beruflichen Handlungskompetenzen durch gezielte Fort- und Weiterbildung sein. In diesem Bestreben zeigt sich auch, welcher Stellenwert im Unternehmen einer fachlich und qualitativ hochwertigen Pflege beigemessen wird. Zur Förderung der pflegefachlichen Handlungskompetenzen sind denkbar

- Bobath-Kurse – bis hin zur Instruktorenweiterbildung
- Seminare zur Anwendung der Basalen Stimulation®
- Kinästhetik Grund- und Aufbaukurse – bis hin zur Instruktorenweiterbildung
- Fachweiterbildung Rehabilitation
- Gerontopsychiatrische Weiterbildungen
- Weiterbildung zur Fachkraft für Kontinenzberatung
- Intensiv- und Anästhesiefachweiterbildung
- OP-Fachweiterbildung.

Die dadurch geförderten und gestiegenen Kompetenzen sollen sich sowohl positiv auf die Pflegequalität als auch auf die Entwicklung der Kolleginnen der Abteilung, der Station oder dem Wohnbereich auswirken.

Mentorentätigkeit/Praxisanleitung

Für eine qualifizierte und systematische Einarbeitung und Betreuung von neuen Mitarbeitenden bietet sich ein Praxisanleitungskonzept an. Damit dies nachhaltig seine Wirkung entfalten kann, sollte es in jedem pflegerischen Einsatzgebiet Mentoren oder Praxisanleiter geben.

Beschäftigte, die in Zukunft die Verantwortung für die Anleitung, Betreuung und Beurteilung von neuen Kolleginnen und Kollegen übernehmen sollen, sind entsprechend zu qualifizieren. Bei der Auswahl der Kurse ist darauf zu achten, dass es sich nicht um „Alibi-Kurse" handelt. Personalverantwortliche sollten sich im Vorfeld einen Überblick über die Kursinhalte und die vorgesehene Stundenzahl verschaffen. Mittelfristig sollte in jedem Arbeitsbereich mindestens eine Person eine entsprechende Qualifikation erwerben. Zu beachten ist die Entwicklungsmöglichkeit und die gezielte Einbindung von entsprechend qualifizierten Mitarbeitenden im Rahmen der innerbetrieblichen Fortbildung (IBF).

Führungs-/Leitungsaufgaben

Regelmäßige Mitarbeiter-gespräche erleichtern die Aufdeckung von Karriere-wünschen

In Gesundheits- und Sozialeinrichtungen stehen immer wieder Stellen-neubesetzungen auf der Ebene von Gruppen-, Stations- oder Wohnbe-reichsleitungen an. Mehr denn je zeigt sich in der heutigen Zeit, dass dieser Aufgabenbereich große Herausforderungen mit sich bringt (☞ 6). Als notwendige Anforderungen sind zu nennen:

- Kompetenzen in der Personalführung
- Kenntnisse im Qualitätsmanagement
- Arbeitsrechtliches und betriebswirtschaftliches Wissen
- Methodisch-didaktisches Grundlagenwissen, um die Teamentwick-lung begleiten und voranbringen zu können
- Konzeptionelles Denken, um Entwicklungsprozesse zielgerichtet begleiten zu können.

Anhand dieser wenigen Beispiele wird deutlich, dass alle Pflegenden, denen leitende Aufgaben im Bereich der Personalführung und Organisa-tion obliegen, eine entsprechende Qualifikation haben sollten. Es sollte sich dabei mindestens um einen Lehrgang zur Leitung einer Station, Gruppe oder eines Wohnbereiches handeln. Bei entsprechender Eignung sollten mit Mitarbeitenden frühzeitig Aufstiegsgespräche geführt werden. Anzustreben ist, dass neben der Definition von Qualifikationsvorausset-zungen und -erfordernissen auch Informationen zu Karrierewünschen und sonstige Bedürfnissen bekannt sind. Aber Achtung: Keine Beförde-rungsautomatik! Unter Umständen ist „frisches Blut" von außen benötigt. Dann muss eine Führungskraft vom externen Arbeitsmarkt angeworben werden (☞ 4).

In diesem Zusammenhang muss auch offen darüber diskutiert werden, ob die bisherigen Qualifizierungsgänge tatsächlich dem Aufgabenprofil ent-sprechen. Je nach Stationsgröße, Aufgabenspektrum und Entwicklungs-auftrag ist auch an höher qualifizierte Mitarbeitende zu denken, z. B. mit Weiterbildung zur Pflegedienstleitung oder einem absolvierten Pflege-studium.

4 Externe Personalgewinnung

Immer dann, wenn offene Stellen nicht durch eigene Beschäftigte besetzt werden können, spielt die externe Personalgewinnung eine Rolle.

Externe Personalgewinnung dient der Sicherung des Personalbestandes durch externe Kräfte

Sie dient in erster Linie der quantitativen Sicherung des Personalbestandes, wenn durch Kündigungen, dem Ausscheiden von Mitarbeitenden oder die Vergrößerung des Arbeitsgebietes ein Bedarf an Pflegenden entstanden ist.

Durch das Anforderungsprofil (☞ 6) und die Methode der Personalauswahl kann aber auch Einfluss auf die Qualität der neuen Beschäftigten genommen werden. Diese kann wiederum die Qualität des Teams beeinflussen. Beispielsweise kann die Einstellung einer Pflegekraft, die innovative Ideen und Engagement mitbringt, ein eingefahrenes Team auffrischen. Besonders bei der Besetzung von Führungspositionen ist die Auswirkung auf das Team zu bedenken **(strategische Stellenbesetzung).**

Qualität der Rekrutierungsmaßnahmen

Die Qualität der Rekrutierungsmaßnahmen wird durch die Zielgruppenspezifität beeinflusst. Stellenanzeigen, Anwerbungen über das Internet und Informationsveranstaltungen sollten stets auf den Adressatenkreis abgestimmt sein. Die örtliche Streuung und die zeitliche Platzierung sind vorher zu planen.

Intensität der Rekrutierungsmaßnahmen

Die Intensität von Rekrutierungsmaßnahmen wird durch den Bedarf an Pflegenden und die Verfügbarkeit von Pflegenden beeinflusst. Auch wirtschaftliche Faktoren oder der Stellenwert der Pflege in einem Unternehmen haben Einfluss auf den Umfang an Anwerbemaßnahmen. In Zeiten von Kosteneinsparung im Gesundheitswesen wird in vielen Einrichtungen leider zuerst an Personalentwicklungs- und Rekrutierungsmaßnahmen gespart, obwohl die langfristige Sicherung geeigneter qualifizierter Pflegender eine wichtige Investition und damit einen Wettbewerbsvorteil darstellt.

Art der Rekrutierungsmaßnahmen

Die Art der Rekrutierungsmaßnahmen hängt von den finanziellen Möglichkeiten des Unternehmens ab. Eintragungen in eine Internet-Jobbörse (☞ 4.4) oder eine Meldung beim Arbeitsamt (☞ 4.3) sind preiswerter als eine Stellenanzeige in einer überregionalen Tageszeitung (☞ 4.1).

Der Zeitdruck bestimmt die Art der Anwerbung. Für eine schnelle Personalbeschaffung ohne zusätzliche Außenwirkung bietet sich der Kontakt zu Personalleasingfirmen (☞ 4.2) und Personalvermittlern (☞ 4.3) an. Stellenanzeigen und E-Recruiting-Maßnahmen müssen hingegen langfristiger geplant werden, da im Schnitt zweieinhalb Monate zwischen Stellenausschreibung und Einstellung (IAB, 2001) vergehen. Sie dienen auch der Außendarstellung des Unternehmens und beeinflussen damit das Personalimage.

Weiterhin ist auch die Zielgruppe entscheidend für die Art der Anwerbung. Auszubildende müssen durch andere Methoden geworben werden, als examinierte Pflegende oder Führungskräfte. Pott (2000) beschreibt, dass nur 61 % der Krankenpflegeschulen aktiv Auszubildende anwerben.

Wo wurde geworben?	Wie viele?
Arbeitsamt	46 %
Kontakte zu weiterführenden Schulen	35 %
Infobroschüren	34 %
Tag der offenen Tür	27 %
Zeitungsanzeigen	20 %
Sonstige: Berufs und Ausbildungsbörsen (4 Schulen), Internet (3), Berufsorientierung (2) Schnupperwochen (1), Klinikbroschüre (1), interne Ausschreibung (1)	17 %

Tab. 4.1: Anwerbemaßnahmen in Krankenpflegeschulen (Pott, 2000). Datenbasis für die Tabelle war die Befragung von 74 bundesdeutschen Krankenpflegeschulen.

In Einrichtungen der stationären Altenhilfe, der ambulanten Pflege und in Krankenhäuser sind Stellenanzeigen und Meldungen beim Arbeitsamt die häufigste Beschaffungsmethode (dip, 2002). Im Krankenhaus sind Anzeigen-Schaltungen seltener, da dort der Personalbedarf meist durch angegliederte Pflegeschulen gedeckt werden kann. 38,4 % der Krankenhäuser betreiben keine aktive Personalgewinnung.

	Stationäre Altenhilfe	Ambulante Pflege	Krankenhaus
Arbeitsamt	42,8 %	49,2 %	37,8 %
Anzeige in lokaler Presse	62,0 %	71,1 %	43,9 %
Anzeige in überregionaler Presse	24,8 %	23,4 %	25,5 %
Anzeige Fachpresse	14,4 %	9,8 %	25,7 %
Mitarbeiter im Ausland angeworben	4,8 %	5,2 %	4,7 %
Externe Firmen	7,2 %	8,6 %	5,5 %
Übertarifliche Anreize	6,4 %	11,1 %	2,2 %
Sonstige Wege	14,8 %	19,1 %	12,0 %

Tab. 4.2: Anwerbemethoden in Krankenhäusern, der stationären Altenhilfe und der ambulanten Pflege (dip, 2002).

Untersuchungen zur Nutzungshäufigkeit in anderen Branchen zeigen ein ähnliches Bild: Die Stellenanzeige ist die am häufigsten eingesetzte Anwerbemethode (IAB, 2000), sie wird jedoch häufig mit anderen Methoden kombiniert.

Erfolgreichste Akquisitionsmethoden sind Mitarbeiterhinweise, Stellenanzeigen und Initiativ-Bewerbungen Als erfolgreichste Akquisitionsmethoden, mit Erfolgsquoten zwischen 42 und 52 %, gelten Mitarbeiterhinweise, Stellenanzeigen und Initiativ-Bewerbungen (IAB, 2001). Das Warten auf Initiativ- oder Blindbewerbung setzt allerdings voraus, dass Ihre Einrichtung bei relevanten Personen bekannt ist und ein positives Personalimage hat. Eine Möglichkeit den Bekanntheitsgrad zu erhöhen und gleichzeitig den Kreis an relevanten Bewerberinnen zu vergrößern stellt das Drei-Stufen-Konzept der Personalrekrutierung dar (☞ 4.5).

4.1 Stellenanzeigen

Das Schalten von Stellenanzeigen (**Insertion**) zählt, wie aktuelle Daten aus dem Pflegethermometer (dip, 2002) belegen, zu den am häufigsten verwendeten Methoden der Personalanwerbung. Besonders Altenpflegeeinrichtungen und ambulante Pflegedienste nutzen diese Rekrutierungsmethode.

Von 74 befragten Krankenpflegeschulen schalten 20 % Anzeigen (Pott, 2000). Nach einer eigenen Erhebung (Reuschenbach, 1999) werden im Schnitt pro Krankenhaus im Jahr 3,7 Stellenanzeigen geschaltet, wobei die durchschnittliche Anzahl in Einrichtungen kommunaler Trägerschaft deutlich höher liegt als bei kirchlichen Trägern. Zudem ist die Anzahl der Anzeigen auch konjunkturellen Schwankungen unterworfen (vgl. IAB, 2001; Lüke, 2002). In wirtschaftlich stabilen Zeiten mit Personalmangel werden mehr Anzeigen geschaltet. Das bedeutet: Wenn Sie Pflegekräfte suchen, stehen Sie in Konkurrenz mit anderen, was mit der Absicht einhergehen sollte, sich gegenüber der Konkurrenz hervorzuheben, z.B. durch eine ansprechende Gestaltung.

Stellenanzeigen haben eine Erfolgsquote von 42 % Hinsichtlich des Erfolges der Stellenanzeigen spricht das Institut für Arbeitsmarkt- und Berufsforschung der Bundesanstalt für Arbeit (IAB, 2001) über alle Branchen hinweg von einer Erfolgsquote von 42 %, d.h. von 100 geschalteten Anzeigen führen nur 42 zu einer Einstellung. Es wundert daher nicht, dass Stellenanzeige meist mit anderen Methoden der Personalanwerbung verbunden werden. Im Schnitt nutzen Einrichtungen zwei Rekrutierungswege parallel.

In einer umfangreichen, längsschnittlichen Analyse von pflegerischen Stellenanzeigen seit den 50er-Jahren kommt Lüke 2002 zu dem Ergebnis, dass heutzutage zwar größere Anzeigen und mehr Texte verwendet werden, aber die Möglichkeit der grafischen und inhaltlichen Gestaltungsmittel immer noch nicht ausgeschöpft werden.

Im Vergleich mit anderen Branchen sind pflegerische Stellenanzeigen selten kreativ. Es entsteht der Eindruck, bei der Gestaltung der Anzeige dient die Konkurrenz als Vorbild. Nur so lässt sich der „Anzeigeneinheitsbrei" in manchen Fachzeitschriften erklären. Eine Profilierung einzelner Einrichtungen durch den Inhalt oder die grafische Gestaltung der Annonce findet man selten.

Damit wird die zusätzliche Wirkung der Stellenanzeige als imagebildende Maßnahme für Bewerberinnen und Kunden (☞ 2) vertan. Lüke (2002) bringt das Urteil über pflegerische Stellenanzeigen auf den Punkt: „Wenn Anzeigen das gesellschaftliche Spiegelbild sind und außer der Suche nach

Personal der Imagebildung und der Öffentlichkeitsarbeit dienen, verwundert es nach meinen Erkenntnissen nicht, wenn das Image des Pflegeberufes und der Beruf selbst im gesellschaftlichen Kontext als wenig attraktiv beurteilt werden" (S. 81).

Stellenanzeigen spiegeln das Image einer Branche wieder: In der Pflege geht es wenig kreativ zu Anzeigen von Personaldienstleistern oder aus dem Ausland heben sich deutlich von diesem Trend ab.

Mit einfachen Mittel schaffen Sie es, aufzufallen und sich gegenüber der Konkurrenz abzusetzen. Nutzen Sie die Methoden der modernen Anzeigengestaltung. Gehen Sie neue Wege. Analysieren Sie Ihre bestehenden oder geplanten Anzeigen.

4.1.1 Inhalte einer Stellenanzeige

Folgende inhaltlichen Aspekte sollten in einer Stellenanzeige enthalten sein:
- „Wir sind"-Komponente. Dazu gehören
  - Darstellung der Einrichtung, d. h. Firmenname, Branche, Standort
  - Darstellung des konkreten Arbeitsplatzes: Warum ist die Stelle neu zu besetzten? Was sind die besonderen Anforderungen der Stelle?
- „Wir suchen"-Komponente. Unterteilt in
  - Nachprüfbare Anforderungen, sog. Hardskills
  - Gewünschte Eigenschaften und Kompetenzen der Person, sog. Softskills
- „Wir bieten"-Komponente. Hier sind die besonderen Wettbewerbsvorteile als Arbeitgeber gegenüber der Konkurrenz deutlich zu machen
- Kontaktmöglichkeiten
- Anforderung an die Bewerbung und Fristen („Wir bitten").

Die Reihenfolge in der Darstellung hat sich inzwischen fest etabliert. Wenn Sie auf einzelne Aspekte, z.B. die gesuchte Berufsgruppe, besonders hinweisen wollen, dann stellen Sie diese durch Absätze frei oder wählen eine größere Schriftart.

In jedem Fall sollten die Abschnitte klar voneinander getrennt sein.

„Wir sind"- Komponente

Es ist sinnvoll, zunächst die Einrichtung in wenigen Details vorzustellen. Wenn Sie der Meinung sind, das Unternehmen ist durch vorhergehende Anzeigen, PR-Maßnahmen oder durch die örtliche Nähe ausreichend bekannt, dann kann die Vorstellung kürzer ausfallen.

Wichtige Angaben, die in jedem Fall aufgeführt werden sollten sind:
- Der Träger und eventuelle Verbundeinrichtungen
- Die Bettenzahl
- Das Einzugsgebiet
- Der besondere Schwerpunkt der Einrichtung
- Kooperationspartner
- Angeschlossene Ausbildungsstätten.

Besonders für überregionale Insertionen ist es u.U. angebracht, die Umgebung der Einrichtung, Wohnmöglichkeiten in hauseigenen Wohnungen oder kulturelle und landschaftliche Besonderheit der Stadt/Region anzusprechen.

Bedenken Sie jedoch: Für die Bewerberin ist meist die Darstellung der konkreten offenen Stelle ausschlaggebend. Die Einrichtungsbesonderheiten sollten daher nicht zu umfassend dargestellt werden.

Anhand von Stellenanzeigen können die Erwartungen von Bewerberinnen und Arbeitgeber abgeglichen werden. Werben Sie mit Aspekten, die nicht zutreffen, kann dies eine Fehlentscheidung herbeiführen. Die neu eingestellte Person wird schnell erkennen, welche Erwartungen nicht erfüllt werden und unter Umständen das Unternehmen bald wieder verlassen.

Mit schönen Worten allein kann man keine Mitarbeiter anwerben

Versuchen Sie sich als Arbeitgeber zu profilieren, indem Sie in ihrer Einrichtung Veränderungen initiieren, die Sie positiv von der Konkurrenz abheben. Forcieren Sie Personalmarketing-Aktivitäten (☞ 3) und positionieren Sie Ihr Unternehmen entsprechend, dann wird es Ihnen auch leichter fallen, sich in der Stellenanzeige darzustellen.

Superlative wie „neueste Pflegetechniken" wirken eher zweifelhaft und können die Glaubwürdigkeit herabsetzen. Bewerberinnen haben meist keine Anhaltspunkte dafür, ob die vielfältigen Angebote und Zielsetzungen tatsächlich den realen Anforderungen und Gegebenheiten entsprechen. In einer solchen Entscheidungsunsicherheit wird das Branchenimage herangezogen. Werden beispielsweise Aussagen zur Arbeitsbelastung gemacht, die aufgrund des Branchenimages als unrealistisch anzusehen sind, wird die ganze Anzeige als wenig glaubwürdig beurteilt. Es ist selbstverständlich, dass Sie nur die Aspekte aufnehmen sollten, in denen Sie sich **positiv** von der Konkurrenz unterscheiden.

Je nach Zielgruppe sind die gewünschten Informationen über die angebotene Stelle unterschiedlich: Auszubildende erwarten andere Angaben als Examinierte oder Pflegende, die nach längerer Pause wieder in den Beruf einsteigen wollen (☞ 5).

Außerdem muss je nach Hierarchiestufe auch mit unterschiedlichen Aspekten geworben werden. **Zielgruppenspezifität** ist nicht nur bei der Darstellung der Leistungen bedeutsam, sie muss auch bei der Darstellung der Anforderungen („Wir suchen") und der Gestaltung (☞ 4.1.2) beachtet werden.

Aufmachung und Inhalt der Anzeige müssen auf die Zielgruppe abgestimmt sein

Bei der Überlegung, welche Inhalte in die Anzeige aufgenommen werden sollen, versetzen Sie sich in die Lage der Bewerberin:
- Was würden Sie von einer Stellenanzeige erwarten?
- Welche Informationen wären notwendig, um sich näher mit der Anzeige auseinanderzusetzen?
- Aufgrund welcher Kriterien würden Sie erkennen, ob die Schilderungen realistisch sind?

Ebenso kann es bei der Analyse der relevanten Informationen hilfreich sein, Stelleninhaber danach zu befragen, was ihnen bei der Auswahl einer Stelle wichtig wäre. Die Partizipation kann darin bestehen, dass Stelleninhaber nach den besonderen Anforderungen befragt werden, die dann in der Anzeige aufgegriffen werden. Weiterhin können Mitarbeitende selbst bei der Anzeigengestaltung eingebunden werden, da sie am ehesten den Blickwinkel der Bewerberinnen kennen.

Beteiligen Sie Mitarbeitende an der Gestaltung der Stellenanzeige Weiterhin ist es empfehlenswert, wenn Beschäftigte selbst in der Anzeige zu Wort kommen und die Besonderheiten der Stelle anpreisen. Man spricht dabei von der sog. Testimonial-Werbung. Ein Bild des Pflegeteams und die Aufforderung: „Wir brauchen Sie in unserem Team" kann eine warme und herzliche Atmosphäre schaffen, die bei manchen Bewerberinnen positiv aufgenommen wird. Schaffen sie sog. Work-Style-Impressions, bildliche oder textliche Eindrücke von konkreten Arbeitssituationen. Gerade Berufsanfänger, die auch bereit sind für die neue Stelle umzuziehen, werden durch solche Darstellungen positiv angesprochen, da sie auch auf der Suche nach einer „neuen Geborgenheit" sind. Weiterhin kann es positiv wirken, wenn Stelleninhaber zu Wort kommen und die Besonderheiten der Stelle anpreisen.

Auch Befragungen von Bewerberinnen zu gewünschten Informationen, z. B. beim ersten Telefonkontakt oder im Bewerbungsgespräch, sind hilfreich um zu klären, welche Aspekte in zukünftigen Anzeigen aufgenommen werden sollten.

Im Hinblick auf eine offene Kommunikation ist es zudem günstig, wenn man aus Bewerbersicht positive Gründe nennen kann, warum die Stelle ausgeschrieben wird, z. B. Neueröffnung einer Station, Verbesserung/Neuberechnung des Personalschlüssels oder Erweiterung der Bettenkapazität.

Gelungen ist beispielsweise folgende Formulierung: „Sie sollen die Stelle einer langjährigen Mitarbeiterin einnehmen, die in absehbarer Zeit in den Ruhestand tritt. Sie möchte ihren Nachfolger/ihre Nachfolgerin umfassend in die vielseitigen Aufgaben einführen."

Weitere wesentliche Aspekte zur Darstellung des Arbeitsplatzes, die in jeder Anzeige enthalten sein sollten, sind Angaben darüber,
- Ob eine Voll- oder Teilzeitstelle zu besetzen ist
- Ob die Stelle befristet ist
- Für welchen Fachbereich Personal gesucht wird
- Ab wann eine Beschäftigung möglich ist.

Mit der Schilderung der Prinzipien eines Hauses können implizit Anforderungen („Wir suchen") offen gelegt werden. So deutet der Satz „Unsere Einrichtung steht in der Tradition christlicher Nächstenliebe" an, dass die Identifikation mit christlichen Zielen gewünscht ist und schließt in der Regel Bewerberinnen ohne Konfessionszugehörigkeit aus.

„Wir suchen"- Komponente

Über die Anforderungen
steuern Sie die
Bewerberströme

Im „Wir-suchen-"Teil sollten Sie deutlich machen, was Sie von der Bewerberin erwarten. Mit spezifischen Anforderungen können Sie die Qualität und Quantität der eingehenden Bewerbungen steuern.

Mit „Schrotschussanzeigen"
erreichen Sie viele Bewerberinnen, aber nicht nur die
geeigneten

Voraussetzung ist eine Anforderungsanalyse (☞ 6). Sie müssen wissen, welche Qualifikationen für die Stelle notwendig sind. Gerade bei der Darstellung wünschenswerter Eigenschaften zeigt sich bei der Durchsicht aktueller Stellenanzeigen ein undifferenziertes Worthülseneinerlei. „Teamfähigkeit" und „Belastbarkeit" sind in der Pflege selbstverständlich und grenzen eine Stelle nicht von anderen ab. Der Ruf nach allen, ohne spezifisches Anforderungsprofil, ist wenig sinnvoll. Vielmehr sollten Anforderungen stellenspezifisch formuliert sein.

Zwei Anforderungsarten können unterschieden werden: sog. Hardskills und Softskills.

Belegbare Anforderungen, wie Weiterbildungen, Praxiserfahrung, ein bestimmtes Alter, Schulabschluss oder die Anzahl der Berufsjahre werden **Hardskills** genannt.

Eigenschaften und Kompetenzen, die schwer messbar sind, z. B. kommunikative Kompetenz, werden als **Softskills** bezeichnet.

Vermeiden Sie Worthülsen,
die unterschiedlich
interpretiert werden könnten

Mit dem Problem der schlechten Messbarkeit ist ein weiteres Problem verbunden: Die Unsicherheit, ob Begriffe wie „Durchsetzungsvermögen" oder „soziale Kompetenz" bei der Einrichtung und bei der Bewerberin gleiche Bedeutung haben. Fordert die Anzeige beispielsweise eine „engagierte" Pflegekraft, kann dies Unterschiedliches meinen. Während die Einrichtungsleitung hierunter eine hohe Leistungsbereitschaft trotz schwieriger personeller und zeitlicher Bedingungen verstehen könnte, interpretiert dies die Bewerberin möglicherweise als die Suche nach einer Pflegekraft, die sich in Abgrenzung zu anderen Berufsgruppen für die Professionalisierung der Pflege einsetzt. Ein weiteres negatives Beispiel für eine abstrakte Anforderung ist der Begriff „Pflege-Persönlichkeit", da er vielfältige Interpretationen erlaubt.

Den Interpretationsspielraum können Sie reduzieren, indem Sie

- Die Nennung von persönlichen Anforderungen auf ein Minimum beschränken. Stellen Sie bevorzugt Hardskills dar. Alle weiteren Anforderungen können im Bewerbungsgespräch viel besser geklärt werden, beispielsweise mit entsprechenden situationsbezogenen Fragen: „Wie würden Sie reagieren, wenn ..." (☞ 8.2)
- Die Anforderungen konkret und verhaltensnah formulieren, statt mit abstrakten Worthülsen. Anstelle von „teamfähig" könnte die Anforderung lauten: „Sie sollten Wert auf einen kollegialen Umgang mit Auszubildenden, Kolleginnen, Kollegen und der Ärzteschaft legen." Statt „engagiert" könnten Sie schreiben: „Auch unter Zeitdruck ist es Ihr Ziel, die bestmögliche Qualität der Bewohnerinnen und Bewohner zu sichern"
- Im Bewerbungsgespräch das Anforderungsprofil der Stellenanzeige ansprechen, beispielsweise im Sinn der folgenden Frage: „Sie haben

sicherlich die Anzeige gelesen. Dort wird eine „engagierte Pflegekraft" gesucht, was verstehen Sie darunter?" „In welchen Situationen haben Sie ein solches Engagement bisher gezeigt?" „Warum ist Ihnen das wichtig?"

In den Empfehlungen des Abschnitts 6.2 zur Anforderungsanalyse finden Sie praxisbezogene Formulierungen für abstrakte Anforderungen, die Sie auch in die Stellenanzeige aufnehmen können.

Geforderte Kompetenzen müssen in der Praxis umsetzbar sein „Prüfen Sie, ob die gewünschten Eigenschaften auch einen geeigneten Nährboden in Ihrem Unternehmen haben" (Maudrich 1990, S. 56). Mit Schlagwörtern wie „teamorientiert" oder „eigenverantwortlich" zu operieren, ist nicht sinnvoll, wenn das Umfeld eine entsprechende Umsetzung nicht erlaubt.

Das dargestellte Anforderungsprofil kann die Anzahl und Qualität der eingehenden Bewerbungen entscheidend beeinflussen: Je differenzierter das Anforderungsprofil, je mehr gefordert wird, umso geringer ist die Anzahl eingehender Bewerbungen. Längere Wartezeiten, bis zur Besetzung der Stelle können die Folge sein. Umgekehrt gilt: Je allgemeiner und offener die Anforderungen an eine Stelle formuliert wurden, umso höher ist die Anzahl eingehender Bewerbungen. Dies bedeutet jedoch auch einen Mehraufwand bei der Durchsicht und Vorauswahl.

Es ist daher von der Anzahl möglicher Bewerbungen abhängig, wie das Anforderungsprofil gestaltet werden sollte. Wenn Sie beispielsweise durch Insertion in einer überregionalen Zeitung viele Leser erreichen, dann können Sie es sich auch erlauben, das Anforderungsprofil stark einzugrenzen.

Einen deutlich höheren Zulauf erhalten Sie meist, wenn Sie bestimmte Personengruppen, wie Berufsanfänger oder Wiedereinsteigerinnen gezielt ansprechen.

Formulieren Sie die Eingangsvoraussetzungen mehrdeutig, wenn Sie den Kreis der Bewerberinnen erweitern wollen, z. B. ist der Personenkreis bei der Suche nach „Personen mit Leitungserfahrung" größer als bei der Suche nach Personen „mit abgeschlossener Weiterbildung zur Stationsleitung".

Positive Formulierungen verwenden Auch wenn es sich um An-**forderungen** handelt, vermeiden Sie Bevormundungen wie „Wir erwarten" oder „Wir legen Wert auf". Geeigneter sind positive Formulierungen wie „Wir wünschen uns", „Wir freuen uns über" oder „Wenn Sie Y und X mitbringen, dann sind Sie die richtige Person für uns".

„Wir bieten"- Komponente

Für viele Einrichtungen ist die Erstellung einer Stellenanzeige erstmals ein Anlass, sich mit folgenden Fragen auseinanderzusetzen: „Wer sind wir?", „Was haben wir zu bieten?", „Was unterscheidet uns von anderen?", „Wie wirken wir auf die Bewerberin?".

Die Beantwortung dieser Fragen ist eine wichtige Vorarbeit zur Erstellung der Stellenanzeigen, denn sie erlaubt die Profilierung gegenüber der Konkurrenz. Ist die Stellenanzeige in allgemeine Personalmarketingaktivitäten eingebunden (☞ 2), erleichtert dies die Darstellung einer Einrichtung. Wer sich gut auf dem Arbeitsmarkt positionieren möchte, sollte schon dann Marketingmaßnahmen initiieren, wenn noch kein Personalmangel zu erkennen ist.

Neben der Wirkung auf die Bewerberinnen, haben Anzeigen auch einen Mehrwert, indem sie auf Mitarbeitende, Kunden und die Konkurrenz wirken. Eine Stellenanzeige ist dazu geeignet, das besondere pflegerisch-medizinische Leistungsspektrum zu verdeutlichen.

Profilieren Sie sich mit Aspekten, die den Bewerberinnen wichtig sind Sicherlich hat Ihre Einrichtung einiges zu bieten. Für die Stellenanzeige müssen Sie sich jedoch auf die Aspekte beschränken, die zum einen herausragend sind und zum anderen die Bewerberinnen ansprechen.

Umgebungsfaktoren sind wichtig, wenn Bewerberinnen aus anderen Regionen angesprochen werden Fällt der „Wir bieten"-Teil sehr klein aus oder fehlt er ganz, ist es für die Bewerberin schwer, sich für diese Einrichtung zu entscheiden. Genauso problematisch ist es, wenn eine Einrichtung nur mit der schönen Landschaft und dem Standortfaktor wirbt. Hier entsteht der Eindruck, das Krankenhaus und insbesondere die Pflege habe nichts anderes zu bieten. Solche Umgebungsfaktoren herauszustellen, macht nur dann Sinn, wenn Sie gezielt Personen aus entfernten Gebieten anwerben wollen.

08/15-Anzeigen führen zu 08/15-Bewerbungen Wie bei der „Wir sind"-Komponente gilt auch hier die Forderung, realistische Aspekte zu nennen, die die Zielgruppe ansprechen. Oft schließen Personen, die für die Anzeigengestaltung verantwortlich sind, von eigenen Erwartungen auf die der Bewerberinnen. Die Nennung von Aspekten, die den Bewerberinnen gleichgültig sind, eignen sich aber ebenso wenig zur Ansprache, wie Anzeigen, die überhöhte Erwartungen wecken, die in der Realität nicht eingelöst werden können.

Die Schnittfläche aus dem besonderen und herausragenden Leistungsangebot der Einrichtung/der Stelle und den Erwartungen der Bewerberinnen sind die Aspekte, die in die Anzeige aufgenommen werden sollten. Beides kann im Vorfeld durch die Befragung von Mitarbeitenden geklärt werden.

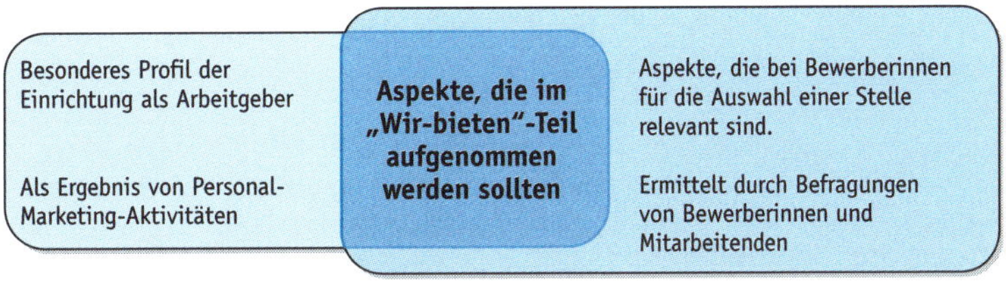

Besonderes Profil der Einrichtung als Arbeitgeber Als Ergebnis von Personal-Marketing-Aktivitäten	**Aspekte, die im „Wir-bieten"-Teil aufgenommen werden sollten**	Aspekte, die bei Bewerberinnen für die Auswahl einer Stelle relevant sind. Ermittelt durch Befragungen von Bewerberinnen und Mitarbeitenden

Abb. 4.3: Die Schnittfläche aus dem besonderen Profil und der Bedeutsamkeit für die Bewerberinnen sollte in der Stellenanzeige angesprochen werden.

Gefragt sind Aspekte, die die Einrichtung gegenüber der Konkurrenz abheben. Hier einige Anregungen, mit welchen besonderen Profilen Sie werben könnten – vorausgesetzt, Sie erfüllen diese Aspekte:

- Ein besonderes Pflegekonzept
- Besondere pflegepraxisrelevante Innovationen, wie Pflegevisiten oder Umsetzung der „Basalen Stimulation"®
- Einführungsseminare
- Fortbildungs- und Weiterbildungsaktivitäten
- Eine niedrige Fluktuationsrate
- Besondere Pflegehilfsmittel
- Gesundheitspräventionsprogramme
- Kinderbetreuung
- Wiedereinstiegsprogramme
- Schnuppertage
- Austausch mit dem Ausland (Kooperationen mit Gesundheitseinrichtungen in England, den Niederlanden etc.)
- Hausgröße (kleinere Einrichtungen können mit der familiären Atmosphäre werben, größere Einrichtungen mit der Marktführerschaft, dem Bekanntheitsgrad oder mit Spezialabteilungen).

Selbstverständlichkeiten, wie die Mitarbeit in einem jungen und engagierten Team, sollte man nicht erwähnen, da dies in den meisten Stellen der Fall ist.

Die Angabe der Vergütung macht nur dann Sinn, wenn Gehälter vom Tarif abweichen. Versuchen Sie nicht, durch beschönigende Formulierungen von schlechter Bezahlung abzulenken. Lüke (2002) berichtet beispielsweise, dass sich in eigenen Bewerbungsgesprächen die Formulierung „leistungsgerechte Vergütung" als untertarifliches Gehalt ohne Weihnachts- oder Urlaubszuwendungen entpuppte.

Stellenanzeigen können auch dazu dienen, einen Imagewandel der Einrichtung zu verdeutlichen: „Mit unserem innovativen Pflegekonzept haben wir den Wettbewerb XY gewonnen", „Im harten Wettbewerb der anderen ambulanten Pflegeanbietern sind unsere Stärken ..." oder „Gut sind die anderen, wir wollen die Besten sein".

Schwachstellen anderer Anbieter bieten eine Möglichkeit zur eigenen Profilierung, z.B. „Wenn Sie glauben, dass Sie Ihr theoretisches Wissen wegen Zeitdrucks nicht mehr umsetzen können, dann sind Sie bei uns an der richtigen Adresse" oder „Die Zufriedenheit unserer Mitarbeiterinnen und Mitarbeiter liegt uns um Herzen und dafür tun wir einiges".

Kontaktmöglichkeiten

Es liegt in Ihrem Interesse, den Personen, die sich für die Stelle interessieren, die Kontaktaufnahme so einfach wie möglich zu machen. Nennen Sie einen Ansprechpartner und Möglichkeiten, wie und wann dieser erreichbar ist. Günstig ist eine telefonische Kontaktmöglichkeit. Bedenken Sie dabei immer: Je leichter Sie der Bewerberin die Kontaktaufnahme machen, umso höher sind Ihre Chancen die interessierte Person kennen zu lernen und im persönlichen Kontakt weiter für die Stelle zu werben. Fordern Sie die Leser der Anzeige konkret auf, weitere Informationen zu erfragen: „Wir freuen uns auf Ihren Anruf und hoffen, Ihnen unser

Verständnis von Pflege, die Einrichtung, Ihre Stelle und Ihr Team vorstellen zu können".

Erleichtern Sie der Bewerberin die Kontaktaufnahme

Die Anzeige darf nicht der letzte Schritt in der Ansprache der Bewerberinnen sein. Auch im ersten Kontakt, ob telefonisch oder schriftlich, sollte das Konzept der Bewerberinnenzentrierung umgesetzt werden. Konkret bedeutet dies:

Ist eine Kontaktadresse angegeben, dann sollte auch tatsächlich ein kompetenter Ansprechpartner für Fragen zur Verfügung stehen. Wenn Sie beispielsweise am Wochenende inserieren, dann sollte möglichst am Wochenende ein Ansprechpartner erreichbar sein. Muss die Bewerberin bis Montag warten, um jemanden zu erreichen, kann der erste Impuls schon verflogen sein.

Bereits das erste Gespräch ist als „Verkaufsgespräch" zu verstehen. So ist es beispielsweise für die Anrufenden demotivierend, in langen Warteschlangen zu verweilen oder erst nach mehrmaligem Verbinden die richtige Ansprechperson zu erreichen. Für zukünftige Stellenanzeigen ist es hilfreich, zu dokumentieren, welche Informationen Bewerberinnen beim ersten Kontakt am Telefon oder per Mail erfragen.

„Die Bewerber müssen das Gefühl haben, dass sie mit ihrem Anruf willkommen sind und nicht als Störenfried schnell abgefertigt werden" (Maudrich, 1990, S. 67).

Chiffre-Anzeigen sind nicht empfehlenswert

Chiffre-Anzeigen sind nicht zu empfehlen. Sie vermitteln nicht den Eindruck einer offenen Kommunikation und werden ohne hin kaum beantwortet. Ebenso werden Anzeigen von Personalberatern (☞ 4.3), die im Auftrag einer Einrichtung, aber ohne deren Nennung operieren, als kritisch angesehen werden. Hier besteht für die Bewerberin immer die Angst, hinter der Anzeige könnte der derzeitige Arbeitgeber stehen.

Anforderung an die Bewerbung

Fordern Sie in der Stellenanzeige möglichst wenige Unterlagen an, z.B. keine handschriftlichen Lebensläufe, da deren Durchsicht mit deutlichem Mehraufwand verbunden ist und die Aussagekraft ohnehin beschränkt ist (☞ 8.1).

Angaben zu den gewünschten Bewerbungsunterlagen erleichtern die Durchsicht der Unterlagen

Machen Sie klare Aussagen zu den gewünschten Unterlagen. Der Umfang richtet sich nach der Bedeutung, die Sie der Vorauswahl (☞ 8.1) beimessen. Üblich sind:
- Bewerbungsschreiben
- Tabellarischer Lebenslauf mit Passbild
- Examenszeugnisse
- Zeugnisse früherer Arbeitgeber.

Geben Sie eine genaue Adresse und einen Ansprechpartner (mit seiner Funktion) an, so dass die Bewerberinnen die Angebote auch persönlich adressieren können.

Hilfreich ist es auch, wenn Möglichkeiten für eine Email- oder Online-Bewerbung gegeben sind (☞ 4.4).

Wenn es Ihrer Einstellung entspricht, dann können Sie auch einen Hinweis aufnehmen, aus ökologischen Gründen auf aufwändige Mappen zu verzichten.

4.1.2 Gestaltung einer Stellenanzeige

Ein Vergleich von Anzeigen im Bereich der Pflege mit anderen Branchen zeigt deutliche Gestaltungsunterschiede. Insgesamt sind die Pflege-Anzeigen wenig einfallsreich, textlastig und informationsüberladen.

Dieser Abschnitt gibt einige Hinweise für die sprachliche und grafische Gestaltung der Anzeige. Profis in der Gestaltung von Anzeigen sind Grafikbüros oder Werbeagenturen. Ihre Dienste in Anspruch zu nehmen, zahlt sich in der Regel aus. Sie sollten jedoch entsprechende Branchenkenntnisse in der Pflege haben. Besonders wenn Sie auf Grafiken oder eine mehrfarbige Anzeige Wert legen, ist es unerlässlich, Experten einzuschalten, da für den Abdruck bestimmte Bildauflösungen (mindestens 300 dpi), besondere Bildformate (meist TIFF, EPS oder Postscript) und Schriften erforderlich sind. Für einfache Anzeigen mit Logo und Text reicht es, den jeweiligen Verlagen die Daten zu senden.

Die aus der Werbegestaltung bekannte **AIDA-Formel** zeigt die wichtigsten Schritte in der Wahrnehmung einer Anzeige:
Als erstes soll die Anzeige die Aufmerksamkeit (**A**ttention) wecken, dann entsteht das **I**nteresse, sich mit den Inhalten auseinanderzusetzen. Der Wunsch (**D**esire), auf die Anzeige mit einer Bewerbung zu reagieren, wird schließlich in die Tat (**A**ction) umgesetzt.

Die Anzeige sollte sofort ins Auge stechen Da die Form vor dem Inhalt wahrgenommen wird, kann mit dem Erscheinungsbild der Anzeige am ehesten die Aufmerksamkeit aktiviert werden. Der erste Eindruck wird durch die Aufmachung bestimmt. Die Anzeige sollte möglichst originell sein und inmitten anderer Anzeigen auffallen.

Die inhaltlichen Aspekte können noch so gut erfüllt sein, wenn die Anzeige es nicht schafft, schon beim Überfliegen der Anzeigen Interesse zu wecken.

Das Erscheinungsbild der Stellenanzeige sollte mit der Darstellung der Einrichtung in anderen Bereichen, z.B. im Internet, in Informationsbroschüren oder auf Kongressständen Ähnlichkeiten aufweisen, um einen Wiedererkennungseffekt zu ermöglichen. Ein Begriff, der in diesem Zusammenhang immer wieder genannt wird, ist **Corporate Identity (CI)**. Damit ist eine Gesamtstrategie gemeint, die darauf abzielt, dass das Unternehmen einheitlich wahrgenommen wird. Drei Bereiche zählen dazu:

- **Corporate Design:** Schrift, Schriftzug, Farbgebung und Logo sind typisch für das Unternehmen und werden einheitlich verwendet, also beispielsweise im Schriftverkehr, auf Visitenkarten, in Anzeigen oder Prospekten
- **Corporate Culture:** Der Umgang zwischen den Mitarbeitenden mit Kunden und Bewerberinnen folgt festgelegten Prinzipien z.B. Freundlichkeit und Zufriedenheit als oberste Maxime

- **Corporate Communication:** Die Nutzung von Kommunikationskanälen, z. B. via Email, Internet, Brief oder Telefon, nach innen und nach außen, folgt bestimmten kommunikationspolitischen Grundsätzen, z. B. schnelle, kundenorientierte Antwort.

Das Corporate Identity sollte über einen längeren Zeitraum stabil sein, um ein Unternehmen dauerhaft zu kennzeichnen. Auch die Gestaltung der Stellenanzeige leitet sich aus dem Corporate Identity ab.

Im Folgenden werden Hinweise für die Gestaltung formuliert. Für weitere Tipps ist das Buch von Maudrich (☞ Literaturanhang) empfehlenswert.

Textliche Gestaltung

Müller (1999) kritisiert, dass die Ansprache in den Stellenanzeigen nicht adressatengerecht erfolge und man eher einen formalen Schreibstil verfolge: „Die reichen Möglichkeiten der deutschen Sprache werden kaum genutzt. Lieber mögen wir es bürokratisch dunkel und vieldeutig oder akademisch, was gleich bedeutend ist mit praxisfremd und selbst in der Gruppe Gleichaltriger kaum verständlich" (S. 166).

Für die textliche Gestaltung gibt es folgende Empfehlungen:
- Passen Sie die Ansprache der Zielgruppe an, folglich muss der Text für Auszubildende anders gestaltet werden als für Examinierte. Leistungskräfte müssen anders angesprochen werden als Pflegekräfte für Funktionsabteilungen
- Der Ton macht die Musik. Achten Sie im Sprachstil darauf, die Bewerberin als gleichwertige Geschäftspartnerin anzusprechen. Formulierungen wie „Wir erwarten", statt „Wir erhoffen uns" sind weniger fordernd
- **Stellenanzeigen sind geschlechtsneutral zu formulieren** Wählen Sie eine geschlechtsneutrale Sprache. Nach § 611b BGB gilt, dass der Arbeitgeber einen Arbeitsplatz weder öffentlich noch innerhalb des Betriebs nur für Männer oder nur für Frauen ausschreiben darf, es sei denn, dass das Geschlecht unverzichtbare Voraussetzung für diese Tätigkeit ist. Wird auf eine geschlechtsneutrale Anzeige ohne triftigen Grund verzichtet, können Bewerber/Bewerberinnen auf eine finanzielle Entschädigung klagen (ArbG Hannover, Urteil vom 25.06.1999 -11 Ca 518/98)
- Aufmerksamen Lesern wird vieles zwischen den Zeilen deutlich: Personen, die den Professionalisierungsgedanken internalisiert haben, achten in den Anzeigen auf die Darstellung der Pflege: Hier können schon Kleinigkeiten den Eindruck erwecken, der Stellenwert der Pflege sei gering. Ungünstig wirken Formulierungen wie „Bewerbung richten Sie an den ärztlichen Direktor" oder eine deutliche Betonung des medizinischen statt des pflegerischen Leistungsspektrums bei der Darstellung der Einrichtung
- Schreiben Sie kurze prägnante Sätze. Nebensätze sind Nebelsätze! Hilfreich sind Slogans, die auch in anderem Kontext Ihre Einrichtungen kennzeichnen. Slogans sind markant und manchmal auch provokant. Sie können eine Suchbotschaft beinhalten („Wir brauchen Sie", „Lust auf Veränderung?") oder auch einen Teil des Leitbildes wieder-

geben: „Pflege ist für uns mehr als die Erfüllung ärztlicher Anordnung!" oder „Bei uns steht der Mensch im Mittelpunkt"
- Der Text sollte horizontal stehen, also nicht gekippt oder gedreht erscheinen
- Die optimale Zeilenlänge liegt zwischen 5 und 10 Wörtern
- Setzen Sie sinnvolle Pausen und Zeilensprünge in den laufenden Text
- Lockern Sie den Text mit Grafiken auf. Aber Achtung: Grafikumfließungen des Textes erschweren wiederum den Lesefluss
- Überladen Sie die Anzeige nicht mit zu viel Text in kleiner Schriftgröße. Die Absicht, möglichst viele Informationen unterzubringen ist verständlich, schreckt den Leser aber ab. Verweisen Sie interessierte Bewerberinnen lieber auf Ihre Homepage oder bieten Sie die Möglichkeit einen Prospekt anzufordern
- Der gewählte Schrifttyp sollte zu ihrem Unternehmen passen und mit dem Schrifttyp des Corporate Designs identisch sein. Das Schriftbild selbst sagt schon viel über das Image der Einrichtung aus: Fast jeder erkennt anthroposophisch orientierte Kliniken an ihrer typischen Schrift. Aufgrund der Schrift kann auf die Grundhaltung der Einrichtung geschlossen werden. Serifenlose Schriften – ohne „Füßchen" – wirken insgesamt jünger und dynamischer als Serifenschriften
- Vermeiden Sie die Kombination mehrerer Schrifttypen
- Vermeiden Sie Schriften vor Grafiken oder weiße Schrift auf schwarzem Grund.

Grafische Gestaltung

Grafiken und farbliche Gestaltungen werden schneller erfasst als Text. Sie sind daher ideal, um die Aufmerksamkeit der Leser zu erlangen.

Die Anzeige sollte so gestaltet werden, dass sie sich deutlich von den umliegenden Anzeigen abhebt

Ist eine Anzeige pfiffig gestaltet, hebt sie sich deutlich von den umliegenden Anzeigen ab, die mit textlastiger und langweiliger Gestaltung nur von den Personen gelesen werden, die dringend eine Stelle suchen.

Anzeigen sollten so gestaltet werden, dass Leser auch beim ungezielten Durchblättern auf die Anzeige aufmerksam werden.

Für eine ansprechende visuelle Gestaltung gibt es folgende Empfehlungen:
- Mit einem Anzeigenrand können Sie sich von den umliegenden Anzeigen abgrenzen. Je größer der Abstand zwischen Rand und Text umso mehr Aufmerksamkeit wird auf den Text gerichtet
- Vermeiden Sie schwarze Umrandungen, sie erinnern an Traueranzeigen
- Es gibt keine klaren Aussagen darüber, wie groß die Anzeige sein sollte, denn auch kleine Anzeigen fallen bei gelungener grafischer Gestaltung auf. Die Größe der Anzeige wird bestimmt durch die Position der ausgeschriebenen Stelle, das Verhalten der Konkurrenz, die finanziellen Möglichkeiten der Einrichtung und letztlich auch durch konjunkturelle Schwankungen (vgl. Lüke, 2002)
- Ein Foto der tatsächlichen Arbeitsstelle kann mehr sagen als tausend Worte. Sinnvoll ist es, das Pflegeteam oder eine typische Arbeitssitua-

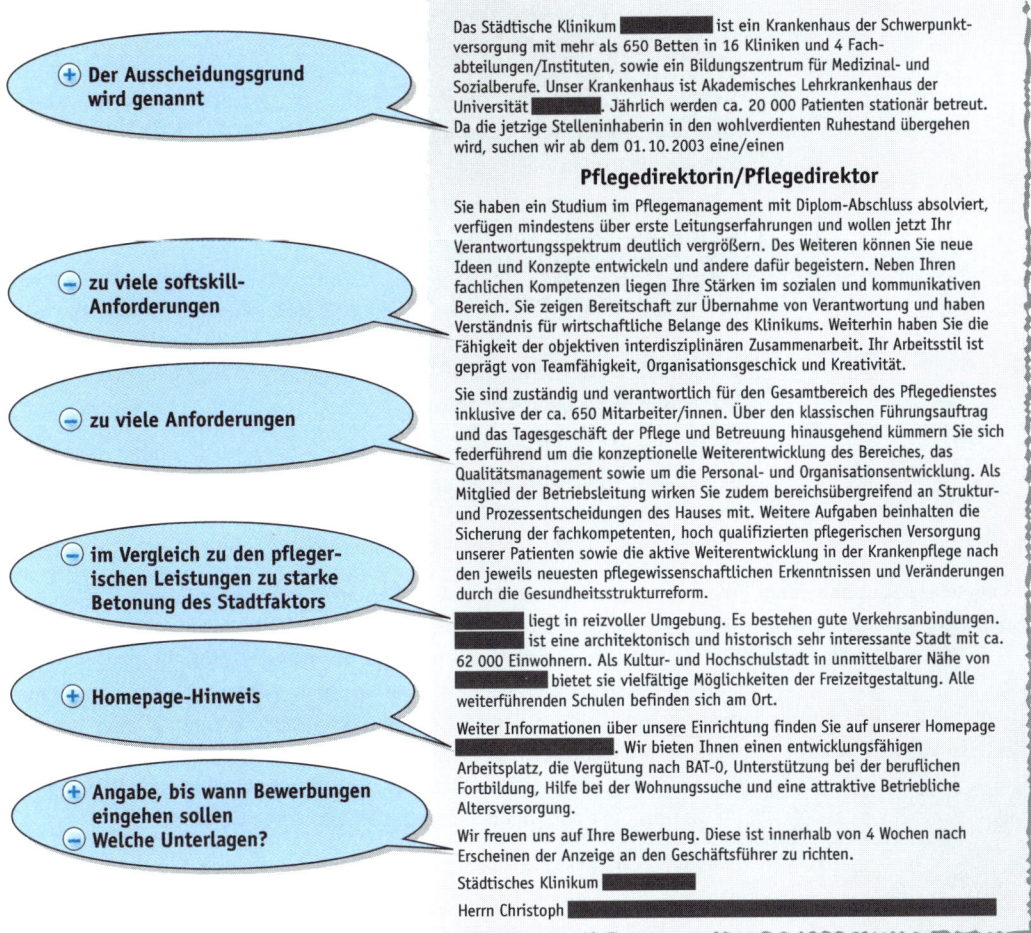

Der Ausscheidungsgrund wird genannt

zu viele softskill-Anforderungen

zu viele Anforderungen

im Vergleich zu den pflegerischen Leistungen zu starke Betonung des Stadtfaktors

Homepage-Hinweis

Angabe, bis wann Bewerbungen eingehen sollen
Welche Unterlagen?

Das Städtische Klinikum ▓▓▓▓ ist ein Krankenhaus der Schwerpunktversorgung mit mehr als 650 Betten in 16 Kliniken und 4 Fachabteilungen/Instituten, sowie ein Bildungszentrum für Medizinal- und Sozialberufe. Unser Krankenhaus ist Akademisches Lehrkrankenhaus der Universität ▓▓▓▓. Jährlich werden ca. 20 000 Patienten stationär betreut. Da die jetzige Stelleninhaberin in den wohlverdienten Ruhestand übergehen wird, suchen wir ab dem 01.10.2003 eine/einen

Pflegedirektorin/Pflegedirektor

Sie haben ein Studium im Pflegemanagement mit Diplom-Abschluss absolviert, verfügen mindestens über erste Leitungserfahrungen und wollen jetzt Ihr Verantwortungsspektrum deutlich vergrößern. Des Weiteren können Sie neue Ideen und Konzepte entwickeln und andere dafür begeistern. Neben Ihren fachlichen Kompetenzen liegen Ihre Stärken im sozialen und kommunikativen Bereich. Sie zeigen Bereitschaft zur Übernahme von Verantwortung und haben Verständnis für wirtschaftliche Belange des Klinikums. Weiterhin haben Sie die Fähigkeit der objektiven interdisziplinären Zusammenarbeit. Ihr Arbeitsstil ist geprägt von Teamfähigkeit, Organisationsgeschick und Kreativität.

Sie sind zuständig und verantwortlich für den Gesamtbereich des Pflegedienstes inklusive der ca. 650 Mitarbeiter/innen. Über den klassischen Führungsauftrag und das Tagesgeschäft der Pflege und Betreuung hinausgehend kümmern Sie sich federführend um die konzeptionelle Weiterentwicklung des Bereiches, das Qualitätsmanagement sowie um die Personal- und Organisationsentwicklung. Als Mitglied der Betriebsleitung wirken Sie zudem bereichsübergreifend an Struktur- und Prozessentscheidungen des Hauses mit. Weitere Aufgaben beinhalten die Sicherung der fachkompetenten, hoch qualifizierten pflegerischen Versorgung unserer Patienten sowie die aktive Weiterentwicklung in der Krankenpflege nach den jeweils neuesten pflegewissenschaftlichen Erkenntnissen und Veränderungen durch die Gesundheitsstrukturreform.

▓▓▓▓ liegt in reizvoller Umgebung. Es bestehen gute Verkehrsanbindungen. ▓▓▓▓ ist eine architektonisch und historisch sehr interessante Stadt mit ca. 62 000 Einwohnern. Als Kultur- und Hochschulstadt in unmittelbarer Nähe von ▓▓▓▓ bietet sie vielfältige Möglichkeiten der Freizeitgestaltung. Alle weiterführenden Schulen befinden sich am Ort.

Weiter Informationen über unsere Einrichtung finden Sie auf unserer Homepage ▓▓▓▓. Wir bieten Ihnen einen entwicklungsfähigen Arbeitsplatz, die Vergütung nach BAT-0, Unterstützung bei der beruflichen Fortbildung, Hilfe bei der Wohnungssuche und eine attraktive Betriebliche Altersversorgung.

Wir freuen uns auf Ihre Bewerbung. Diese ist innerhalb von 4 Wochen nach Erscheinen der Anzeige an den Geschäftsführer zu richten.

Städtisches Klinikum ▓▓▓▓
Herrn Christoph ▓▓▓▓

Abb. 4.4: Annonce aus einer Fachzeitschrift: Die Anzeige ist zu textlastig, die Schrift ist zu klein und das besondere Profil wird nicht deutlich.

tion abzubilden. Das wirkt sympathisch und lädt ein, das Team kennen zu lernen. Bei den Mitarbeitern hinterlässt es den Eindruck, dass sie an der Auswahl beteiligt werden und der wesentliche Wettbewerbsvorteil sind

- Nicht jedes Foto erzielt jedoch auch die gewünschte Wirkung. So kann man nach dem Sinn von Luftaufnahmen der Einrichtung fragen, die gehäuft in Anzeigen zu finden sind
- Ein Logo, das auch sonst die Einrichtung kennzeichnet, erleichtert den Wiedererkennungseffekt
- Versuchen Sie komplizierte Fakten in Grafiken abzubilden. Maudrich (1990) schlägt beispielsweise vor, bei der Besetzung von Stabsstellen und Leitungspositionen ein Organigramm der Einrichtung mit abzudrucken
- Versuchen Sie pflegerische Aspekte für die Anzeige zu nutzen. Denkbar ist es, eine Anzeige im Sinne einer Pflegeplanung aufzubauen

(Problem: Freie Stelle, Ziel: Sie bereichern unser Team, Maßnahme: Bewerbern Sie sich unter ...).

Achten Sie darauf, dass die **Typografie,** das ist das Gesamtarrangement von Überschrift, Text und Grafik, eine Einheit bildet. Nichts ist schlimmer als detailüberladene Anzeigen, die eher verwirren als informieren.

4.1.3 Sammel- oder Einzelanzeige

In Sammelanzeigen wird der Anzeigenplatz dazu verwendet mehrere freie Stellen anzubieten. Eine Durchsicht der Stellenanzeigen in Fachzeitschriften des Jahrgangs 2002 zeigte, dass bevorzugt Universitätskliniken solche Anzeigen schalten.

Dem Vorteil der Kostenersparnis stehen aber auch einige Nachteile gegenüber. So vermitteln Sammelanzeigen den Eindruck einer hohen Personalfluktation, wenn andere Ursachen, beispielsweise die Neueröffnung eines Wohnbereichs oder einer Station, nicht deutlich gemacht werden.

Sammelanzeigen behindern eine zielgruppenspezifische Ansprache Werden in einer Sammelanzeige Personen unterschiedlicher Hierarchiestufen gesucht, so ist eine zielgruppenspezifische Ansprache kaum möglich. Man kann in einem solchen Fall nur mit den einrichtungs- statt mit stellenspezifischen Besonderheiten werben. Weiterhin ist es problematisch, wenn gleich mehrere Krankenschwestern/Krankenpfleger gesucht werden, ohne dass die Fachbereiche deutlich werden. Der Fachbereich ist bei der Wahl einer neuen Arbeitsstelle jedoch von höchster Wichtigkeit (☞ 6) und eine entsprechende Angabe daher unverzichtbar.

Haben Sie mehrere offene Stellen anzubieten, sollten Sie darüber nachdenken, durch einen Sonderdruck, z.B. als Beilage in einer Fachzeitschrift, Ihre Einrichtung und die einzelnen Stellen umfangreicher darzustellen.

Eine weitere Alternative stellen Imageanzeigen dar, die nur allgemein die Vorzüge einer Tätigkeit in Ihrer Einrichtung aufzeigen ohne konkret freie Stellen zu nennen. Von solchen Anzeigen können Sie dann beispielsweise auf Ihre Homepage verweisen, wo Interessierte konkrete Stellenangebote einsehen können. Solche Personalimageanzeigen sollen erstmal nur Interesse für eine Tätigkeit in der Einrichtung wecken.

4.1.4 Zeitlicher Ablauf

Planung, Gestaltung und Schaltung einer Anzeige sind mit einem hohen zeitlichen Aufwand verbunden. Sie können diesen Aufwand reduzieren, indem sie wichtige Vorarbeiten wie die Stellenbeschreibung oder eine Anforderungsanalyse schon ausgearbeitet „in der Tasche" haben oder die Hilfe von Experten in Anspruch nehmen. Für kurzfristige Stellengesuche stellen Zeitarbeitsfirmen (☞ 4.2.) oder Online-Jobbörsen (☞ 4.4) eine Alternative dar.

Im Einzelnen sind folgende Schritte notwendig:

- **Anforderungsanalyse.** Welche Anforderungen werden an die Bewerberin gestellt und welche der gewünschten Anforderungen werden tatsächlich in die Anzeige aufgenommen (☞ 4.1.2)
- **Gestaltung.** Wer gestaltet die Anzeige (externe Berater oder intern)? Wie hoch ist der Zeitaufwand für die Erstellung von Druckvorlagen?
- **Abgabetermine.** Der Anzeigenschluss der jeweiligen Zeitung oder Zeitschrift für die vorgesehene Auflage ist ein wichtiger Faktor, der beachtet werden muss. Bei Zeitschriften liegt er etwa 2 Wochen vor dem Erscheinungstermin. Rechnen Sie zusätzliche Zeit ein, damit sie notfalls Probedrucke der Anzeige noch korrigieren können
- **Kapazitätsplanung.** Bedenken Sie bei der Zeitplanung auch, dass zum geplanten Erscheinungstermin der Anzeige ein Ansprechpartner zur Verfügung steht und die Bewerbungen schnell beantwortet werden. Den Umfang der eingehenden Bewerbung können Sie über die Offenheit im Anforderungsprofil (☞ 4.1.1), über die Wahl des Mediums und den Anzeigenzeitpunkt beeinflussen. Überlegen Sie sich auch, ob Sie Anzeigen gleichzeitig in mehreren Medien schalten, da die breitere Streuung einen erheblichen Mehraufwand mit sich bringt
- **Zeitpunkt.** Erfahrungsgemäß haben Anzeigen in den ersten beiden Monaten des Jahres die meiste Aussicht auf Erfolg. Die geringste Resonanz erhalten Sie in der Mitte eines Quartals und in der Haupturlaubszeit (August). Da frisch examinierte Pflegekräfte meist im Frühjahr und im Herbst auf den Markt drängen, kann diese Personengruppe besonders in den Monaten März und Oktober angesprochen werden.

4.1.5 Kosten

Als Kosten fallen neben den internen Personalkosten für die Planung der Anzeige und den eigentlichen Abdruck in der Zeitung/Zeitschrift gegebenenfalls auch Kosten für externe Berater (Grafikbüros oder Werbeagenturen) an.

Alle diese Kostenpunkte können Sie variabel gestalten. Beispielsweise können Sie von den Gestaltungsideen anderer Anzeigen lernen. Sie können die grafische Gestaltung selbst machen und sparen damit die Kosten für das Grafikbüro. Sie können aber auch durch die Wahl der Zeitung oder Zeitschrift Kosten sparen.

Eine professionelle grafisch gestaltete Anzeige, in einem viel gelesenen Medium, in auffallender Größe und gut platziert hat ihren Preis.

Eine Recherche bei den größten deutschen Pflegefachzeitschriften ergab, dass die Preisspanne für eine Schwarz-Weiß-Anzeige in der Größe einer 1/8-Seite zwischen 160 und 420 Euro liegt. Für eine 1/2-seitige Anzeige müssen Sie zwischen 575 und 1100 Euro (Stand: 2003) ausgeben. Weitere Aufschläge kommen für Farbenwünsche hinzu. So kann eine vierfarbige Anzeige bis zu 75 % Zuschlag kosten.

Rabatt-Möglichkeiten können mit Zeitschriften verhandelt werden Es gibt jedoch auch umfangreiche Rabatt-Möglichkeiten. Malstaffel-Rabatte werden gewährt, wenn mehrere Anzeigen binnen eines Jahres geschaltet werden. Mengenstaffel-Rabatte ergeben sich durch die Anzahl an Seiten, die binnen eines Jahres geschaltet werden. Hier sind Rabatte bis zu 30 % möglich. Die Häufigkeit mit der eine Stellenanzeige im Laufe eines Jahres in einer Zeitung oder Zeitschrift erscheint, wird jedoch auch kritisch beäugt. Es suggeriert bei den Lesern eine hohe Personalfluktuation, die dann wiederum zu Spekulationen über die Ursache Anlass gibt.

Platzierungswünsche sind nicht bei allen Verlagen möglich und kosten in jedem Fall einen Zuschlag. Die Annahme, dass Anzeigen im linken oberen Teil der Seite eher gelesen werden, ist jedoch empirisch nicht belegt.

Eine Alternative können Beilagen oder Beihefter sein, die Ihnen eine umfassende Darstellung ermöglichen. Die Anzeigenabteilungen der Verlage sind Ihnen bei der Preisberatung behilflich und helfen eine Lösung zu finden, die Ihren Budget-Möglichkeiten entspricht.

4.1.6 Auswahl des Mediums

Ziel einer Stellenanzeige ist es, die relevante Zielgruppe zu erreichen. Dabei spielt die Auswahl des Mediums eine große Rolle. Man könnte es auch so formulieren: Die Auswahl der Medien stellt schon eine Selektion dar. Wollen Sie beispielsweise Personen erreichen, die Fachzeitschriften lesen, dann sollten Sie eher dort inserieren.

Schülerzeitungen

Die Möglichkeit in Schülerzeitungen oder Abiturzeitungen durch Berichte und konkrete Stellenanzeigen auf die Ausbildung und die Ausbildungsstätte aufmerksam zu machen, wird trotz geringer Kosten bisher kaum genutzt. In der Ansprache sollten Sie hier die Sprache und Vorstellungen der Schüler berücksichtigen. Wortgewaltige Beiträge sind hier fehl am Platz. Lassen Sie Personen zur Wort kommen, die selbst in der jeweiligen Schule waren.

Je geringer die Anzahl geeigneter Bewerberinnen in einer Region, umso ineffektiver sind Anzeigen in der lokalen Presse ### Örtliche Tagespresse

Mit Anzeigen in der örtlichen Tagespresse erreichen Sie Bewerberinnen und Kunden aus der näheren Umgebung. Eine Anzeige in der lokalen Presse macht nur dann Sinn, wenn sie aufgrund von Informationen des Arbeitsamtes sicher sein können, dass es im Verbreitungsgebiet ausreichend Pflegekräfte gibt. Die lokale Presse eignet sich auch, um auf freie Ausbildungsplätze aufmerksam zu machen. Wenn nicht die Jugendlichen selbst die Anzeigen lesen, dann die Eltern, die einen wichtigen Einfluss auf die Berufswahl der Kinder haben. Sie sollten aber auch daran denken, ältere Auszubildende, Berufsumsteiger oder Wiedereinsteiger gezielt anzusprechen. Eine Anwerbung in Gebieten mit geringeren Beschäftigungsmöglichkeiten für Pflegende ist eine sehr effektive Maßnahme. Wenn Sie beispielsweise von der Schließung einer Klinik in einer anderen Region Deutschlands hören oder aufgrund der lokalen Arbeitsmarkt-statistik von einem dortigen Überangebot an Pflegekräften erfahren, dann ist das Ihre Chance. Durch eine Anzeige in der dortigen Tagespresse können Sie Personen auch über größere Distanz anwerben. Ein solches Vorgehen setzt allerdings zwei Dinge voraus: Zum einen Kenntnisse der regionalen Beschäftigungsstruktur in der Anzeigenregion. Hier berät Sie das Arbeitsamt. Zum anderen sollten Sie Hilfen bei der Wohnraumbe-schaffung anbieten. Die drohende Arbeitslosigkeit, darf nicht die einzige Motivation sein, damit Personen in Ihre Region umziehen. Es bietet sich daher an, mit den kulturellen und landschaftlichen Vorzügen in der Umgebung der Einrichtung und Eingliederungshilfen zu werben.

Pflegefachzeitschriften

Anzeigen in Pflegefachzeitschriften sind vor allem für Fachpersonal und Leitungsaufgaben sinnvoll. Sie erreichen hiermit bundesweit Bewerbe-rinnen.

Einige Zeitschriften werden auf Kongressen kostenlos ausgegeben, was den Leserkreis erhöht. Andere Verlage produzieren eigene Messezeitun-gen, was eine besondere Selektion der Bewerberinnen erlaubt.

Mediadaten helfen bei der Auswahl des geeigneten Mediums Auf Anfrage schicken Ihnen alle Pflegefachzeitschriften so genannte Mediadaten zu, in denen Sie neben Angaben zur Auflagenhöhe und regio-nalen Unterschieden in der Anzahl der Leser auch Angaben über die soziodemographische Zusammensetzung der Leserschaft erhalten. Hier sind auch geplante Kongresszeitungen oder Sonderausgaben ausge-wiesen.

Strategisch günstig ist es, wenn Mitarbeitende Ihrer Einrichtung im re-daktionellen Teil einen Fachartikel schreiben, in dem Ihr Unternehmen genannt wird und gleichzeitig eine entsprechende Stellenanzeige aufge-geben wird. Einige Fachzeitschriften vermischen den redaktionellen Anteil auch mit Public Relation für Pflegeinrichtungen, so dass hier noch deutlicher die Einrichtung in den Vordergrund tritt.

Anzeigen sind meist im hinteren oder mittleren Anzeigenteil gebündelt. Das macht eine Differenzierung schwierig.

Überregionale Tages- oder Wochenzeitungen

Überregionale Tages- oder Wochenzeitungen spielen vor allem bei der Besetzung von Leitungsfunktionen oder Stabsstellen eine große Rolle. Sie werden vor allem von Absolventen der Fachhochschulen und Univer-sitäten gelesen.

Einige Zeitungen und Zeitschriften bieten zusätzlich zur Print-Ausgabe auch die Option, die Anzeige in die digitale Online-Jobbörse aufzuneh-men. Dies ermöglicht eine größere Streuung und einen größeren Zugriff (☞ 4.4).

Weitere Möglichkeit stellen Plakatierung an Litfasssäulen oder die Anmietung von Hinweisschildern in Bussen und Bahnen dar. Diese

Möglichkeit wird besonders häufig von Personalleasing-Firmen genutzt. Hier sollten Sie sich aber vorab überlegen, welcher Werbeträger am besten die relevanten Zielpersonen anspricht.

4.1.7 Erfolgskontrolle

Die Erfassung der Qualität und Quantität der eingehenden Bewerbungen erleichtert zukünftige Planungen

Der Erfolg einer Anzeige ergibt sich durch die Anzahl an qualifizierten Bewerbungen. Sie sollten zu jeder Anzeige erfassen, wie viele Bewerbungen eingegangen sind, welche Bewerberinnen sich hinsichtlich Alter, Region, Qualifikation und Eignung bevorzugt melden. Dies erleichtert die Planung für zukünftige Anzeigen.

Aufgrund der kritischen Analyse der Anzahl und Qualität der Bewerberinnen sollte die Anzeige evtl. verbessert werden. Die Anschreiben der Bewerberinnen, die Nachfragen in Bewerbungsgesprächen oder am Telefon, aber auch das Feedback der Mitarbeitenden können weitere wichtige Quellen sein, um Schwächen in der Anzeige aufzudecken, die man beim nächsten Mal vermeiden kann.

4.2 Personalleasing

Catherine Pott

Personalleasing, auch unter den Begriffen **Arbeitnehmerüberlassung,** Zeitarbeit oder Arbeitskräfteverleih bekannt, ist eine spezielle Form der externen Personalgewinnung. Bei bestehendem Personalbedarf, z.B. kurzfristigen Personalengpässen oder zur Besetzung befristeter Stellen, wendet sich die anfordernde Einrichtung an sog. **Zeitarbeits-/Personalleasingfirmen** und leiht sich dort für einen bestimmten Zeitraum Arbeitskräfte, sog. Leiharbeitnehmer, aus. Seit Anfang 2003 vermitteln auch **Personal-Service-Agenturen** (PSA) der Arbeitsämter Leasingkräfte (☞ 4.3).

4.2.1 Rechtliche Grundlagen

Rechtliche Grundlage des Personalleasings ist das **Arbeitnehmerüberlassungsgesetz** (AÜG – Gesetz zur Regelung der gewerbsmäßigen Arbeitnehmerüberlassung v. 07.08.1972). Daneben sind im Sozialgesetzbuch (SGB) Abschnitte enthalten, die sich mit Regelungen zur Arbeitnehmerüberlassung befassen (SGB III und SGB IV – Dritter Abschnitt). Ergänzungen und Änderungen des SGB III/IV und des AÜG sind durch das **JobAQTIV-Gesetz** (Gesetz zur Reform der arbeitsmarktpolitischen Instrumente v. 10.12.2001), das **Erste Gesetz für moderne Dienstleistungen am Arbeitsmarkt** v. 23.12.2002 und das **Zweite Gesetz für moderne Dienstleistungen am Arbeitsmarkt** v. 23.12.2002 hinzugekommen.

Die rechtliche Situation stellt sich bei der Entleihung eines Leiharbeitnehmers anders dar als bei der Einstellung eines eigenen Arbeitnehmers.
Beim Personalleasing gibt es drei Vertragspartner: Der Entleiher, das ist
der Kunde, der einen Leiharbeitnehmer sucht, um damit einen Arbeitsplatz zu besetzen. Die Zeitarbeitsfirma, die als Verleiher tätig wird und
dem Kunden Personal (Leiharbeitnehmer) zur Verfügung stellt und der
Leiharbeitnehmer, der bei Bedarf an den Entleiher (Kunden) ausgeliehen
wird. Vertragsverhältnisse bestehen zum einen zwischen Verleiher und
Entleiher und zum anderen zwischen Verleiher und Leiharbeitnehmer.
Der Entleiher und der Leiharbeitnehmer haben keine vertragliche Bindung.

Der Verleiher schließt einen Arbeitnehmerüberlassungsvertrag mit dem
Entleiher ab. Dieser Vertrag muss in schriftlicher Form vorliegen
(§ 12 AÜG). Er bezieht sich auf die Überlassung eines konkreten,
namentlich genannten Leiharbeitnehmers. Der Vertrag muss nach § 12
AÜG Aussagen enthalten über

- das Vorliegen einer Erlaubnis des Verleihers zur Arbeitnehmerüberlassung
- die vorgesehene Tätigkeit des Leiharbeitnehmers
- die dazu erforderliche Qualifikation
- Vereinbarungen über den Zeitraum der Überlassung
- den für den Leiharbeitnehmer zu zahlenden Stundensatz
- Zahlungsmodalitäten
- Kündigungsfirsten
- Haftungsansprüche.

Des Weiteren beinhaltet er Vereinbarungen über den Zeitraum der Überlassung, den für den Leiharbeitnehmer zu zahlenden Stundensatz, Zahlungsmodalitäten, Kündigungsfristen und Haftungsansprüche.

Seit 1. Januar 2004 muss der Vertrag auch Angaben über Arbeitsbedingungen und Arbeitsentgelt der vergleichbaren eigenen Arbeitnehmer des
Entleihers enthalten (Artikel 6, Erstes Gesetz für moderne Dienstleistungen am Arbeitsmarkt). Ziel des Gesetzgebers ist eine Gleichbehandlung
der Leasingkräfte, da manche Leiharbeiter in einigen Branchen geringere
Gehälter bekommen und schlechtere Arbeitsbedingungen haben als
vergleichbare Arbeitnehmer des Betriebes. Aus diesem Grund hat der
Leiharbeitnehmer nach § 13 AÜG auch einen Anspruch darauf, beim Entleiher diese Informationen zu erfragen (Artikel 6, Erstes Gesetz für
moderne Dienstleistungen am Arbeitsmarkt).

Bis Ende 2003 durfte ein Leiharbeitnehmer nur für maximal 24 aufein-
ander folgende Monate bei dem gleichen Entleiher eingesetzt werden
(Artikel 7 JobAQTIV Gesetz). Seit 2004 ist die Einsatzdauer unbegrenzt
(Artikel 6 Erstes Gesetz für moderne Dienstleistungen am Arbeitsmarkt).

Zwischen Verleiher und Zeitarbeitnehmer besteht in der Regel ein unbe-
fristeter Arbeitsvertrag mit den dazugehörigen Rechten und Pflichten.
Der Verleiher übt als Arbeitgeber des Leiharbeitnehmers auch das Direk-
tionsrecht aus. Der Entleiher ist gegenüber dem Leiharbeitnehmer jedoch

weisungsbefugt und dazu verpflichtet, die Bestimmungen des Arbeitsschutzes beim Leiharbeitnehmer anzuwenden sowie ihn über Gefahren am Arbeitsplatz und entsprechende Schutzmaßnahmen zu unterrichten (§ 11 AÜG). Bevor der Leiharbeitnehmer seine Beschäftigung beim Entleiher aufnimmt, muss der Betriebs- bzw. Personalrat des Entleihers beteiligt werden und seine Zustimmung geben (§ 14 AÜG). Die Mitbestimmung des Betriebs- oder Personalrates bezieht sich jedoch nicht auf die generelle Entscheidung einer Einrichtung, Leiharbeitnehmer einzusetzen (Mundorf, 1998). Leiharbeitnehmer sind zwar bei Personal- oder Betriebsratswahlen des Entleihers nicht wahlberechtigt oder wählbar, haben aber nach § 14 AÜG das Recht, an Betriebsversammlungen teilzunehmen oder die Sprechstunden der Arbeitnehmervertretung aufzusuchen (Mundorf, 1998).

Auch wenn der Verleiher der Arbeitgeber eines Leiharbeitnehmers ist, birgt der Einsatz von Leiharbeitnehmern für die betreffende Einrichtung als Entleiher ein Restrisiko, dessen sie sich bewusst sein sollte.

Die Zeitarbeitsfirma muss die Erlaubnis der Bundesanstalt für Arbeit zur Arbeitnehmerüberlassung besitzen

Der Entleiher sollte prüfen, ob der Verleiher die Erlaubnis der Bundesanstalt für Arbeit zur Arbeitnehmerüberlassung besitzt (§ 1 AÜG). Diese Erlaubnis wird von den zuständigen Landesarbeitsämtern ausgestellt. Sie kann auf Widerruf, auf ein Jahr befristet oder unbefristet ausgestellt sein (§ 2 AÜG). Ebenso ist es möglich, dass sie erlischt, entzogen oder nicht mehr verlängert wird (§§ 3, 4, 5 AÜG). Liegt keine Erlaubnis vor, so wird der Vertrag zwischen Verleiher und Entleiher unwirksam. Zum Schutz des Leiharbeitnehmers ist für diesen Fall in § 10 AÜG geregelt, dass damit automatisch ein Arbeitsverhältnis zwischen Entleiher und Leiharbeitnehmer zu Stande kommt. Der Verleiher ist verpflichtet, den Entleiher unverzüglich über den Wegfall, die Rücknahme oder den Widerruf der Erlaubnis zu unterrichten (§ 12 AÜG). Nimmt ein Leiharbeitnehmer ohne bestehende Erlaubnis seine Tätigkeit beim Entleiher auf, begeht auch der Entleiher eine Ordnungswidrigkeit, die mit einer Geldbuße belegt werden kann (§ 16 AÜG). Eine Ordnungswidrigkeit liegt ebenfalls vor, wenn dem Entleiher ausländische Leiharbeitnehmer ohne erforderliche Arbeitserlaubnis oder -berechtigung (§ 284 SGB III) überlassen und von ihm eingesetzt werden (§ 16 AÜG). Unter bestimmten Umständen liegt sogar eine Straftat vor, z. B. wenn gleichzeitig mehr als fünf ausländische Leiharbeitnehmer ohne Arbeitsgenehmigung für einen bestimmten Zeitraum eingesetzt werden. Als Entleiher kann man dafür mit einer Geld- oder Freiheitsstrafe belangt werden (§ 15 a AÜG).

Der Entleiher haftet wie ein selbstschuldnerischer Bürge für die Gesamtsozialversicherungsbeiträge des bei ihm eingesetzten Leiharbeitnehmers, wenn der Verleiher seiner Zahlungspflicht nicht nachkommt (§ 28e SGB IV).

Für Pflegekräfte sind Zeitarbeitsfirmen häufig nur eine Übergangslösung

Leasingkräfte im Pflegebereich möchten ihre Tätigkeit häufig nur einen begrenzten Zeitraum in dieser Form ausüben und sehen das Leiharbeitsverhältnis als eine Möglichkeit sich in Ruhe – z. B. beim Wechsel in eine andere Stadt – einen neuen Arbeitgeber zu suchen. Nach Beendigung des Arbeitnehmerüberlassungsvertrages und der Kündigung des Arbeitsvertrages durch den Leiharbeitnehmer kann es vorkommen, dass die Pflege-kraft und der ehemalige Entleiher ein reguläres Arbeitsverhältnis einge-hen möchten. Für diesen Fall haben einige Zeitarbeitsfirmen in ihren Allgemeinen Geschäftsbedingungen (AGB) festgelegt, dass eine Vermitt-lungsgebühr oder Aufwandsentschädigung zu entrichten ist. Nach einem bei Drucklegung des Buches noch nicht rechtskräftigen Urteil des Amts-gerichtes Düsseldorf (AG Düsseldorf, Az.: 25 C14262 / 00) sind solche Vereinbarungen unzulässig (www.roth-coll.de). Sie verstoßen gegen § 9 AÜG. Danach sind Vereinbarungen unwirksam, die nach dem Ende des Arbeitsverhältnisses zwischen Leiharbeitnehmer und Verleiher dem Entleiher untersagen, den Leiharbeitnehmer einzustellen bzw. dem Leih-arbeitnehmer untersagen, ein Arbeitsverhältnis mit dem Entleiher einzu-gehen.

Personalserviceagenturen sollen Arbeitslose in ein langfristiges Arbeitsverhält-nis vermitteln

Seit 1. Januar 2003 ist jedes Arbeitsamt verpflichtet, die Einrichtung mindestens einer **Personal-Service-Agentur** (PSA) sicherzustellen (§ 37c SGB III). Der Zweck dieser Agenturen ist es, Arbeitslose im Rah-men der Arbeitnehmerüberlassung auf befristete Zeit sozialversiche-rungspflichtig zu beschäftigen mit dem Ziel, dass sie von den Unterneh-men (Entleihern) in dauerhafte Beschäftigungsverhältnisse übernommen werden. Die Einrichtung der Agenturen geschieht über Verträge, welche die Arbeitsämter mit bereits bestehenden regionalen Leasingunternehmen abschließen. Nur in Ausnahmefällen dürfen die Arbeitsämter eigene Per-sonal-Service-Agenturen gründen oder eine Beteiligung an einem Zeitar-beitsunternehmen besitzen. Für den Verleih von Arbeitskräften durch die PSA gilt ebenfalls das Arbeitnehmerüberlassungsgesetz (AÜG).

4.2.2 Vor- und Nachteile

Das Personalleasing und der Einsatz von Leiharbeitnehmern ist mit Vor- und Nachteilen verbunden. Sowohl die Einrichtungsleitungen und Pfle-geteams als auch die Leiharbeitnehmer nehmen diese jeweils aus unter-schiedlichen Perspektiven wahr.

Für Pflegedienst- oder Heimleitungen, die in der Regel auch Initiatoren des Personalleasings sind, besteht der Zweck und natürlich auch der größte Vorteil darin, dass kurzfristig Personal zur Verfügung steht. Perso-nalausfälle oder ein vermehrter Arbeitsanfall können auf diese Weise auf-gefangen werden.

Leasingkräfte können kurzfristige Personalausfälle oder ein erhöhtes Arbeits-aufkommen kompensieren

Derzeit können Leasingfirmen den Bedarf der Krankenhäuser und Pfle-geeinrichtungen an Pflegepersonal meist nicht decken. Im kaufmänni-schen und gewerblichen Bereich dient Personalleasing häufig dazu, Auf-tragsspitzen abzufedern, indem z. B. der Personalbestand kurzfristig und befristet aufgestockt wird. Im Pflegebereich dagegen wird Zeitarbeit eher in Anspruch genommen, um reguläre freie Personalstellen bis zu deren Besetzung zu überbrücken.

Krankenhäuser und Pflegeeinrichtungen finden auf dem Arbeitsmarkt zurzeit wenig Fachpflegepersonal, insbesondere für den OP- und Intensivbereich. Dies trifft folglich auch für Leasingfirmen zu. Denn Zeitarbeit ist im Pflegebereich nicht so populär und im Gegensatz zu anderen Branchen und Berufszweigen auch kein notwendiges Sprungbrett, um als älterer Arbeitnehmer, Berufsanfänger oder nach dem Wiedereinstieg eine Chance zu haben, ins Berufsleben integriert zu werden. Auch sind die Verdienstmöglichkeiten und Arbeitsbedingungen (z. B. Urlaub) für Leiharbeitnehmer nicht unbedingt attraktiver als im tariflichen Bereich.

Personalleasingfirmen konkurrieren mit Ihnen um qualifizierte Arbeitskräfte Eine Auszählung der Anzeigen von Leasingfirmen im Stellenmarkt der Zeitschrift „Die Schwester/Der Pfleger" (2001/2002) hat gezeigt, dass die Anzahl der Anzeigen von Leasingfirmen innerhalb eines Jahres um 62 % zugenommen hat. In den Inseraten wird jedoch nicht um den Kunden (Entleiher) geworben, sondern es werden ausschließlich Leiharbeitnehmer gesucht.

Das Problem der Verfügbarkeit von Personalleasingkräften ist jedoch auch bei einem abgeschlossenen Arbeitnehmerüberlassungsvertrag für den Entleiher nicht gelöst. Es ist durchaus möglich, dass eine Leasingfirma bei Ausfall des überlassenen Leiharbeitnehmers, beispielsweise durch Krankheit, Urlaub oder Kündigung, keinen oder keinen adäquaten Ersatz stellen kann.

Hauptmotivation aus Sicht der Pflegenden sind die flexiblen Tätigkeiten, ohne die Bindung an eine Einrichtung Leiharbeitnehmer sind oft berufserfahrene Pflegekräfte, die flexibel einsetzbar sind und sich schnell einarbeiten können. Für OP-Personal trifft dies nur eingeschränkt zu. Hier wird mehr Zeit gebraucht, weil es viele hausspezifische Unterschiede gibt. Konflikte können entstehen, wenn Leiharbeitnehmer auf Grund ihres begrenzten Einsatzes oder aus Unsicherheit trotz ihrer vorhandenen fachlichen Qualifikation vom Team als „Hilfskraft" gesehen und mit weniger qualifizierten Tätigkeiten betraut werden oder ihnen ein eigenverantwortliches und selbstständiges Arbeiten nicht ermöglicht wird.

Leiharbeitskräfte bringen verschiedene Erfahrungen mit und können ein Innovationsschub sein Leiharbeitnehmer können die Leitung und das Pflegeteam auf „blinde Flecken" in Arbeitsabläufen aufmerksam machen. Der Einsatz von Leiharbeitnehmern ist aber auch mit rechtlichen Risiken verbunden.

Die Motivationen, sich bei einer Leiharbeitsfirma zu bewerben, sind vielfältig. Pflegekräfte nennen hier beispielsweise folgende Aspekte:
- Man lernt durch die verschiedenen Einsätze unterschiedliche Arbeitsabläufe, Pflegesysteme und spezielle Pflegemaßnahmen kennen und bleibt dadurch flexibel
- Man bekommt Kontakt zu vielen Einrichtungen und Menschen, ggf. auch in anderen Städten, und erweitert dadurch den Horizont
- Durch die Abwechslung ist es eine Tätigkeit für Personen, die „nicht in der Routine gefangen sein wollen" (Heilberufe, 2, 2002, S. 76)

Die Firma „randstad" nennt in ihrer Werbung für Leiharbeitnehmer folgende Argumente:

- Übertarifliche Bezahlung und Schichtzulagen
- Lohnfortzahlung bei Nichteinsatz, Krankheit und Feiertagen
- Verpflegungsmehraufwand und Fahrtkostenerstattung
- Vermögenswirksame Leistungen
- Betriebszugehörigkeitszulage (nach 6 oder 12 Monaten)
- 30 Tage Urlaub
- Gerätepass und Einweisung nach dem Medizinproduktegesetz (MPG)
- Fort- und Weiterbildungsmaßnahmen.

Die meisten der genannten Bedingungen sind aber an sich nicht neu, sondern entsprechen den Regelungen in Tarifverträgen (z.B. Lohnfortzahlung, vermögenswirksame Leistungen, Schichtzulagen), gesetzlichen Vorgaben (z.B. Einweisung nach MPG) und Steuergesetzen (z.B. Geltendmachung eines Verpflegungsmehraufwandes). Interessant ist dabei, in welcher Höhe und wie lange bestimmte Leistungen gezahlt werden (z.B. Lohnfortzahlung im Krankheitsfall). Attraktiv können Leasingfirmen für Pflegekräfte durch die Möglichkeit zur Vereinbarung von individuellen Arbeitszeitwünschen (Stundenumfang, Einsatz zu bestimmten Uhrzeiten, Tageszeiten oder an bestimmten Wochentagen) sein. Die Zusage und Realisierung dieser Wünsche hat aber auch für die Leasingfirmen ihre Grenzen. Da ist der Kunde, das heißt der Entleiher, der diesen Wünschen insbesondere bei Engpässen nicht entsprechen will oder kann und die Leasingfirma, die selber ein Interesse daran hat, ihren Leiharbeitnehmer kontinuierlich einzusetzen, da sie diesem auch bei Nichteinsatz den vereinbarten Lohn zahlen muss.

Erfahrungsgemäß muss für den Einsatz eines Leiharbeitnehmers ein ca. um ein Drittel höherer Bruttostundenlohn aufgewendet werden als bei einem eigenen, vergleichbar qualifizierten Mitarbeiter. Es werden jedoch nur die tatsächlich geleisteten Stunden dem Entleiher in Rechnung gestellt, Fehlzeiten durch Urlaub oder Krankheit gehen zu Lasten des Verleihers. Ebenso entfallen beim Personalleasing Kosten für die Anwerbung und Auswahl von Mitarbeitern. Der Entleiher hat jedoch keinen Einfluss auf die Personalauswahl und auch keinen Anspruch auf eine bestimmte Pflegekraft. Nur die erforderliche Qualifikation (z.B. „Krankenschwester") wird vertraglich festgelegt (☞ 4.2.1). Vor dem Einsatz findet in der Regel keine persönliche Vorstellung des künftigen Leiharbeitnehmers statt. Die Leistung ihrer Mitarbeiter können die Zeitarbeitsfirmen nicht immer beurteilen. Nicht selten sind kaufmännische Mitarbeiter, denen pflegerische Arbeitsabläufe unbekannt sind, die zuständigen Ansprechpartner und Personaldisponenten in der Zeitarbeitsfirma. In den AGB von Leasingfirmen findet sich oft der Hinweis, dass sich der Entleiher von der Eignung der eingesetzten Leasingkraft selber überzeugen muss. In manchen AGB hat dies „umgehend" oder innerhalb der ersten vier Stunden (!) nach Arbeitsaufnahme zu geschehen. Nur bis zu dieser Frist ist dann z.B. ein Austausch des Leiharbeitnehmers ohne Anrechnung der bisher geleisteten Arbeitsstunden möglich. Wie schnell ein ungeeigneter Leiharbeitnehmer ausgetauscht werden kann, ist abhängig von den vertraglich vereinbarten Bedingungen bei Nichteignung bzw. Reklamationen. Im ungünstigsten Fall ist man auf die vertragliche Kündigungsfrist angewiesen, die unterschiedlich lang ist und von 2–20 Arbeits- oder Werktagen zum letzten Arbeitstag betragen kann. Für die Pflegedienstleitung, in deren Verantwortungsbereich der Leiharbeitnehmer eingesetzt wird, ist auf Grund der fehlenden Einflussnahme auf die Auswahl der Leasingkraft das Gefühl, „die Katze im Sack" zu kaufen, nicht auszuschließen.

Die Leasingfirma sollte regelmäßig erreichbar sein

Nachteilig wirkt sich für den Entleiher aus, wenn die Leasingfirma oder der zuständige Personaldisponent nur zu bestimmten Zeiten oder schwierig erreichbar ist. Auf Grund der Vertragsbedingungen und des rechtlichen Status' des Leiharbeitnehmers sind viele Entscheidungen nur nach Absprache mit dem Verleiher möglich, z. B. Einsatz an Sonn- und Feiertagen oder Wechsel des Arbeitsbereiches.

Erfahrungsgemäß sind Leiharbeitnehmer in Pflegeteams willkommen und die notwendige Unterstützung wird gerne angenommen. Leasingkräfte sind meist offen und bringen ihre Erfahrungen aus verschiedenen Fachbereichen ein, von denen auch das Pflegeteam profitiert. Im Gegensatz zu den eigenen neu eingestellten Personen stehen Leasingkräfte nicht unter dem Druck einer Probezeit. Sie können ihre Kenntnisse und Ideen unbefangen einbringen, während fest angestellte Mitarbeiter in dieser Hinsicht oft zurückhaltend sind und sich eher abwartend verhalten, aus der Angst heraus etwas „falsch" zu machen. Erfahrene Leasingkräfte können viele Tätigkeiten sofort übernehmen. Ihre Nachfragen erfolgen sehr gezielt und beschränken sich auf Teilaspekte, die in Häusern unterschiedlich gehandhabt werden. Die Einarbeitung von Leasingkräften wird aber von Pflegeteams – nach deren eigenen Aussagen – manchmal vernachlässigt. Dies hängt mit der Unsicherheit über die Einsatzdauer und der Gewissheit zusammen, dass der Leiharbeitnehmer nicht lange oder auf Dauer bleiben wird.

Die fehlende Teamintegrität ist einer der wesentlichsten psychologischen Nachteile von Leiharbeitern

Die Flexibilität von Leiharbeitnehmern hat manchmal ihre Grenzen, wenn sie beispielsweise das gewohnte moderne Material nicht vorfinden oder sich an Arbeitsabläufe anpassen sollen. Pflegeteams bemerken aber auch, dass sie selber unflexibler gegenüber der Leihkraft sind, je besser ihr Team funktioniert. Ein ständiges Verglichenwerden mit anderen Häusern und die Darstellung von vorgefundenen Mängeln als hausspezifische Gegebenheiten („anderswo gibt es das nicht") durch die Leasingkraft, drückt die Stimmung in einem Team. Problematisch ist es, wenn Pflegedienstleitungen ungenügende oder falsche Informationen über die fachlichen Kenntnisse der Leiharbeitnehmer erhalten haben und diese an das Team weitergeben. So kann sich z. B. die vermeintliche Intensivfachweiterbildung einer Leasingkraft tatsächlich als eine kurze Berufserfahrung in der Intensivpflege herausstellen. Auch fehlen Stationsleitungen z. T. Informationen über Vereinbarungen, die ein Leiharbeitnehmer bezüglich seiner Arbeitszeit mit seiner Leasingfirma getroffen hat. Bei der Dienstplangestaltung vor Ort macht die Leasingkraft dann darauf aufmerksam, dass Urlaub ansteht oder bestimmte Dienstzeiten oder -rhythmen vorgesehen sind. Wenn die Pflegedienstleitung diese Informationen nicht erhalten hat, geht Zeit verloren, weil Rückfragen beim Entleiher erforderlich sind. Unfrieden entsteht im Team, wenn Leasingkräfte bestimmten Arbeiten ausweichen oder sich bestimmte Tätigkeiten heraussuchen. Es wurde auch die Erfahrung gemacht, dass manche Leihkräfte sich gerne mit ihrem überdurchschnittlichen Verdienst hervortun. Dies führt zu Frustrationen bei den anderen Teammitgliedern, insbesondere dann, wenn sie keinen Unterschied in der Leistung sehen.

Die Vor- und Nachteile beim Einsatz von Leasingkräften sind in Tabelle 4.5 nochmals zusammengefasst.

Vorteile	Nachteile
• Kurzfristige und flexible Verfügbarkeit von Pflegepersonal • Bezahlung nur für geleistete Arbeitsstunden • Keine Kosten für Personalausfallzeiten (Krankheit, Urlaub usw.) • Keine Kosten für Personalanwerbung, -auswahl und -verwaltung, Fort- und Weiterbildung • Schnelle Einarbeitung bei (berufserfahrenen) Leasingkräften möglich • Neue Ideen und Sichtweisen von außen können eingebracht werden • Leiharbeitnehmer, die auf der Suche nach einer neuen Stelle sind, zeigen evtl. Interesse an einem Wechsel zum Entleiher	• Personalbedarf kann in dem gewünschten Umfang (Einsatzdauer, Verfügbarkeit, Qualifikation) nicht immer gedeckt werden • Bruttostundenlohn ist ca. $1/3$ höher als bei eigenen Mitarbeitern • Gesetzlich verankerte Mitverantwortung bzw. -haftung des Entleihers, auch für Versäumnisse des Verleihers, z.B. Erlaubnis zur Arbeitnehmerüberlassung, Arbeitsschutz, Abführung Sozialversicherungsbeiträge • Kein Direktionsrecht gegenüber dem Leiharbeitnehmer • Kein Einfluss auf die Auswahl eines Leiharbeitnehmers • Rechtlicher Status und die einzelnen AGB bedingen viele Absprachen mit dem Verleiher • Probleme bei der Integration in ein Pflegeteam möglich • Abweichende Bezahlung oder Arbeitszeiten der Leasingkraft im Vergleich zu den Bedingungen der eigenen Einrichtung kann zu Spannungen im Team führen

Tab. 4.5: Vor- und Nachteile des Personalleasings.

Checkliste zur Auswahl einer Personalleasingfirma

Um bei der Auswahl einer Personalleasingfirma die beschriebenen rechtlichen Risiken (☞ 4.2.1) zu reduzieren, finden Sie hier eine Checkliste, die Ihnen bei der Auswahl eines seriösen und geeigneten Verleihers helfen soll. Es empfiehlt sich Angebote und Informationsschriften von mehreren Personalleasingfirmen einzuholen, um Vergleiche anzustellen.
• Liegt eine gültige Erlaubnis zur Arbeitnehmerüberlassung vor?
• Ist sie unbefristet, befristet oder mit Auflagen verbunden?
• Kann die Firma so genannte Unbedenklichkeitsbescheinigungen von Sozialversicherungsträgern, Finanzamt und Berufsgenossenschaft vorlegen und damit die regelmäßige Erfüllung ihrer Zahlungs- und Meldepflichten nachweisen?

- Ist das Unternehmen Mitglied des Bundesverbandes Zeitarbeit Personal-Dienstleistung e.V. (BZA) oder ist es im Besitz eines anerkannten Gütesiegels (Zertifizierung)?
- Für welche Branchen oder Berufe bietet die Firma Personal an? Gibt es den Schwerpunkt Pflegeberufe?
- Existieren Referenzen von anderen Einrichtungen?
- Sind die Allgemeinen Geschäftsbedingungen (AGB) akzeptabel?
- Sind die Kündigungsfristen angemessen und für die Situation der eigenen Einrichtung und den Planungsspielraum praktikabel?
- Welche Kündigungsfristen sind für den Arbeitnehmerüberlassungsvertrag festgelegt?
- Welche Stundensätze werden für welche Qualifikation zu Grunde gelegt?
- Gibt es einen festen Ansprechpartner mit Fachkompetenz im Pflegebereich? Ist auch außerhalb der üblichen Bürozeiten jemand erreichbar?
- Wie wird das Personal ausgewählt?
- Welche Qualifikation hat der potenzielle Leiharbeitnehmer?

Adressen von Personalleasing/-Zeitarbeitsfirmen finden Sie im Serviceteil des Buches (☞ Anhang B). Sie sind auch über den Bundesverband Zeitarbeit Personal-Dienstleistung e.V. (BZA), die Interessengemeinschaft Zeitarbeit e.V. (IGZ), den Stellenmarkt von Fachzeitschriften und aus Branchentelefonbüchern erhältlich. Informationen zu den Personal-Service-Agenturen können Sie über das örtliche Arbeitsamt erfragen.

4.3 Personalvermittlung

Catherine Pott

Personalvermittler bieten sowohl Arbeitgebern die Vermittlung von Personal als auch Arbeitnehmern die Vermittlung von Stellen an. Sie stellt den Kontakt zwischen Bewerberinnen und potenziellen Arbeitgebern her. Die Entscheidung für die Auswahl und Einstellung einer Bewerberin liegt beim Arbeitgeber.

Es gibt zwei Möglichkeiten der Personalvermittlung: Die **staatliche Arbeitsvermittlung** durch die Bundesanstalt für Arbeit und **private Personalvermittlung** durch Personalberatungsfirmen oder Personaldienstleister. Unterschiede bestehen im Leistungsspektrum der beiden Anbieter. Sie sehen sich aber nicht als Konkurrenz, sondern als gegenseitige Ergänzung und kooperieren miteinander. Dies zeigt sich unter anderem in folgenden Punkten:
- Die Bundesanstalt für Arbeit (BA) und der Bundesverband Personalvermittlung e.V. (BPV) haben eine gemeinsame Informationsbroschüre für Arbeitnehmer zum Thema Arbeitsplatzsuche (BA/BPV 2002) herausgegeben

- Arbeitslose haben Anspruch auf einen Vermittlungsgutschein (SGB III § 421g), der bei einem privaten Personalvermittler eingelöst werden kann
- Es ist das Aufstellen von Informationsständen in Arbeitsämtern geplant, auf denen sich Privatvermittler präsentieren können („Personalvermittler lösen erst sechs Gutscheine ein", in: Frankfurter Rundschau, 7. Mai 2002).

Staatliche Personalvermittlung

Trotz Wegfalls des Monopols ist die Bundesanstalt für Arbeit der größte Stellenvermittler

Die Bundesanstalt für Arbeit ist der größte Dienstleister im Bereich der Personalvermittlung (Morchner, 2001). Sie verfügt durch die örtlichen Arbeitsämter über ein dichtes Netz an Geschäftsstellen und hatte bis 1994 ein staatliches Monopol in Bezug auf Arbeits- bzw. Personalvermittlung. Vermittelt werden alle Berufsgruppen und jede Arbeitssuchende, unabhängig davon, ob sie in einem Arbeitsverhältnis steht oder arbeitslos ist. Das komplette Angebot und der Service der Arbeitsämter ist sowohl für die Stellensuchende als auch für den potenziellen Arbeitgeber kostenlos.

Für Arbeitgeber bieten sich verschiedene Möglichkeiten: Im **Stellen-Informations-Service (SIS),** einer Datenbank, können Stellenangebote aufgenommen werden. SIS ist in den örtlichen Arbeitsämtern an PC-Plätzen abrufbar oder kann online von jedem PC mit Internetanschluss aufgerufen werden. Im **Arbeitgeber-Informations-Service (AIS),** ebenfalls eine Datenbank mit den gleichen Zugangsmöglichkeiten wie SIS, sind Stellengesuche von Arbeitssuchenden gespeichert. Als Printmedium steht der Stellen- und Bewerberanzeiger „Markt + Chance" zur Verfügung. Arbeitgeber können darin ihr Stellenangebot veröffentlichen und Arbeitssuchende ihr Bewerberprofil. Die Anzeigen sind ohne Nennung des Firmen- oder Bewerbernamens, die Kontaktaufnahme zwischen Arbeitgeber und Bewerber erfolgt über das Arbeitsamt. Vor der Vermittlung überprüft das Arbeitsamt die Eignung gemäß den vom Arbeitgeber bzw. der Bewerberin formulierten Wünschen (www.arbeitsamt/service). „Markt + Chance" kann kostenlos abonniert werden oder von den Internetseiten des Arbeitsamtes herunter geladen werden.

Im **Ausbildungs-Stellen-Informations-Service (ASIS)** kann ein Unternehmen Ausbildungsstellen anbieten. Da Pflegeausbildungen keine duale Ausbildung nach dem Berufsbildungsgesetz (BBiG) sind, sind sie unter der Rubrik „Schulische Ausbildungsangebote" zu finden und man wird von ASIS automatisch in die KURS Datenbank weitergeleitet.

Daneben bietet die Bundesanstalt für Arbeit spezielle Vermittlungsbörsen, z.B. für Ingenieure, Fachpersonal im IT-Bereich, jedoch nicht für pflegerische Berufe. Die Suchmasken in der Datenbank SIS und AIS erlauben jedoch die Suche nach Kinderkranken-, Alten- und Krankenpflegekräften mit Fachweiterbildungen.

Seit März 2002 ist die Akquisition von Pflegekräften aus Kroatien und Slowenien erleichtert

Seit März 2002 bietet die Zentralstelle für **Arbeitsvermittlung (ZAV)** die Vermittlung von Krankenpflegepersonal aus Kroatien und Slowenien nach Deutschland an. Diese Vermittlung beruht auf einem Abkommen zwischen der Bundesrepublik und den genannten Ländern und dient dazu

„... Bedarfslücken des deutschen Arbeitsmarktes zu decken" (BA/ZAV 2002, S. 2). In diesem Abkommen ist genau festgelegt, welche Voraussetzungen sowohl die kroatischen und slowenischen Bewerberinnen als auch die deutschen Arbeitgeber erfüllen müssen. Informationen hierzu sind in dem von der ZAV herausgegebenen „Merkblatt zur Vermittlung von Krankenpflegepersonal nach Deutschland. Hinweise für Bewerber und Arbeitgeber" enthalten.

Private Personalvermittlung

Private Personalvermittler bieten ein vielfältiges Angebot an Dienstleistungen für Arbeitgeber an. Abhängig von ihrem eigenen Leistungsspektrum und Know-how erstellen sie entsprechend den Wünschen und Bedürfnissen des Auftraggebers Anforderungs- und Stellenprofile, konzipieren Stellenanzeigen, suchen aktiv nach Bewerberinnen, führen eine Vorauswahl durch, bieten telefonischen Erstkontakt zu Bewerberinnen und unterstützen oder führen die Bewerberauswahl durch, z.B. mittels Tests, Assessment-Center und Vorstellungsgesprächen. Sie beraten auch bei der Auswahlentscheidung und Vertragsgestaltung (Dincher & Gaugler, 2000).

Die Einschaltung eines externen Personalvermittlers ist mit hohen Kosten verbunden. Weiterhin geht die Eigenständigkeit in der Auswahlentscheidung verloren, wenn die Personaldienstleister die Vorauswahl durchführen. Der Einfluss intuitiver Auswahlkriterien, der für die Passung zwischen Organisation und Mitarbeitenden so bedeutsam ist, wird so minimiert. Diesen Nachteilen stehen aber auch einige Vorteile gegenüber:

- Gerade bei Leitungsfunktionen kann es ratsam sein, Stellen nicht selber auszuschreiben. Eine anonyme Rekrutierung kann Sinn machen, wenn die Konkurrenz nichts über häufige Personalwechsel erfahren soll
- Auswahl und Anwerbung sind zeit- und personalintensive Aufgaben, die nicht durch alle Einrichtungen vorgehalten werden können. Durch das Outsourcing können Ressourcen eingespart werden
- Personaldienstleiter haben das entsprechende Know-how zur Anwerbung und Auswahl, allerdings fehlt ihnen im Bereich der Pflege manchmal branchentypisches Wissen.

Grundsätzlich verfolgen Personalberater drei verschiedene Suchoptionen.

- Briefkastenauftrag: Die Stellenanzeige erscheint unter dem Namen des Personaldienstleisters, ohne das der Auftraggeber erscheint
- Anzeigengestütze Suche: Der Personalberater schaltet mit namentlicher Nennung der Einrichtung eine Anzeige, übernimmt die Durchsicht der Bewerbungsunterlagen und trifft eine Vorauswahl für die Firma.
- Direktansprache (Headhunting): Diese Form wird meist bei Leistungskräften oder sehr qualifizierten Fachkräften gewählt. Personen, die mit entsprechender Eignung im Nachbarunternehmen beschäftigt sind, werden persönlich durch die Personalvermittler angesprochen (☞ 4.5).

Das Honorar für die Personalvermittlung wird zwischen dem Auftraggeber und dem Vermittler frei verhandelt. Üblich ist ein Vielfaches des monatlichen Bruttogehaltes der vermittelten Stelle. Auf Grund der Änderung der Rechtslage im März 2002 dürfen Personalvermittler nun auch vom Arbeitssuchenden ein Honorar verlangen. Hierbei sind Obergrenzen festgelegt (SGB III §§ 421g, 296). Neu ist auch, dass Personalvermittler keiner Erlaubnis mehr durch die Bundesanstalt für Arbeit bedürfen.

Private Personalvermittler sind häufig auf bestimmte Branchen oder Berufs- bzw. Personengruppen spezialisiert. Dabei lagen einer repräsentativen Umfrage zufolge im Jahre 1999 die Bereiche Datenverarbeitung und Informationstechnologie ganz vorne, ebenso die Vermittlung von kaufmännischem Personal und Führungskräften (Dincher & Gaugler, 2000). Das Gesundheits- und Sozialwesen und speziell die Pflegeberufe werden nicht erwähnt.

Trotzdem ist die private Personalvermittlung im Pflegebereich nicht unbekannt. Für die Vermittlung von Pflegepersonal in die Schweiz wird seit vielen Jahren in Fachzeitschriften geworben, zunehmend auch für Großbritannien, Saudi-Arabien, die Niederlande und Skandinavien.

Personaldienstleister kombinieren Personalleasing- und Personalvermittlungs-Leistungen

Daneben bieten Personaldienstleister auch eine Kombination von Personalleasing und -vermittlung an. Dabei wird vereinbart, dass der zukünftige Arbeitgeber den für ihn gesuchten Arbeitnehmer erst in einem Leiharbeitsverhältnis unverbindlich testen kann und ihn nach positivem Eindruck übernimmt. In diesem Fall muss dann eine Vermittlungsgebühr entrichtet werden.

4.4 E-Recruiting

Catherine Pott & Bernd Reuschenbach

Personalanwerbung und -auswahl im Internet = E-Recruiting

Die Nutzung des Internets zur Rekrutierung von Personal, im Fachjargon E-Recruiting genannt, ist heutzutage nicht mehr wegzudenken. In Deutschland sind nach Erhebungen des Statistischen Bundesamtes aus dem Jahre 2001 27 % der Haushalte vernetzt. Eine Erhebung zeigt, dass der Anteil von Frauen unter den Internetnutzern bei 40 % liegt und stetig steigt (Fittkau & Maaß, 2003, siehe www.w3b.de). Im Vergleich zu früheren Jahren hat sich der Anteil von Nutzern mit Haupt- und Realschulabschluss deutlich erhöht. Es dominiert die Gruppe der 19- bis 39-Jährigen. Diese Zahlen verdeutlichen die typischen Nutzergruppen und belegen: Gerade für die Anwerbung von Auszubildenden ist das Internet ein ideales Medium.

Der hohe Anteil von Frauen und Auszubildenden unter den Internetnutzern ist für die Akquisition hilfreich

Es befinden sich knapp 47 % aller Internet-Nutzer in einem Ausbildungsverhältnis oder sind im Lehrbereich tätig. Deshalb kann das Internet auch gut zur Anwerbung frisch examinierter Pflegefachkräfte genutzt werden.

Pflegespezifische Statistiken
zur Internetnutzung fehlen Leider fehlt es zwar noch an pflegespezifischen Statistiken zur Internetnutzung, es ist aber davon auszugehen, dass Bewerberinnen immer häufiger Informationsangebote über Pflegeeinrichtungen und Ausbildungsstätten abfragen.

Nach einer europaweiten Untersuchung des Forschungsinstituts „Forrester Research" sind zwar für 62 % der Befragten die klassischen Printmedien noch immer erste Wahl, wenn es um die Suche nach Stellenangeboten geht, aber immerhin haben „84 % der Internetnutzer in Europa das Web mindestens schon einmal für karrierebezogene Informationen oder Hilfen in Anspruch genommen" (Furkel, 2002, S. 46). Bei der Nutzung des Internets zur Stellensuche gibt es allerdings nicht nur starke Länderunterschiede (beispielsweise ist die Nutzung in der Schweiz deutlich intensiver), sondern auch Branchenunterschiede. Bevorzugt wird das Internet zur Akquisition von Führungskräften und IT-Spezialisten eingesetzt.

Zur Anwerbung sind drei Maßnahmen von besonderer Bedeutung:
- Darstellung der Einrichtung im Internet (☞ 4.4.1)
- Einrichtung von Stellenbörsen auf der eigenen Homepage (☞ 4.4.2)
- Nutzung allgemeiner und branchenspezifischer Online-Stellenbörsen (☞ 4.4.3).

Im Folgenden werden alle drei Aspekte getrennt dargestellt. In der Praxis ist es sinnvoll, diese Maßnahmen zu verbinden. So kann man beispielsweise in einer allgemeinen Stellenbörse auf die eigene Homepage verweisen, damit weitere Informationen über die Einrichtung und die offene Stelle abgerufen werden können.

4.4.1 Darstellung von Einrichtungen im Internet

Der Internetauftritt kann
als Visitenkarte einer Ein-
richtung bezeichnet werden Der Internetauftritt vermittelt einen ersten Eindruck über das Unternehmen und dient im Wettbewerb zur Unterscheidung von anderen Einrichtungen. Die Präsentation des Unternehmens ist nicht nur eine wichtige Informationsquelle für Patienten oder Bewohner, sondern auch für Bewerberinnen, um sich ein Bild vom Profil (z. B. Leistungsspektrum, Serviceangebot, Leistungskennzahlen, Pflegeleitbild und Selbstverständnis) der Einrichtung machen zu können.

Eine Internetseite allein macht allerdings noch kein innovatives Personalmarketing aus, denn es muss die Frage vorausgehen: Was führt Personen überhaupt auf die Seite? Eine Steuerung der Zugriffe ist durch entsprechende Schlüsselwörter, so genannte Meta-Tags oder durch Verweise aus Printmedien (Flyer, klassische Stellenanzeigen, Fachpublikationen) möglich. Darüber hinaus werden überwiegend Bewerberinnen die Internetseiten besuchen, denen die Einrichtung namentlich bekannt ist und die Webadresse daraus ableiten oder die sie über ein Webportal (z. B. www.kliniken.de, www.google.de) gezielt suchen. Bei der Besetzung von Leitungs- und Lehrfunktionen und Fachpflegepersonal kann dieser potenzielle Personenkreis zu klein sein. Hier bietet es sich an, gezielt eine Online-

Stellenbörse in Anspruch zu nehmen (☞ 4.4.3), die dann auf die entsprechenden Seiten verweist.

Das E-Recruiting muss in ein ganzheitliches Personalmarketing eingebunden sein

Für Bewerberinnen sind die Internetseiten einer Einrichtung deshalb interessant, weil sie oft Informationen erhalten, die über die anzeigenüblichen Standardinformationen, z.B. Bettenzahl und Angaben zu den vorhandenen Abteilungen, hinausgehen. Aus Sicht der Interessenten können diese Informationen zur Vorbereitung auf das Vorstellungsgespräch (☞ 8.2) dienen.

Aber auch Personen, die beispielsweise
* auf Grund von mehreren Stellenangeboten oder durch Initiativ- oder Blindbewerbungen viele Wahlmöglichkeiten haben
* konkrete Vorstellungen über ihre zukünftigen Arbeitsbedingungen und das Arbeitsumfeld haben
* sich aus einer gesicherten Position heraus und ohne Zeitdruck bewerben, um ihre Arbeitsbedingungen zu verbessern

können die Informationen zur gezielten Selektion ihres potenziellen Arbeitsplatzes nutzen.

Derzeit liegen **zwei Studien** zum Online-Angebot von Krankenhäusern vor. Zur Internetpräsenz von Altenpflegeeinrichtungen oder ambulanten Diensten fehlen entsprechende bundesweite Erhebungen.

Eine Projektstudie der **Evangelischen Fachhochschule Berlin** zur „Gestaltung der Internet-Präsenz eines Krankenhauses" (Transfer-Project, 2002) zeigt den großen Nachholbedarf, wenn es darum geht, sich mit dem Angebot zu positionieren und von der Konkurrenz abzugrenzen. In der Untersuchung wurden 134 Krankenhäuser anhand von 184 differenzierenden Merkmalen untersucht.

90 % der Internetseiten beinhalten keine Informationen über die Organisationsstruktur der Einrichtung, z.B. in Form eines Organigramms. 16 % machen keine Angaben zu ihrer Trägerschaft und nur 64 % nennen ihre Rechtsform. Das vollständige Leitbild oder Teile daraus werden von 32 % der Häuser wiedergegeben und die Unternehmensziele nur von 23 % der ausgewerteten Krankenhäuser.

Studien belegen: Homepages von Krankenhäusern weisen Mängel gegenüber anderen Branchen auf

Hinsichtlich pflegerelevanter Leistungsmerkmale wurde nur kontrolliert, ob ein Pflegemodell oder ein Pflegekonzept dargestellt wird. Dies war bei 14 % der Krankenhäuser der Fall.

In einem Projekt der Fachhochschule Münster – Fachbereich Betriebswirtschaftslehre – wurden 222 Kliniken ausgewählt. 16 % hatten noch keine funktionierende Internetpräsenz. Zur Bewertung der Krankenhäuser wurde ein Kriterienkatalog mit 134 Kriterien erstellt. Das Projekt identifizierte als Testsieger das Universitätsklinikum Benjamin Franklin in Berlin. Obwohl die Seite einige Mängel aufweist herrscht hier (www.medizin.fu-berlin.de) eine große Informationsdichte. Es dominiert die Darstellung medizinischer Fakten. Den zielgruppenspezifischen Informationswünschen wird hier nicht ausreichend Rechnung getragen. Aus Sicht des Personalmarketings ist die Seite nicht brauchbar.

In beiden Studien gibt es weitere „best practice"-Beispiele, die mit den Ansätzen eines modernen E-Recruiting nicht kompatibel sind.

Bisherige Bewertungsmaßstäbe für Einrichtungen des Gesundheitswesens werden der Pflege nicht gerecht

Zusammenfassend machen die Ergebnisse folgendes deutlich:

- Eine Bewertung der Internetseiten wird bisher nur aufgrund der Informationsdichte vorgenommen
- Die Gewichtung einzelner Aspekte ist willkürlich. Es liegt in der Natur der Sache, dass es nicht **die** beste Seite geben kann, da es unterschiedliche Zielgruppen-Erwartungen gibt. Für den Blickwinkel der Pflegenden und der Bewerberinnen sind die derzeitigen Bewertungsmaßstäbe und damit das Ranking nicht geeignet
- Die Brauchbarkeit einer Internetseite kann nicht nur auf Grund der Informationsfülle und der Nutzungsmöglichkeiten beurteilt werden. Die Usability, d.h. die Leichtigkeit mit der passende Informationen gefunden werden, wäre ein besserer Maßstab für die Brauchbarkeit.

Empfehlungen für die Homepage

Aus den Studien können folgende konkrete Empfehlungen abgeleitet werden, um den Bedürfnissen der Pflege und der Bewerberinnen gerechter zu werden.

1) Die Pflege sollte gegenüber medizinischen Aspekten gleichberechtigt dargestellt werden. Sicher wird die Seite bevorzugt von Kunden besucht, die sich über die medizinischen Möglichkeiten oder Serviceleistungen der Einrichtung informieren wollen. Im Zuge der Professionalisierung der Pflege macht es aber Sinn, wenn eine Einrichtung auch mit den pflegerischen Leistungen auftritt. Es ist diskussionswürdig, ob die Vita eines Chefarztes auf den Internetseiten mehr zum Marketing beiträgt als besondere pflegerische Konzepte.

Zielgruppespezifische Internetseiten sind empfehlenswert

2) Unabhängig vom Stellenwert der Pflege sollte versucht werden, dem Informationsbedürfnis der Bewerberinnen gerecht zu werden. Es ist durch anwendungsfreundliche Navigationsleisten auf der Startseite möglich, Personen aus der Pflege, der Medizin, zufällige Besucher und Patienten/Bewohner gezielt zu den Seiten zu lenken, die für sie interessant sind.

3) Die Möglichkeiten des Mediums Internet sollten verstärkt genutzt werden. Hierbei ist insbesondere an die verschiedenen Kommunikationsmöglichkeiten (Chat, Newsletter) und den Einsatz von multimedialen Elementen zu denken.

4) Stellenweise fehlt den Seiten der Informationswert, d.h. es werden allgemeine Informationen vermittelt, die wenig dazu geeignet sind, das besondere Profil der Einrichtung darzustellen. Für Pflegekräfte können bei der Entscheidung für eine Bewerbung oder Zusage Faktoren wie die Aus-, Fort- und Weiterbildungsmöglichkeiten, das praktizierte Pflegesystem und Arbeitszeiten eine Rolle spielen. Die Erfahrung zeigt aber, dass sich die Informationen über den Pflegebereich häufig auf den Namen der Pflegedienstleitung und allgemeine Aussagen zur Pflege beschränken. Diese Informationen sind eher für Kunden (Patient/Bewohner) relevant

und die meisten Fakten sind beliebig zwischen verschiedenen Einrichtungen austauschbar. Sie geben in den meisten Fällen nicht wieder, was in einem Haus tatsächlich an Strukturen, Konzepten und Aktivitäten im Pflegebereich vorhanden ist. So besteht das Risiko, dass potenzielle Bewerberinnen die Schlussfolgerung ziehen, dass Dinge, die nicht genannt werden, auch nicht vorhanden sind. Die Gefahr von allgemeingültigen und wenig aussagekräftigen Seiten ist besonders dann gegeben, wenn der Internetauftritt von einer externen Firma nach einer Mustervorlage und ohne Beteiligung der Verantwortlichen und Fachkräfte aus den jeweiligen Abteilungen gestaltet wird.

Checkliste zum Internetauftritt
Zielgruppe Bewerberinnen

Welche Informationen könnten für Bewerberinnen im Pflegebereich interessant sein und sollten daher feste Bestandteile des Internetauftritts werden?
- Pflegeleitbild
- Pflegesystem und -organisation
- Pflegeorganigramm mit Leitungen und Stabsstellen
- Informationen zur Krankenpflegeschule
- Umfang und Art der praktischen Anleitung von Auszubildenden
- Darstellung von Facharbeiten, Publikationen
- Interne Fortbildungsmöglichkeiten, evtl. mit der Möglichkeit einen Fortbildungskalender herunterzuladen
- Weiterbildungslehrgänge und -möglichkeiten
- Regelungen zur Teilnahme an internen/externen Fort- und Weiterbildungen
- Abgeschlossene oder laufende Projekte im Pflegebereich oder auf einzelnen Stationen
- Aufstiegschancen
- Arbeitszeiten
- Standards/Handlungsrichtlinien
- Möglichkeiten zur Beteiligung an Arbeitsgruppen, Projekten
- Einarbeitungskonzepte (Einführungstag, Einarbeitungsmappe)
- Ausstattung der Arbeitsplätze (incl. Pflegehilfsmittel)
- Vorhandenes Dokumentationssystem
- Ergebnisse von Kunden- und Mitarbeiterbefragungen
- Informationen zum therapeutischen Team und deren Zusammenarbeit
- Größe der Stationen/der Wohnbereiche
- Bilder vom Pflegeteam der einzelnen Stationen können das Angebot auflockern und vermitteln mehr als Worte
- Informationen zu Bewerbungsmöglichkeiten und den Anforderungen für Bewerbungen
- Stellenangebote.

Zielgruppe Mitarbeitende

Unabhängig vom Arbeitsbereich Pflege sind für alle potenziellen Beschäftigten Informationen zu folgenden Themen wichtig:

- Unternehmensleitbild und -ziele
- Mitarbeiterbefragungen
- Wohnmöglichkeiten bzw. Unterstützung bei der Wohnungssuche
- Anbindung an öffentliche Verkehrsmittel (Wochenende/Schichtzeiten)
- Verpflegungsmöglichkeiten/Wahlessen
- Weitere Serviceleistungen, z.B. Kinderbetreuung, verbilligter Apothekeneinkauf, Betriebssport
- Anfahrtsskizze
- Hinweis auf Parkmöglichkeiten.

Zielgruppe Auszubildende

Für die Bewerberinnen um einen Ausbildungsplatz sind weiterhin folgende Informationen interessant:

1) Informationen zur Ausbildung
- Informationen zu den Inhalten und zur Dauer der Ausbildung
- Besonderheit der Pflegeausbildung gegenüber anderen Ausbildungsberufen
- Besonderheiten der Ausbildung an dieser Schule, z.B. besonderes Mentorenkonzept, internationaler Austausch etc.
- Berufschancen allgemein und in der Einrichtung
- Was ist aus Ehemaligen geworden?
- Wie kann es nach der Ausbildung weitergehen?
- Laufende und vergangene Schulprojekte
- Ausbildungsvergütung
- Arbeits- und Unterrichtszeiten.

2) Informationen zur Bewerbung
- Vorrausetzungen für die Ausbildung
- Erwartungen an die Bewerberinnen: Was muss man mitbringen? Welche Eigenschaften und Kompetenzen sind wichtig?
- Wie geht es weiter, wenn man seine Unterlagen eingereicht hat und man eine Einladung zum Auswahlverfahren erhalten hat?
- Erlebnisschilderungen zum Auswahlverfahren und zur Ausbildung von jetzigen Auszubildenden
- Welche Möglichkeiten gibt es, wenn man nicht genommen wird? Kann man sich nochmals bewerben? Bieten sich andere pflegerische Berufe an?
- Ergebnisse von Befragungen zum Erleben der Auswahlsituation
- Ansprechperson für offene Fragen.

3) Informationen zur Ausbildungsstätte
- Bilder der Klassenräume
- Bilder der Lehrkräfte
- Bilder der Ausbildungskurse
- Bilder vom Wohnheim
- „Mehrwert" der Ausbildungsstätte, wie Freizeitaktivitäten, außerschulische Aktivitäten (Kursfahrten, Partys, sonstige Veranstaltungen, evtl. mit Bildern)
- Umgebung (Stadt- und Kulturinformationen)
- Ausstattung mit Internet-Arbeitsplätzen

4) Kontaktmöglichkeiten
- Email-Adresse
- Ansprechpartner
- Fax und Telefon
- Postadresse
- Newsletter
- Chat (ein Chat mit Auszubildenden zu festen Zeiten scheint gerade unter dem Aspekt der „Realistischen Tätigkeitsvorschau" günstig ☞ 7.2)
- Gästebuch
- Möglichkeit, per Eingabemaske weitere schriftliche Infos anzufordern.

Erst durch diese vielfältigen Informationen wird für die potenziellen Bewerberinnen deutlich, was eine Einrichtung zu bieten hat.

Die Internetpräsenz sollte das besondere Profil als Stellenanbieter verdeutlichen In Bewerbungsgesprächen ist meistens nicht die Zeit vorhanden, um auf alle Leistungen und Strukturen hinzuweisen oder danach zu fragen. Bei der Selbstdarstellung im Internet geht es darum, sich als Einrichtung positiv zu „verkaufen", sein individuelles Profil zu zeigen und Interesse zu wecken. Nichts anderes versucht auch eine Bewerberin mit den Bewerbungsunterlagen. Allerdings sollte auch hier das Prinzip der „realistischen Tätigkeitsvorschau" gelten: Der Auftritt muss attraktiv **und** authentisch sein.

Neben den eben genannten Aspekten über die Inhalte liefert die Untersuchung des Transfer-Projects (2002) eine umfassende Checkliste, auf welche Aspekte bei der Konzeption des Internetauftritts geachtet werden sollte. Sie gelten in weiten Teilen auch für ambulante Dienste und Altenheime.

Technische Aspekte
- Die Größe der Seite (in Kilobyte) sollte nicht zu groß sein, so dass man per Modem schnell die wesentlichen Informationen erhält
- Durch „Meta-Tags" (das sind versteckte Schlüsselwörter einer Internetseite) sollte die Seite in den gängigen Suchmaschinen zu finden sein
- Die Seite sollte in verschiedenen Browsern darstellbar sein

Design
- Grafische und multimediale Aspekte sollten zum Gesamtbild passen
- Die multimedialen Möglichkeiten wie Bild, Ton oder Video sollten genutzt werden
- Ein Corporate Design sollte sichtbar sein
- Es sollte eine klare Trennung von Inhalt und Navigationsbereich geben

Inhalt
- Alle Berufsgruppen, Abteilungen und Hierarchiestufen werden dargestellt
- Die Seiten sind in mehreren Sprachen verfügbar

- Die Seiten müssen ständig aktualisiert werden. Nichts ist schlimmer als Informationen, die angekündigt werden und dann nicht ins Netz gestellt werden, Baustellen-Seiten oder veraltete Informationen
- Es gibt Hinweise auf Neuigkeiten, z. B. in der Rubrik „Aktuell"
- Das Aktualisierungsdatum und die verantwortliche Person erscheinen auf jeder Seite
- Es gibt Feedback-Möglichkeit für die Seitengestaltung.

Eine gute Webseiten-Gestaltung ist die Aufgabe von Profis Die Vielzahl der Anforderungen macht deutlich, dass eine Internetseite nicht einfach in wenigen Stunden neben der sonstigen Arbeit gestaltet werden kann. Es ist vorteilhaft, wenn ein Webmaster, der dem Bereich Öffentlichkeits- und Pressearbeit unterstellt ist, zur Verfügung steht. Unter Umständen ist auch an das Outsourcing an externe Firmen zu denken, was aber eine enge Absprache mit den Vorstellungen der Einrichtung und den Abteilungen voraussetzt.

4.4.2 Eigene Online-Stellenbörse

Für die Personalanwerbung über das Internet kann die einrichtungseigene Seite genutzt werden. Dies nutzen bereits 63 % der Krankenhäuser mit einer Internetpräsenz (Transfer-Project, 2002). Nur 5 % der untersuchten Häuser werben stellenspezifisch Personal an. Eine eigene Stellenbörse hat den Vorteil, dass flexibel und schnell auf den Bedarf reagiert werden kann und der eigene Stellenmarkt immer aktuell ist. Die grafische Gestaltung der Anzeige im Sinne eines Corporate Designs (☞ 4.1.2) kann auf der eigenen Homepage sehr gut verwirklicht werden.

Zudem gibt es keine Grenzen hinsichtlich Größe und Gestaltung der Anzeige.

Vorüberlegungen

Eigene Online-Stellenbörsen sind kostengünstig und erlauben eine schnelle Personalsuche Entscheiden Sie und Ihre Einrichtung sich dafür, über den hauseigenen Internetauftritt Personal zu gewinnen, so sind einige Vorüberlegungen notwendig:

- Wie soll die betreffende Seite mit den Stellenanzeigen und der Link dazu genannt werden? „Stellenmarkt", „Stellenangebote", „Jobbörse" und „Jobs" sind auf Internetseiten die gebräuchlichsten Bezeichnungen. Hier sollten Sie bedenken, dass mit dem angloamerikanischen Begriff „Job" im deutschsprachigen Raum häufig noch „Gelegenheitsarbeit" (z. B. Ferienjob) oder „ungelernte" bzw. „angelernte Tätigkeit" assoziiert wird
- Wo sollen die Stellenangebote platziert werden? Drei Varianten sind üblich (die beiden letzten haben den Nachteil, dass das Auffinden des Stellenmarktes dem Zufall überlassen bleibt, insbesondere dann, wenn die Buttons erst durch einen Klick geöffnet werden müssen, um zu wissen, welche Inhalte hinterlegt worden sind. Auch für Internetbesucher, die sich schnell einen Überblick verschaffen möchten, ist das zeitaufwändig und somit oft auch mit Kosten verbunden):

- Es gibt direkt auf der ersten Seite (Homepage bzw. Startseite) des Internetauftritts eine Schaltfläche (Button) mit der Aufschrift „Stellenangebote"
- Man gelangt über die Buttons „Aktuelles", „Info" oder „News" zu den Stellenanzeigen
- Die Stellen für Pflegekräfte sind auf den Seiten des Pflegedienstes zu finden

• Wie soll die Kontaktaufnahme durch die Bewerberinnen erfolgen? Obwohl über das Internet angeworben wird, ist es nicht selbstverständlich, dass auch die Bewerbung darüber erfolgen kann oder erwünscht ist. Wird eine Email Adresse angegeben oder hat die in der Anzeige genannte Ansprechperson oder die Einrichtung eine Email-Adresse, so müssen Sie damit rechnen, dass darüber auch Bewerbungen eingehen. Ist eine Bewerbung über das Internet nicht gewünscht, sollte man die Bewerberinnen darauf hinweisen und konkret den gewünschten Weg der Kontaktaufnahme nennen. Ist eine erste Kontaktaufnahme oder Bewerbung über das Internet willkommen, können Sie der Bewerberin und auch sich selber die Arbeit erleichtern, indem ein Bewerbungsformular mit der Empfängeradresse ausgefüllt werden kann. Personen, die unabhängig von einer konkreten Stellenausschreibung generelles Interesse an einer Tätigkeit in der Einrichtung haben, kann auch online der Eintrag in eine Personaldatei angeboten werden (z. B. www.akh-viersen.de/deutsch/personaldatei.htm). Bei Bedarf werden die interessierten Personen dann von der Einrichtung benachrichtigt.

Online-Bewerbungen

Online-Bewerbungen per Eingabemaske ersparen Zeit- und Personalaufwand

Noch einige Anmerkungen zu Online-Bewerbungen:

• Online-Bewerbungsformulare machen dort Sinn, wo ein hohes Bewerbungsaufkommen erwartet wird und die Vorauswahl schnell und nach festen Kriterien erfolgen kann. Daher sind sie eine ideale Möglichkeit für Schulen

• Einige Schulen bieten zwar die Möglichkeit, sich per Email formlos zu bewerben. Dies hat jedoch den Nachteil, dass die Daten unstrukturiert und meist auch unformatiert vorliegen

Die von der Bewerberin eingegebenen Daten sollten EDV gestützt weiterverarbeitet werden

• Eine Eingabemaske ist deshalb die bessere Lösung. Hier muss die Bewerberin genau die Informationen eingeben, die in der Ausbildungsstätte benötigt werden. Es macht wenig Sinn, die digitalen Daten zuerst auszudrucken und dann wie im herkömmlichen Verfahren abzuheften. Damit vergibt man die Chancen des Mediums, nämliche eine bequeme und Platz sparende Speicherung der Daten. Dies setzt natürlich auf Seiten der Einrichtung entsprechende Datenbanken voraus, die es ermöglichen die Eingaben der Bewerberinnen sofort in die Datenbank für das Bewerbungsmanagement (☞ 9) aufzunehmen. Günstig ist es, wenn nach dem Ausfüllen des Bewerbungsbogens automatisiert eine Bestätigung per Mail versendet wird, die über die weiteren Schritte informiert.

Beispielhaft seien hier zwei solcher Projekte genannt: Die Krankenpflegeschule des Robert-Bosch-Krankenhauses in Stuttgart (http://www.rbk.de)
bietet Online-Formulare zur Bewerbung. Laut Informationen der Schulleitung gibt es diese Möglichkeit seit Mai 2002. Die Möglichkeit nutzen
etwa 6–8 Personen im Monat, im Vergleich zu 40–50 Bewerbungen, die
über den normalen Postweg laufen. Die Daten werden sofort hinsichtlich
des Kriterienkataloges geprüft und es gibt eine sofortige Rückmeldung an
die Bewerberinnen.

Geeignete Personen, das sind etwa die Hälfte der eingehenden Online-
Bewerbungen, werden dann aufgefordert, weitere Unterlagen an die
Schule zu senden.

Die Internetseite des Markus-Krankenhauses in Frankfurt a.M.
(http://www.markus-krankenhaus.de) bietet ebenfalls eine solche Eingabemaske. Positiv ist hier die Möglichkeit, sich mittels eines interaktiven
Quiz in spielerischer Form über die Ausbildung zu informieren. Laut Aussagen der stellvertretenden Schulleitung gehen schon 10–15 % der
Bewerbungen online ein.

4.4.3 Allgemeine und branchenspezifische Online-Stellenbörsen

Um eine Vielzahl von Bewerberinnen auch überregional anzusprechen,
bieten sich kommerzielle Online-Stellenbörsen an.

1995 wurde in Deutschland mit dem Anbieter „Job & Adverts" die erste
elektronische Jobbörse mit wenigen Stellenangeboten gegründet, heute
gibt es über 400 Anbieter mit ca. 600 000 Stellenangeboten (vgl. Schreiber-Tennagels, 2002).

Einrichtungen können hier ihre Stellenangebote (teilweise kostenlos) eingeben. Je bekannter die Stellenbörse, umso mehr Interessenten werden
Ihr Angebot finden und sich dann bei Ihnen bewerben.

**Ein vollständig elektroni-
sches Bewerbermanagement
erspart 20–30 % an Zeit** Werden die weitergeleiteten Stellenangebote sofort für das weitere
Bewerbungsmanagement (☞ 9) in eine Datenbank überführt, dann spart
das nicht nur Materialkosten (z. B. für den Ausdruck der Bewerbung),
sondern auch Zeit- und Personalkosten. Nach Furkel (2002) reduziert sich
der Zeitaufwand um 20–30 % gegenüber der Bearbeitung einer klassischen Bewerbungsmappe.

Vorteile von Online-Stellenbörsen

- Es kann ein überregionaler und ggf. auch internationaler Bewerber-
  kreis angesprochen werden
- Durch die Anzeige kann der Bekanntheitsgrad der Einrichtung
  überregional gesteigert werden
- Es ist ein schneller und unkomplizierter Kontakt via Email möglich
- Spezielle Personenkreise können angesprochen werden, z. B. jüngere
  Personen oder ältere Personen mit Interesse an EDV

- Da die Internetnutzung im Trend liegt, entsteht das Image, die Einrichtung sei offen gegenüber Innovationen
- Stellenangebote können sehr schnell publik gemacht werden, während man bei Printmedien unter Umständen gerade den Anzeigenschluss verpasst hat. Damit kann schneller auf einen kurzfristigen Bedarf reagiert werden
- Durch die Zugriffsstatistiken auf die eigene Homepage kann die Effektivität von Marketingmaßnahmen, z.B. die Rezeption von Fachbeiträgen, kontrolliert werden

Nachteile von Online-Stellenbörsen

- Die Streuung der Anzeige ist breit, d.h. im Gegensatz zur Stellenanzeige in Fachpublikationen oder in regionalen Zeitungen erreicht man viele Personen. Dadurch erhöht sich u.U. die Zahl ungeeigneter Bewerbungen
- Während am Computer schnelle Eingaben möglich sind, ist die Erstellung einer klassischen Bewerbungsmappe aufwändiger. Durch die Leichtigkeit mit der eine Bewerbung online abgesendet werden kann, wird dieses Medium daher häufiger genutzt, um den „Marktwert" der eigenen Person abzuklären, ohne dass ernsthafte Bewerbungsabsichten vorliegen
- Für die Kommunikation via Internet gelten besondere Regeln. So ist der Sprachstil bei Kontaktaufnahmen per Email eher enthemmt und Rechtschreibfehler werden häufiger in Kauf genommen. Dies muss beim Vergleich mit den klassischen Bewerbungen berücksichtigt werden (vgl. Döring, 2000)
- Auch für das Einstellen von Online-Stellenangeboten und vor allem die Anbindung an bestehende Datenbanken sind personelle und finanzielle Ressourcen notwendig.

Haben Sie sich unter Abwägung der Vor- und Nachteile entschieden, ein Stellenangebot in eine Stellenbörse einzutragen, dann muss als nächstes geklärt werden, ob der Eintrag in eine allgemeine oder eine branchenspezifische Stellenbörse erfolgen soll.

Allgemeine Stellenbörsen

Bei den allgemeinen Stellenbörsen werden alle Berufsfelder abgedeckt. Allerdings findet man nicht in allen derartigen Stellenbörsen Anzeigen aus der Pflege.

Die folgenden vier Anbieter haben dagegen auch für berufliche Pflegende eine größere Anzahl an Angeboten aufgelistet:
- www.arbeitsamt.de
- www.arbeitsagentur.de
- www.jobscout.de
- www.jobware.de

Die Stellenbörse des Arbeitsamtes ist die größte Online-Stellenbörse, in der auch eine Vielzahl von Stellengesuchen von Pflegenden zu finden ist.

Branchenspezifische Stellenbörsen

Mit Online-Stellenbörsen sprechen Sie einen breiteren Personenkreis an

Branchenspezifische Stellenbörsen haben den Vorteil, dass auch überregionale Bewerberinnen angesprochen werden und diese Börsen bei einer gezielten Arbeitsplatzsuche wahrscheinlich eher beachtet werden als allgemeine.

Sie bieten durch ihre speziellen Rubriken zudem die Möglichkeit, die Anzeige passend zu platzieren. Große und überregionale Tageszeitungen und Fachzeitschriften veröffentlichen ihren gedruckten Anzeigenmarkt meist auch in ihrer Online-Ausgabe. Hier gilt es allerdings zu beachten: Je größer die Auflage der Zeitung, umso teurer der Anzeigenpreis.

Arbeitsplatz-Gesuche

Die Suche in Stellenbörsen nach Arbeitsplätzen stellt eine wichtige Form des E-Recruitings dar

Darüber hinaus bieten viele Online-Stellenbörsen auch Bewerberprofile oder Stellengesuche von Bewerberinnen an. Auch hier können Sie fündig werden.

Auch Fachzeitschriften bieten parallel zu ihrem gedruckten Stellenmarkt die Möglichkeit, die Anzeige online zu schalten. Damit wird die Reichweite der Anzeige noch erhöht, denn der Online-Stellenmarkt ist auch für Nichtabonnenten zugänglich. Zudem erscheinen die Online-Anzeigen meist sehr schnell, so dass sie bereits abrufbar sind, bevor die Personen das entsprechende Printmedium in der Hand haben.

Derzeit gibt es über 400 Internet-Stellenbörsen, daher fällt die Wahl des geeigneten Anbieters schwer.

Checkliste zur Auswahl der Internetbörsen

Bei der Auswahl einer Internetstellenbörse für Ihre Anzeige sollten Sie folgende Kriterien mit einbeziehen:

Aktualität des Stellenmarktes

- Ist das Datum der Veröffentlichung angegeben?
- Wird der Stellenmarkt regelmäßig aktualisiert oder sind Anzeigen seit Monaten geschaltet?
- Werden veröffentlichte Anzeigen nach einer bestimmten Frist entfernt oder muss man sich selbst melden, wenn eine Anzeige entfernt werden soll?

Benutzerfreundlichkeit

Benutzerfreundlichkeit aus Sicht der Einrichtung:
- Ist die Eingabe des Stellenangebotes leicht möglich?
- Gibt es Hilfe und Beratung bei der Eingabe des Angebots?

Benutzerfreundlichkeit aus Sicht der Bewerberinnen:
- Ist die Suchmaske und sind die Suchkriterien verständlich und eindeutig?
- Kann die Suche sinnvoll eingegrenzt werden oder finden sich beispielsweise unter der Rubrik „Gesundheitswesen" von der Arzthelferin über die Sozialpädagogin bis hin zur Pharmareferentin alle möglichen Berufe?

- Wäre für Sie als Benutzer die Suche logisch und unkompliziert handhabbar oder würden Sie sich ärgern, weil Sie erst nach vielen Schritten oder Durchforsten von (für Sie) überflüssigen Daten ans Ziel kommen?

Bekanntheitsgrad und Verbreitung

- Ist der Stellenmarkt durch die Fachpresse bekannt?
- Wer inseriert dort aus der eigenen Branche: Sind es Krankenhäuser und Pflegeeinrichtungen oder überwiegend Personalvermittler und Leasingfirmen?
- Gibt es Angaben über die Anzahl der Besucher der Webseite?
- Sind Mediadaten zum Anzeigenmarkt veröffentlicht?
- Sind viele oder wenige Stellenanzeigen für Ihren Bereich oder die Position veröffentlicht?

Die Zeitschrift Personalmagazin (Personalmagazin 7, 2002) veröffentlicht jährlich einen Vergleich der allgemeinen Stellenbörsen. Hier finden Sie neben den Kosten auch Angaben zu den „Page Impressions", d. h. zur Anzahl der Zugriffe auf eine Seite, sowie weitere Kennzahlen zum Bekanntheitsgrad.

Kosten und Service

- Stehen die Kosten in einem angemessenen Verhältnis zur Leistung und dem voraussichtlichen Nutzen? (Kostenlos sind die Angebote bei www.arbeitsagentur.de. Die Kosten der anderen allgemeinen Stellenbörsen liegen bei 30–800 Euro)
- Sind Format und Gestaltung der Anzeige vorgegeben?
- Gibt es die Möglichkeit, die Anzeige frei zu gestalten, z. B. mit eigenem Logo (Corporate Identity), Fettdruck usw.?
- Wie erfolgt die Kontaktaufnahme der Bewerberinnen?
- Kann man einen Link zur eigenen Homepage schalten?
- Kann man ein Online-Formular ausfüllen?
- Gibt es für die Einrichtung eine spezifische Zugriffsstatistik?
- Gibt es ein sog. automatisches Matching, d. h. gleicht der Anbieter direkt das gewünschte Profil mit den Angaben der Bewerberinnen ab?
- Bietet der Anbieter auch die Möglichkeit Ausbildungs- und Praktikantenplätze aufzunehmen?
- Gibt es ein integriertes Bewerbermanagement, d. h. ist der Anbieter in der Lage, weitere Schritte einzuleiten, damit ein Kontakt zwischen Einrichtung und Bewerberinnen zu Stande kommt? Führt er beispielsweise schon eine Vorauswahl durch und lädt zu Auswahlverfahren ein?

Da nicht alle Stellenbörsen allen Bewerberinnen bekannt sind, kann es Sinn machen, ein Stellenangebot in verschiedene Stellenbörsen einzustellen. Allerdings nutzen einige Bewerberinnen auch so genannte Metasuchmaschinen, z. B. http://www.jobs.zeit.de/, die gleich mehrere Online-Stellenbörsen durchsuchen. In einem solchen Fäll ist eine doppelte Anzeigenschaltung überflüssig.

Im Serviceteil des Buches (☞ Anhang C) finden Sie Webadressen von branchenspezifischen Online-Stellenbörsen und Informationen zu deren Angebot.

Standarisierte Testverfahren

Auch eine Kombination der Online-Börse mit Testungen via Internet ist möglich
Neben den dort aufgeführten Stellenbörsen, gibt es auch Anbieter, die neben der Möglichkeit von Stellenanzeigen auch eine Vorauswahl durch standarisierte Testverfahren anbieten. Die Bekanntesten sind:

- http://www.profilesinternational.de
- http://www.e-perls.de
- http://www.alpha-test.de.

Die Arbeitsplatz suchende Bewerberin kann hier nach freien Stellen suchen und wird bei weiterem Interesse direkt auf die Eignung für den Arbeitsplatz hin getestet.

Durch standarisierte Tests werden wichtige Eignungsparameter bestimmt, die dann mit den Anforderungen eines möglichen Arbeitgebers oder einer neuen Stelle abgeglichen werden können. Aus Sicht der Einrichtung, die eine Arbeitskraft sucht, muss also neben der Stellenbeschreibung auch ein Profil über die gewünschten Kompetenzen an die Anbieter gesendet werden.

Solche Verfahren kommen bisher vor allem für Fachkräfte aus der Wirtschaft zum Einsatz. Auf Grund der verwendeten Testverfahren (z.B. zur Messung des Durchsetzungsvermögens, der Planungskompetenz, der Serviceorientierung und des Sozialverhaltens) ist so etwas aber auch für die Pflege denkbar.

Entsprechende Online-Testungen wurden 2000 durch die Aktion „Challenge-Unlimited" der Siemens-AG bekannt. In einer spielerischen Form wurde den Personen die Möglichkeit gegeben, die Eignung in einem abstrakten „Spiel" zu messen. Der Spaß bei der Bearbeitung der Aufgabe, der Wettbewerbsaspekt (es wurde als Auswertung eine High-Score-Liste veröffentlicht) und die Option eines Stellenangebotes waren wesentliche Gründe für den Erfolg der Aktion.

Bei der ersten Freischaltung des Online-Spiels im Sommer 2000 meldeten sich rund 13 000 Teilnehmer in sechs Wochen an. So konnten umfangreiche Eignungsdaten möglicher Bewerberinnen erhoben werden und gleichzeitig die Attraktivität des Unternehmens gesteigert werden. Die Medienresonanz war überwältigend.

Es ist sicherlich visionär, entsprechendes auch für die Pflege zu fordern, aber die Chancen sind verlockend:

- Die Auswahl kann standardisiert werden, ohne dass auf das klassische Bewerbungsinterview verzichtet werden muss
- Es werden Auswahlmethoden verwendet, die bei den jüngeren Personen gut ankommen
- Es können große Stichproben erhoben werden und damit auch die Brauchbarkeit entsprechender Verfahren überprüft werden.

4.5 Drei-Stufen-Konzept

Die in den vorherigen Abschnitten dargestellten Möglichkeiten der externen Personalgewinnung sind kurzfristig einsetzbare Maßnahmen, um einen akuten Personalmangel zu beheben. Setzt die Personalgewinnung erst dann ein, wenn offene Stellen vorhanden sind, hängt der Erfolg der Bemühungen von der Arbeitsmarktsituation ab. Die Auswahl von geeigneten Personen geschieht unter Zeitdruck, da man sich durch die Bewerbungsunterlagen und andere Auswahlmethoden erst ein Bild von ihnen machen muss. Hinzu kommt eine möglicherweise geringere Anzahl an brauchbaren Bewerbungen. Aufgrund beider Faktoren ist die Personalauswahl schwieriger und unsicherer.

Einen Ausweg bietet das Drei-Stufen-Konzept des Personalmarketings.

4.5.1 Grundsätze

Das Drei-Stufen-Konzept (vgl. Simon et al., 1995) hat das Ziel, externe und interne Rekrutierungsmaßnahmen kontinuierlich ineinander zu überführen.

Beim Drei-Stufen-Konzept wird die Bewerberin zunehmend an die Einrichtung herangeführt

Zunächst werden Personen durch breit gestreute Kommunikationen auf die Einrichtung aufmerksam gemacht **(Imagebildung),** dann werden gezielt interessierte Personen angesprochen **(Akquisition)** und schließlich wird versucht, einen Kreis an potenziellen Bewerberinnen aufzubauen, die die Einrichtung und die Tätigkeit schon kennen gelernt haben. Es wird versucht, langfristig mit diesen Personen in Kontakt zu bleiben **(Relationship-Marketing).**

Das Drei-Stufen-Konzept besteht aus:
- Imagebildung
- Akquisition
- Relationship-Marketing

Sind Stellen zu besetzen, dann können aus diesem engeren Kreis gezielt Personen angesprochen werden. Die einzelnen drei Stufen, die im Folgenden näher erläutert werden, dienen dabei nur der Systematisierung. In der Realität gibt es vielfältige Übergänge und eine Einrichtung sollte bemüht sein, ständig auf allen drei Stufen aktiv zu sein.

Die Anwerbebemühungen sollen stufenweise von der breiten Masse auf einzelne Bewerberinnen fokussieren

Ein solches Vorgehen hat folgende Vorteile:
- Das Unternehmen stellt sich zunächst einer breiten Masse dar. Mit einer umfassenden Außendarstellung erreicht man nicht nur Bewerberinnen, sondern auch potenzielle Kunden
- Die Bewerberinnen selektieren sich durch die Anwerbeangebote, z. B. durch Informationsveranstaltungen, zunehmend selbst, d. h. es werden vorrangig Personen angesprochen, die echtes Interesse an einer Ausbildung oder Tätigkeit haben. Dies setzt jedoch voraus, dass sich die Maßnahmen von einem breit gefächerten Angebot, z. B. „Tag der offenen Tür", zu konkreten betreuungsintensiven Formen, z. B. Praktika,

entwickeln. Je spezieller die Angebote, umso kleiner der Adressatenkreis

- Für das Unternehmen bietet sich durch die Intensivierung des Kon-
taktes die Möglichkeit, die Bewerberinnen in einem zunehmend
realistischen Umfeld zu erleben. Dies baut auch auf Seiten des Unternehmens Unsicherheiten bei der Personalauswahl ab

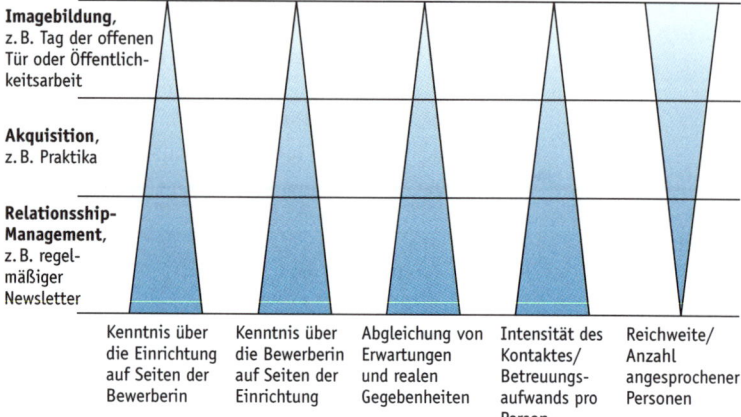

Abb. 4.6: Auswirkungen der einzelnen Stufen auf die Kommunikation zwischen
Bewerberin und Einrichtung. Die Abbildung verdeutlicht, wie sich die verschiedenen Aspekte der Ansprache auf den einzelnen Stufen ändern.

- Der Kenntnisstand über das Unternehmen/die Bewerberin wird größer
- Die Erwartungen der Bewerberinnen relativieren sich an den realen
Möglichkeiten der Einrichtung
- Der Betreuungsaufwand für den angesprochenen und kleiner werden-
den Personenkreis wird größer
- Die Reichweite der Ansprache wird geringer. Die Kommunikation
entwickelt sich vom Monolog zum Dialog.

In allen drei Schritten sollte ressourcenschonend vorgegangen werden.
Bei der Kommunikation sollten Sie sich auf wenige Zentren (z. B. Schulen im Umkreis von 50 km) beschränken **(lokaler Focus)**. Dies ermöglicht auch eine leichtere Abschätzung des Erfolges von Werbemaßnah-
men.

Beschränken Sie Image-
kampagnen zunächst auf
wenige Orte
Die Ansprache sollte außerdem segmentiert erfolgen, d. h. auf die Personengruppe beschränkt werden, die Ihnen am attraktivsten erscheint und
von denen Sie sich den meisten Erfolg, also qualifizierte Bewerbungen
erhoffen **(Zielgruppenfokus).**

Eine Segmentierung kann aufgrund von soziodemographischen Daten,
z. B. Alter, Geschlecht, Schulbildung oder aufgrund berufsbiographischer
Variablen (Einstellung zum Beruf, soziales Engagement, bisherige Tätigkeiten) erfolgen.

Eine Segmentierung ergibt sich aber auch schon durch die Teilnahmebereitschaft an Informationsveranstaltungen.

So wird z. B. bei einem „Tag der offenen Tür" eine breite Masse angesprochen, aber es werden nur die Personen erscheinen, die schon vorher Interesse am Pflegeberuf hatten.

Informationsveranstaltungen und „Tage der offenen Tür" erreichen nur die ohnehin interessierten Personen

Mit solchen Maßnahmen wird die Chance vertan, auch Unentschlossene für den Beruf zu begeistern. Das negative Branchenimage der Pflege zwingt dazu, zunächst unverbindlichere Maßnahmen, z. B. Ausrichtung von kulturellen Veranstaltungen oder andere Öffentlichkeitsarbeit, zu nutzen, um die breite Masse zu erreichen. Erst in einem späteren Schritt können dann gezielte Maßnahmen zur Ansprache von möglichen Bewerberinnen eingesetzt werden.

Das Prinzip einer gezielten Ansprache lässt sich mit folgendem Bild verdeutlichen: Werfen Sie nicht blind einen Köder aus, sondern verwenden Sie den Köder, bei dem die gewünschten Fische anbeißen (**Segmentierung**). Setzen Sie sich an den Teich, bei dem Sie den größten Fang in kürzester Zeit erwarten (**lokaler Focus**).

Anwerbemaßnahmen sollten nicht nach dem Gießkannenprinzip erfolgen, sondern gezielt und segmentiert erfolgen

Wie bei allen Marketingmaßnahmen muss die Effektivität der Maßnahmen evaluiert werden:

- Welche Maßnahmen bringen die meisten Bewerbungen?
- Entspricht die Qualität der Bewerbungen Ihren Erwartungen?
- Können Sie dem gestiegenen Bewerbungsaufkommen gerecht werden, d. h. ist eine zeitnahe Rückmeldung gewährleistet?
- Hat sich die Kampagne ausgezahlt, d. h. stehen Aufwand und Nutzen in einem angemessenen Verhältnis?
- Wie hoch ist der Anteil an Personen, die ein Stellenangebot angenommen haben?

Hilfreich ist es, wenn Sie den Erfolg von Anwerbemaßnahmen mit konkurrierenden Einrichtungen vergleichen können (**Benchmarking**).

4.5.2 Imagebildung durch gestreute Kommunikation

Unerlässlich für die Sicherung der Bewerbungsströme ist es, sich als Einrichtung bekannt zu machen und sich positiv von der Konkurrenz abzuheben.

Ohne ein attraktives Image ist ein Unternehmen am Personalmarkt benachteiligt

Am Anfang aller Maßnahmen muss daher die Schaffung eines Personalimages stehen. Dies erleichtert in einem späteren Schritt die gezielte Ansprache von Bewerberinnen. „Imagebezogene Kommunikation verlangt Vorausplanung und ein ebenso professionelles wie kreatives Spielen auf der Tastatur der Möglichkeiten" (Müller, 1999, S. 162).

Zu Beginn sind die Kommunikationswege noch einseitig, die Reichweite aber groß, d. h. nur wenige der angesprochenen Personen werden sich später bei Ihnen bewerben. Kosten und Nutzen müssen deshalb besonders abgewogen werden.

Auszubildende

Gerade für die Besetzung von Ausbildungsstellen ist es wichtig, Personen in einer frühen Phase der Schulbiografie anzusprechen. Die Berufswahl ist eine sensible Phase, in der Entscheidungen schnell aufgrund eines einmalig positiven Erlebnisses getroffen werden (☞ 5). Durch einen professionellen Erstkontakt kann Interesse für den Beruf geweckt werden, das dann später vielleicht in eine Bewerbung mündet. Konkret bedeutet dies, dass die Schülerinnen oder Auszubildenden nicht erst dann angesprochen werden sollen, wenn sie sich um Stellen bemühen, sondern schon vorher.

Eine frühe Form der Kontaktaufnahme besteht darin, Patientinnen und Patienten auf den Beruf aufmerksam zu machen. Bei eigenen Befragungen zu Gründen der Berufswahl zeigte sich, dass Auszubildende, besonders in der Kinderkrankenpflege, häufig durch eigene Erfahrungen als Patient auf den Beruf und die Einrichtung aufmerksam wurden (☞ 5). Hier wird besonders deutlich, dass das Kundenimage auch das Personalimage beeinflussen kann.

Dieser Personenkreis kann durch Flyer und Plakate im Eingangsbereich der Klinik angeworben werden, aber auch durch die direkte Ansprache der Pflegekräfte.

Schüler allgemein bildender Schulen können durch **Informationsveranstaltungen** geworben werden. Neben dem „Tag der offenen Tür" bieten sich auch Teilnahmen an Ausbildungsbörsen an. Einige Schulen haben feste Berufsinformationstage eingerichtet, bei denen sich Ausbildungsstätten vorstellen können. Für den ersten Kontakt mit der Einrichtung gilt der Leitsatz: „Sie bekommen nie eine zweite Chance, einen ersten positiven Eindruck zu machen". Es sollten deshalb Personen als Recruiter (= „Anwerber") fungieren, die Ausstrahlung haben, die kompetent sind und die durch eine zielgruppenspezifische Ansprache begeistern können. Es erleichtert die Kontaktaufnahme, wenn bei den Informationsveranstaltungen auch Auszubildende vor Ort sind.

Sie können auch Schulen direkt anschreiben und fragen, ob Ihnen die Möglichkeit eingeräumt wird, sich als Einrichtung darzustellen.

Ein Grundproblem besteht darin, aufgrund des negativen Branchenimages überhaupt mit Personen in Kontakt zu kommen. Hier kann das „Rent-a-teacher"-Konzept eine Hilfe sein.

Dabei bieten sich Experten aus Pflegeschulen zur Durchführung von Projekten oder einzelnen Unterrichtsstunden in Pflegeschulen und allgemein bildenden Schulen an, die mit pflegerischen Themen im Zusammenhang stehen. Pflegeexperten einer Einrichtung können beispielsweise an umliegende Pflegeschulen entliehen werden. Durch eine praxisnahe Unterrichtsgestaltung, die didaktisch herausragend ist, können Sie schnell potenzielle Bewerberinnen begeistern. Inhaltlich ist es leicht, neben dem Unterrichtsstoff die Vorzüge einer Ausbildung in Ihrer Einrichtung bzw. einer Tätigkeit in Ihrer Einrichtung deutlich zu machen.

Effektive Rekrutierung setzt eine kontinuierliche und gute Öffentlichkeitsarbeit voraus Die Öffentlichkeitsarbeit ist ganz entscheidend für den Kontakt zu den potenziellen Bewerberinnen. Manche Pflegeschulen beschränken die Öffentlichkeitsarbeit auf die jährliche Veröffentlichung des Examensfotos. Günstiger ist es, wenn Projekte von Auszubildenden, Teilnahme an Wettbewerben (z.B. am Förderpreis der Robert-Bosch-Stiftung) oder ähnliche herausragende Konzepte in der Presse dargestellt werden können, z.B. mit den Auszubildenden eine kulturelle Veranstaltung organisieren, damit die Pflege abseits der Diskussion um schlechte Arbeitsbedingungen in einem positiven Licht erscheint.

Examinierte

Fachbeiträge in Pflegezeitschriften sind eine gute Möglichkeit zur Selbstdarstellung und damit zur Ansprache von examinierten Pflegekräften.

Besondere pflegerische Konzepte oder Forschungsprojekte können hervorragend in Fernseh- und Rundfunkbeiträgen dargestellt werden. Hier kann die Pflege noch viel von anderen Branchen lernen.

Auch das Sponsoring von Veranstaltungen wirkt positiv auf das Personalimage. So kann z.B. die finanzielle Unterstützung von Examensfeiern durch die angeschlossenen Einrichtungen deutlich machen, dass man an den Auszubildenden interessiert ist.

Weitere Rekrutierungsfelder sind Kooperationsprojekte zwischen Unternehmen und Schulen. Manche Einrichtungen bieten zusammen mit der Volkshochschule Kurse zur Unterstützung pflegender Angehöriger oder zu sonstigen pflegerelevanten Themen an. Hier können Pflegeinteressierte und Pflegeerfahrene unter Umständen für eine Ausbildung gewonnen werden. Es ist zu hoffen, dass mit der Ausweitung des Tätigkeitsfeldes der beruflich Pflegenden durch die neuen Ausbildungsgesetze die Präsenz von beruflich Pflegenden außerhalb des Krankenhauses, des Altenheimes oder der häuslichen Pflege zunehmen wird. Damit wächst auch die Möglichkeit, mit Personen in Kontakt zu kommen, die man für eine Pflegeausbildung gewinnen kann.

Anwerbungen auf Kongressen erreichen ein vorselektiertes Publikum Weitere Möglichkeiten auf die Pflege in der Einrichtung oder in einer Region aufmerksam zu machen sind Kongresse, Symposien oder Tagesveranstaltung. Ein Beispiel ist der Münchner Pflegekongress der durch die ortsnahen Krankenhäuser organisiert wird. Bei einem solchen Kongress können Sie ihre Einrichtung darstellen und kommen gleichzeitig mit Personen ins Gespräch, die Interesse an Weiterentwicklungen in der Pflege haben. Da nur besondere Personengruppen an Kongressen teilnehmen, ist der Bewerberpool bereits vorselektiert.

Studierende

Zur Akquisition von Führungsnachwuchs sind Kontakte zu (Fach-)Hochschulen wichtig Um an geeignete Absolventen von Studiengängen zu kommen, gibt es vielfältige Möglichkeiten.

Wenn Pflegeexperten aus Ihrer Einrichtung Lehraufträge an (Fach-)Hochschulen haben, dann können dadurch schon herausragende Nachwuchskräfte angesprochen werden. Auch die Kontaktpflege zu Professoren von pflegebezogenen Studiengängen ist hilfreich, damit Kooperationen mit den Lehrinstituten, Praktika und Diplomarbeiten von Studierenden zu Stande kommen.

Auch Formen des Sponsorings, z.B. einen Preis für besondere Leistungen, für herausragende Diplomarbeiten oder ein Forschungsstipendium sind gute Möglichkeiten der Imagepflege. Wenig aufwändig und doch effektiv sind Aushänge, Ausschreibungen oder Unternehmenspräsentationen an (Fach-)Hochschulen. Wenn Sie als Einrichtung ein besonderes pflegerisches oder managementbezogenes Konzept zu bieten haben, dann lohnt sich für Fachhochschulen auch eine Exkursionen zu Ihnen. Zusammen mit einem gelungenen Rahmenprogramm ist das eine ideale Möglichkeit der Werbung.

Auch die Schaltung von **Imageanzeigen in Vorlesungsverzeichnissen** (☞ 4.1) oder Studierenden-Zeitungen ist ein kostengünstiges Werbemittel.

Die Teilnahme an Hochschul- oder Absolventenkongressen auf denen Sie als Einrichtungen mit einem Stand vertreten sind, ist weniger effektiv. Eine Teilnahme als Arbeitgeber ist nicht empfehlenswert, solange sich pflegespezifische Absolventenkongresse noch nicht etabliert haben und deshalb der Anteil von Pflegenden unter den Besuchern gering ist. Außerdem ist die Teilnahme meist mit hohem Aufwand und Kosten verbunden.

4.5.3 Akquisition durch selektive Kommunikation

Akquisition im engeren Sinne bedeutet eine intensivierte Kontaktaufnahme zu den Personen, die Interesse an der Ausbildung oder an einer Tätigkeit im Unternehmen bekundet haben. Die Zielgruppe wird enger und es wird versucht, Personen in einem Feld zu erleben, das dem zukünftigen Tätigkeitsbereich entspricht (z.B. durch Praktika) oder Teilaspekte abbildet, z.B. durch Diplomarbeiten.

Imagebildung und Akquisition sollten zeitlich aufeinander folgen und inhaltlich abgestimmt sein, d.h. der Personenkreis, den man mit Imagemaßnahmen erreicht, soll nun auch in der Gruppe der potenziellen Bewerberinnen zu finden sein.

Geeignete Personen sollen die Einrichtung näher kennen lernen Die Entscheidung, in diesen engeren Kreis zu kommen, treffen die Bewerberinnen zunächst selbst (Selbstselektion). Nur Personen, die Interesse haben, werden weiteren Kontakt suchen.

Praktikum
Der Königsweg der Personalanwerbung und -auswahl sind Praktika. Sie bieten sich für potenzielle Schülerinnen, aber auch für examinierte Pflegende an. Je nach Dauer wird auch von Hospitationen oder Schnuppertagen gesprochen.

Praktika erlauben den gegenseitigen Abgleich von Erwartungen Der Vorteil von Praktika liegt darin, dass sich die Interessierten in einem Arbeitsfeld befinden, das der späteren Tätigkeit ähnlich ist. So ist ein Abgleich von Erwartungen möglich. Aber auch die Einrichtung selbst kann prüfen, ob die Person für eine Ausbildung oder eine Beschäftigung geeignet ist. Der Erfolg des Praktikums hängt jedoch maßgeblich von der Betreuung ab (☞ 3.2.2).

Ohne gute Betreuung verfehlen Praktika ihre Wirkung zur Anwerbung Es ist empfehlenswert, dass Sie selbst mit entsprechenden Praktikumsangeboten an Schulen oder Weiterbildungsstätten herantreten, anstatt auf Blindbewerbungen zu warten. In einem Vor- und Nachgespräch können die Eindrücke und Erwartungen der Praktikantinnen erhoben und Verbesserungsvorschläge gesammelt werden.

Rekrutierungsworkshops

Eine weitere Methode der Akquisition besteht in so genannten Rekrutierungsworkshops. Sie bieten sich besonders für Führungskräfte an. Teilnehmende für solche Ein- oder Zweitagesseminare erschließen sich durch Ausschreibungen an Weiterbildungsinstituten, Fachhochschulen und Universitäten und durch Hinweise in Fachzeitschriften. Im Rahmen solcher Workshops werden praxisrelevante Fragestellungen, z.B. „Auswirkungen der DRG auf die Personalpolitik des Krankenhauses", bearbeitet. Spannende Themen, eine gute Kursleitung und hochkarätige Referenten sichern den Erfolg solcher Workshops.

Der positive Nutzen liegt einerseits darin, dass Sie mit Absolventen in Kontakt kommen und dabei für Ihre Einrichtung werben können. Auf der anderen Seite kann die Bearbeitung solcher Fallbeispiele auch für die Lösung eigener Probleme hilfreich sein. Die Sichtweise von externen Führungskräften kann den eigenen Horizont erweitern.

Bewerbungstraining

Wenn Sie geeignete Dozenten an der Hand haben, sind Bewerbungstrainings eine gute Möglichkeit, um Personen zu erreichen, die entweder als Ausbildungsplatzsuchende oder als Neuexaminierte dem Arbeitsmarkt zur Verfügung stehen. Im Rahmen solcher Tagesseminare geben sie Ratschläge und Tipps für eine erfolgreiche Bewerbung. Gleichzeitig bekommen Sie so auch Einblicke in die Qualifikation der Bewerberinnen und können geeignete Personen direkt ansprechen.

Die Anwerbeabsicht kann je nach Veranstaltungskonzept offensichtlich oder versteckt sein Den Teilnehmenden von Rekrutierungs- und Bewerbungsworkshops ist mehr oder weniger bewusst, dass es der Einrichtung auch darum geht, geeignete Personen zur Stellenbesetzung zu finden. Dies kann unter Umständen zu einer Abwehrhaltung führen.

Hier ist die Akquisition ein Nebenprodukt der Imagepflege Daneben gibt es vielfältige Möglichkeiten, wie man interessierten Personen die Einrichtung, deren Unternehmensphilosophie und Erwartungen näher bringen kann, ohne dass die Rekrutierung im Mittelpunkt steht.

Fallseminare

Um mit Schülern aus allgemein bildenden oder Pflegeschulen in Kontakt zu kommen, bieten sich so genannte Fallseminare an. Hierbei werden pflegerelevante Aufgabenstellungen in Gruppen gelöst. Eine gute Betreuung und ein ansprechendes Rahmenprogramm sichern einen positiven Eindruck bei den Teilnehmenden. Denkbar wäre z. B. ein Seminar zum Thema „Sterbehilfe", dass in den Religions- oder Ethikunterricht der allgemein bildenden Schulen eingebunden werden kann. Anhand praxisnaher Fallbeispiele können Schüler zusammen mit Auszubildenden praxisnahe Fragen zu diesem Themengebiet diskutieren. Hierbei können pflegebezogene und einrichtungsbezogene Sichtweisen deutlich gemacht werden und unter Umständen ein falsches Berufsbild korrigiert werden.

Fallseminare können aber auch von Einrichtungen für Auszubildende angeboten werden. Veranstalten Sie als Einrichtung einen regionalen Kongress für Pflegeschulen. Dies wird sich auf die Bewerbungszahlen positiv auswirken.

Diplomarbeiten

Eine Diplomarbeitsbörse sichert den Kontakt zu (Fach-)Hochschulabgängern

Absolventen von (Fach-)Hochschulen können Sie anwerben, indem Sie praxisnahe Diplomarbeiten oder Projektarbeiten zu pädagogischen oder managementbezogenen Themen anbieten.

Voraussetzung ist jedoch, dass die Themen interessant sind, Ihr Angebot die Studierenden erreicht, durch die Einrichtung eine entsprechende Betreuung sichergestellt wird und gegebenenfalls eine finanzielle Honorierung einen Anreiz darstellt. Eine externe Sichtweise bei der Bearbeitung von Fragestellungen kann für die Organisationsentwicklung hilfreich sein. Außerdem lernen Sie den Arbeitsstil und die Ansicht der Personen näher kennen. Bei entsprechender Eignung können Sie der Person eine Stelle anbieten.

Förderpreise

Das Ausschreiben eines Förderpreises für Schulen, Pflegeschulen oder (Fach-)Hochschulen verfolgt ähnliche Ziele wie die Ausschreibung von Diplomarbeiten. Ein solches Vorgehen vermittelt den Eindruck eines fortschrittlichen und innovationsfreudigen Unternehmens. Im Rahmen der rheinland-pfälzischen Werbeaktion „Menschen pflegen" wurden z.B. Schülerinnen aufgefordert, sich fotografisch, bildnerisch oder (multi-)medial mit der Pflege zu beschäftigen. Hinter diesem Ansatz steht die gut belegte Annahme, dass eine intensive Auseinandersetzung mit einem Beruf oder einem Unternehmen auch dessen Attraktivität erhöht. Auch die Vergabe von pflegerelevanten Facharbeiten an Gymnasien ist denkbar.

Wenn Sie als Einrichtung eine konkrete Fragestellung für den Preis wählen, dann können Sie unter Umständen auch noch profitieren. Durch die Einsendungen kommt nicht nur ein Kontakt zu möglichen Bewerberinnen zustande, Sie können die Aktion auch öffentlichkeitswirksam darstellen.

4.5.4 Relationship-Marketing durch nachhaltige Kommunikation

Der Kontakt zur Bewerberin sollte langfristig aufrechterhalten werden Alle bisherigen Imagemaßnahmen und Akquisitionsmöglichkeiten dienen dazu, Personen auf Ihre Einrichtung aufmerksam zu machen und Interessierte als Bewerberinnen zu gewinnen.

Ziel des Relationship-Marketings ist es, einen Pool an Schülern, Auszubildenden oder Pflegenden aufzubauen, die man für geeignet hält und die bei einem entsprechenden Stellenangebot auch als Mitarbeitende zur Verfügung stehen würden.

Da sich die Personen meist in einem Schul-, Ausbildungs- oder Beschäftigungsverhältnis befinden und daher nicht direkt abkömmlich sind, muss eine längerfristige Kommunikation aufgebaut werden. Die bisherigen Maßnahmen sollen nicht als Einzelevents verpuffen, sondern eine nachhaltige Wirkung zeigen. Das heißt, sie sollte so lange andauern, bis die Person mit dem Gedanken spielt, sich bei Ihnen zu bewerben. Wenn die Kommunikation beispielsweise nach Praktika oder Informationsveranstaltungen abreißt, sind alle Bemühungen umsonst. Konkurrenzunternehmen schöpfen dann mit gezielten Maßnahmen die brauchbarsten Bewerberinnen vom Markt ab.

Folgende Maßnahmen können helfen, langfristig mit potenziellen Bewerberinnen in Kontakt zu bleiben:
- Zusendung von Einrichtungszeitungen, vielleicht auch in elektronischer Form („Ezine"), Grußkarten. Einladung zu diversen Veranstaltungen (Betriebsausflüge, Betriebsfeste). Dies sollte nicht nur für ehemalige Mitarbeitende gelten, sondern auch für Praktikanten und Teilnehmern an anderen Akquisitionsmaßnahmen. Was man vom Optiker, Autohändler oder vom Urlaubshotel kennt, sollte auch in der Pflege möglich sein: Karten zu Festen oder die Mitteilungen per Post über wichtige Veränderungen in der Einrichtung
- Denken Sie auch an die Möglichkeit, sich bei den Schulabgängern zu bewerben: Vor dem Schulabschluss oder dem Pflege-Examen sollten Sie Personen gezielt anschreiben und um die Zusendung der Bewerbungsunterlagen bitten. Dies erfordert jedoch eine Personaldatenbank, in der die Adressen der Interessenten strukturiert gesammelt werden
- Um den Kontakt zu ehemaligen Auszubildenden zu halten, ist es hilfreich, einen speziellen Absolventen-Kreis zu bilden (Alumni). Pflegeschulen könnten beispielsweise in jährlichen Abständen zu einem Ehemaligen-Treffen einladen, die Räume zur Verfügung stellen und die Gelegenheit auch zur Anwerbung nutzen
- Besonders wichtig sind Kontakte zu Hochschulabsolventen, die schon mal in der Einrichtung tätig waren. Hier ist es wichtig, als potenzieller Stellenanbieter in Erinnerung zu bleiben. Hilfen beim Studium, Unterstützung bei der Diplomarbeit oder auch finanzielle Hilfen sind dazu gute Mittel.

Auch in der Bearbeitung der Bewerbungsunterlagen sollten Sie professionell sein. Schnelligkeit und Kundenfreundlichkeit bei der Bearbeitung der Bewerbungen sind ein Muss (☞ 9). Die Betreuung darf nicht bei der Einstellung aufhören. Einarbeitungskonzepte, Mentorenkonzepte und Personalentwicklungsmaßnahmen (☞ 3) sollten sich anschließen. Man spricht hierbei auch von **„After-Contracting-Marketing".** Nicht nur in der Probezeit, sondern auch darüber hinaus muss sich zeigen, dass angepriesene Qualitäten gelebt werden.

4.6 Kopfprämien und Headhunting

Eine Rekrutierungsart, die nicht eindeutig der internen oder externen Anwerbung zugeordnet werden kann, ist die Anwerbung von Pflegenden durch Beschäftigte.

In einigen Häusern gibt es Prämien, so genanntes Kopfgeld, für Betriebsangehörige, die erfolgreich Pflegende vermitteln. Denkbar ist auch, dass Beschäftigte und Auszubildende mit einem finanziellen Bonus oder sonstigen Vergünstigungen (Urlaubstage, Präsente) bedacht werden, wenn sie im Bekanntenkreis für die Ausbildung in der Einrichtung werben und dadurch ein Ausbildungsvertrag zustande kommt. Die Prämienauszahlung läuft meist so ab: Die Personalabteilung bekommt einen Hinweis, dass eine Bewerbung von einer Bekannten des Beschäftigten eingeht, die durch Anwerbung zustande kam. Diese Bewerbung wird geprüft und bei erfolgreicher Einstellung wird die Prämie ausgezahlt.

Informelle Rekrutierungswege haben sich als effektiv erwiesen Vorteilhaft ist, dass Informationen über die Arbeitsstelle bzw. Ausbildungsstelle von zukünftigen Kolleginnen stammen. Hierdurch ist ein offeneres und umfassenderes Gespräch und damit auch eher ein Abgleich von Erwartungen und realen Begebenheiten möglich. Die möglichen Kolleginnen wissen am besten, wer zum Unternehmen und in ihr Team passt. Mehrere Studien (z.B. Werbel & Landau, 1996) belegen, dass derartige informelle Rekrutierungswege positive Effekte auf die Organisationsbindung, die spätere Leistung und die Verbleibeneigung haben.

Allerdings sollten Werbende auch dazu angehalten werden, nicht allein aus Gründen der Prämie jede Person anzuwerben und Bewerberinnen nicht mit falschen Tatsachen locken.

Nachteilig ist, dass das Engagement von Beschäftigten schnell verspielt ist, wenn der Vorschlag nicht zu einer Einstellung führt. Gerade wenn Beschäftigte mehrere Bewerberinnen vermitteln, aber dennoch über lange Zeit Stellen offen bleiben, hat die Pflegedienstleitung ein Rechtfertigungsproblem. Kritisch ist auch, wenn Personen, die sich ohnehin beworben hätten, im Nachhinein als Erfolg der Anwerbung deklariert werden, um in den Genuss der Vergünstigungen zu kommen.

Sehr umstritten sind Abwerbungen aus anderen Einrichtungen. Für das Abwerben von besonders qualifizierten (Führungs-)Kräften wird der Begriff **Headhunting** oder **Direktsuche** verwendet.

Abwerbungen in anderen Einrichtungen können dem Ruf eines Unternehmens schaden

Da das Abwerben eine Lücke in der Einrichtung hinterlässt, aus der die Mitarbeitenden abgeworben wurden, kann das Unternehmensimage negativ geprägt werden. Es kann der Eindruck eines nicht mit fairen Mitteln agierenden, wettbewerbsorientierten Unternehmens entstehen, dem karitative Werte nichts bedeuten.

Im Bereich der Pflege sind beispielsweise zur Neueröffnung einer Station Abwerbungen eines ganzen Stationsteams berichtet worden. Das Headhunting kann durch Personalberater erfolgen, was aufgrund der Kosten nur bei Führungskräften Sinn macht, oder durch die Personalverantwortlichen direkt geschehen. Personalverantwortliche haben z. B. durch vorhergehende Arbeitsstellen oder durch ehemalige Mitschüler Kontakt zu andere Einrichtungen, die sie nutzen könnten. Auch Fortbildungsveranstaltungen oder Weiterbildungskurse können dazu genutzt werden, gezielt Fachkräfte abzuwerben.

5 Auswahl durch die Bewerberinnen

Die Sichtweise der Bewerbe-
rinnen verstärkt beachten Die Vorstellung, dass Bewerberinnen ohne jede Marketingaktivitäten in Ihre Einrichtung finden, wird den heutigen Bedürfnissen des Personalmarketings nicht gerecht. Auch die Personalauswahl bedarf einer Verbesserung: von der einseitigen Personalauswahl zur gegenseitigen Auswahl. Unternehmen betrachten Auswahl und Anwerbung zu sehr aus der Sicht der Einrichtung und vernachlässigen die Entscheidungsgrundlagen der Bewerberinnen (Schwarb, 1996).

Personalauswahl – so Schwarb – unterliege immer noch einer „Selektionsstrategie", die der Devise folge „the right man on the right job". Es zähle vor allem, was eine Person an einer Stelle leiste. Dazu werde die Eignung bestimmt, nach beinahe darwinistischen Prinzipien erfolge eine Auswahl und schließlich würden die Stärksten genommen. Die Bewerberin sei ein passives Objekt, das nicht selbst aktiv an der gegenseitigen Auswahl beteiligt ist. Sie würde ausgewählt, hätte Auskunft zu geben und sich den verschiedenen Auswahlverfahren zu unterziehen. Die Personalauswahl würde nicht analog einer gegenseitigen Partnerwahl gesehen, sondern eher als Einkaufsentscheidung über einen teuren Produktionsfaktor.

Auswahlverfahren sollen
auch dem Informations-
bedürfnis der Bewerberin
gerecht werden In Anbetracht nachlassender Bewerberzahlen, aus Gründen der Fairness und um die Qualität der Personalauswahl zu sichern, ist es jedoch unerlässlich, die Interessen der Bewerberinnen zu berücksichtigen. Dazu gehört es, deren Erwartungen und Wünsche bei der Wahl des Berufes, bei der Wahl der Bewerbungsorte und bei der Auswahl der Stellenangebote zu kennen. Nur so ist es möglich, Arbeitsstellen entsprechend zu „verkaufen" und gleichzeitig den Informationswünschen der Bewerberinnen adäquat nachzukommen. Abbildung 5.1 verdeutlicht die beiderseitigen Interessen bei der Auswahl.

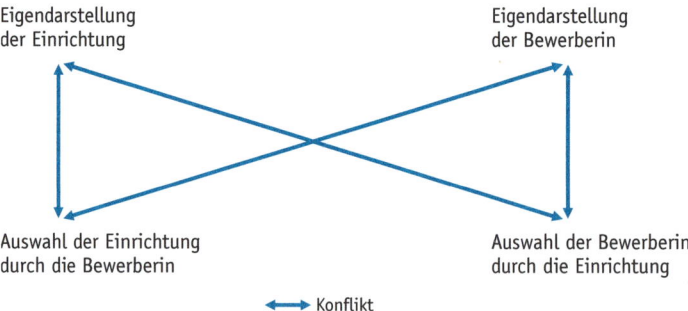

Abb. 5.1: Der Eigendarstellung-Auswahl-Konflikt, in Anlehnung an Schuler, Farr & Smith, 1993, S. 3.

Fehlentscheidungen kommen auch durch mangelhafte Berücksichtigung der Bewerbersicht zustande Bewerberinnen wollen sich von ihrer besten Seite zeigen, während die Einrichtung einen realistischen Eindruck von der Eignung der Person bekommen möchte. Umgekehrt kann auch die Einrichtung darauf bedacht sein, nur die positiven Aspekte eines Stellenangebotes zu betonen und sogar mit falschen Tatsachen blenden. Dies würde den Interessen der Bewerberin entgegenlaufen, die umfassend und realistisch über die Tätigkeit oder die Ausbildung informiert werden will, damit die Entscheidung für die Stelle nicht unsicher getroffen wird und nach Abschluss des Arbeitsvertrages das „böse Erwachen" kommt. Kündigungen, Fehlzeiten oder nachlassende Leistungen sind die Folgen falscher oder unzureichender Information.

Dieser Interessenskonflikt ist nur durch eine offene und ehrliche Atmosphäre, in der die gegenseitigen Interessen in Einklang gebracht werden, zu lösen.

Dafür ist es wichtig, die Interessen der Bewerberinnen zu kennen. Dieses Kapitel gibt deshalb auf die folgenden Fragen Antworten:
* Was sind die Beweggründe für eine Ausbildung in der Pflege?
* Nach welchen Kriterien werden Einrichtungen für Bewerbungen ausgesucht?
* Welche Faktoren bestimmen die Entscheidung für einen Arbeits- oder Ausbildungsplatz?

Auch aus den Kündigungsgründen können wichtige Schlüsse für das Personalmarketing gezogen werden (☞ 3).

Berufseinstiegsforschung wird in der Pflege kaum betrieben Es gibt nur wenige empirische Erkenntnisse zu den Entscheidungsgrundlagen bei der pflegerischen Berufs- und Arbeitsplatzwahl. Die mangelhafte Berücksichtigung der Personalauswahl in der Pflege resultiert vermutlich daher, dass – so Flieder (2002) – Pflege in der Öffentlichkeit häufig als Ausstiegsberuf wahrgenommen wird, während die Wahrnehmung als Lebensberuf kaum vorkommt.

Zur Systematisierung der vielfältigen Bewerberentscheidungen bietet sich ein Vier-Schritt-Modell an, das in Abbildung 5.2 dargestellt wird. In diesem Kapitel werden die ersten drei Schritte, Berufswahl bis Arbeitsplatzentscheidung, behandelt.
* Berufswahlentscheidung: Zunächst muss geklärt, wie die Berufswahl überhaupt zustande kommt (☞ 5.1). Inwieweit Berufsmotive und Berufsvorstellungen ein Auswahlkriterium sein können, klären die Abschnitt ☞ 5.1.1 und ☞ 5.1.2
* Entscheidung für Bewerbungsorte: Steht der Berufswunsch fest, dann ist die Frage relevant, wo sich die Personen bewerben. Warum bewirbt sich eine Schülerin bei einer bestimmten Ausbildungseinrichtung? Warum bewerben sich Pflegekräfte in einem bestimmten Krankenhaus oder Altenheim (☞ 5.2)?
* Arbeitsplatzentscheidung: Geeignete Personen haben meist mehrere Stellen zur Auswahl. Hier ist die Frage relevant, welche Kriterien die Entscheidung zur Annahme einer (Ausbildungs-)Stelle bestimmen

(☞ 5.2). Richtige Entscheidungen können nur informierte Personen treffen. Auf die Folgen unzureichender Informiertheit von Bewerberin und auf Möglichkeiten, diese zu beheben, geht Abschnitt ☞ 5.3 ein.

Die vier Schritte der Abbildung 5.2 dienen der Systematisierung. In der Realität können die einzelnen Einflussfaktoren auf die einzelnen Schritte nicht klar getrennt werden. So kann beispielsweise der Berufswunsch einer Bewerberin gefestigt werden, indem während des Vorstellungsgesprächs besonders empathisch auf sie eingegangen wird.

Auswahlinstrumente sind mehr als Selektionsinstrumente, sie vermitteln Tätigkeitsanforderungen und dienen der Selbstselektion Weiterhin vermittelt auch die Art des Auswahlverfahrens (☞ 8) etwas über die Anforderungen der Stelle und nimmt so möglicherweise Einfluss auf den Berufswunsch, da Erwartungen relativiert werden. Bewerberinnen können aufgrund der an sie gestellten Anforderungen im Auswahlverfahren selbst prüfen, ob sie damit zurechtkommen oder ob sie einen anderen Beruf eher für geeignet halten (Selbstselektion).

Beispiel: In einer Krankenpflegeschule wurde zur Sicherstellung des sprachlichen Ausdrucksvermögens im Rahmen des multimodalen Auswahlverfahrens (☞ 8.11) gefordert, einen Text schriftlich zusammen zu fassen. Eine Bewerberin hatte bei dieser Aufgabe große Schwierigkeiten, die sie auch selbstkritisch reflektierte. Bei der Rückmeldung der Ergebnisse wurde ihr vermittelt, dass der verständliche schriftliche Ausdruck für die Pflegedokumentation wichtig ist. Dadurch wurde ihr klar, dass sie falsche Vorstellungen vom Pflegeberuf hatte.

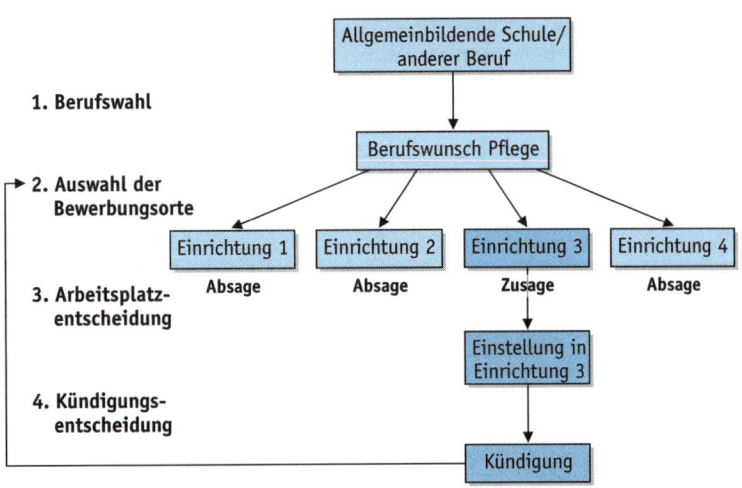

Abb. 5.2: Vom Berufswunsch zum Wunscharbeitsplatz – Kündigungsentscheidungen setzen diesen Prozess erneut in Gang.

5.1 Berufswahlentscheidung

Die Einflussmöglichkeiten einer Einrichtung auf die Berufswahl eines Menschen sind gering. Berufswünsche werden stark von der Familie, Freunden und Bekannten beeinflusst. Weiterhin beeinflusst das Image des Berufes seine Attraktivität und beeinflusst so, ob sich Personen überhaupt mit dem Beruf auseinander setzen. Die Vielzahl der im Jahre 2002 gestarteten Imagekampagnen (☞ 1) zeigt, dass seitens der Einrichtungsträger, der Verbände und von politischer Seite ein Handlungsbedarf gesehen wird, das Ansehen der Pflegeberufe zu verbessern. Andererseits hat ein negatives Image auch den Vorteil, dass Berufsentscheidungen überlegt getroffen werden.

Imagekampagnen kombiniert mit einrichtungseigenen Maßnahmen können die Berufswahl beeinflussen Neben gesellschaftspolitischen Einflussfaktoren kann jede Einrichtung durch zufriedene Kunden und Mitarbeitende und durch professionelle Öffentlichkeitsarbeit dazu beitragen, die Attraktivität der Pflegeberufe zu steigern (☞ 2.3). Eine frühzeitige Präsenz in allgemein bildenden Schulen erhöht nicht nur den Bewerbungszustrom in eine Einrichtung, sondern kann auch bei der Berufswahl das Zünglein an der Waage sein. Entsprechende Werbeveranstaltungen müssen allerdings auf die Zielgruppe abgestimmt und von hoher didaktischer Qualität sein.

Kinder haben häufig wechselnde Berufswünsche, die durch ein herausragendes Erlebnis geprägt sind. Ein Krankenhausaufenthalt oder ein Arztbesuch kann beispielsweise den Berufswunsch „Krankenschwester" auslösen. Ab 15 Jahren werden Interessen zunehmend konkreter (Moser & Schmook, 2001), echtes Interesse an einem Beruf kommt dann auf.

Zur Erklärung, wie eine Berufswahl zustande kommt, gibt es verschiedene theoretische Modelle. Sie unterscheiden sich alle in der Bedeutung, die sie der Person oder sozialen Faktoren bei der Entstehung des Berufswunsches zuweisen.

Flieder (2002) nennt folgende Faktoren für die Wahl eines Pflegeberufes:
- Erfahrungen im Erstberuf
- Familiäre Konstellationen
- Arbeits- und ausbildungsmarktpolitische Verhältnisse
- Typische Erklärungsmuster für Frauenberufe
- Persönliche Krankenhauserfahrungen
- Zufälle

Diese Faktoren lassen sich teilweise den prominentesten Berufswahltheorien zuordnen.

Das Typenschema von **Holland** wird häufig in der Berufsberatung verwendet, um entscheidungsunsicheren Personen die Wahl des Berufes zu erleichtern. Holland geht davon aus, dass sich Personen aufgrund spezifischer Persönlichkeitsmerkmale für eine bestimmte Berufstätigkeit eignen. Diese Charakteristika sieht er prototypisch in sechs Typen verwirklicht: Dem realistischen, investigativen, künstlerischen, unternehmerischen, konventionellen oder sozialen Typ. Zur Messung der Persönlichkeitsmerkmale gibt es verschiedene standardisierte Verfahren (z. B. EXPLORIX® von Jörin, Stoll, Bergmann & Eder, 2003), bei denen Berufsanfänger ihre Kompetenzen und Interessen selbst einschätzen. Berufsberater bestimmen aufgrund des Antwortverhaltens den Typ und empfehlen dazu passende Berufe.

Sozial orientierte Menschen wählen eher einen pflegerischen Beruf

Der sozial orientierte Typ bevorzugt Tätigkeiten mit anderen Menschen in den Bereichen Unterrichten, Lehren, Ausbilden oder Pflegen. Ethische und soziale Werte besitzen für ihn einen hohen Stellenwert. Folgende Selbsteinschätzungen stehen beispielsweise mit der sozialen Ausrichtung in Beziehung:

- Mir fällt es leicht, mich mit verschiedenen Personen zu unterhalten
- Ich kann anderen Personen gut Dinge erklären
- Ich kann gut Erwachsene unterrichten
- Ich kann besser mit Menschen als mit Dingen oder Ideen umgehen etc.

Auszubildende kommen häufig aus Familien mit pflegerischem oder medizinischem Erfahrungshintergrund

Andere Theorien betonen, dass die Berufswahl ein Akt der sozialen Zuweisung ist (**allokationstheoretischer Ansatz**). Eltern und deren soziale Herkunft haben einen wichtigen Einfluss. Daher kommen Auszubildende in der Pflege häufig aus einem Haushalt, in dem schon andere Personen in der Pflege tätig sind. Veit (1996) kommt nach der Erhebung von 267 Auszubildenden der Krankenpflege zu dem Ergebnis, dass 65 % Verwandte haben, die im Gesundheitswesen tätig sind. Dieser Einflussfaktor sollte daher auch in der Anwerbung beachtet werden (☞ 4.5).

Die Anzahl der Bewerbungen hängt mit der wirtschaftlichen Gesamtsituation zusammen

Auch wirtschaftliche Rahmenbedingungen haben Einfluss auf die Berufswahl. Die Pflege gilt noch immer als krisensicheres Berufsfeld, das in Zeiten wirtschaftlicher Schwächen mehr Personen anlockt als in wirtschaftlichen Blütezeiten. In Abhängigkeit von der Arbeitsmarktsituation können sich auch die Motive der Bewerberinnen ändern. Wer sich mit der Einstellung „Lieber in der Pflege als arbeitslos" bewirbt, hat andere Erwartungen, als jemand, der sich trotz des negativen Images und anderer Jobalternativen gezielt für einen Pflegeberuf entscheidet. Im Rahmen des Bewerbungsgespräches sollten solche Motivationen abgefragt und mit dem Anforderungsprofil abgeglichen werden.

Kurzzeitige Nutzenargumente können die Berufswahl entscheiden

Daneben gibt es entscheidungstheoretische Modelle, die versuchen, die Wahl des Berufes aus den Umständen vor der direkten Berufswahl zu erschließen. Personen wägen Vor- und Nachteile ab und entscheiden dann, welcher Beruf am ehesten ihre Erwartungen erfüllt. Hierbei können auch kurzzeitige Nutzenargumente relevant werden und vermeintlich lang geplante Berufswünsche verdrängen. Beispielsweise kann der Wunsch, dieselbe Ausbildung zu machen wie die beste Freundin, so stark ins Gewicht fallen, dass andere Alternativen und Argumente nicht mehr beachtet werden. Kurzfristige Nutzenargumente sind bei entscheidungsunsicheren Personen ein idealer Ansatzpunkt für Anwerbemaßnahmen.

Verschiedene Studien zeigen, dass die Berufswahl bei Jugendlichen starken Schwankungen unterworfen ist. Moser & Zempel (2001) fassen die Befunde mit folgendem Satz zusammen: „Aus den bisher berichteten

Ergebnissen wird deutlich, dass Berufsanfänger noch relativ offen und flexibel in der Wahl der Berufsausbildung sind." (S. 67). Und auch Flieder (2002) betont: „Bei genauer Analyse von Untersuchungen zur Berufsmotivation kommt man zu dem Ergebnis, dass es sich beim Einstieg in den Pflegeberuf eher selten um wohl überlegte und geplante Berufsentscheidungen gehandelt hat" (S. 12).

Ein grundsätzliches Problem in der Erforschung zu Berufswahlmotiven ist der **Fokus auf jüngeren Personen.** Sie sind die Hauptadressaten von Imagekampagnen. Da sie das größte Bewerberpotenzial darstellen, macht die Abstimmung der Maßnahmen auf diese Gruppe Sinn. Allerdings wird dabei vergessen, dass auch in späteren Lebensjahren noch ein Wandel in der Berufsmotivation erfolgen kann. In der Altenpflege macht die Personengruppe der Berufswechsler einen großen Teil aus.

Fragen zur Berufsmotivation und zu Berufsvorstellungen sind vor allem bei der Auswahl von Auszubildenden wichtig. Bei examinierten Kräften geht man davon aus, dass sich falsche Erwartungen in der Praxis relativiert haben. Dennoch kann es auch hier Sinn machen, die Erwartungen an die konkrete Tätigkeit und auch das Pflegeselbstverständnis zu thematisieren (☞ 5.2).

5.1.1 Berufsmotivation

Fragen nach Berufswahlmotiven sind in der Auswahl sehr beliebt

In einer Untersuchung von Pott (2000) gaben alle 74 befragten Krankenpflegeschulen an, Motive der Berufswahl zu erfragen. 72 % halten dieses Auswahlkriterium für sehr bedeutsam. Hinter diesem Vorgehen steht die Idee, dass eine falsche Motivation nicht mit der praktischen Tätigkeit in Einklang zu bringen ist. Letztlich wird also ein Überstimmung von der Einstellung der Person und den Eigenschaften des Berufsfeldes geprüft, so wie es der Berufswahlansatz von Holland (☞ 5.1) vorsieht.

Antworten zur Berufsmotivation sind vielfältigen Verzerrungen unterworfen und schwer zu bewerten

Die Frage nach der Berufsmotivation ist jedoch auch mit Problemen verbunden:

- Fragen wie „Warum haben Sie sich für diesen Beruf entschieden?" kommen bei fast allen Bewerbungsgesprächen in fast allen Berufen zum Einsatz. Sie gehören zum Standardrepertoire und werden deshalb von den Bewerberinnen erwartet. Die meisten sind auf diese Frage gut vorbereitet, vielleicht sogar mit Hilfe pflegespezifischer Bewerbungshilfen (z. B. Kern & Sander-Wilken, 1998). Ein Bewerber kommentierte die Frage nach der Berufsmotivation in einer Evaluation des Auswahlverfahrens mit dem Satz: „Ich konnte im Schlaf erklären, warum und wie ich Menschen helfen wollte – aber es stimmte so nicht" (Quernheim, 2002a, S. 855)
- Die Motivation ist meist nur vage verbalisierbar und die Frage danach mündet oft in Worthülsen, z. B. „weil ich gerne Menschen helfe" oder „weil ich was Gutes tun möchte". Eine entsprechende Bewertung dieser Antworten ist schwierig. Meist wird hier eher die Souveränität und die Eloquenz, mit der die Antworten vorgetragen werden, bewertet, aber nicht der Inhalt. Nur bei starken Abweichungen wie „Ich hatte

Angst vor der Arbeitslosigkeit" oder „Meine Eltern dachten, das könnte für die Pflege meiner kranken Oma hilfreich sein" werden die Inhalte als Negativkriterium herangezogen.

Nach Pott (2000) fragen 7 von 74 Schulen die Motivation schriftlich ab. Hierbei ist es noch schwieriger, aufgrund der Antworten Aussagen über die Eignung zu treffen, da das schriftliche Ausdrucksvermögen die Interpretation des Inhalts überdeckt.

Eine längsschnittliche Untersuchung zur Berufsmotivation von Personen im ersten Ausbildungsjahr der Krankenpflege (Veit, 1996, 1998) zeigt, dass intrinsische Motive, wie das „Gefühl, etwas Sinnvolles zu machen", der „Kontakt zu Menschen" und die „Möglichkeit, Menschen zu helfen" häufig die dominierenden Motive sind. Sie sind deutlich stärker ausgeprägt als in der Restbevölkerung. Auch für die Altenpflege ist der „Kontakt zu anderen Menschen" und der Wunsch „Hilfsbedürftigen zu helfen" ausschlaggebend für die Berufswahl (Becker, 1996). Solche Motive relativieren sich auch während der Ausbildung kaum. Weitere Ausprägungen und Unterschiede zeigt Abbildung 5.3.

Zunehmend ergänzen extrinsische Motive (z.B. Karriereorientierung) die klassischen intrinsischen Motive (z.B. Hilfemotive) Veit (1996) stellte fest, dass im Vergleich zu früheren Untersuchungen neben den dominierenden intrinsischen Gründen (Hilfemotiv), zunehmend extrinsische Gründe (Bezahlung, Arbeitsbedingungen etc.) und die Möglichkeit zur persönlichen Weiterentwicklung (Karriere, Sinnfindung) wichtiger werden. In eigenen Untersuchungen zur Bedeutung von Arbeitsplatzcharakteristiken (☞ 5.2) wurde dieser Trend bestätigt.

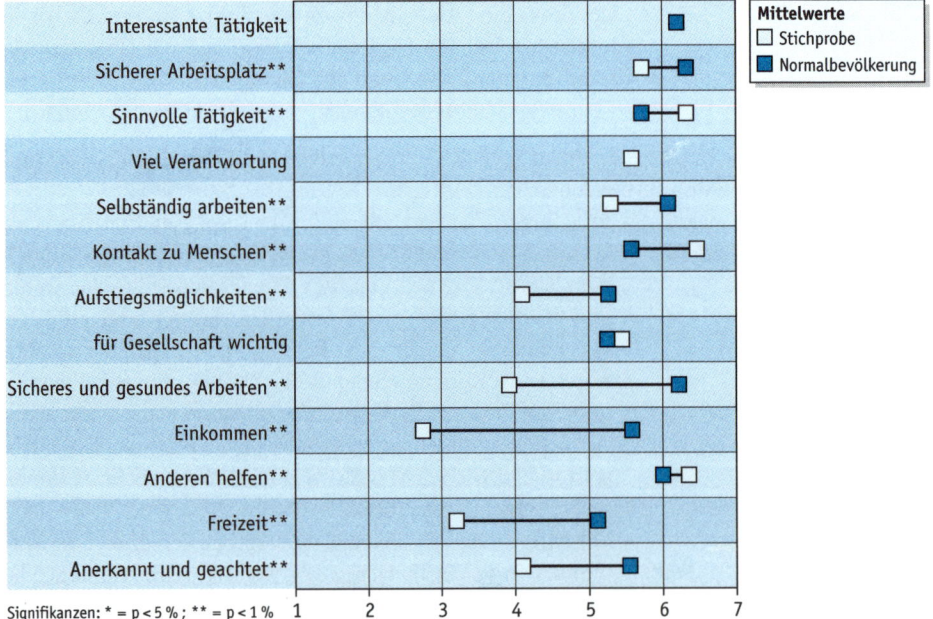

Abb. 5.3: Gründe der Berufswahl bei Auszubildenden der Krankenpflege und vergleichend in der Bevölkerung (Erhebung an einer repräsentativen Zufallsstichprobe, N = 2955). Die Befragten konnten die Wichtigkeit auf einer 7-Punkte-Skala von 1 = „sehr gering" bis 7 = „sehr groß" angeben (nach Veit, 1996, S. 66).

Die Entscheidung zur Ausbildung ist durch eine große Motivvielfalt geprägt

Antworten auf die Frage zu Berufsmotiven im Sinne von „Ich möchte später mal Pflegedirektorin werden", „Mir ist es wichtig, einen krisenfesten Job zu haben" oder „Im Vergleich zu anderen Berufen ist das Ausbildungsgehalt in der Pflege höher", dürfen daher nicht als Absage an intrinsische Motive verstanden werden. Beides scheint miteinander vereinbar und kann daher kaum zur Bewertung herangezogen werden.

Es ist ohnehin fraglich, ob die positivere Bewertung der traditionellen Pflegerollenmotive (helfend, aufopfernd, engagiert) mit dem Bild einer modernen Krankenpflege kompatibel ist. Becker (1996) betont, dass in Pflegeberufen oft eine „Motivationsungenauigkeit" herrscht. Während Handwerksberufe typische identifikationsstiftende Merkmale haben, z.B. bestimmte Techniken beherrschen und sichtbare dauerhafte Ergebnisse hervorbringen, fehlt entsprechendes in der Pflege. „Die Motivation der künftigen Altenpflegerinnen richtet sich primär offenbar nicht auf die objektive, sondern auf die subjektiv bedeutsamen Anteile ihres Bildes vom Beruf" (Becker, 1996, S. 40). Solche subjektiven Motive erschweren eine entsprechende Erfassung im Rahmen von Auswahlverfahren, aber auch eine einheitliche Bewertung.

Die Untersuchung von Veit (1996) konnte auch zeigen, dass das „Interesse an der Medizin" für Berufsanfänger bedeutungsvoller ist, als das „Interesse an der Pflege". Auch diese Motivhierarchie scheint mit der Krankenpflegeausbildung verträglich zu sein.

Bei Abiturientinnen findet man häufiger das Motiv: Ausbildung zur Überbrückung der Wartezeit bis zum Erhalt eines Studienplatzes. In Anbetracht der Tatsache, dass heutzutage ohnehin nicht alle Personen nach der Ausbildung übernommen werden können, muss das kein Hindernis sein. Allerdings sollte man dieses Motiv im Auswahlgespräch offen ansprechen und abklären, ob die Personen die Ausbildung auch vorzeitig beenden würden, um ein Studium zu beginnen.

Zusammenfassend schreibt Veit (1996): „Es kann nicht mehr von einer homogenen Gruppe der Krankenpflegeschülerinnen und -schüler gesprochen werden." (S. 70)

Auszubildende der Kinderkrankenpflege grenzen sich stärker gegen die Kranken- und Altenpflege ab, als umgekehrt

Bei eigenen Erhebungen war eine starke Abgrenzung der Auszubildenden in der Kinderkrankenpflege gegenüber der Krankenpflege auffällig. Nur 16 % der Befragten aus der Kinderkrankenpflege haben sich auch im Bereich der Krankenpflege beworben. Bei der offenen Frage nach den allgemeinen Berufsmotiven wird erstaunlich oft begründet, warum man nicht in der Alten- oder Krankenpflege arbeiten möchte. Personelle Unterbesetzung, die Verbindung mit Sterben, Tod und Verfall sind häufige Gründe für die Ablehnung. Als Berufsgründe für die Kinderkrankenpflege werden oft die Eigenheiten der Kinder, als besonders schutzbedürftig, lernfähiger, leichter „handhabbar", zarter, besser riechend und dankbarer genannt. Veit (1996) stellte fest, dass die Vorbereitung auf Ehe und Familie ein häufiges Motiv in der Kinderkrankenpflege ist. Solche unterschiedlichen Ausbildungsmotive können für eine gemeinsame Ausbildung ein Problem darstellen.

Die Frage nach den Berufsmotiven (Warum haben Sie diesen Beruf gewählt?) ist von Fragen zur Berufserwartung oder -vorstellungen (Was erwarten oder wünschen Sie sich im Beruf?) zu trennen.

Berufsvorstellungen haben im Gegensatz zu den Motiven einen stärkeren Arbeitsplatzbezug und sind daher auch leichter zu prüfen.

5.1.2 Berufsvorstellung

76 % der von Pott (2000) befragten Krankenpflegeschulen erkundigen sich im Rahmen der Auswahl nach dem Berufsbild der Bewerberin. 39 % halten dies für ein sehr bedeutsames Auswahlkriterium. Mit Fragen zur Berufsvorstellung prüft man, ob die Erwartungen mit der Praxis in Einklang zu bringen sind. Wenn Personen falsche oder überzogene Erwartungen haben, dann ist dies problematisch. Enttäuschungen, absinkende Arbeitszufriedenheit und Kündigungen könnten die Folge sein.

Informationsquellen über den Beruf sind wichtiger als die Abfrage der Berufsvorstellung

Fragen nach der Berufsvorstellung sind aus zwei Gründen problematisch:
- Solche Fragen werden erwartet und bei entsprechender Vorbereitung der Bewerberin kann der falsche Eindruck entstehen, sie habe realistische Erwartungen
- Oft wird hier im Sinne sozialer Erwünschtheit geantwortet, d.h. die Bewerberin erzählt die Aspekte, von denen sie glaubt, dass Sie erwartet werden.

Es ist daher wichtig, neben den Inhalten auf die Informationsquelle zu achten, die das Berufsbild prägten, da hierdurch eher die Kompatibilität von Realität und Erwartung geprüft werden kann.

Je umfangreicher und praxisorientierter die Informationssammlung, umso realistischer sind die Berufsvorstellungen

Die verlässlichste Quelle um die zukünftigen Anforderungen realistisch einschätzen zu können, sind **pflegerische Praktika**. Pflegeerfahrungen werden von 91 % der Schulen erfragt (Pott, 2000). Eine Überprüfung der Vorhersageleistung bestimmter Auswahlkriterien zeigt, dass die Anzahl an verschiedenartigen pflegerischen Vorerfahrungen (Anzahl der Praktikastellen), aber auch die Dauer der praktischen Vorerfahrungen mit der Verbleibeneigung nach der Ausbildung in Beziehung steht. Je umfangreicher die Vorinformationen, umso besser sind die Bewerberinnen auf den Job vorbereitet (Reuschenbach, 2001). Bei Erhebungen in der Krankenpflege gaben 23,4 % der Auszubildenden (N=220) an, keine pflegerische Erfahrung zu haben, 55,8 % hatten vor der Ausbildung eine, 16,8 % zwei Praktikumsstellen. Die durchschnittliche Dauer der praktischen Vorerfahrungen betrug 13,7 Wochen. Der Anteil an Personen mit Praxiserfahrung (N=60) war in der Kinderkrankenpflege mit insgesamt 89,9 % höher als in der Krankenpflege.

Da aber nicht nur realistische Vorstellungen über die praktische Arbeit, sondern auch über den Unterricht wichtig sind, sollten Hospitationstage in der Ausbildungsstätte angeboten werden.

An zweiter Stelle können **Erfahrungen in anderen pflegerelevanten Berufen,** z.B. im Kindergarten oder der Behindertenbetreuung, genannt werden, da es hier Überschneidungen bezüglich der Anforderungen gibt. Soziales Engagement wird von 39 % der Pflegeschulen als Auswahlkriterium angegeben (Pott, 2000).

Eine weitere **Informationsquelle sind pflegeerfahrene Personen** im Umfeld, z. B. Freunde, Verwandte oder Eltern. Auch sie vermitteln umfassende und realistische Eindrücke über die Tätigkeit.

Auch **eigene Erfahrungen als Patientin** können den Berufswunsch Pflege mitbestimmen. Diese Personen kennen den Beruf in erster Linie aus der Sicht der Leistungsempfänger. In der Untersuchung von Veit (1996) hatten 44 % der Auszubildenden selbst einen Krankenhausaufenthalt hinter sich.

Ein Auszubildender schreibt dazu: „Ich kam mit einem angeborenen Herzfehler zur Welt, so dass ich nicht nur dauerhafte Medikamente einnehmen, sondern auch ein gutes Drittel meiner Kindheit im Krankenhaus verbringen musste (...). Die Häufigkeit meiner Krankenhausaufenthalte machte mich schließlich fast zu einem Teil des „Inventars". (...) Ich hatte im Laufe der vielen Jahre Erfahrungen in Bezug auf Krankheit und Krankenhäuser sammeln können. Ich wusste, was Schmerzen sind, ich kannte die Einsamkeit, und ich hatte mich oft genug mit meinen Ängsten auseinander setzen müssen. Ich war ein „Profi" und stellte mir vor, dass ich wesentlich einfühlsamer reagieren könnte als jemand, dem diese intensiven Erfahrungen fehlten. Plötzlich war mein Berufswunsch geboren: Ich werde Kinderkrankenpfleger" (Klosinski, 2002, S. 61).

Inwieweit durch solche Erfahrungen Empathie gefördert wird, muss weiter untersucht werden.

Informationsmaterialien von Arbeitsämtern, z. B. Blätter zur Berufskunde oder Informationen im Berufs-Informations-Zentrum (BIZ) stellen den Beruf umfassend dar. Es fehlt jedoch der realistische Einblick, der eine sichere Entscheidung begünstigt. Von der Pflege zu lesen oder zu hören ist etwas anderes, als sie zu erfahren.

Personen mit unrealistischen Berufsvorstellungen wird zu Praktika geraten, statt sie direkt als ungeeignet zu klassifizieren

Besonders kritisch ist es, wenn Personen ohne jegliche praktische Vorerfahrungen und ohne Nutzung anderer Informationsquellen an einem Auswahlverfahren teilnehmen. Nicht selten werden Arzt- und Krankenhausserien als Ursachen für den Berufswunsch genannt. Hier gilt es, durch entsprechende Informationen oder Praktika, ein falsches Berufsbild zu korrigieren. Wenn im Rahmen des Auswahlgespräches Personen Vorstellungen oder Erwartungen äußern, von denen Sie glauben, dass diese in der Praxis kaum zu verwirklich sein, dann sollten sie folgende Aspekte beachten:

- Hohe Ideale können für die Praxis und den Unterricht auch neue Impulse bedeuten. Der Meinung, dass sich der anfängliche Idealismus in der Ausbildung schnell relativiert, widersprechen Ergebnisse von Veit (1996)

Auswahlmethoden können die Anforderungen abbilden und daher schon Erwartungen relativieren

- Falsche Berufsvorstellungen können in der Praxis auch relativiert werden und dennoch mit hoher Arbeitszufriedenheit kompatibel sein. Um zu prüfen, wie Bewerberinnen mit den Besonderheiten/Anforderungen des Berufes umgehen, empfiehlt es sich, nach einer entsprechenden Kriterienanalyse (☞ 6), die wesentlichen Anforderungen auch in das Auswahlverfahren einzubinden.

Ein Beispiel: Eine praxisunerfahrene Bewerberin hat sich für einen Ausbildungsplatz in der Kinderkrankenpflege beworben. Im Rahmen des Auswahlverfahrens wird sie mit einer Konstruktionsaufgabe konfrontiert. Sie soll in der Gruppe eine Collage gestalten. Der Bewerberin wird erklärt, dass dieses Verfahren etwas über das manuelle Geschick aussagt. An einigen Beispielen aus der Pflegepraxis wird verdeutlicht, warum diese Kompetenz in der Kinderkrankenpflege wichtig ist. Bei dieser Konstruktionsübung hat die Person große Probleme. Im Vergleich zu den anderen Gruppenteilnehmern arbeitet sie deutlich langsamer und zeigt Schwächen in der Handkoordination. Diese Probleme werden der Bewerberin im anschließenden Feedbackgespräch berichtet. Sie bestätigt selbstkritisch die Probleme und räumt ein, dass sie falsche Vorstellungen von den Anforderungen des Berufes gehabt habe.

Auswahlverfahren können auch die Selbstselektion der Bewerberinnen fördern Hieraus wird deutlich: Berufsvorstellungen sollten nicht nur mündlich abgefragt werden, sondern auch durch realitätsnahe Auswahlverfahren hinsichtlich ihrer Passung mit den Anforderungen der Praxis überprüft werden.

Hierdurch wird die Selbstselektion gefördert, d.h. die Bewerberinnen können selbst prüfen, ob Sie mit den zukünftigen Anforderungen zurechtkommen.

Dies ist nichts anderes als eine Ausdehnung des heutzutage so hoch gehaltenen Prinzips der Partizipation von derzeitigen Mitarbeitenden auf potenzielle Mitarbeiter.

5.2 Auswahl der Bewerbungsorte und Arbeitsplatzentscheidung

Steht der Berufswunsch fest, dann muss die Person als nächstes die Entscheidung darüber treffen, bei welcher Ausbildungsstätte sie sich bewirbt.

Eine Entscheidung über den Bewerbungsort muss aber auch die Pflegekraft nach dem Examen oder bei einem geplanten Einrichtungswechsel treffen.

Die **Anzahl der Bewerbungen** und die Entscheidungskriterien unterscheiden sich. Auszubildende schreiben im Schnitt mehr Bewerbungen. Eigene Erhebungen bei Auszubildenden im Jahr 2002 ergaben, dass für die Kinderkrankenpflege im Schnitt 5,4 Bewerbungen geschrieben werden, die Personen an zwei Auswahlverfahren teilnehmen und auch etwa zwei Zusagen erhalten. In der Krankenpflege werden im Schnitt 6,9 Bewerbungen geschrieben, die Personen nehmen an etwa drei Auswahlverfahren teil und bekommen etwa zwei Zusagen (Daten für die Krankenpflege stammen von 1998).

Im Schnitt werden für einen Ausbildungsplatz etwa 6 Bewerbungen geschrieben Diese Zahl deckt sich mit einer erneuten Umfrage, die im Jahr 2003 unter Bewerberinnen, also nicht nur unter den bereits Auszubildenden, durchgeführt wurde (N = 45). Hier wurden im Schnitt von 6,1 Bewerbungen berichtet, wobei es große Ausreißer gab. Es waren auch vereinzelt Personen dabei, die bis zu 50 Bewerbungen geschrieben hatten.

Die Anzahl der Bewerbungen, die Ausbildungsplatzsuchende schreiben, ist von folgenden Faktoren abhängig:
- Selbsteinschätzung der Chancen, diese hängt wiederum zusammen mit
  - Schulabschluss
  - Noten
  - Selbstwertgefühl
- Kenntnis der Bewerbersituation
- Vorerfahrungen bei anderen Bewerbungen
- Empfehlungen von Eltern, Freunden und Bekannten
- Selbstwertgefühl
- Alternative Berufsmöglichkeiten. Je größer der Berufswunsch, umso mehr Bewerbungen werden geschrieben.

Bewerberinnen, die von allgemein bildenden Schulen kommen, müssen zunächst ihren Marktwert austesten. Es werden daher auch mehr Ausbildungsstätten angeschrieben, die nur zweite Wahl sind, was für den Arbeitgeber bedeutet, dass immer wieder Personen frühzeitig abspringen, weil sie zwischen Zusage und Einstellungstag andere Optionen gefunden haben (☞ 9).

Die Anzahl an Bewerbungen ist bei Examinierten geringer Die Anzahl an Initiativbewerbungen ist bei Examinierten geringer, da
- Diese ortsgebundener sind
- Bewerbungen längerfristig geplant sind, d. h. die Bewerberinnen können meist länger warten, bis eine geeignete Stelle auftaucht
- Die Chancen besser abgeschätzt werden können
- Personen nach der Ausbildung übernommen werden können
- Sie häufiger durch Stellenanzeigen, durch Vermittlungen des Arbeitsamtes oder durch informelle Kontakte an die Stellenangebote kommen.

Für das Personalmanagement ist nun die Frage relevant, nach welchen Kriterien Bewerberinnen die Ausbildungsstätten und die Arbeitsstätten auswählen. Antworten auf diese Fragen können für die Anwerbung aber auch für die gezielte Informationsmitteilung genutzt werden.

Ein Beispiel:
Eine Krankenpflegeschule A stellt seit Jahren fest, dass in der wenige Kilometer entfernten Krankenpflegeschule B deutlich mehr Bewerbungen eingehen, obwohl der Ausbildungsbeginn und die Anzahl der Ausbildungsplätze identisch sind. Es soll daher geprüft werden, aus welchen Gründen die Ausbildungsstätte A weniger attraktiv ist als B. Dies ist am besten durch eine Imageanalyse bei Schulabgängern möglich, was jedoch

aufwändig ist. Optimal wäre die Befragung der Auszubildenden in der Einrichtung B, doch diese sind kaum erreichbar.

Entscheidungsgrundlagen von Bewerberinnen sollten strukturiert erhoben werden Eine weitere Möglichkeit zur Klärung des Missstandes besteht darin, bei Bewerberinnen und den derzeitigen Auszubildenden Motive für die Wahl des Ausbildungsortes strukturiert zu erfassen. Dies können Sie mündlich machen oder aber im Rahmen der Evaluation des Auswahlverfahrens schriftlich erheben (☞ Anhang F).

Mögliche Fragen sind:
- Wodurch sind Sie auf die Einrichtung aufmerksam geworden?
- Nach welchen Kriterien sind Sie bei der Wahl der Einrichtung vorgegangen?
- Warum haben Sie sich für diese Einrichtung entschieden?
- In welchen Einrichtungen haben Sie sich noch beworben?
- Haben Sie sich auch an der benachbarten Ausbildungsstätte XY beworben?
  - Was ist dort besser als an dieser Schule?
  - Was ist dort schlechter als an dieser Schule?

Bewerberinnen fühlen sich angesprochen, wenn ihr Informationsbedürfnis erfüllt wird Die Ergebnisse solcher Befragungen sind nicht nur für die Anwerbung nützlich, sondern sie offenbaren auch die Aspekte, die für die Auswahl der Einrichtung aus Sicht der Bewerberin wichtig sind.

Wenn sich beispielsweise herausstellt, dass ein wichtiges Entscheidungskriterium die Unterbringung im Wohnheim ist, dann sollten diese Aspekte auch im Auswahlverfahren angesprochen werden, da sie die Entscheidung der Bewerberin erleichtern.

Eine erste Hilfe könnten die im Folgenden dargestellten Ergebnisse sein, die die Entscheidungsgründe von 220 Auszubildenden darstellen.

Zunächst soll auf die **Entscheidungsgründe für Bewerbungen** eingegangen werden. Diese wurden nur bei Auszubildenden erhoben.

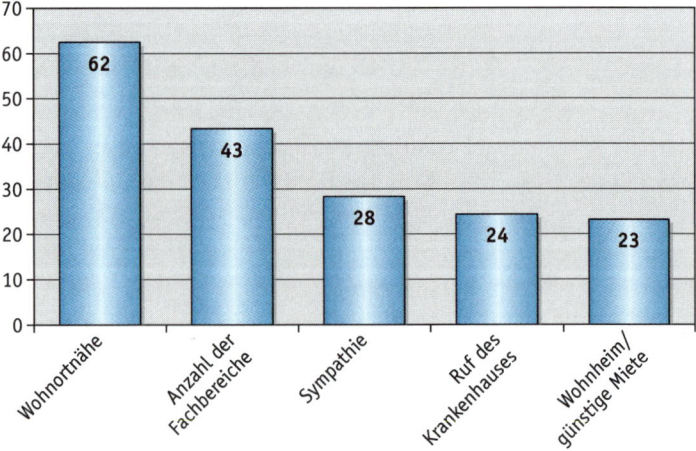

Abb. 5.4: Entscheidungsgründe für die Wahl der Ausbildungsstätte.

Auszubildende

220 Auszubildende wurden befragt. Es waren mehrere offene Antworten möglich, die kategorisiert und ausgezählt wurden. Die Ergebnisse sind in Abbildung 5.4 dargestellt. Es wird deutlich, dass die Wohnortnähe für viele ein entscheidendes Kriterium ist. Immerhin 74 % der Auszubildenden gaben an, sich nur in der näheren Umgebung beworben zu haben. Unter den Abiturienten ist der Anteil derer, die Wohnortnähe bevorzugen, geringer. Als Wunsch-Ausbildungsorte werden oft große und prominente Einrichtungen genannt, z. B. Klinikum rechts der Isar, Charité oder das Universitätsklinikum Eppendorf.

Weiterhin ist das Image des Krankenhauses (Ruf des Hauses, Anzahl der Fachbereiche, Bekanntheit der Einrichtung) ein wichtiger Entscheidungsgrund. Hierzu passt auch die Nennung „Kompetenz der Ärzte". 14 Personen geben an, das Haus sei von Freunden und Bekannten, die in der Pflege arbeiten, empfohlen worden. 7 Personen geben an, Freunde zu haben, die in der Einrichtung eine Ausbildung machen.

Die Ergebnisse kann man so zusammenfassen:
Da die Auszubildenden keine Bewertungskriterien zur Beurteilung der Qualität der Ausbildung haben, sind neben der Wohnortnähe weiche Faktoren (Image) ausschlaggebend. Dies macht noch mal deutlich, wie wichtig für das Personalmanagement auch ein positives Kundenimage (☞ 2.3) ist.

Bewerberinnen, die mehr als eine Zusage erhalten hatten, wurden außerdem gefragt, welche Aspekte für die Zusage an einer bestimmten Schule verantwortlich gewesen sind. Als Gründe (in absteigender Reihenfolge) wurden genannt:
• Schnelle Zusage
• Erster Eindruck beim Auswahlverfahren
• Sympathische Lehrkräfte
• Engagierte Lehrkräfte
• Kompetenz der Lehrkräfte
• Flair/Atmosphäre
• Gute Verkehrsanbindung
• Anzahl der Außeneinsätze
• Blockunterricht
• Perspektive nach der Ausbildung/Übernahme
• Ausbildungsinhalte
• Gute praktische Anleitung
• Breit gefächerte Ausbildung
• Gute Zusammenarbeit zwischen Schule und Krankenhaus
• Krankenhaus und Schule dicht beieinander.

Hier wird deutlich, dass die schnelle Zusage ganz entscheidend ist (☞ 9). Erneut spielen bei der Entscheidung sphärische Aspekte (erster Eindruck, Flair, Sympathie) eine wichtige Rolle. Die subjektive Zufriedenheit der Bewerberinnen ist für die Annahme einer (Ausbildungs-)Stelle entscheidend. Hat die Bewerberin den Eindruck, dass man sich nicht ausreichend um sie kümmert, z. B. durch lange Wartezeiten, empfindet sie die

Auswählenden als unfreundlich, werden Instrumente verwendet, die keinen offensichtlichen Bezug zur Pflege haben, z.B. Leistungstests, und bleiben die Bewertungskriterien für die Auswahlverfahren offen, dann kann dies die Entscheidung für einen Arbeits- oder Ausbildungsplatz negativ beeinflussen (☞ 7.2). Besonders leistungsstarke Bewerberinnen, die mit der Personalauswahl unzufrieden sind, nehmen an einer anderen Einrichtung einen Ausbildungsplatz an.

Eine Bewerberin begründete ihre Entscheidung gegen eine Ausbildungs-platz in der benachbarten Krankenpflegeschule mit dem Kommentar: „Die haben mich derart durch die Mühle gedreht, dass ich nicht mehr wusste, wo mir der Kopf steht. Eine ganze Stunde haben mir 4 Personen Löcher in den Bauch gefragt. Dann waren da noch zwei Leute vor mir und ich musste fasst zwei Stunden warten, bis ich dran kam".

Auswahlverfahren sollten auch Informationsdefizite beheben Weiterhin wird in der Auflistung deutlich, dass Bewerberinnen auch Informationen zur Ausbildung (Anleitung, Ausbildungsorganisation, praktische Anleitung) suchen. Diese Liste kann Anhaltspunkte geben, was alles im Auswahlverfahren oder in Form von Infobroschüren oder Internetinhalten vermittelt werden sollte.

Examinierte Pflegekräfte

Um die Entscheidungsgrundlagen von examinierten Pflegekräften auf-zudecken wurden Auszubildende des dritten Ausbildungsjahres der Krankenpflege gefragt:
„Stellen Sie sich vor, Sie hätten das Examen in der Tasche. Welche Informationen würden Sie von der Pflegedienstleitung im Rahmen des Vorstellungsgespräches gerne bekommen, um eine Auswahl zwischen verschiedenen Stellenangeboten zu treffen?" In Abbildung 5.5 werden die Antworten dargestellt.

Auf den Plätzen eins und drei werden Faktoren genannt, die eher den extrinsischen Faktoren zuzuordnen sind: Gehalt und Arbeitszeit. Auf Platz zwei landen Information zum Fachbereich, für den die Einstellung erfolgen soll. Qualitätsmerkmale der Pflege, wie das Weiterbildungs-angebot, der Personalschlüssel und Gruppen- vs. Funktionspflege sind ebenso wichtig. Auf Platz 6 steht das Stationsklima, das auch in anderen Umschreibungen, wie Klima im Haus (13) oder Freundlichkeit der Leitung (16) wieder zu finden ist.

Bei den nachfolgenden Nennungen werden sog. „life balance issues" als wichtige Information genannt. Dazu zählen Entfaltungsmöglichkeiten und die Möglichkeiten, Privatleben und Beruf in Einklang zu bringen, z.B. durch Teilzeitmodelle und Kinderbetreuungsmöglichkeiten.

Eine Klinikführung und die Vorstellung der Kolleginnen sollte zum Auswahlverfahren gehören Immerhin 73,8 % finden es wichtig oder sehr wichtig beim Auswahlverfahren den zukünftigen Kollegen vorgestellt zu werden. 64,7 % halten es für wichtig, schon beim Auswahlverfahren den Arbeitsplatz zu besichtigen.

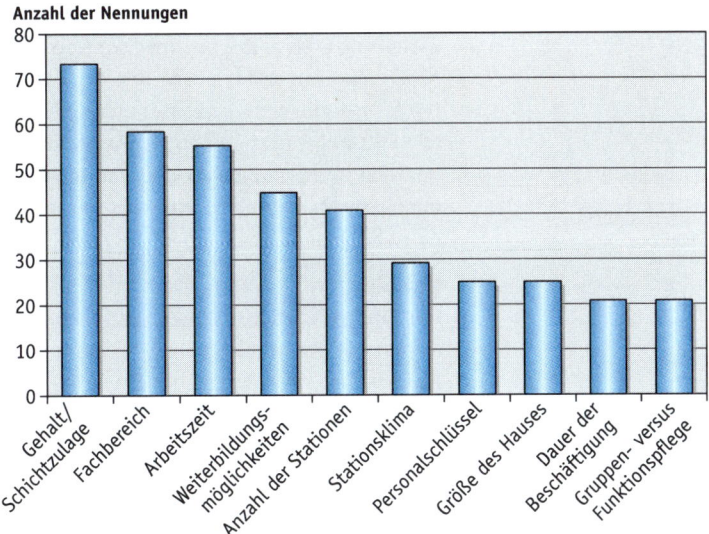

Abb. 5.5: „Top-Ten" der gewünschten Informationen für „Examinierte".
Insgesamt gab es 45 Kategorien (N = 220), Mehrfachnennungen waren möglich.

Ein Vergleich mit den Angaben von Pflegedienstleitungen über den Inhalt des Bewerbungsgespräches und den Informationswünschen von Examinierten zeigt, bei welchen Aspekten eine Diskrepanz besteht. Diese Dinge sollten besonders berücksichtigt werden.

Informieren Sie die Bewerberinnen über:
• Das Klima auf der Station, das Verhältnis zur Leitung und zu den Ärzten
• Die Qualität der Pflege, über die Stärken, aber auch über die Schwächen der Abteilung
• Das besondere pflegerische Spektrum, gerade in Abgrenzung zur medizinischen Betreuung
• Die Möglichkeiten der Kinderbetreuung
• Die Arbeitszeitmodelle.

Von Mitarbeitenden in Leitungsfunktionen werden folgende Aspekte als wichtig erachtet:
• Grad der Mitbestimmung und Selbstverwirklichung
• Freiheitsgrade bei der Aufgabenerfüllung
• Möglichkeit, Ideen und Lösungsvorschläge einzubringen
• Einbindung in die Gesamtorganisation (exponierte Stellung, Mitspracherecht, Entscheidungswege, Statussymbole)
• Austausch mit der Pflegedienstleitung und untergeordneten Leitungskräften
• Aufstiegschancen
• Materielle Gerechtigkeit als Ausgleich für hohen Leistungseinsatz
• Arbeitszeiten
• Vorliegen eines Pflegeleitbildes
• Vorliegen von Personalentwicklungskonzepten.

In der Regel kommen bei der Wahl des Arbeitsplatzes mehrere Gründe gleichzeitig zum Tragen. Im Sinne so genannter Erwartungs-mal-Wert-Modellen, sie zählen zu den entscheidungstheoretischen Modellen (☞ 5.1), ergibt sich die Entscheidung für eine Einrichtung als die Summe der Differenzen zwischen den relevanten Wunsch-Eigenschaften (Soll) und den Vermutungen darüber, ob diese an der Arbeitsstelle erfüllt werden (Ist). Da nicht alle Faktoren die gleiche Bedeutung haben, werden diese Soll-Ist Differenzen unterschiedlich gewichtet.

Beispiel:
Für eine Bewerberin stehen die Altenpflegeheime A und B als Arbeitsstätten zur Auswahl. Die examinierte Altenpflegerin prüft nun, welche Einrichtung am ehesten ihre Erwartungen erfüllt. Neben vielen anderen Jobfacetten, z.B. Parkplätze am Krankenhaus, sind ihr die Teamharmonie und ein umfassendes Fortbildungsprogramm wichtig. Eine Einrichtung, die alle Wünsche erfüllt gibt es nicht.

Wird das Vorstellungsgespräch genutzt, um die Bewerberin über diese beiden Aspekte realistisch aufzuklären, dann kann die Bewerberin abwägen, in welcher Einrichtung ihre Vorstellungen vermutlich am besten verwirklicht werden. Aufgrund verschiedener Informationsquellen kommt sie zu dem Schluss, dass in Einrichtung A die Teamharmonie sehr gut ist, aber keine Fortbildungen angeboten werden, während in Einrichtung B die Teamharmonie mangelhaft ist, aber Fortbildungen in großem Umfang angeboten werden. Für welche Einrichtung wird sie sich entscheiden?

Das hängt von der Gewichtung der Faktoren ab. Ist ihr die Teamharmonie wichtiger als die Fortbildungen, dann wird Sie Einrichtung A bevorzugen.

Die Diskrepanz Erwartungen/Ist-Zustand bestimmt die Akzeptanz eines Jobangebots Wenn man statt zwei Jobfacetten nur eine beachtet, dann kann man das Erwartungs-mal-Wert-Modell auch so zusammenfassen: Wenn die Soll-Erwartungen (z.B. an die Pflegequalität) hoch sind, aber vermutlich die

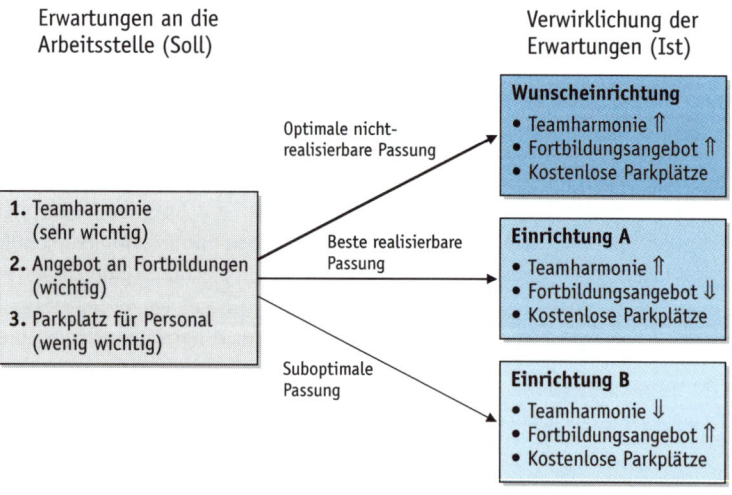

Abb. 5.6: Soll-Ist-Differenzen als Entscheidungsgrundlagen anhand des im Text genannten Beispiels.

realen Gegebenheiten die Erwartungen nicht erfüllen (Ist-Wert), dann wird der Arbeitsplatz eher abgelehnt.

Dieses Modell geht aber von Vorannahmen aus, die ebenfalls kritisch geprüft werden müssen:

- Die Bewerberin hat Einblick in alle Arbeitsplatzmerkmale, die ihr wichtig sind. Dies dürfte schwerlich zu realisieren sein. Deshalb wird die Abwägung meistens verkürzt, indem nur einige wenige, aber sehr bedeutsame Faktoren geprüft werden. Eine möglichst umfassende Informationsvermittlung kann die Entscheidung der Bewerberin sichern (☞ 5.3)
- Nicht immer haben Bewerberinnen mehrere Offerten zur Auswahl. Dies führt dann zu einem Absinken des Anspruchsniveaus („Lieber eine Arbeitsstelle mit geringer Teamharmonie als arbeitslos"), d.h. die Gewichtungen einzelner Arbeitsmerkmale verschiebt sich
- Liegen mehrere Angebote vor, dann muss manchmal unter Zeitdruck entschieden werden, sorgfältiges Abwägen ist nicht immer möglich
- Neben den Jobfacetten spielen auch ganz pragmatische Gründe eine Rolle: Eine schnelle Einladung zum Bewerbungsgespräch und eine unmittelbare Rückmeldung wirken sich begünstigend auf die Annahme eines Jobangebotes aus. Hier wird dem Bedürfnis der Bewerberin nach Sicherheit Rechnung getragen.

Die Erschließung von relevanten Arbeitsplatzmerkmalen an großen Stichproben kann für Auswählende nur ein Anhaltspunkt sein. Da es von Bewerberin zu Bewerberin und je nach Einrichtung unterschiedliche Erwartungen an die jeweilige Arbeitsstelle gibt, kommt dem offenen Informationsaustausch vor Unterzeichnung des Arbeitsvertrages eine entscheidende Bedeutung zu.

5.3 Auswahlverfahren als Ort der Informationsvermittlung

Eine Analyse der Inhalte von Bewerbungsgesprächen zeigt, dass es erhebliche Informationslücken bei neu eingestellten Mitarbeitenden gibt (Reuschenbach, 1999). Einige Personen berichten, dass am ersten Arbeitstag nicht klar war, in welchem Bereich sie eingesetzt werden. Laut Darstellung anderer Personen haben sich Versprechungen der Pflegedienstleitung später als falsch herausgestellt.

Eine geringe Arbeitszufriedenheit schon während der Probezeit ist Folge einer solch mangelhaften Informationspolitik.

Bewerberinnen benötigen vor Unterzeichnung des Arbeitsvertrages realistische Informationen über die Arbeitsstelle Wenn die Personalauswahl nur als einseitige Selektion und nicht als gegenseitige Wahl verstanden wird, wenn seitens der Einrichtung kritische Informationen über die Arbeitsstelle zurückgehalten werden und die Bewerberin keine Möglichkeit hat, **im Voraus realistisch** zu überprüfen, ob ihre Erwartungen erfüllt werden, dann kann sich die Neueinstellung als Fehlentscheidung herausstellen. Diese schadet beiden Seiten: „Jede abgebrochene Berufsbildung oder unterlassene Berufsausübung bedeutet eine volkswirtschaftliche Fehlsteuerung von Arbeitsleistungen, betriebswirtschaftlichen Fehlinvestionen in Ausbildungskosten und Verzögerung der benötigen Personalaustattung und einen persönlichen Verlust an Berufs- und Lebensqualität für die Betroffenen" (Bertelsmann, 2002, S.1).

Nicht immer wird die Probezeit genutzt um die Konsequenz aus den enttäuschten Erwartungen zu ziehen Viele Auswählende gehen davon aus, dass nicht das Auswahlverfahren, sondern allein die Probezeit dazu dient, Soll-Ist-Differenzen zu prüfen. Allerdings können **Systemzwänge** verhindern, dass aus enttäuschten Erwartungen in der Probezeit Konsequenzen gezogen werden. Soziale Gründe (z.B. Druck der Eltern, Einfluss des sozialen Umfelds) oder wirtschaftliche Zwänge (finanzieller Einbruch im Falle der Arbeitslosigkeit) können dazu führen, dass trotz nicht erfüllter Erwartungen selten gekündigt wird. Die Personen sind hierdurch langfristig im System gefangen, obwohl sie unzufrieden sind.

Auch die Hürden zur Entlassung seitens der Einrichtung sind in der Probezeit höher, als eine frühzeitige Abweisung vor Unterzeichnung des Arbeitsvertrages:
- Die Probezeit zu beenden, käme für die Leitung dem Eingeständnis einer unbrauchbaren Personalauswahl gleich
- Es haben sich schon Team- und Arbeitsstrukturen gebildet, die es schwer machen, die Person nicht zu übernehmen. Für die Leitung besteht ein Rechtfertigungsdruck gegenüber dem Team
- Die erneute Suche kann langwierig sein
- Die Einarbeitung einer neuen Arbeitskraft ist auch eine Kostenfrage, da sie arbeits- und zeitintensiv ist.

Mit anderen Worten: Die Probezeit kann nicht mit 100-prozentiger Sicherheit dazu führen, dass Personen, die wenig geeignet sind, kündigen oder entlassen werden. Das Beschäftigungsverhältnis bindet zu sehr, um frei in der Entscheidung zu sein.

Daher ist es unerlässlich, schon vor der Einstellung zu prüfen, ob eine Passung von Erwartungen und Ist-Situation auf beiden Seiten möglich ist.

5.3.1 Nutzen der Informationsvermittlung

Wie Abbildung 5.1 zeigt, befinden sich Bewerberinnen und Personalverantwortliche in einer spiegelbildlichen Lage:

Ungleichgewichte in der Offenheit können zu Fehlentscheidungen führen Beide haben Erwartungen, deren Erfüllung sie durch eine sorgfältige Auswahl sichern möchten. Trotz gleicher Absichten gibt es ein Gefälle zwischen Auswählenden und Bewerberinnen: Die einen stellen Fragen und haben das Recht, viele Bereiche abzufragen. Der Umfang, in dem Bewerberinnen Fragen stellen, wird hingehen von den Auswählenden vorgegeben. Außerdem sind nicht alle Fragen möglich: Fragen nach dem Gehalt, Aufstiegschancen oder der Führungskompetenz der Leitungskraft sind mutige Frage, da sie mit traditionellen Berufsmotiven in der Pflege nicht kompatibel scheinen.

Scheuen Sie sich nicht, auch Probleme und schwierige Anforderungen der Tätigkeit anzusprechen

Diese „asymmetrische Selbstenthüllung" („Der eine gibt preis, der andere nicht") (Spitznagel, 1982) kann nur dadurch behoben werden, dass man die Bewerberin ehrlich und offen über die Arbeitsstelle informiert. Auch problematische Aspekte der Tätigkeit, z. B. ein schwieriges Arbeitsteam oder eine schlechte Personaldecke, sollten offenbart werden, damit es nach Arbeitsbeginn nicht zu bösen Überraschungen kommt. Beide Seiten sollten also mit offenen Karten spielen. Dies mag verwunderlich klingen, aber Sie erwarten doch auch von der Bewerberin die Preisgabe aller tätigkeitsbezogenen Schwächen. Personen, die aufgrund ihrer realistischen Schilderungen einen Job ablehnen, wären ohnehin nicht mit der Arbeit glücklich gewesen. Dabei geht es nicht darum, die Vielzahl der negativen Aspekte einer Stelle den Bewerberinnen zu erläutern, sondern im Gespräch zu klären, welche Arbeitsplatzmerkmale unter Umständen problematisch sein könnten. Beispielsweise kann es hilfreich sein, zu erläutern, welche Probleme die vorherige Stelleninhaberin mit der Tätigkeit hatte. Ebenso sollten Sie aber auch darstellen, warum Sie glauben, dass die Bewerberin diese Probleme meistern kann und warum diese für die Stelle besonders geeignet ist.

Bewerberinnen nehmen es positiv auf, wenn Sie ehrliche Einblicke in das Unternehmen gewähren

Wanous (1992) prüfte, inwieweit die Vielzahl und die Art an Informationen, die im Laufe des Auswahlverfahrens vermittelt oder über andere Quellen an die Person herangetragen werden, Einfluss auf die spätere Kündigungsneigung und die Zufriedenheit haben. In verschiedenen Studien, z. B. Phillips & Rutgers (1998), konnte festgestellt werden, dass mit der Zunahme an offenen und ehrlichen Informationen auch die langfristige Zufriedenheit steigt und die Kündigungsneigung sinkt. Als Erklärung nimmt er folgende vier Mechanismen an:

- **„Vaccination":** Informationen über zukünftige positive wie negative Anforderungen oder Situationen wirken wie eine Impfung (engl.: „vaccination"), d. h. es findet eine gedankliche Vorbereitung statt, die den Umgang mit den realen Anforderungen erleichtert. Ähnlich wie bei der Impfung gilt: Schon kleine Einblicke können große Wirkung haben. Diese Einblicke sollten vor der Einstellung erfolgen, damit Sie am ersten Arbeitstag die volle Wirkung entfalten
- **Selbstselektion:** Bewerberinnen, die detailliert über den Job informiert sind, können selbst prüfen, ob sie mit den Anforderungen zurecht kommen oder auf das Stellenangebot verzichten
- **Coping:** Die umfassende Darstellung des Arbeitsplatzes erlaubt es der Bewerberin, sich auf die Situation einzustellen und schon entsprechende Bewältigungsmechanismen zu aktivieren
- **Gefühl von Offenheit und Ehrlichkeit:** Eine Auswahlsituation, bei der das Unternehmen auch negative Aspekte über sich preisgibt, führt zu der Einsicht, dass mit offenen Karten gespielt wird. Wenn der Auswählende in einer kollegialen Stimmung zusammen mit der Bewerberin abwägt, ob und wie deren Erwartungen in der Tätigkeit erfüllt werden können, dann wird dies positiv wahrgenommen. Es entsteht der Eindruck, dass die Einrichtung an der Person interessiert ist und sich bemüht ihren Bedürfnissen gerecht zu werden.

Die positiven Auswirkungen von umfassenden und realistischen Informationen bei Berufsanfängern sind gut erforscht. In eigenen Untersuchungen (Reuschenbach, 1999) wurde diese Theorie im Bereich der Personalauswahl für die Pflege geprüft. Es wurde zunächst erfragt, welche Informationen sich examinierte Pflegekräfte im Rahmen eines Auswahlverfahrens wünschen, um mit einem guten Gefühl eine Stelle anzutreten (☞ 5.2). Weiterhin wurde geprüft, welche Informationen denn tatsächlich im Rahmen der Bewerbungsgespräche vermittelt wurden.

Durch die Differenz zwischen gewünschten und erhaltenen Informationen konnten zwei Gruppen gebildet werden, die gut Informierten, deren Informationsbedürfnis ausreichend erfüllt wurde und die schlecht Informierten, die über viele Aspekte im Unklaren gelassen wurden, die ihnen wichtig waren. Es wurde nun mittels standardisierter Fragebögen geprüft, wie sich beide Gruppen unterscheiden: Schlecht Informierte hatten eine deutlich geringe Bindung an die Einrichtung (sog. Commitment), außerdem eine geringe Arbeitszufriedenheit.

Horn & Griffeth (1998) konnten zeigen, dass Krankenschwestern, die realistische Tätigkeitsvorschauen erhielten, im Gegensatz zu einer Vergleichsgruppe ohne diese Vorschau, niedrigere Kündigungsraten hatten: 8,5 % gegenüber 17,8 % innerhalb eines Jahres.

Je besser eine Person die Einrichtung kennt, umso geringer ist die Wahrscheinlichkeit enttäuscht zu werden Diese Theorie kann auch erklären, warum Krankenhäuser, die bevorzugt Bewerberinnen aus der angegliederten Krankenpflegeschule einstellen, eine geringe jährliche Kündigungsneigung (4,7 %) haben als Einrichtungen (10,4 %), die keine Möglichkeit zur Übernahme von Auszubildenden haben (Reuschenbach, 1999). Externe Kräfte haben nur vage Vorstellungen über die Arbeitsstelle und werden daher eher über die tatsächlichen Zustände enttäuscht sein. Diese Enttäuschung ist nur durch „realistische Tätigkeitsvorschauen" zu vermeiden.

„Informiertheit" ist vermutlich auch die Erklärung dafür, dass die Rekrutierung durch Mitarbeitende, interne Stellenausschreibungen und die Einstellung ehemaliger Beschäftigter deutlich effektiver ist als die Rekrutierung mittels Stellenanzeigen, durch Arbeitsvermittler oder durch Initiativbewerbungen (Zottoli & Wanous, 2000).

5.3.2 Möglichkeiten der Informationsvermittlung

Hospitations- oder Probetage

Hilfreich zur Vermittlung sind Probe- und Hospitationstage oder Praktika Machen Sie sich bewusst, dass auch die Bewerberin vor einer unsicheren Entscheidung steht und Informationen benötigt, um zu einer sicheren Entscheidung zu kommen. Optimal sind Hospitations- oder Probetage, in denen die Personen das Arbeitsumfeld und das Team kennen lernen können. Am besten geschieht dies, bevor die Bewerberin den Arbeitsvertrag unterschrieben hat, Mitarbeitende lernen sie im praktischen Umfeld kennen und können prüfen, „ob die Chemie" stimmt. Günstig ist es, wenn Sie die zukünftigen Kolleginnen an der Auswahl beteiligen. Dies ist besonders bei der Einstellung von Leistungskräften unerlässlich (☞ 9.4).

Hospitationstage in **Ausbildungseinrichtungen** können Bewerberinnen einen Einblick in die theoretische Ausbildung geben. Denkbar ist auch, dass Schüler selbst eine Infobroschüre erstellen, die mit der Einladung verschickt wird. Entsprechende Ideen für so genannte Schülerhandbücher gibt es (siehe Pflegezeitschrift 8/2002, S. 583ff).

Auswahlmethode

Verwenden Sie Auswahlverfahren, die zukünftige Anforderungen abbilden

Notwendige Anforderungen können durch die Wahl der Auswahlmethoden deutlich gemacht werden. Wenn Sie als Pflegeleitung beispielsweise situative Fragen stellen, die mit der späteren Tätigkeit in Verbindung stehen, dann wird hierdurch deutlich, auf was es bei der Tätigkeit ankommt.

Beispiel: Es wird eine stellvertretende Leitung für eine ambulante Pflegestation gesucht. Aufgrund der Anforderungsanalyse (☞ 6) wird deutlich, dass die gute Zusammenarbeit zwischen Hausärzten und Pflegenden besonders wichtig ist, da es in der Vergangenheit immer wieder Konflikte mit einem Hausarzt gab, der nur sehr zögerlich Rezepte für Schmerz stillende Medikamente ausstellte. Im Interview konfrontieren Sie die Bewerberin mit einem solchen Fall und fragen dann „Wie würden Sie vorgehen, wenn ein Hausarzt trotz gegebener Indikation die Ausstellung eines Rezeptes verweigert?" Sie können mit einem entsprechenden Auswertungsschlüssel direkt die Antwort bewerten (z.B. auf den Dimensionen Fachwissen, Durchsetzungsvermögen, kommunikative Fähigkeiten) oder daraus ein Rollenspiel entwickeln und den Fall näher konkretisieren. Durch solche situativen Fragen, die meist brenzlige Situation thematisieren, werden die besonderen Anforderungen deutlich. Die Bewerberin ahnt, auf was es ankommt. Dies fördert die Selbstselektion. Selbstselektion bedeutet „dass die Bewerber (...) auch entsprechende Informationen über die Unternehmung, die Stelle und das Auswahlverfahren bekommen sollen, um selbst qualifiziert entscheiden zu können" (Schwarb, 1996, S. 169).

Atmosphäre

Treten Sie mit der Bewerberin in einen offenen Dialog über Erwartungen und Einschätzungen

Günstig ist eine offene Atmosphäre, in der die Bewerberinnen ermutigt werden, Fragen zu stellen. Bewerberinnen vermeiden es häufig, nach Urlaubszeiten oder dem Gehalt zu fragen, um nicht in den Verdacht zu kommen, sie seien eher freizeit- und finanzorientiert. Zeigen Sie Verständnis dafür, dass Personen sich auch an anderen Stellen bewerben, Sie schauen sich ja auch mehrere Bewerberinnen an, bevor sie eine Entscheidung treffen. Versuchen Sie auch Ihre Sicht deutlich zu machen und zu argumentieren, warum die Person in die Einrichtung passen würde.

Fragen der Bewerberinnen

Laden Sie die Bewerberinnen dazu ein Fragen schriftlich zum Auswahlverfahren mitzubringen und jederzeit zu stellen

Selbst wenn man Personen im Rahmen des Bewerbungsgespräches die Möglichkeit gibt, Nachfragen zu stellen, kommen relativ wenige Fragen auf. Dieses Phänomen ist dem zögerlichen Fragen von Patienten bei der Visite ähnlich. Vermutlich gibt es dafür drei Gründe:

- Unter Zeitdruck kann man schlecht die Dinge reflektieren, die einem in der Ausbildung oder bei der Arbeit wichtig sind

- Die Bewerberin möchte das Gespräch nicht durch Nachfragen unnötig in die Länge ziehen
- Die Bewerberin möchte den Auswählenden das Gefühl geben, dass sie mit deren Aufklärung und Gesprächsführung zufrieden ist.

Fordern Sie deshalb Personen schon im Anschreiben dazu auf, sich mit den mitgelieferten Informationsmaterialien oder der Homepage des Unternehmens auseinander zu setzen und weitere offene Fragen schriftlich zum Auswahlverfahren mitzubringen. Erfahrungen zeigen, dass hierdurch eine intensivere Auseinandersetzung mit der Ausbildung und der Einrichtung stattfindet. Es werden im Auswahlgespräch mehr Fragen gestellt und die Art der Fragen ist ebenfalls ein wichtiger Indikator für das Engagement der Personen. Räumen Sie Bewerberinnen auch die Möglichkeit ein, sich bei weiterem Informationsbedarf nach der Auswahl telefonisch bei Ihnen melden zu können.

Zukünftige Kollegen

Beteiligen Sie Kolleginnen bzw. Auszubildenden an der Auswahl Einen entscheidenden Vorteil stellt die Informationsvermittlung durch zukünftige Kolleginnen dar. In einer Krankenpflegeschule, die auf das multimodale Bewerbungsverfahren (☞ 8.11) umgestiegen ist, stehen in den Pausen zwischen den Auswahlmodulen Auszubildende für Zwischenfragen zur Verfügung. In der routinemäßig durchgeführten Bewertung des Auswahlverfahrens, wird dies stets als positiver Aspekt bewertet. Die Bewerberinnen unterhalten sich unkompliziert und offen mit den Auszubildenden und sie schätzen die realistische und kritische Darstellung der Ausbildungsverhältnisse.

Auch für die Auswahl von examinierten Pflegekräften ist dringend anzuraten, dass zukünftige Kolleginnen bei der Personalauswahl beteiligt werden. Wenn beispielsweise nach dem Bewerbungsgespräch ein informeller Kontakt mit den Kolleginnen möglich ist, dann kann hier schon geprüft werden, ob „die Chemie stimmt". Außerdem haben Kolleginnen im Vergleich zur Heim- oder Pflegedienstleitung eher Gespür für die Aspekte, die den Bewerberinnen wichtig sind. Die Informationen, die man von Kolleginnen und Kollegen erhält werden als offener und ehrlicher bewertet.

Auswahlverfahren nicht zur Selbstdarstellung verwenden Es steht außer Zweifel: Die realistische Tätigkeitsvorschau wird nur unzureichend in der Praxis umgesetzt. Eine Analyse von Hoffmann (1985, zit. n. Jetter, 1996) zeigt, dass die wesentlich längere Redezeit des Interviewers (bis zu 15-mal, im Schnitt 3-mal länger) zur Selbstdarstellung genutzt wird und nicht, um auf Fragen der Bewerberin und ihre möglichen Bedenken einzugehen. Es ist erstaunlich, dass sich viele Bemühungen, auf den bereits eingestellten Mitarbeitenden richten, z.B. in Form von Einarbeitungskonzepten oder Einführungsmappen. „Wenn das Kind in der Brunnen gefallen ist" bemüht man sich redlich Informationsdefizite schnellst möglich zu kompensieren. Die Vorinformation vor Unterzeichnung des Arbeitsvertrages wird vernachlässigt. Man informiert also erst dann Mitarbeitende, wenn die Möglichkeit zur Vorselektion nicht mehr möglich ist.

III Personalauswahl

Wie in den vorherigen Kapiteln deutlich wurde, ist eine klare Trennung von Anwerbung und Auswahl kaum möglich, da es vielfältige Übergänge gibt. Jede gezielte Bewerberansprache stellt schon eine Eingrenzung des Bewerberpools dar und das Erleben der Auswahlsituation bestimmt die Attraktivität der Einrichtung und die Wahl des Arbeitsplatzes auf Seiten der Bewerberin.

In den folgenden sechs Kapiteln soll die Personalauswahl im engeren Sinn beleuchtet werden. Darunter ist die eigentliche Auswahlentscheidung zu verstehen, nachdem die Bewerbungsunterlagen eingegangen sind oder sich die Bewerberin auf anderen Wegen, z.B. durch eine persönliche Vorstellung, beworben hat.

Professionelle Pflege verlangt auch eine professionelle Personalauswahl Jährlich werden in Einrichtungen des Gesundheitswesens tausende von Auswahlentscheidungen getroffen. In der Regel kommt neben der Auswertung der Bewerbungsunterlagen nur ein Auswahlgespräch als Methode zum Einsatz, unabhängig davon, ob es sich um die Einstellung einer Altenpflegerin für ein Seniorenheim, einer Krankenschwester für einen ambulanten Pflegedienst oder einer Kinderkrankenschwester für den neonatologischen Intensivbereich handelt. Für alle diese Tätigkeitsfelder und verschiedenartige Anforderungen scheint ein Auswahlgespräch ausreichend zu sein. Dies verwundert, in Anbetracht der Tatsache, dass in berufspolitischen Diskussionen immer wieder die Vielfalt der pflegerischen Aufgabenfelder und Anforderungen betont wird. Der Versuch, mit einem kurzen und unstrukturierten Auswahlgespräch die langfristige Eignung festzustellen, wird dem professionellen Anspruch der Pflege nicht gerecht.

Während in anderen Wirtschaftsbereichen schon seit den 80er-Jahren das Bewerbungsgespräch durch andere Methoden wie Tests oder Arbeitsproben ergänzt wurde, setzt sich in der Pflege erst allmählich die Erkenntnis durch, dass vielfältige Anforderungen auch mit verschiedenen Auswahlmethoden gemessen werden müssen.

Wie ist diese verzögerte Entwicklung in der Pflege zu erklären?
Unklare Anforderungsprofile

Ohne klares Anforderungsprofil fehlt die Entscheidungsgrundlage für Auswahlverfahren Die Krankenpflege wurde jahrhundertelang durch das karitative Wirken christlicher Ordensgemeinschaften geprägt. Als Ordensfrau wuchs man in die Krankenpflege hinein. Eine Auswahl gab es nicht, vielmehr wurde die aufopferungsvolle Hingabe und die christliche Verpflichtung zum Dienst am Nächsten als ausreichend erachtet. Unspezifische Motive, wie „Helfen wollen" oder „etwas Wichtiges für die Menschen tun" werden auch heute noch als wichtige Auswahlkriterien angesehen (☞ 5). Eine Reduktion der Anforderungen auf solche Motivstrukturen würde es rechtfertigen, nur das Interview einzusetzen. Erst ein klares und differenziertes Anforderungsprofil kann eine Begründung für die Verbesserung der jetzigen Personalauswahl sein. Es ist also letztlich die „Profillosigkeit" der Anforderungen, die den Einsatz neuer Auswahlverfahren erschwert. Erst eine Klärung der Frage „Welche Kompetenz braucht man in der Pflege?" erlaubt es, eine Argumentationsgrundlage für andere Verfahren zu finden. Wenn beispielsweise die Robert Bosch Stiftung (2000) in „Pflege neu denken" als wichtige Anforderungen für die Pflegeausbildung unter anderem motorische Fähigkeiten oder Wahrnehmungs- und Beobachtungsfähigkeit fordert (S. 42), dann wird hier unmittelbar klar, dass ein Auswahlgespräch nicht ausreicht. Wie wollen Sie diese Kriterien in einem Interview erfassen?

Betriebswirtschaftliche Einflüsse

Personalmanagement wird bevorzugt aus betriebswirtschaftlicher Sicht beleuchtet

Die in den 90er-Jahren einsetzende stärkere Ökonomisierung des Gesundheitswesens, die auch Veränderungen im Personalmanagement nach sich zog, wurde in erster Linie von Betriebswirten vorangetrieben. Personalauswahl ist im betriebswirtschaftlichen Studium aber allenfalls unter ökonomischen Aspekten ein Thema. Aspekte der Messung von Persönlichkeit, Motivation, Einstellung oder kognitiven Leistungen sind hingegen psychologische Themengebiete. Arbeits-, Betriebs- und Organisationspsychologen konnten sich nur unzureichend in die Entwicklung des Personalmanagements einbringen. Noch heute wird das Thema Personalauswahl in Pflegemanagement-Studiengängen – oftmals von Betriebswirten ohne pflegerischen Hintergrund – randständig vermittelt. Im Mittelpunkt stehen Aspekte der Personalplanung, der Personalentwicklung, der Mitarbeiterführung und rechtliche Aspekte (vgl. Müller, 1996). So dominieren noch heute Aspekte der Personalverwaltung anstelle eines echten „Human Ressource Managements". Tecklenburg (1997) fasst das so zusammen: „Jedes medizinische Gerät, welches mehr als 10 000,– DM kostet, wird ausgiebig getestet, auf Kongressen wird sich kundig gemacht und nach Kriterien werden verschiedene Geräte miteinander verglichen. Bei der Personalauswahl, die einen sehr viel entscheidenderen Einfluss auf die Entwicklung der Abteilung hat, wird dagegen oft nur allzu leicht aus dem Bauch heraus entschieden" (S. 69). Für eine Verbesserung der Personalauswahl fehlt es aber auch an geeigneten Darstellungen. Ein Blick in die aktuelle Pflegemanagement-Literatur zeigt, dass zu diesem Thema nichts zu finden ist, das über eine kurze Vorstellung einzelner Methoden hinausgeht. Im „Handbuch Pflegemanagement" (Eisenreich & BALK, 2001) sind dem Thema Personalauswahl 12 Seiten gewidmet, in der 2. Auflage (2002) ist es nur noch eine halbe Seite. Kelm (2003) greift auf immerhin 15 Seiten das Thema auf. Praxistipps (Grüters, 1999, 2001) erreichen schnell große Verkaufszahlen, auch wenn sie unbrauchbar und für die Personalauswahl – letztlich auch für die Pflege – qualitätsgefährdend sind. An entsprechender Forschung zum Thema Personalauswahl in der Pflege mangelt es.

Qualität des Personals

Die Schuld für Qualitäts- mängel werden in den Arbeitsbedingungen und nicht im Personal gesucht Personalprobleme wie Fluktuation, Arbeitsunzufriedenheit, Absentismus (gewohnheitsmäßiges Fernbleiben vom Arbeitsplatz), hoher Krankenstand und andere negative Aspekte des Personalmanagements werden meist allein auf die schweren Arbeitsbedingungen zurückgeführt. Die vielfältigen Anforderungen, eine dünne Personaldecke oder Zeitdruck werden als Ursachen genannt. Eine Fokussierung auf die Anforderungen und Rahmenbedingungen verschließt aber den Blick auf Personen, die diesen Anforderungen nicht gewachsen sind. Es ist selbstwertdienlich und auch berufspolitisch verständlich, eher die Schuld in den Rahmenbedingungen zu suchen, als einzugestehen, dass in den eigenen Reihen Personen arbeiten, die für die Pflege eigentlich nicht geeignet sind. Wenn Personen dem Pflegeberuf den Rücken zukehren, dann erfolgt die Ursachenzuschreibung stets auf die Rahmenbedingungen. Selten wird gefragt: Warum bleibt der überwiegende Teil bei gleichen Anforderungen in der Pflege. Dies kann letztlich nur durch die besondere Passung zwischen Eignung und Anforderung erklärt werden. Der Eignungsaspekt wird aber selten thematisiert. Dabei sind Ihnen sicher selbst schon Personen begegnet, an deren Eignung Sie gezweifelt haben oder bei denen Sie sich gefragt haben, wie diese das Examen bestehen konnten. Personalauswahl hat das Ziel, die Eignung einer Person, aber auch ihre Entwicklungspotenziale mit den Anforderungen der Stelle in Einklang zu bringen. Dies sichert die Qualität der Versorgung, aber auch das Wohlbefinden der Bewerberinnen. Ein Auswahlverfahren, das nicht auch Schwächen aufdeckt und ungeeignete Bewerberinnen zulässt, birgt die Gefahr in sich, dass Personen an den übertriebenen und nicht bewältigbaren Anforderungen scheitern.

Selektion und soziale Motive

Bewerbungsgespräche erlauben eher sozial- verträgliche Entscheidungen Selektion und soziale Motive scheinen nicht kompatibel: Ein Kritikpunkt an Auswahlverfahren ist, dass notwendigerweise auch nicht geeignete Personen zurückgewiesen werden müssen. Ist so etwas ethisch vertretbar? Was wird aus den Personen, denen man keinen Ausbildungsplatz oder keine Arbeitsstelle anbieten kann? Darf man Personen mit aufwändigen Verfahren „vermessen" und dann eine folgenschwere Entscheidung über deren Zukunft fällen? Diese Fragen werden besonders in helfenden Berufen gerne gestellt. Um mögliche soziale Folgen von Auswahlentscheidungen zu erschließen, sind freie Auswahlgespräche besser geeignet als Auswahlverfahren, die mit exakten Bewertungsmaßstäben Bewerberinnen beurteilen und aufgrund eines Zahlenindexes die Auswahl treffen. In manchen Einrichtungen gibt es sogar soziale Härteklauseln, die es erlauben, Personen ohne ideale Eignung aufzunehmen. Vermutlich erklärt sich auch durch diese sozialen Motive die Ablehnung neuerer und exakterer Auswahlmethoden.

Diese vier Faktoren führten dazu, dass dem Thema Personalauswahl in der Pflege bis in die 90er-Jahre hinein in Forschung und Praxis kaum Beachtung geschenkt wurde. Erst Ende der 90er-Jahre kamen vermehrt

Praxisempfehlungen auf. Trends aus anderen Wirtschaftsbereichen, die Akademisierung der Pflege, Klagen über die mangelnde Qualität der Bewerberinnen und Unsicherheiten in der Bewertung waren wesentliche Gründe für die verstärkte Reflexion der bisherigen Personalauswahl.

Durch die jahrelange Dominanz des Auswahlgesprächs fehlte es an pflegespezifischen Entwicklungen. In diesem „Methodenvakuum" wurden schnell Entwicklungen aus anderen Bereichen aufgegriffen. Die Verbreitung erfolgte meist von Einrichtung zu Einrichtung, unterstützt von wenigen Publikationen zum Thema. Der Nutzen solcher Instrumente wurde meist nur durch subjektive Schilderungen ohne empirische Daten belegt.

„Selbstgebastelte Assessment-Center-Übungen" können dem Ansehen der Pflege schaden

In verschiedenen Krankenpflegeschulen hospitierte ich bei solchen Auswahlverfahren. Eine Ausbildungsstätte forderte im Rahmen des Assessment-Centers von den Bewerberinnen die Herstellung von Kleidungsstücken aus verschiedenen Materialien (Papier, Tüten, Mullbinden etc.) und ein anschließendes Vorführen der „Kreationen". Eine andere Schule verlangte das gegenseitige Massieren der Bewerberinnen, um zu prüfen, ob diese mit körperlicher Nähe zurechtkommen. Wieder eine andere Einrichtung spielte mit den Teilnehmenden Montagsmaler zur Messung der Auffassungsgabe und konfrontierte sie bei der angeblichen Mittagspause mit schwierig zu essenden Mahlzeiten, um das Hygieneverhalten und die manuelle Geschicklichkeit zu prüfen. In den Empfehlungen von Quernheim (2002) heißt es: „Bewerber sollen sich zum Beispiel gegenseitig ein Glas Mineralwasser verabreichen" (S. 948), weiterhin sollen taktile psychomotorische Leistungen, z.B. Abklopfen und Lagerung, bei der Auswahl durchgeführt werden.

Dies ist nicht nur rechtlich und ethisch grenzwertig, sondern wirft auch ein schlechtes Licht auf die Pflege. Typisch ist auch, dass die Verfahren wenig selbstkritisch evaluiert werden. Die Einrichtungen sind von den Methoden stets überzeugt und bekunden, dass auch die Bewerberinnen viel Freude bei der Auswahl hätten.

Unbeantwortet bleibt aber meist die Frage, ob es auch harte Fakten (Zahlen) gibt, die die Verbesserung der Personalauswahl belegen. Keiner konnte mir sagen, ob sich die Beurteilungen auf den Stationen verbesserten oder die Anzahl der Kündigungen durch die neuen Methoden zurückging.

Während in anderen Wirtschaftsbereichen die Bereitschaft zur Durchführung solcher Assessment-Center (AC ☞ 8.9) abnimmt, stürzt sich die Pflege geradezu auf diese Verfahren. Aber Assessment-Center sind aufwändig, zeit- und kostenintensiv und der Zuwachs in der Vorhersagegenauigkeit ist gegenüber anderen Verfahren gering.

Für Pflegeschulen ist das multimodale Auswahlverfahren empfehlenswert

Als Alternative für Pflegeschulen wird das multimodale Auswahlverfahren (☞ 8.11) vorgestellt, dass in einigen Dingen dem Assessment-Center ähnlich, aber weniger aufwändig ist und an die Bedürfnisse der Einrichtung angepasst werden kann. Es werden die einzelnen Module dieses Auswahlverfahrens, die Maßstäbe zur Beurteilung der Bewerberinnen und die Rahmenbedingungen dargestellt. Dieses Verfahren haben wir an drei Schulen implementiert und können hier erste qualitative Evaluationsergebnisse vorstellen. Aus der Sichtweise einer Schulleitung stellt Gabriele Kammerer vom Klinikum Karlsruhe die Vor- und Nachteile des Verfahrens und den Prozess der Neustrukturierung dar (☞ 11).

Für die Auswahl von Examinierten sind strukturierte Auswahlgespräche empfehlenswert Assessment-Center und multimodale Verfahren sind Gruppenverfahren, deren Durchführung sich erst bei einer hohen Bewerberanzahl lohnt. Für die Auswahl von Examinierten ist das Verfahren nur dann sinnvoll, wenn viele Bewerbungen eingehen oder – wie bei Leitungspositionen – Fehlentscheidungen schwerwiegende Folgen hätten. Für die Auswahl von Pflegenden, die meistens unter Zeitdruck und aus einem kleinen Bewerberpool ausgewählt werden, ist das strukturierte Auswahlverfahren (☞ 8.2) eine brauchbare Methode.

Neben dem Auswahlgespräch und dem Assessment-Center gibt es weitere Auswahlverfahren wie Tests (☞ 8.4), Rollenspiele (☞ 8.8), Präsentationen (☞ 8.8) computerunterstützte Auswahlverfahren (☞ 8.5), grafologische Gutachten (☞ 8.10) und Arbeitsproben (☞ 8.6), die bei der Auswahl auch kombiniert werden können (☞ 8).

Wichtige Vorarbeiten: Anforderungsanalyse, Prüfung der Validität, Kosten-Nutzen-Analyse Um zu entscheiden, welche Verfahren für Ihre Einrichtung oder Ihre Bedürfnisse die richtigen sind, gibt es vielfältige Hilfen (☞ 7). Auswahlverfahren sollten zuverlässig (reliabel) die Kompetenzen messen, die Ihnen wichtig sind. Es sollte eine verlässliche Vorhersage der späteren Arbeitsleistungen möglich sein (Validität ☞ 7.1). Unbrauchbare Auswahlinstrumente führen zu Fehlentscheidungen, d. h. ungeeignete Personen werden eingestellt oder Personen, die zu schlecht beurteilt wurden, erhalten keine ausreichende Förderung.

Eine wichtige Vorarbeit zur Auswahl der richtigen Methode ist eine Anforderungsanalyse (☞ 6). Bevor Sie sich nicht darüber im Klaren sind, welche Kompetenz eine Person für die Tätigkeit oder die Ausbildung mitbringen muss, macht die Anwendung eines Auswahlverfahrens keinen Sinn. Wichtiger Nebeneffekt: Anhand des Anforderungsprofils können Sie auch einen Bewertungsschlüssel erstellen, der die Beurteilung der Bewerberinnen, z. B. im Interview, in Rollenspielen oder bei Gruppendiskussionen erleichtert.

Auswahlverfahren sollten außerdem praktikabel sein, d. h. der Aufwand zur Neustrukturierung muss sich lohnen und die Auswahl sollte nicht zu zeit-, kosten- und personalintensiv sein (☞ 7.3).

Catherine Pott erläutert im Kapitel 7.4, was bei der Personalauswahl aus rechtlicher Sicht zu beachten ist: Welche Fragen sind bei Bewerbungsgesprächen zulässig? Bei welchen Aspekten hat der Betriebsrat oder die Personalvertretung ein Mitspracherecht? Welche Gesetze müssen bei der Stellenausschreibung beachtet werden?

Wie im vorherigen Kapitel deutlich wurde, sollten Sie auch die Perspektive der Bewerberinnen beachten. Das Erleben der Auswahlsituation bestimmt auch deren Entscheidung für oder gegen ein mögliches Stellenangebot. Welche Aspekte bei der Auswahl ein positives Erleben begünstigen, erläutert der Abschnitt 7.3.

Tipps für den Schriftverkehr und für die Rückmeldung der Ergebnisse finden Sie im Kapitel 9. Nicht nur die Form ist entscheidend, sondern auch der richtige Zeitpunkt. Der Grundsatz „Die Schnellen fressen die Langsamen" gilt auch auf dem Arbeitsmarkt, daher sollten sie bemüht sein, Bewerberinnen schnell und nachhaltig an die Einrichtung zu binden. Hinweise, wie Sie ein Abwandern geeigneter Bewerberinnen in konkurrierende Einrichtungen durch einen verbesserten „Workflow" verhindern können, finden Sie ebenfalls im Kapitel 9.

6 Anforderungsanalyse

„Pflegen kann jeder!" Wer diesem Statement entgegentreten will, muss sich die Frage gefallen lassen, wenn nicht „jeder" oder „jede", wer dann? Dies führt schließlich zu der Frage, welche Kompetenzen eine Person haben muss, um in der Pflege oder in Leitungspositionen erfolgreich tätig zu sein. Aber auch bei dieser Frage kann man nicht stehen bleiben, denn die Formulierung „erfolgreich tätig sein" ist erklärungsbedürftig. Wann ist man in der Pflege erfolgreich? Hierbei werden die Zielkriterien hinterfragt, die das berufliche Selbstverständnis bestimmen.

Anforderungsprofile sind tätigkeitsbezogen zu entwickeln Für die Praxis der Personalauswahl kann es Sinn machen, die Frage nach allgemeinen berufsspezifischen Anforderungen zunächst nicht aufzugreifen und stattdessen tätigkeitsspezifische Anforderungen zu beleuchten. Es interessiert also nicht, welche Anforderungen an Pflegekräfte im Allgemeinen gestellt werden, sondern welche Anforderungen in einem ambulanten Dienst in einem konkreten Tätigkeitsfeld an die Pflegenden gestellt werden. Und welche dieser Anforderungen bei der Personalauswahl berücksichtigt werden müssen.

6.1 Nutzen einer Anforderungsanalyse

Ohne Anforderungsanalyse ist keine professionelle Personalauswahl möglich In Anbetracht des großen Aufwandes, der mit einer Neustrukturierung des Auswahlverfahrens verbunden ist, verzichten viele Einrichtungen auf diese wichtigen Vorarbeiten und verschenken damit den Mehrwert eines solchen Verfahrens. Anforderungsanalysen sind nicht nur für eine seriöse Personalauswahl unbedingt erforderlich, sie können auch zur Beurteilung, zur Leitbildfindung oder zur Stellenausschreibung genutzt werden.

Personalauswahl ist ein diagnostischer Prozess und als solcher mit der Diagnostik in der Medizin vergleichbar. Niemand würde auf die Idee kommen, aus der Vielfalt möglicher Diagnosemöglichkeiten, z. B. Röntgen, Laborwerte und Sonographie, per Zufall ein Verfahren auszuwählen.

Vielmehr erfolgt die Auswahl zielorientiert: Was will ich überhaupt wissen? Mit welchem Verfahren kann ich am einfachsten und schnellsten etwas über den Blutzucker-Haushalt erfahren?

Das ist bei der Wahl der Personauswahlverfahren ähnlich. Auch dort sollte zielgerichtet ausgewählt werden: Welche Kompetenzen der Bewerberinnen interessieren überhaupt? Welche Anforderungen stellt die Tätigkeit an die Beschäftigten? Mit welchem Verfahren kann ich am ehesten etwas über die manuelle Geschicklichkeit erfahren?

Klären Sie zunächst, welche Kompetenzen wichtig sind und suchen Sie danach das Auswahlverfahren aus! Da ein allgemeiner Mangel an kreativen und empirisch geprüften Auswahlverfahren in der Pflege beklagt wird, sind Personalverantwortliche sehr empfänglich für die Übernahme neuer Verfahren, die in benachbarten Einrichtungen oder Publikationen empfohlen wurden. So ist beispielsweise derzeit das Assessment-Center im Trend, ohne dass die Brauchbarkeit für die Pflege geprüft wurde und deutlich wird, welche Kompetenzen damit erfasst werden können. Selbst die Robert Bosch Stiftung (2000) favorisiert ein entsprechendes Verfahren: „In einem Gesellschaftsspiel (sic!), einer schriftlichen Darlegung der Berufsmotivation und einer Übung zur Wahrnehmungs- und Beobachtungsfähigkeit stellen die Bewerber ihre Fähigkeiten insbesondere im kommunikativ-sozialen Bereich dar" (S. 234). Dieses Verfahren wird dann um ein „interviewgeleitetes (sic!) Vorstellungsgespräch" ergänzt. Es wird zwar ein Eignungsprofil vorgegeben, z.B. sprachliche Kompetenz, ethische Verantwortungsbereitschaft, motorische Fähigkeiten, gute Allgemeinbildung und Fähigkeit zur körperlichen Berührung, es bleibt jedoch unklar, ob diese Kompetenzen ausreichend erfasst werden und ob diese bei allen Tätigkeiten und in jeder Einrichtung bedeutsam sind.

Wer Auswahlverfahren ohne eine Anforderungsanalyse verwendet, macht den zweiten Schritt vor dem ersten

Beispiel: Wenn eine Stelle in einem ambulanten Pflegedienst zu besetzen ist, dann muss vor der Einstellung geklärt werden, welche besonderen Kompetenzen notwendig sind. Manche Anforderungen, z.B. ob die Personen einen Führerschein und Berufserfahrung hat, sind einfach zu überprüfen. Andere Kompetenzen, wie soziale Kompetenz, manuelles Geschick oder die Kenntnis neuester Pflegemethoden sind schwieriger zu erfassen. Da es kaum möglich ist, eine Person zu finden, die alle Anforderungen optimal erfüllt, muss abgewogen werden, welche Kriterien wichtig und welche weniger wichtig sind. Anhand der Liste gewünschter Kriterien (Anforderungsprofile) können schließlich adäquate Auswahlverfahren ausgesucht werden.

Anforderungsprofil = Soll-Maß, Eignungsprofil = Ist-Maß Anforderungsprofile sind Sammlungen von relevanten Eigenschaften, Verhaltensmöglichkeiten, Qualifikationen und formalen Kriterien, die Personen für die Stelle mitbringen sollen. Sie sind das Soll-Maß, das sich aufgrund der Tätigkeit ergibt. Das Eignungsprofil ist demgegenüber das Ist-Maß, das die Personen tatsächlich mitbringen. Auswahlentscheidungen werden aufgrund der Differenz von Soll- und Ist-Maß getroffen. Decken sich Soll-Erwartungen und Ist-Maß, dann ist die Passung perfekt und eine Einstellung sinnvoll. Ebenso gehen auch Bewerberinnen bei der Auswahl einer für sie passenden Einrichtung vor (☞ 5).

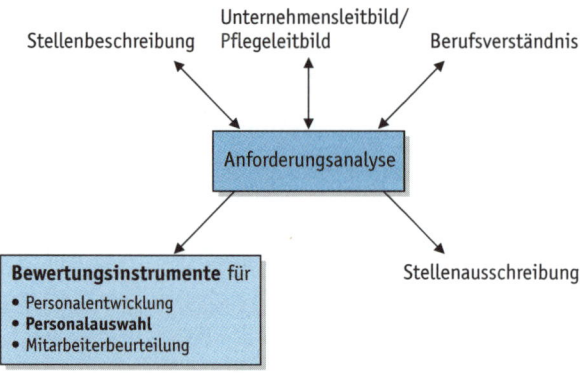

Abb. 6.1: Einflussfaktoren und Nutzen der Anforderungsanalyse.

Die einzelnen Anforderungen, die an die Personen gestellt werden, werden oft mit den Begriffen Kriterium, Qualifikation oder Kompetenz bezeichnet. Eine systematische Sammlung solcher Anforderungen wird Anforderungsprofil, Kriterienkatalog, Kompetenzsammlung, Kompetenzmodell, Skill-Datenbank oder Skill-Katalog genannt.

Anforderungsprofile erleichtern die Beurteilung und sichern die Qualität der Auswahl

Vorteile einer Anforderungsanalyse:
- Anforderungsprofile sind ohne viel Aufwand in Bewertungsdimensionen, z. B. für Rollenspiele und Gruppengespräche, überführbar. Dies erleichtert die Bewertung der Bewerberinnen und sichert die Objektivität in der Beurteilung
- Die Vorhersagegenauigkeit von Auswahlverfahren, erhöht sich bei vorhergehender Anforderungsanalyse (McDaniel, Whetzel, Schmidt et al., 1994)
- Eine Rückmeldung über das Abschneiden beim Auswahlverfahren ist anhand des Anforderungsprofils leichter möglich: Der Unterschied zwischen Anforderungen (Soll-Maß) und Eignung (Ist-Maß) kann beispielsweise im Feedback-Gespräche thematisiert sein
- Das Verfahren dient letztlich der Qualitätssicherung, da belegt werden kann, wie Anforderung und Auswahlentscheidung zusammenhängen

Anforderungsanalysen haben einen Mehrwert über die Personalauswahl hinaus

- Anforderungen können auch für die Mitarbeiterbeurteilung verwendet werden (☞ Abb 6.1)
- Wenn Anforderungen analysiert werden, dann können diese auch in Stellenausschreibungen und Stellenbeschreibungen benutzt werden
- Ein Profilabgleich zwischen Kompetenzen der Person (Eignung) und den Anforderungen kann einen Qualifizierungsbedarf anzeigen. Damit können Personalentwicklungsmaßnahmen zielgerichtet erfolgen
- Die Anforderungsanalyse steht auch mit der Erstellung von Leitbildern und Berufsvorstellungen in Verbindung: Anforderungsprofile können auch zukünftige Anforderungen aufgreifen
- Durch die Beteiligung von Personen aus mehreren Hierarchiestufen und unterschiedlichen Berufsgruppen an der Erstellung der Anforderungsanalyse kann ein Austausch über das Berufs- oder Führungsverständnis angeregt werden.

6.2 Vorgehen bei der Anforderungsanalyse

Verhaltensnahe Anforderungen

Bei der Frage, welche Kompetenzen eine Pflegekraft haben sollte, wird es Ihnen sicherlich leicht fallen, eine **Liste von Eigenschaften** zu nennen, wie sie auch in Beurteilungsbögen oder Stellenanzeigen zu finden sind.

Auszubildende (Ritsch & Schulze, 2002) haben in einem Schülerprojekt solche Eigenschaftslisten gesammelt und dabei beispielsweise folgende Reihenfolge gefunden.
- Umsichtigkeit (31,6 %)
- Hilfsbereitschaft (22,8 %)
- Freundlichkeit (17,5 %)
- Engagement (15,8 %)
- Kontaktfreudigkeit (10,5 %)
- Offenheit, Kritikfreudigkeit (1,8 %).

Eigenschaftslisten sind als Anforderungsprofile ungeeignet

Solche Eigenschaftslisten sind jedoch aus zwei Gründen für eine Anforderungsanalyse wenig geeignet:
- Es ist schwierig, Einigkeit darüber zu erzielen, was verschiedene Personen unter Begriffen wie Hilfsbereitschaft oder Kontaktfreudigkeit verstehen. Wenn mehrere Beurteiler eine Person nach diesen Eigenschaften bewerten sollen, dann ist es schwer, einen Konsens zu finden, da der Begriff nur subjektiv interpretiert werden kann
- Die Verwendung dieser Eigenschaftslisten in Leitbildern oder Stellenanzeigen ist wenig sinnvoll, da diese überall zu finden sind. Sie sind nicht einrichtungsspezifisch und das Verständnis von Begriffen kann zwischen Einrichtung und Leser kann ganz unterschiedlich sein.

Informationsquellen

Die Erhebung der Anforderungen kann von externen Fachleuten (Arbeitsanalytikern), durch Einschätzung bisheriger Stelleninhaber oder durch Mitarbeitende vorgenommen werden.

Luisiardi (2000) empfiehlt, die Bewohner in einer Altenpflegeeinrichtung an der Auswahl der Pflegenden zu beteiligen. Daher wäre es auch denkbar, Bewohner und Patienten zu befragen, welche Kompetenzen sie als wichtig für Pflegende erachten. Auch die Beteiligung von Auszubildenden ist wichtig. Hiermit kann ein wichtiger Beitrag zur Behebung der Theorie-Praxis-Lücke geleistet werden.

Beteiligen Sie mehrere Berufsgruppen und Hierarchiestufen an der Entwicklung

Im Sinne einer partizipativen Mitarbeiterführung ist es besonders für die Besetzung von Leitungspositionen wichtig, Mitarbeitende bei der Erstellung des Anforderungsprofils, aber auch bei der Personalauswahl zu beteiligen. Dies erhöht die Akzeptanz der Führungskraft und hat eine wichtige Symbolwirkung für das Führungsverständnis der Einrichtung.

Im Rahmen eigener Kriterienerhebungen für die **Auszubildenden** einer Pflegeschule haben – neben Pflege- und Lehrkräften – auch Ärzte und Schüler in Gruppenarbeit Anforderungen an künftige Auszubildende gesammelt. Die Zusammenarbeit war für alle eine Bereicherung. Hier prallten die verschiedenen Berufsvorstellungen und -erwartungen aufeinander. Auszubildende hielten ganz andere Anforderungen für wichtig als Lehrkräfte, Pflegende oder Ärzte. In der Gruppenarbeit wurden diese gegensätzlichen Auffassungen relativiert und auf dem Hintergrund des von allen mitgetragenen Pflegeverständnisses ein einheitliches Anforderungsprofil entwickelt. Solche Gespräche helfen, Fehlerwartungen und Unterschiede im Selbst- und Fremdbild einzelner Gruppen zu relativieren.

Anforderungen leiten sich auch aus Leitbildern und Stellenbeschreibungen ab

Weitere Quellen, aus denen Anforderungen erschlossen werden können, sind **Pflegeleitbilder.** Hier und in den übergeordneten Unternehmensphilosophien sind meist schon Idealanforderungen festgehalten, die als Anregung dienen können (☞ Abb 6.1).

Umgekehrt können Anforderungsanalysen auch der Konkretisierung von Pflegeleitbildern dienen. Der Anspruch, mit Pflegeleitbilden ein Grundverständnis für die tägliche Praxis zu schaffen, scheitert manchmal daran, dass sie zu abstrakt formuliert werden. Wenn in einem Leitbild zu lesen ist „Wir beziehen den Patienten in den Heilungsprozess ein", dann ist das sehr ungenau. Genauer ist beispielsweise „Wir planen mit dem Patienten gemeinsam die Pflege" oder „Auf Wunsch überlassen wir dem Patienten die Kurve". Anforderungen können mittels der Methode der kritischen Ereignisse (☞ 6.4) derart konkretisiert werden.

Auch in Stellenbeschreibungen werden die gewünschten Anforderungen meist deutlich: Benötigte Fachkompetenzen, erwartete Funktionen und zukünftige Verantwortlichkeiten werden dort beschrieben (vgl. Sowinski, Gennrich, Schmitt et al., 2000).

Anforderungen können auch Idealvorstellung aufgreifen

Die Idealvorstellung eines Berufsfeldes oder einer Aufgabe (Führungsverständnis) kann ebenfalls Einfluss auf das Anforderungsprofil haben. Wird beispielsweise die Pflege stärker im Bereich der Gesundheitsprävention angesiedelt, dann sind andere Anforderungen gewünscht als bei einer defizitorientierten Pflege. Eine Anforderung kann also auch aufgrund von funktionsspezifischen Positionszielen formuliert werden. Man spricht dann von „target task analysis".

Methoden

Es gibt eine große Anzahl an Möglichkeiten, Anforderungen zu erschließen.

Schuler (2001) teilt diese in drei Gruppen ein:
- **Experteneinschätzungen:** Als Experten gelten externe Arbeitsanalytiker und Stelleninhaber
- **Arbeitsanalytische Methoden:** Mit streng formalen Methoden (Fragebögen und Stellenbeobachtungen) werden für die einzelnen Berufe die Anforderungen verdeutlicht. Einen Überblick über standardisierte Instrumente finden Sie bei Kanning & Holling (2002). Ein pflegespezifisches Analyseverfahren ist das Tätigkeits- und Arbeitsanalyseverfahren für das Krankenhaus (TAA-KH, Büssing & Glaser, 1999; TAA-KH-S, Büssing & Glaser, 2002). Es fokussiert in erster Linie

psychische Belastungen und Gefährdungen der Pflegetätigkeit und liefert Informationen für Maßnahmen der Arbeitsgestaltung und Organisationsentwicklung im Krankenhaus. Für die Ermittlung von Qualifikationserfordernissen und -möglichkeiten können einzelne Teile dieser Verfahrensreihe verwendet werden

- **Personenbezogene-empirische Methoden:** Hierbei werden die Zusammenhänge zwischen den Anforderungen an die Berufsgruppe mit den Leistungsparametern oder Zufriedenheitswerten der Beschäftigten verglichen. Beispiel: In einer bestimmten Position sind manche Beschäftigte zufriedener als andere und kündigen auch schneller. Für zukünftige Stellenbesetzungen werden Beschäftigte als Vorbild genommen, die bereits in der Position arbeiten und im Experten- und im Kollegenurteil als herausragend bewertet wurden. Die Kompetenzen, Eigenschaften und Verhaltensweisen der „Vorbilder" sind die Anforderungen, die an potenzielle Bewerberinnen gestellt werden. Dies setzt jedoch voraus, dass wichtige Kenndaten sowohl von den „Vorbildern" als auch von den Bewerberinnen (Alter, Beruf, Ausbildung) bekannt sind und mit relevanten Leistungsparametern an großen Stichproben verrechnet werden.

Anforderungsanalysen müssen auch zukünftige Veränderungen berücksichtigen Gerade im Hinblick auf eine strategische Ausrichtung einer Einrichtung kann es Sinn machen, zukünftige Entwicklungen bei der Anforderungsanalyse mit einzubeziehen. Die Planung neuer Fachabteilungen, die Ausweitung des therapeutischen Spektrums, mögliche Stellenengpässe, die Zusammenlegung von Bereichen oder andere Einflussfaktoren auf die Anforderungen sollten antizipiert und im Anforderungsprofil umgesetzt werden.

Schlüsselqualifikationen sind tätigkeits- und berufsübergreifende Anforderungen Schwieriger ist es, wenn neue Tätigkeitsfelder (z. B. Entlassungsmanagement, Stabsstelle Pflegeforschung) geschaffen werden. Hier können dann Schlüsselqualifikationen eine Hilfe sein, da diese sehr abstrakt sind und tätigkeitsübergreifende Anforderungen darstellen.

Der Begriff der Schlüsselkompetenz ist sehr schillernd, synonym wird von „soft skills", Kernkompetenzen oder Querschnittsqualifikationen gesprochen. Im Allgemeinen verbergen sich dahinter Anforderungen, die Mitarbeitende dazu befähigen sollen, zukünftige Probleme, die über die aktuellen Anforderungen hinausgehen, erfolgreich zu lösen. Eine Verwendung ist immer dann sinnvoll, wenn für Tätigkeitsfelder keine Stelleninhaber oder andere Experten befragt werden können.

6.3 Erstellen eines Anforderungskataloges

Sammlung von Anforderungen

Der folgende Fragenkatalog kann eine Hilfe sein, um Anforderungen zu erschließen:

- Welche Qualifikation sollte die Person haben?
- Was sollte sie können?
- Welche Auflagen muss die Person erfüllen?

- Welche Eigenschaften sollte sie haben?
- Auf welche Eigenschaften und Kompetenzen könnte man am ehesten verzichten?
- Welche Eigenschaften, Kompetenzen oder Qualifikationen hat die Person, die zurzeit mit der Aufgabe betraut ist oder eine ähnliche Aufgabe hat?
- In welcher Situation zeigt sich, wer besonders geeignet ist? Woran zeigt sich das Verhalten (☞ 6.4)?
- Mit welchen Problemen könnte die Person an der Stelle konfrontiert werden?
- Welche kritischen Ereignisse führten dazu, dass der Vorgänger die Stelle verlassen hat?

Systematisierung von Anforderungen

Überprüfen Sie in regelmäßigen Abständen die Anforderungsprofile Als nächstes werden die Antworten nach Ähnlichkeiten sortiert. Um passende Überkategorien zu finden, können verschiedene Modelle (☞ 6.5) herangezogen werden. Bei häufiger Durchführung der Analyse können Sie eine Sammlung von Basisdimensionen erstellen, die für verschiedene Tätigkeiten relevant sind. Solche Basisdimensionen, die den Schlüsselqualifikationen ähnlich sind, sind allerdings wenig verhaltensnah und müssen für konkrete Tätigkeiten noch „mit Leben gefüllt werden". Beachten Sie aber: Stellenprofile sind nicht statisch, es ist daher empfehlenswert, gelegentlich zu prüfen, ob die Anforderung noch stimmen. Wenn die Qualität der Stelleninhaber zunimmt, dann kann dies beispielsweise ein neuer Maßstab sein.

Auswahl von Anforderungen

Reduzieren Sie die Menge der Anforderungen auf eine kleine Anzahl bewertbarer Dimensionen Nicht alle Anforderungen sind im Rahmen der Auswahl einer Bewerberin für eine bestimmte Stelle prüfbar. Dafür bräuchten Sie viele verschiedene Auswahlinstrumente, viele Beurteiler und viel Zeit. Treffen Sie also eine Auswahl der Anforderungen:

- Wählen Sie die Anforderungen aus, die Ihnen besonders wichtig sind. Bewerten Sie die Wichtigkeit jeder Anforderung mit einem 5-stufigen Bewertungssystem, von 1 = unwichtig bis 5 = sehr wichtig. Denken Sie bei der Bewertung auch an das Team, für das die Person ausgewählt wird. Erst verschiedenartige Kompetenzen formieren ein Team. Welche wichtigen Eigenschaften und Qualifikationen fehlen im Team noch?
- Wählen Sie die Anforderungen aus, die auch in Auswahlverfahren abgebildet werden können. Beispielsweise ist es schwer, ein Verfahren zu finden, das Ehrlichkeit oder Zuverlässigkeit überprüft
- Reduzieren Sie die Anforderungsdimensionen, so dass die Anzahl der notwendigen Verfahren, der Beobachtungsdimensionen pro Verfahren und die Anzahl der notwendigen Beurteiler nicht zu groß ist
- Bestimmen Sie dann, welche Anforderungen Ihnen besonders wichtig sind. Hieraus ergibt sich ein Anforderungsprofil, das mit dem Bewerberprofil verglichen werden kann.

In Abbildung 6.2 sind einige potenzielle Anforderungen und ihre jeweilige Gewichtung gezeigt. Wenn eine Bewerberin in diesem Beispiel keine

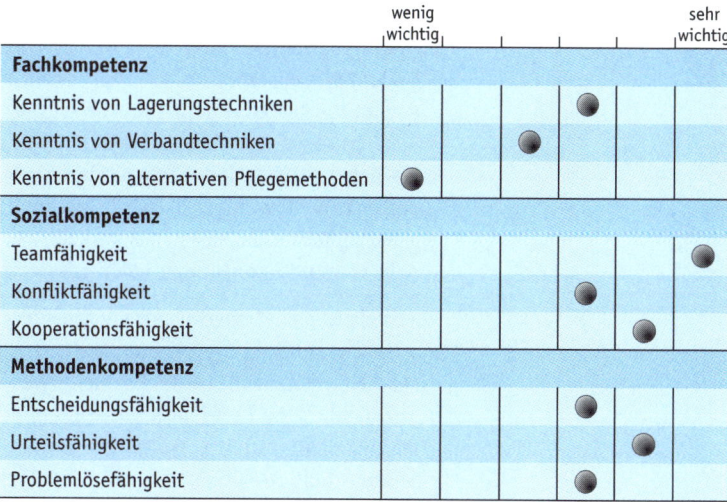

	wenig wichtig					sehr wichtig
Fachkompetenz						
Kenntnis von Lagerungstechniken				●		
Kenntnis von Verbandtechniken			●			
Kenntnis von alternativen Pflegemethoden	●					
Sozialkompetenz						
Teamfähigkeit						●
Konfliktfähigkeit				●		
Kooperationsfähigkeit					●	
Methodenkompetenz						
Entscheidungsfähigkeit				●		
Urteilsfähigkeit					●	
Problemlösefähigkeit				●		

Abb. 6.2: Beispiel für eine Gewichtung in einem Anforderungsprofil.

Kenntnis von alternativen Pflegemethoden hat, dann ist das nicht so wichtig, wie die Teamfähigkeit. In das gleiche Gittersystem kann man zusätzlich das Eignungsprofil (Ist-Maß) der Bewerberin einzeichnen und erkennen, bei welchen Dimensionen es Unterschiede (Soll-Ist-Differenzen) gibt.

Zuweisung von Auswahlverfahren

Auswahlverfahren sollten mehrere relevante Dimensionen erfassen Bei der Zuweisung von Anforderungen zu Auswahlverfahren können Sie sich zunächst von der Augenscheinvalidität leiten lassen, d.h. es ist meist offensichtlich, welche Kompetenz mit welcher Methode am besten gemessen werden kann. Soziale Kompetenz kann man beispielsweise schlecht mit einem Intelligenztest messen, mit einem Gruppengespräch schon.

Wählen Sie Verfahren aus, die möglichst verschiedene Kompetenzen gleichzeitig erfassen. Es macht wenig Sinn, eine Gruppendiskussion, ein Gruppengespräch und ein Rollenspiel zu kombinieren, da diese sehr ähnliche Kompetenzen erfassen.

Entwicklung eines Bewertungsmaßstabs

Verhaltensanker sind Bewertungshilfen, die die Objektivität erhöhen Während standardisierte Tests klare Bewertungsmaßstäbe haben, sind beim Interview, bei Gruppendiskussionen, Rollenspielen, Gruppenaufgaben oder Präsentationen zunächst Verhaltensweisen zu beobachten und dann zu bewerten. Hierfür benötigen Sie Verhaltensanker (☞ Anhang D), um aus abstrakten Kriterien verhaltensnahe Formulierungen zu bilden, die eine Bewertungsgrundlage der zu Testenden darstellen. Wenn Sie beispielsweise bei einer Gruppenaufgabe (die Bewerberinnen sollen eine Collage erstellen) die Teamfähigkeit messen wollen, dann helfen Verhaltensanker. Sie können kontrollieren, ob folgende Aspekte zutreffen:

- Hilft anderen (zu messende Dimension)
  - Assistiert einer anderen (Verhaltensanker)
  - Hebt Gegenstände auf (Verhaltensanker)
  - Gibt konstruktive Tipps (Verhaltensanker)
  - Übernimmt Handlangertätigkeiten (Verhaltensanker)
- Berücksichtigt andere Mitbewerberinnen (zu messende Dimension)
  - Blickt auch weniger aktive Teilnehmer an (Verhaltensanker)
  - Akzeptiert die Kritik eines anderen (Verhaltensanker)
  - Hört zu und greift dann Ideen auf (Verhaltensanker).

Solche Listen sind nützlich, damit Sie sich nicht vom ersten Eindruck leiten lassen, sondern ein differenziertes Urteil fällen. Bei der Bewertung dieser Kompetenzen sollte beachtet werden, dass nicht alle Aspekte gleich wichtig sind und dass man sich über den optimalen Ausprägungsgrad einer Dimension verständigen muss (☞ Abb. 6.2). Nicht immer ist eine maximale Ausprägung auch wünschenswert. Ein stark ausgeprägtes Durchsetzungsvermögen wird beispielsweise die Akzeptanz durch die zukünftigen Kollegen erschweren. Auch ein hohes Maß an intellektuellen Fähigkeiten kann ungünstig sein, da sich die Person auf dem Posten unterfordert fühlen kann.

6.4 Methode der kritischen Ereignisse

Kritische Ereignisse sind Situationen in denen herausragende Kompetenzen deutlich werden

Eine häufig verwendete Methode zur Aufdeckung von Verhaltensanforderungen ist die Methode der kritischen Ereignisse (Critical Incident Technique) von Flanagan (1954). Im Gegensatz zu den unter 6.2 beschriebenen Verfahren ist hiermit die Abbildung komplexer zwischenmenschlicher Interaktionen und vielfältiger pflegerischer Kompetenzen möglich. Die Methode versucht, Situationen – Schuler nennt diese „Schlüsselereignisse" (Schuler, 2001, S. 52) – aufzudecken, in denen Personen sich herausragend verhalten haben. Da es nicht möglich ist, jedes Verhalten zu beobachten und zu analysieren, werden bei dieser Methode nur solche Aspekte berücksichtigt, denen eine große Bedeutung für das erfolgreiche Abschneiden am Arbeitsplatz zukommt.

Die Methode wurde ursprünglich als Beobachtungsmethode entwickelt, um kritische Vorkommnisse (Inzidentien) und die Bedingungen unter denen sie vorkommen, aufzudecken. Am einfachsten ist die Aufdeckung der kritischen Ereignisse (CI) mittels Befragungen, als Erhebungsmethode kommen aber auch Gruppen- und Einzelinterviews oder Aufzeichnungen (z. B. Fehleingriffe an Apparaten) zum Einsatz.

In der Praxis sieht die Anwendung so aus:
Pflegende, Vorgesetzte, Ärzte, Patienten, Bewohner oder Angehörige werden gefragt, in welchen Situationen eine Pflegeperson oder eine Leitung, je nachdem welche Position und Tätigkeit interessiert, schon mal etwas Herausragendes (positiv wie negativ) geleistet hat. Ziel ist es, Situationen zu finden, in denen sich Personen (Pflegende, Führungskräfte)

vom Durchschnitt unterscheiden. Diese Situationen sollen genau geschildert werden. Gleichzeitig soll analysiert werden, wie die Person in der jeweiligen Situation reagiert hat.

Der Vorteil des Verfahrens liegt darin, dass die Befragten keine Eigenschaften (z. B. soziale Kompetenz), sondern konkrete Situationen (z. B. verstand es schnell, Angehörige zu beruhigen) schildern, in denen besondere Anforderungen deutlich werden. Diese kritischen Ereignisse sind Anforderungen des Alltags, zu deren Lösung es besonderer Kompetenzen bedarf. Es sind genau die Episoden, bei denen sich im Alltag durchschnittliche Pflegende von überdurchschnittlich Pflegenden unterscheiden.

Im Vergleich zur unstrukturierten Befragung liegt der Vorteil darin, dass „die Beziehung zwischen Kontext, Strategie und Handlung deutlicher herauskommt, weil die Technik auf ein Ereignis fokussiert, das mit dem was passiert, warum es passiert, wie es angegangen wird und was die Folgen sind, dargestellt wird". (Chell, 1998, S. 68).

Kritische Ereignisse können in Auswahlverfahren integriert werden oder zur Erstellung eines Anforderungsprofils verwendet werden — Diese Methode ist auch sehr gut geeignet, pflegerische Expertisen deutlich zu machen. Bei Befragungen zeigte sich, dass es durchaus unterschiedliche Ansichten über herausragende Leistungen gab. Auszubildende bewerteten pflegerische Verhaltensweisen als herausragend, die in den Augen der Lehrkräfte als unprofessionell bewertet wurden. Insbesondere wurde der Unterschied von Wissensanwendung vs. Reflexion des Wissens und der adaptiven Anpassung bei Experten deutlich (vgl. Benner, 2000). De Silva hat in einer umfangreichen Literaturanalyse gezeigt, dass die Methode auch in der Pflegeforschung nutzbringend eingesetzt werden kann (http://www.pflege-forscht.de/flanagans_cit.html).

Beispiel eines Fragenkatalogs

Positive Inzidentien im Fremdbild:
- Denken Sie bitte an Situationen, Vorfälle oder Zwischenfälle aus ihrer bisherigen Berufspraxis, in denen *andere Pflegekräfte/andere Auszubildende* ein *großes pflegerisches Können* bewiesen haben. Schildern Sie diese Situationen.
- Was war beeindruckend?
- Was ist Ihnen noch lebhaft in Erinnerung?

Nach Nennung der Situation werden die Umstände eruiert:
- Was waren die Umstände?
- In welchem zeitlichen, räumlichen und sozialen Kontext spielte sich die Situation ab?
- Was hat die Person konkret getan?
- Warum war das, was die Person tat, so besonders?
- Wieso war es in dieser Situation so passend?
- Was wäre passiert, wenn die Person nicht so gehandelt hätte?

Weiterhin kann man nach negativen Ereignissen, nach eigenen Erlebnissen (Selbstbild) und nach anderen relevanten Tätigkeiten (z. B. Führungsaufgaben) fragen.

Kritische Ereignisse in der direkten Anwendung

Kritische Ereignisse können in situativen Interviews, Rollenspielen oder Arbeitsproben angewendet werden

Da kritische Ereignisse sehr praxisnahe Schilderungen sind, eignen sie sich auch für eine direkte Umsetzung in Auswahlverfahren. Beispielsweise können Sie im Rahmen des Bewerbungsgespräches in Form von situativen Fragen abgebildet werden: „Was würden Sie tun, wenn … ?". Meist handelt es sich um Fragen, bei denen das Für und Wider abgewogen werden muss. Über die Begründung für das Verhalten der Person („Warum hätte sie das Problem so oder so lösen sollen?") ist ein Einstieg in weitere Diskussionen möglich.

Die Anforderungen, die bei den CI genannt werden, können auch in **Rollenspiele** überführt werden. So kann beispielsweise eine konkrete kritische Situation unter Mithilfe von Beobachtern nachgestellt werden. Für die Mitspielenden gibt es klare Anweisungen, wie sie sich – je nach Verhalten – der Bewerberin gegenüber verhalten sollen. Der Vorteil einer solchen Simulation besteht darin, dass die Anforderung dynamisch ist, d.h. es ist ein Agieren und ein Reagieren möglich.

Die Auswertung ist in einem solchen Fall aber schwieriger, da die Aktionen der Mitspielenden dem Gespräch neue Dimensionen geben. Eine Lösung dieses Problems stellt die Abbildung der CI in Computersimulationen dar. Durch die Einbindung von Filmsequenzen können kritische Situationen realistisch abgebildet werden. Durch die Möglichkeit, verschiedene Antwortoptionen mit unterschiedlichen Folgen zu beantworten, entsteht eine realitätsnahe Dynamik. Eine entsprechende multimediale Software befindet sich derzeit in der Entwicklung.

Kritische Ereignisse als Grundlage für Anforderungsprofile

Kritische Ereignisse sollten kategorisiert und gewichtet werden: So entsteht ein Anforderungsprofil

Neben der direkten Abbildung in Auswahlverfahren besteht auch die Möglichkeit, die CI nach Gemeinsamkeiten zu gruppieren und hieraus dann einen Kompetenzkatalog zu entwickeln. Die Vielzahl der Situationen muss dann systematisiert werden. Flanagan (1954) empfiehlt dabei folgende Prinzipien:

- Die Überschriften und Anforderungen sollten klar getrennt und logisch organisiert sein; die Struktur sollte eingängig und leicht erinnerbar sein
- Die Überschriften der Kategorien sollten aussagekräftig sein und ohne aufwändige Definitionen auskommen
- Die Liste der Statements sollte homogen sein, d.h. von ähnlichem Abstraktionsniveau und gleicher Verständlichkeit
- Überschriften sollten neutral formuliert werden
- Die CI sollten in positiven Termini dargestellt werden, z.B.: „reagiert in Situation XY gelassen" statt „ist hektisch in Situation BZ".

Die Häufigkeit, mit der es zu Nennungen von CI kommt, bestimmt die Wichtigkeit, der übergeordneten Kategorie. Wenn verschiedene Stelleninhaber gehäuft CIs nennen, die dem Bereich „Kommunikationsfähigkeit" zuzuordnen sind, dann wird darin deutlich, dass dies eine häufige und wichtige Anforderung für die jeweilige Stelle ist. Es ist aber auch möglich, nach Erstellung des vorläufigen Anforderungskataloges nochmals von Experten die Wichtigkeit einzelner Dimensionen beurteilen zu lassen. So entsteht ein Soll-Profil, das mit dem Eignungsprofil, verglichen werden kann.

Kritische Ereignisse zur Entwicklung von Auswahlverfahren

Beispiel: Eine stellvertretende Stationsleitung wird nach kritischen Ereignissen befragt, in denen eine Stationsleistung eine herausragende Kompetenz bewiesen hat.

- Kritische Situation 1: „Wir hatten mal eine Stationsleitung, die hatte es mit dem Dienstplan schreiben einfach raus, egal, wie viele Wünsche, sie zu berücksichtigen hatte und egal, wie knapp die Personaldecke war. Die zog sich zwei Stunden zurück und fertig war der Dienstplan. Wie die das geschafft hat, ist mir ein Rätsel."
- Kritische Situation 2: „Ich kann mich erinnern, dass wir an diesem Tag jede Menge Neuaufnahmen hatten. Dazu kamen dann noch zwei Notfälle und die Chefarztvisite stand bevor. Ich war mit der Stationsleitung und zwei Schülerinnen alleine auf der Station. Die Stationsleitung hat die Ruhe behalten, hat erst mal alle zusammengerufen und einen Plan entwickelt, wie wir das Chaos lichten können. Und es hat geklappt. Ohne diese Planung hätten wir vermutlich den Überblick verloren."

Die Erstellung des Dienstplanes und die Koordination des Stationsablaufs haben eins gemeinsam, sie erfordern z.B. systematisch-analytisches Denken oder Planungskompetenz. Dies wäre damit eine mögliche übergeordnete Kategorie, in die man beide CIs – und sicherlich noch andere – einordnen kann.

Anhand dieser Kategorien lassen sich dann Auswahlverfahren ableiten. Beispielsweise kann man auch mit folgenden anderen Verfahren und entsprechenden Bewertungsankern systematisch-analytisches Denken prüfen:

Soll die Bewerberin im Rahmen der Auswahl beispielsweise eine Präsentation (☞ 8.8) erstellen, dann zeigt sich das systematisch-analytische Denken z.B. darin, dass

- Ein roter Faden erkennbar ist
- Komplexe Sachen einfach dargestellt werden.

In der Gruppendiskussion (☞ 8.11) darin, dass

- Man ihrer Argumentation folgen kann
- Sie frühzeitig erkennt, wenn andere Personen vom Thema abdriften.

Beim Postkorb-Verfahren (☞ 8.6) zeigt sich dies darin, dass

- Zusammenhänge erkannt werden
- Schwerpunkte gesetzt werden.

Weil man die realen Anforderungen nicht immer exakt abbilden kann, verwendet man Auswahlverfahren, die etwas über die Aspekte aussagen, die hinter den kritischen Ereignissen stehen, das ist das Grundprinzip bei der Entwicklung von Auswahlverfahren. Zwischen der Anforderungsanalyse auf der einen und der Bewertung des Auswahlverfahrens auf der anderen Seite gibt es drei Schritte (☞ Abb. 6.3):

Auswahlverfahren, bei denen der Praxisbezug sichtbar ist, haben hohe Augenscheinvalidität und sind eher akzeptiert

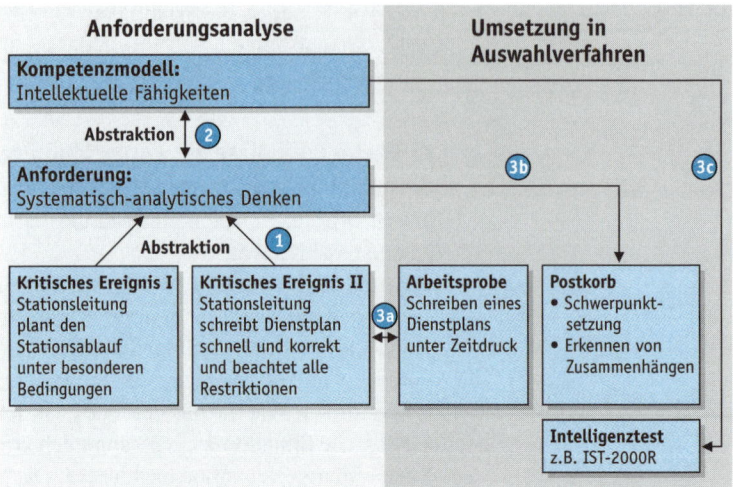

Abb. 6.3: Zusammenhang von kritischen Ereignissen (CI), Anforderung, Kompetenzmodell und Auswahlverfahren. Zahlenerklärung ☞ Text.

- Von den verhaltensnahen, kritischen Ereignissen (Visite, Dienstplan) wird auf notwendige Anforderungen (systematisch-analytisches Denken) geschlossen **(1)**
- Mehrere Anforderungen werden zu einer übergeordneten Kategorie zusammengefasst **(2)**. Mehrere solcher Abstraktionen bilden ein Kompetenzmodell (☞ 6.5)
- Den abstrakteren Kompetenzen werden Auswahlverfahren zugeordnet, die diese besonders gut erfassen sollen. Hierbei reicht der Abstraktionsgrad von sehr realistischen Abbildungen in Arbeitsproben **(3a)**, über Verfahren, die ähnliche Kompetenzen erfassen **(3b)**, bis hin zu Verfahren, die sehr weit von den eigentlichen Anforderungen entfernt sind **(3c)**.

Bei verhaltensorientierten Verfahren **(3b)** wird die Verhaltensbeobachtung in eine Bewertung überführt, die ein Maß für die relevante Kompetenz ist.

Augenscheinvalidität = offensichtlich, welche Kompetenz mit der jeweiligen Methode getestet wird Sowohl das Verhalten beim kritischen Ereignis, als auch das Verhalten in der Postkorb-Übung (☞ 8.6) haben eins gemeinsam: Sie haben mit dem dahinter stehenden Kriterium zu tun. Daher ist im Beispiel folgender Schluss erlaubt: Wer bei der Gruppendiskussion den roten Faden behält und in der Postkorb-Übung die Zusammenhänge erkennt, hat ein hohes systematisch-analytisches Denkvermögen. Er wird deshalb auch in der Praxis gut den Stationsablauf koordinieren können und keine Probleme bei der Dienstplanerstellung haben. Nicht immer ist der Weg von den Anforderungen in der Praxis zur Abbildung im Verfahren aber so offensichtlich. Im Fall der Postkorb-Übung ist die dahinter stehende Anforderung zur Praxis noch zu erkennen. Solche Verfahren haben eine hohe Augenscheinvalidität und werden von Bewerberinnen akzeptiert.

Die Anwendung eines Intelligenztests (**3c**) ist demgegenüber sehr weit von den Anforderungen der Praxis entfernt. Dieser große Abstand verringert die Augenscheinvalidität (Was hat ein Intelligenztest mit der Pflege zu tun?) und auch die Akzeptanz des Verfahrens. Dennoch kann eine Anwendung Sinn machen, wenn damit bessere Vorhersagen möglich sind (prognostische Validität ☞ 7.1).

6.5 Systematisierung der Anforderungen

Es gibt eine Vielzahl von Systematisierungsversuchen für Anforderungen. Sie unterscheiden sich in den verwendeten Begrifflichkeiten, im Auflösungsgrad und in der Gewichtung einzelner Kompetenzen.

Beispielhaft soll hier die Einteilung von Schuler (2001), Eilles-Matthiessen, El Hage, Janssen und Osterholz (2002) und Weidlich (2000) dargestellt werden.

Schuler (2001)

Das Schulersche Konzept ist von Vorteil, weil es eine klare Zuordnung von Auswahlverfahren und Validierungsarten ermöglicht, dies erweist sich bei der Vorstellung der Gütekriterien (☞ 7.1) und der Systematisierung von Auswahlverfahren (☞ 8) als nützlich.

Schuler bildet drei Klassen:
- **Aufgaben-, Ergebnis- und Qualifikationsanforderungen:** Beispielsweise Noten, fachliche Qualifikation, Berufserfahrung, Weiterbildungen, Fachkenntnisse, Zertifikate, Zusatzausbildungen. Diese sind leicht überprüfbar, sie werden deshalb auch als „hard skills" bezeichnet. Um Aussagen über den Nutzen solcher Anforderungen treffen zu können, wird versucht, einen Zusammenhang zwischen den Anforderungen (z. B. Noten) und zukünftigem Verhalten (z. B. Leistung im Beruf) aufzudecken (**prognostische Validität** ☞ 7.1).
- **Verhaltensanforderungen:** Fertigkeiten und Gewohnheiten, die für eine Tätigkeit bedeutsam sind. Diese Aspekte werden mittels Arbeitsproben, Simulationen oder Fertigkeitsprüfungen gemessen. Die Anforderung „Kundenfreundlichkeit" könnte man beispielsweise prüfen, indem man relevante Ausschnitte aus der späteren Tätigkeit im Auswahlverfahren abbildet. Es wäre denkbar, im Rollenspiel zu beobachten, wie kundenfreundlich sich eine Person verhält. Weiterhin könnte man dies mit situativen Fragen prüfen: „Stellen Sie sich vor, sie wollen gerade von der Spätschicht nach Hause, als ein Patient klingelt und Sie um etwas zu Essen bittet. Wie reagieren Sie?" Bei der Verwendung solcher Auswahlmethoden, die Ausschnitte der Realität abbilden, ist es wichtig, dass die Anforderungen repräsentativ sind, d. h. dass es eine Übereinstimmung zwischen Anforderungen im Auswahlverfahren und den späteren Tätigkeiten gibt. Dies erleichtert die Selbstselektion, erhöht die Akzeptanz bei den Bewerberinnen und erleichtert

die Bewertung. Parameter für die Exaktheit des Messverfahrens ist die **Inhaltsvalidität.** Experten prüfen dazu die Ähnlichkeit in den Anforderungen bei der Tätigkeit und beim Auswahlverfahren (☞ 6.1)

- **Eigenschaftsanforderungen:** Fähigkeiten, Interessen, Charaktereigenschaften und kognitive Fähigkeiten. Diese so genannten „Konstrukte" werden mit Leistungs-, Motiv-, Interessen- oder Persönlichkeitstests gemessen. Solche Eigenschaften sind einer Person nicht direkt anzusehen, sondern sie zeigen sich in vielfältigen Verhaltensweisen. Das Persönlichkeitskonstrukt „Extraversion", würde sich zum Beispiel darin zeigen, dass eine Person im Pflegeteam sehr gesellig ist, aber auch auf Bewohner/Patienten offen zugeht. Es wird davon ausgegangen, dass diese Eigenschaften oder Konstrukte relativ stabil sind. Sie können nur durch aufwändig konstruierte Testverfahren erschlossen werden. Ob ein Test auch tatsächlich die relevante Eigenschaft misst, wird mit der **Konstruktvalidierung** geprüft.

Verhaltens- und Eigenschaftsanforderungen werden auch als weiche Auswahlkriterien oder „soft skills" bezeichnet.

„Hard Skills" sind leichter zu messen als „soft skills"

Schuler differenziert außerdem zwischen tätigkeitsspezifischen und tätigkeitsübergreifenden Anforderungen. Tätigkeitsspezifische Anforderungen ergeben sich durch eine konkrete Aufgabe oder Stelle. Tätigkeitsübergreifende Anforderungen sind typisch für ein ganzes Berufsfeld oder einen Karriereweg. So gibt es generelle Anforderungen an Führungskräften und generelle Anforderungen an Pflegende. Synonym wird auch der Begriff Schlüsselkompetenz gebraucht.

Tabelle 6.4 verdeutlicht, dass bestimmten Anforderungen auch bestimmte Auswahlverfahren, aber auch Leistungskriterien und Maßnahmen der Personalentwicklung zugeordnet werden können. Zur Erfassung des

Arbeits- und Anforderungs- analyse	Eignungsdiagnos- tische Verfahren/ Personalauswahl	Maßnahmen der Personal- entwicklung	Leistungskriterien
Aufgaben-, Ergebnis- und Qualifikationsanforderungen	Kenntnisprüfungen, Noten, Biografie, fachliche Qualifikation, Erfahrungen	Wissensorientierte Verfahren, Bildung, fachliche Qualifizierung	Ergebniskriterien, Qualitätskriterien, Standards, Examina, Erledigung, Zielerfüllung
Verhaltensanforderungen, z.B. Fertigkeiten, Gewohnheiten, Handlungsregulationen	Arbeitsproben, Simulationen, Fertigkeitsprüfungen	Verhaltensorientierte Verfahren, Stellenbezogene Entwicklungen, Coaching	Verhaltenskriterien
Eigenschaftsforderungen, z.B. Fähigkeiten, Temperamentsmerkmale, Interessen	Tests, Potenzialanalyse	Persönlichkeitsentwicklung, Sozialisation	Eigenschaftskriterien

Tab. 6.4: Dimensionen der Anforderungsanalyse und ihre Bezüge zu Auswahlverfahren, Maßnahmen der Personalentwicklung und Leistungskriterien (aus Schuler, 2001, S. 49).

Konstrukts „Intelligenz" würde es keinen Sinn machen, ein Gruppengespräch durchzuführen. Hier wäre vielmehr ein Test angebracht.

Gute Auswahlverfahren kombinieren verschiedene Verfahren Da nun aber für eine bestimmte Tätigkeit alle drei Anforderungsdimensionen wichtig sind, kann man daraus folgern, dass nur mit der Kombination unterschiedlicher Auswahlverfahren eine umfassende Eignungsprüfung möglich ist.

Im Rahmen des multimodalen Auswahlverfahrens für Pflegeschulen (☞ 8.11) werden beispielsweise die Auffassungsgabe (= Eigenschaftsanforderung) mit einem Test, die Kommunikationsfähigkeit (= Verhaltensanforderung) mittels einer Gruppendiskussion und einer Gruppenaufgabe und die schulischen Anforderungen (= Qualifikationsanforderungen) mittels des Lebenslaufes und eines Interviews geprüft. „Die hohe Qualität der Potenzialdiagnose ergibt sich also nicht allein aus der Konstruktion der Einzelverfahren, sondern auch aus der theoriegestützten Systematik des Gesamtverfahrens" (Schuler & Höft, 2001, S. 96).

Eilles-Matthiessen et al. (2002)

Ein Anforderungskatalog sollte auf der einen Seite verhaltensnah, auf der anderen Seite aber abstrakt genug sein, um den Überblick zu behalten. Die Vielzahl möglicher Anforderungen kann man gut mit einem hierarchischen System systematisieren, das von den tätigkeitsbezogenen Schilderungen bis hin zu abstrakten Kompetenzen oder Schlüsselqualifikationen reicht.

Eilles-Matthiessen et al. (2002) entwickelten auf der Grundlage von Literaturhinweisen ein solches Hierarchiesystem.

Drei Anforderungsdimensionen = Basis + Umgang mit Anderen + spezielle Aufgaben Es gibt drei Anforderungsdimensionen: Basisanforderung, Anforderung im Umgang mit Anderen und Anforderung für spezielle Aufgaben. Diesen Dimensionen sind Bereiche, z.B. intellektuelle Kompetenz, zugeordnet, die sich selbst wieder in Schlüsselqualifikationen, z.B. Auffassungsgabe, untergliedern.

Basisanforderungen

Basisanforderungen sind in fast allen beruflichen Gebieten wichtig. Hierzu gehören:
- Intellektuelle Kompetenz: Auffassungsgabe, Konzentrationsvermögen, kreatives Denken, Problemlösefähigkeiten, räumliches Vorstellungsvermögen
- Motivation: Durchhaltevermögen, Zielstrebigkeit, Eigeninitiative, Leistungsbereitschaft, Lernbereitschaft
- Handlungskompetenz: Entscheidungsfähigkeit, Belastbarkeit, Fähigkeit zum selbstständigen Arbeiten, Selbstmanagement, Sorgfalt

Umgang mit Anderen

Zu den Anforderungen im Umgang mit anderen gehören:
- Soziale Kompetenzen: Durchsetzungsvermögen, Empathie, Konfliktfähigkeit, Teamfähigkeit, Wissen um Kontakte und deren Pflege (Net-

working), Soziale Unabhängigkeit, soziales Gedächtnis, Namensge-
dächtnis, soziales Wissen
- Kommunikative Kompetenz: Fähigkeit zum sprachlichen Stilwechsel, Fremdsprachenkenntnisse, mündliche und schriftliche Ausdrucks-fähigkeit, Zuhören können
- Führungskompetenz: Delegationsfähigkeit, Fähigkeit, andere zu moti-vieren, Feedbackfähigkeit, Verantwortungsübernahme, Zielsetzungs-fähigkeit

Spezielle Situationen

Eine dritte Kategorie stellen Anforderungen für spezielle Situationen dar:
- Interkulturelle Kompetenz: kulturelles Wissen, Interesse und Aufge-schlossenheit für andere Kulturen, Toleranz und Respekt, Unsicher-heitstoleranz und Fähigkeit zum kulturellen Perspektivenwechsel
- Unternehmerische Kompetenz: Kundenorientierung, marktorientiertes und kaufmännisches Denken, Risikobereitschaft, Verhandlungsge-schick, visionäres und strategisches Denken und Handeln.

Querschnittsbereich

Eine vierte Ebene (die Autorinnen nennen sie „Querschnittsbereich") wird auf allen drei Feldern wichtig und beschreibt die Beherrschung von Arbeitstechniken. Diese sind leicht zu prüfen. Hierzu zählen:
- Informationsmanagement (Wie kommt man an Informationen?)
- Moderationstechniken
- Präsentationstechniken
- Projektmanagement/Planung
- Zeitmanagement.

Weidlich (2000)

Der Kompetenzkatalog von Weidlich (2000) hat den entscheidenden Vor-teil, dass sich hieraus sehr gut Beurteilungsmaßstäbe ableiten lassen. Durch die umfassende Darstellung von Fachkompetenzen bei verschiede-nen pflegerischen Tätigkeiten kommt den Ausführungen von Weidlich eine besondere Bedeutung zu.

Abbildung 6.5 enthält die vier Kompetenzbereiche Fach- und Sachkom-petenz, Handlungskompetenz, soziale Kompetenz und methodische Kompetenz. Entsprechende Maßstäbe für die Mitarbeiterbeurteilung fin-den Sie bei Weidlich (☞ Literaturanhang).

Während soziale und methodische Kompetenzen bei den meisten Tätig-keitsbereichen in der Pflege gleich sind, unterscheiden sich die fachlichen Anforderungen.

Für die Kinderkrankenpflege führt Weidlich beispielsweise an:
- Kenntnis und korrekte Umgehensweise mit dem eigenen Kompetenz-bereich
- Kenntnis über die normale Kindesentwicklung und Abweichungen
- Kenntnis über Grundlagen der Entwicklungs- und Lernpsychologie

- Handling eines Neugeborenen
- Fertigkeiten der Pflege im Inkubator
- Kenntnis der Wirkungsweise von Medikamenten
- Kenntnis von Hygienerichtlinien
- Kenntnis und Durchführbarkeit der Pflegeplanung und Pflegedokumentation.

Weitere Kompetenzkataloge, die auch für die Pflege geeignet sind, finden Sie bei Prößl & Schaefer (1999), Decker (2000) und Hulskers (2001). Ein gelungenes Beispiel für die Überführung von Anforderungsprofilen in Interviewleitfäden finden Sie bei Nauright (1987a, b).

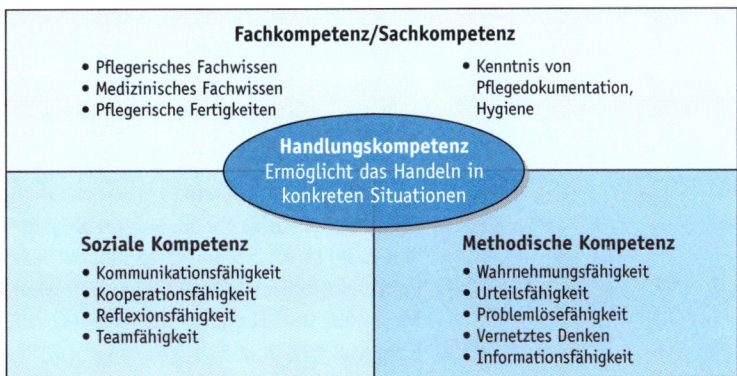

Abb. 6.5: Kompetenzkatalog nach Weidlich (2000).

6.6 Anforderungen in ausgewählten Tätigkeitsfeldern

Zum Abschluss sollen für drei Tätigkeitsbereiche potenzielle Anforderungen erläutert werden. Die Darstellung kann nicht erschöpfend sein, da hierbei auch Einrichtungsunterschiede und die Auffassung des Berufsbildes eine Rolle spielen.

Altenpflege

In Ostdeutschland sind in Altenpflegeeinrichtungen 11,6 % und in Westdeutschland 3,5 % der Beschäftigten Krankenschwestern (Domscheit, 1994). Da hier unterschiedliche Berufsgruppen ähnliche Tätigkeiten verrichten, wird deutlich, dass Anforderungsprofile stets tätigkeits- und nicht berufsbezogen entwickelt werden sollten. Anforderungsprofile beschreiben immer ganz spezifisch eine Stelle, daher können die im Folgenden genannten Hinweise für die Arbeitsfelder nur Denkanstöße, für zukünftige Qualifikations-, Verhaltens- und Eigenschaftsanforderungen sein.

In der Altenpflege sind Belastbarkeit und Selbstpflegekompetenzen wichtig Innerhalb der Altenpflege steigt der Anteil gerontopsychiatrischer, meist multimorbider Pflegefälle. Dies erfordert Kenntnisse in der Betreuung von Menschen mit einer Demenz und eine entsprechende Belastbarkeit bei den Pflegenden. Da Altenpflegeeinrichtungen immer mehr die „finale Versorgung" zukommt, ist eine stabile Persönlichkeit mit guten Selbstpflegekompetenzen wichtig.

Für Leistungskräfte besteht die besondere Aufgabe darin, aus einer Gruppe mit unterschiedlich qualifizierten Personen ein Team zu formen, das in der Lage ist, auch in Anbetracht schlechter Rahmenbedingungen die Pflege auf hohem Niveau zu sichern. Daher ist die Kompetenz zur Motivationsförderung wichtig.

Zukünftig wird das Leistungsangebot stärker differenziert sein, hierdurch ergibt sich die Notwendigkeit, bei der Auswahl auf besondere Fachkompetenzen, z.B. Therapiekonzepte oder Pflegetechniken, zu achten. Auch ist es wichtig, alte Menschen und ihre pflegenden Angehörigen in persönlichen und sozialen Angelegenheiten zu beraten. Das erfordert kommunikative und didaktische Kompetenzen.

Laut Landenberger (2003) sind folgende Aufgaben- und Qualifikationsanforderungen bedeutsam:
- Medizinisch-pflegerisches Grundwissen der altersrelevanten Krankheitsbilder und Gesundheitseinschränkungen
- Pharmakologische Grundlagen und Medikamenteneinsatz
- Methoden und Techniken der pflegerischen Unterstützung bei den Lebensaktivitäten
- Methoden und Techniken der krankheits- und einschränkungsbezogenen Pflege (Injektionen, Lagerung etc.)
- Pflegerische Interventionskonzepte der Gesundheitsförderung, Prävention und selbstständigkeitsfördernde Langzeitpflege.

Psychiatrische Tätigkeitsfelder

Domscheit et al. (1994) weisen daraufhin, dass Auszubildende aufgrund der geringen Zahl an praktischen (400) und theoretischen Ausbildungsstunden (360) nur mangelhaft auf die Anforderungen in der Psychiatrie vorbereitet werden. In der neuen Ausbildungs- und Prüfungsverordnung fehlt eine genaue Bestimmung zum theoretischen und praktischen Unterricht für die Psychiatrie völlig. Da nicht alle Einrichtungen eine psychiatrische Abteilung hätten, sei eine Abstimmung von Ausbildungsinhalten und praktischem Einsatz mangelhaft. Nachhaltiges Einüben von fachlichen bzw. persönlichen Fähigkeiten sei im gegebenen Rahmen praktisch unmöglich. Für die Personalauswahl gilt daher, für dieses sensible Betätigungsfeld umfassender zu prüfen, welche Kompetenzen eine Person mitbringt.

Der Kommunikationsfähigkeit kommt in der Psychiatrie eine besondere Rolle zu

In der Psychiatrie ist die Auflösung traditioneller Berufsrollen besonders deutlich. Mit den Veränderungen, die durch die Psychiatrie-Reform angeregt wurden, trat an die Stelle der reinen Verwahrung die aktivierende Pflege. Die emotionale Bindung zum Patienten und die verstärkte Bedeutung von Kommunikationsprozessen beinhalten nur einige der notwendigen Anforderungen.

Fachkenntnis von psychiatrischen Erkrankungen, Therapieformen und rechtlichen Aspekten können beim Pflegepersonal leicht durch Wissensfragen geklärt werden. Wichtiger sind jedoch Verhaltensanforderungen. Zur Mitwirkung beim Training lebenspraktischer Fähigkeiten sind Lebenserfahrung, Stabilität und auch Kreativität gefragt. Da der Arbeitserfolg manchmal nur schwer fassbar ist, sollten Personen ambiguitätstolerant sein, d.h. auch unklare Zustände akzeptieren können. Pflege im Langzeitbereich hat eine hohe Autonomie, daher sollten Beschäftigte planungskompetent sein und selbstständig arbeiten können.

Da die meisten notwendigen Kompetenzen, neben Fachkenntnissen eher „soft skills" sind, die schwer zu erfassen sind, sind Hospitationstage und die Verwendung von verhaltensnahen Verfahren dringend zu empfehlen.

Leitungspositionen

Die Anforderungen an eine Leitung, sei es auf mittlerer oder oberer Ebene, hängen stark von dem Leitungs- und Führungsverständnis in der Einrichtung ab.

Anforderungen werden durch das Führungs- und Leitungsverständnis bestimmt

Beschränkt sich die vermeintliche Leitungsfunktion einer Bereichsleitung auf die Erstellung der Dienstpläne und anderer administrativer Aufgaben, dann sehen die Anforderungen anders aus, als wenn der Tätigkeit eine moderne Auffassung von Leitung zugrunde liegt.

Eine Leitungskraft sollte heute eher Orientierungsgeber und Coach sein: „Management bedeutet dann begleiten, initiieren, fördern und fordern, motivieren, beschleunigen, unterstützen, anwenden, Überblick halten, Konflikte lösen helfen, Hilfe zur Selbstentfaltung geben, soziale Entwicklungen fördern (...)" (Decker, 2002, S, 17). Leitungskräfte müssen innovative Kräfte aktivieren, eine offene Informationspolitik betreiben und Katalysator für Ideen und Motive sein. Sie müssen Ansprechpartner für Sorgen und Probleme, aber auch Mittler zwischen Mitarbeitenden und höheren Leitungen sein.

Wegen der Multiplikatorenwirkung müssen bei der Auswahl von Leitungskräften strenge Kriterien angelegt werden

Während beim klassischen Leitungsbild also eher Prozesse im Vordergrund stehen, die man leicht in Auswahlverfahren abbilden kann (z.B. eine Arbeitsprobe, bei der die Person einen Dienstplan erstellen soll), sind die Anforderungen beim modernen Führungsverständnis anders und umfassender. Häufig genannte Anforderungen sind: Durchhaltevermögen, Eigeninitiative, Urteilsvermögen und eine gute soziale Auffassungsgabe, d.h. die Person sollte merken, wenn etwas falsch läuft und sich Konflikte anbahnen. Weiterhin sollte sie kommunikations- und kooperationsfähig sein.

Solche Kompetenzen sind nur schwer im Gespräch zu erheben. Daher kommt Gruppenverfahren, in denen andere Beschäftigte beteiligt werden, eine große Bedeutung zu.

Eine Leitungskraft sollte Kenntnisse in den Bereichen Personalauswahl, -bemessung und -beurteilung haben, aber auch in pflegerischen Aspekten kompetent sein (vgl. Elsbernd, 2001). Tätigkeiten in hohen Leitungspositionen (Heimleitung, Pflegedienstleitung, Einrichtungsleitung etc.) benötigen zusätzlich unternehmerisches Denken und folgende Eigenschaftsanforderungen: Durchsetzungsvermögen, Leistungsmotivation, Flexibilität, Kundenorientierung, Verantwortungsbewusstsein, Stabilität, Innovationsfähigkeit, Ausdauer, Belastbarkeit, Selbstreflexion und Selbstpflegekompetenz.

7 Anforderungen an die Personalauswahl

Nur wenn Missstände beim derzeitigen Vorgehen wahrgenommen werden, entscheidet man sich für eine Veränderung der Personalauswahl. Meist wird über **Unsicherheiten bei der Auswahl** geklagt. Einerseits kommt es immer wieder vor, dass Personen eingestellt werden, deren fehlende Eignung sich erst später herausstellt, andererseits besteht immer auch die Gefahr, dass Personen nicht genommen werden, die eigentlich geeignet wären. In Zeiten nachlassender Bewerberzahlen senkt man die Einstellungskriterien eher, dann ist die Wahrscheinlichkeit, fälschlicherweise geeignete Bewerberinnen abzuweisen, gering.

Für Anwender ist es wichtig zu wissen, wie genau ein Auswahlverfahren misst (Reliabilität) und welche Vorhersagen (Validität) damit möglich sind. Reliabilität und Validität sind so genannte **Gütekriterien,** die mit statistischen Methoden berechnet werden. Es ist nicht Ihre Aufgabe, diese selbst zu erheben. Dies ist Aufgabe eines Psychologen. Kapitel 7.1 vermittelt daher nur einen groben Überblick, wie diese wichtigen Kennwerte zu Stande kommen und welche Werte für Auswahlverfahren akzeptabel sind. Auf die Praktikabilität von neuen Auswahlverfahren und einen Kosten-Nutzen-Vergleich geht der Abschnitt 7.3 näher ein.

Im Kapitel 5 wurde schon betont, wie wichtig es ist, auf die Bewerberinteressen zu achten. Bisher wurde noch nicht beleuchtet, wie verschiedene Auswahlverfahren auf die Bewerberinnen wirken. Das Erleben beim Vorstellungstermin wird im Konzept der sozialen Validität aufgegriffen (☞ 7.2). Weiterhin sind rechtliche Aspekte zu beachten, die im Abschnitt 7.4 (☞ 7.4) näher erläutert werden.

Die vielfältigen Anforderungen, die an die Personalauswahl gestellt werden, lassen sich auch anhand der beteiligten Personen systematisieren (☞ Tab. 7.1).

Die Verbesserung der Personalauswahl, und damit die Sicherung der Mitarbeiterqualifikation, ist jedoch mit wenig Aufwand möglich. Sie ist die logische Fortsetzung der im ersten Teil besprochenen Maßnahmen zur Personalbeschaffung. **„Vielleicht nicht alles auf einmal, aber wenigstens etwas"** könnte die Devise bei der Einführung neuer Methoden der Personalauswahl lauten. Es macht aber keinen Sinn, hier nur einen von allen akzeptierten Mindeststandards zu empfehlen. Vielmehr sollen die dargestellten Kriterien die Auswahl der richtigen Instrumente erleichtern. Welche Sie davon einsetzen und wie aufwändig Sie die Auswahl gestalten, hängt auch von Ihrem Anspruch an die Qualität der Mitarbeitenden, Ihren finanziellen, personellen und zeitlichen Ressourcen und natürlich von der Bewerbersituation ab.

Aber: „Ein Selektionsvorgehen, das parallel zu allen eignungsdiagnostischen Bemühungen nicht konsequent auch die akquisitorischen

Personengruppe	Ansprüche und Ziele bei der Personalauswahl
Unternehmensleitung	Effektives und effizientes Verfahren, d.h. wenig zeitintensiv, positive Kosten-Nutzen-Bilanz (☞ 7.3)
Auswählende Person	Anforderungen sollten zur Zielposition passen, wenig zeit-intensiv sein, nicht die Kostenstelle belasten (☞ 6, 7.3)
Mitarbeitende	Mitspracherecht, besonders bei der Auswahl von Leitungs-kräften (☞ 9.4)
Patienten/Bewohner	Die Qualität der pflegerischen Betreuung soll durch eine pro-fessionelle Personalauswahl gesichert werden. Dies kann ein Zielkriterium für die Entwicklung von Auswahlverfahren und für die Bestimmung der prognostischen Validität (☞ 7.1) sein
Bewerberinnen	Offenheit über die Anforderungen, damit auch sie eine sichere Entscheidung treffen können (☞ 5.3). Da auch persönliche Lebensläufe beeinflusst werden, wollen sie eine schnelle Rückmeldung und Transparenz über ihre Chancen (☞ 9). Auswahlverfahren sollten akzeptiert (☞ 7.3) und rechtlich zulässig sein (☞ 7.4)

Tab. 7.1: Anforderungen an die Personalauswahl aus Sicht verschiedener Perso-nengruppen.

Anstrengungen aus der Personalbeschaffungsphase weiterführt, kann alle mit sehr hohem Aufwand erzielten Erfolge zunichte machen. Oder in der Fußballersprache: Personalbeschaffung ist lediglich das Dribbling bis in den Strafraum; der finale Torschuss erfolgt erst mit der Vertragsannahme" (Watzka, 2002, S. 87).

7.1 Gütekriterien

Neben Praktikabilitäts- und Kostenfaktoren ist die Präzision eines Aus-wahlverfahrens eine wichtige Entscheidungsgrundlage. Als Qualitäts-maßstäbe haben sich dabei die so genannten **„Gütekriterien"** durchge-setzt.

Grundsätzlich ist zu beachten, dass alle Verfahren mit Unsicherheiten ver-bunden sind. Daher ist es das Ziel, nicht **die** ideale Mitarbeiterin zu iden-tifizieren, sondern die beste in Bezug auf konkurrierende Bewerberinnen. Ein Pool an ungeeigneten Bewerberinnen macht es unmöglich, durch Auswahlverfahren geeignete Personen zu identifizieren. Da aber in der Regel Personen mit verschiedenen Stärken und Schwächen im Bewerber-pool sind, kommt den Auswahlinstrumenten eine entscheidende Rolle zu.

Auswahlverfahren müssen ein differenziertes Eignungs-profil liefern Auswahlverfahren sollten nicht nur eine kategorische Entscheidung (geeignet vs. nicht geeignet) treffen, sondern ein differenziertes Bild über die verschiedenen Kompetenzen der Bewerberinnen vermitteln. Erst der Vergleich von Eignungs- und Anforderungsprofil kann in eine qualifi-zierte und nachvollziehbare Auswahlentscheidung münden.

Für die Durchführung von Testverfahren hat das Testkuratorium der Föderation Deutscher Psychologenvereinigungen (1986) Qualitätskriterien entwickelt, die generell auf alle Auswahlverfahren übertragbar sind. Hier die Wichtigsten:

Transparenz: Informieren Sie Bewerberinnen über die Absicht des Verfahrens

- Transparenz. Die Bewerberin soll darüber informiert sein, welche Aspekte bei dem jeweiligen Auswahlverfahren gemessen werden. Das bedeutet nicht, dass die Bewerberin alle Bewertungsmaßstäbe kennen sollte, sondern nur die Ziele des Verfahrens. Dies ist auch aufgrund rechtlicher Aspekte wichtig (☞ 7.4)

Zumutbarkeit: Stressinterviews vermeiden

- Zumutbarkeit. Ein gutes Auswahlverfahren sollte sowohl den Auswählenden als auch den Bewerberinnen Spaß machen und sie nicht außergewöhnlichen Belastungen aussetzen. Das in vielen Einrichtungen noch praktizierte Stressinterview, bei dem versucht wird, durch kritische Fragen und forsche Fragetechniken die Bewerberin in die Enge zu treiben, ist nicht empfehlenswert. Die dahinter stehende Idee, die Belastungsfähigkeit zu prüfen, ist zwar einleuchtend, dieses Kriterium kann jedoch mit angenehmeren Methoden, z. B. mit situativen Fragen (☞ 8.2) genauso gut geprüft werden

Geringe Verfälschbarkeit: Die Lösungsschlüssel von standardisierten Testverfahren sind nicht für jeden zugänglich

- Geringe Verfälschbarkeit. Sie sollten Verfahren verwenden, deren Testergebnisse nicht durch Trainingseffekte beeinflusst werden und die robust gegenüber Fälschungen sind. Durch den so genannten Testschutz wird gewährleistet, dass standardisierte Testinstrumente, z. B. Intelligenztests, nur von Experten käuflich erworben werden dürfen. Könnte jeder diese Tests kaufen und Einblick in den Lösungsschlüssel nehmen, dann wäre ein solches Verfahren nicht mehr für die Auswahl geeignet. Dieser Testschutz wird jedoch durch so genannte „Test-knacker-Literatur" (z. B. Horn, 1986) bedroht. Dort sind leicht abgewandelte oder gar identische Items von gängigen Tests zu finden. Items sind die einzelnen Fragen oder Aufgaben eines Tests

Geringe Störanfälligkeit

- Geringe Störanfälligkeit. Die Aussagekraft des Verfahrens soll nicht durch äußere Faktoren wie Lärm, schlechte Beleuchtung oder Tagesform eingeschränkt werden

Abbildung von Anforderungen: Auswahlverfahren sollten einen Bezug zur späteren Tätigkeit haben

- Abbildung von Anforderungen. Auswahlverfahren sollten für die Bewerberinnen mit den Anforderungen in der Praxis in Beziehung stehen. Verfahren, die nicht offensichtlich mit der Pflege oder Leistungsfunktionen zu tun haben, besitzen eine geringe Augenscheinvalidität, d. h. die Aussagekraft solcher Verfahren wird von den Teilnehmenden bezweifelt. Dies bedroht die Akzeptanz des Auswahlverfahrens (☞ 7.2) und reduziert die Möglichkeit zur Selbstselektion (☞ 5.2). Letztlich können solche Verfahren auch das Image der Einrichtung bedrohen. Ein Bewerber schrieb in der Evaluation eines Leistungstests: „Ich weiß nicht, was der Test mit der Pflege zu tun haben soll. Die 30 Minuten hätte man lieber für ein intensiveres Gespräch nutzen sollen. Bei anderen Auswahlverfahren ging es entspannter zu." Tests haben eine geringe Augenscheinvalidität. Dennoch kann deren Verwendung angezeigt sein, da sie sehr präzise wichtige Kernkompetenzen messen, die mit dem Gespräch oder situativen Verfahren nicht erhoben werden können. Sie sollten vor dem Test den Bezug zu den

Anforderungen umfassend darstellen oder aber Tests mit anderen Verfahren mischen (multimodale Personalauswahl ☞ 8.11).

Neben den Bewertungskriterien für die Testdurchführung gibt es auch Gütekriterien, die darüber Auskunft geben, welche Aussagekraft einzelne Auswahlverfahren haben, d. h. wie fehlerfrei sie messen oder wie exakt sie spätere Leistungen vorhersagen.

7.1.1 Objektivität

Objektivität: Unabhängigkeit der Messwerte von den Auswählenden

Alle Personen, die das Verfahren durchführen, auswerten oder interpretieren sollten bei der Bewertung einer Bewerberin zu gleichen Ergebnissen kommen.

Die **Durchführungsobjektivität** kann durch eine schriftliche Anweisung erhöht werden (Instruktion), in der klar geregelt ist, wie die Testpersonen informiert werden, welche Fragen oder Aufgaben sie erhalten sollen und wie sich Auswählende bei Nachfragen der Bewerberinnen verhalten sollen. Weiterhin sollten auch Raum, Zeit und die kognitiv-emotionale Verfassung keinen Einfluss haben. Testverfahren schneiden durch klare Instruktionen besonders gut bei der Durchführungsobjektivität ab.

Die **Auswertungsobjektivität** ist gesichert, wenn eine klare Zuordnung von Verhaltensweisen oder Antworten zu Bewertungsmaßstäben möglich ist, d. h. ein Bewertungsschlüssel vorliegt. Auch hier sind Tests, besonders computergestützte Testverfahren (☞ 8.5), im Vorteil, da es dort eine ganz klare Zuordnung von Antworten und Rohwerten gibt.

Beobachterschulungen können die Objektivität der Beurteilung erhöhen

Auch Beobachtungsfehler können die Auswertungsobjektivität bedrohen, d. h. das gezeigte Verhalten wird fehlerhaft in die Beurteilung überführt. Diese treten bei Verhaltensbeobachtungen, z. B. in Rollenspielen, Gruppendiskussionen, aber auch bei der Auswertung von Antworten im Interview auf (Beurteilungstraining ☞ 10).

Die **Interpretationsobjektivität** ist gesichert, wenn verschiedene Testanwender oder Beurteiler, der gleichen Merkmalsausprägung/dem gleichen Verhalten, dieselbe Wertigkeit zuordnen. Verhaltensanker (☞ Serviceteil D) können beispielsweise die Interpretation des gezeigten Verhaltens erleichtern. Ob man nun einen Testwert als hoch oder niedrig bewertet, hängt auch von einem Vergleich mit den Ergebnissen anderer Personen ab, für solche Zwecke sind Vergleichsnormen hilfreich.

7.1.2 Reliabilität

Reliabilität = Messgenauigkeit, Zuverlässigkeit

Unter Reliabilität versteht man die Messgenauigkeit, Präzision oder Zuverlässigkeit eines Verfahrens. Wenn Sie versuchen, die Größe einer Person mit einem elastischen Gummiband zu messen, dann werden Sie immer wieder zu anderen Ergebnissen kommen. Die Messung ist fehlerbehaftet und daher nicht reliabel (= verlässlich). Kommen Sie aber bei mehrmaliger Messung zu gleichen Ergebnissen, dann ist eine hohe Reliabilität gesichert.

Auswahlverfahren sollen
nicht zu systematischen
Fehlmessungen führen Es gibt drei wichtige Parameter zur Bestimmung der Reliabilität, abgekürzt „r", die alle auf der Berechnung des Korrelationskoeffizienten (☞ Anhang E) beruhen. Er ist ein Maß für den Zusammenhang zweier Messwerte. Optimal sind Verfahren, die eine Reliabilität $r \geq 0.3$, möglichst nahe an $r = 1.0$ haben.

Standardisierte Testverfahren haben Werte zwischen $r = 0.50$ und 0.90. Dabei gilt: „Je höher der Reliabilitätskoeffizient, desto zuverlässiger ist die Messung und desto weniger Gedanken muss sich ein Auswerter darüber machen, wie ernst er das Messergebnis nehmen soll" (Kanning, 2002a, S.67). Verfahren mit einer niedrigen Reliabilität, z.B. grafologische Gutachten, sind meist fehlerhaft und erlauben nur eine sehr grobe Einschätzung der Bewerberin.

Da es in der Literatur viele verschiedene Validitäts- und Reliabilitätsprüfungen gibt, werden häufig Metaanalysen, z.B. Schmidt & Hunter (1998), herangezogen, bei der Einzelstudien zur gleichen Fragestellung zusammengefasst werden. Man erhält dadurch einen mittleren Korrelationskoeffizienten als grobe Richtschnur für die Brauchbarkeit des Verfahrens.

Alle Reliabilitätsindizes arbeiten nach dem gleichen Prinzip: Die Zuverlässigkeit wird durch wiederholte Messungen oder durch Erhebungen mit einem ähnlichen Verfahren bestimmt. Ähneln sich die Ausprägungen oder stimmen sie überein, dann ist das Messverfahren reliabel, d.h. die Fehler bei der Messung sind gering. Ein wichtiger Qualitätsbeweis des Verfahrens ist damit erbracht.

Drei Arten von Reliabilitäten werden unterschieden, die interne Konsistenz, die Parallelltest-Reliabilität und die Retest-Reliabilität.

Interne Konsistenz

Die interne Konsistenz gibt an, ob die Fragen (Items) eines Tests dieselben Merkmale messen. Wenn Sie die gleichen Merkmale messen, dann korrelieren sie untereinander hoch. Die mittlere Korrelation zwischen allen Items eines Testverfahrens bildet einen bekannten Kennwert für die interne Konsistenz Cronbachs-Alpha.

Paralleltest-Reliabilität

Eine hohe Übereinstimmung
bei der Beurteilung von
Kriterien in verschiedenen
Teilverfahren spricht für eine
gute Reliabilität des Verfahrens Bei der Bestimmung der Paralleltest-Reliabilität wird geprüft, wie stark zwei Verfahren, die vorgeben gleiches zu messen, übereinstimmen. Eine solche Berechnung ist beispielsweise beim Assessment-Center oder beim multimodalen Auswahlverfahren leicht möglich, da hier gleiche Anforderungen in verschiedenen Modulen gemessen werden. Wenn beispielsweise mit einer Gruppendiskussion und einem Rollenspiel die soziale Kompetenz gemessen wird, dann sollten die Werte für die Bewerberin hinsichtlich dieses Kriteriums bei beiden Verfahren ähnlich sein. Sind sie es nicht, dann ist die Reliabilität gering. Dies würde bedeuten, dass im Rollenspiel oder in der Gruppendiskussion offensichtlich Faktoren gemessen werden, die über die soziale Kompetenz hinausgehen und

dadurch das Ergebnis beeinflussen. Bei Tests ist die Bestimmung der Paralleltest-Reliabilität leicht, da es meist schon zwei äquivalente Testversionen (Form A und Form B) gibt, deren Übereinstimmung geprüft wird.

Retest-Reliabilität

Ein häufig verwendetes Reliabilitätskriterium ist die Retest-Reliabilität, auch als **Stabilität** bezeichnet. Wenn man davon ausgeht, dass die Merkmale einer Person, z. B. soziale Kompetenz, stabil sind, dann kann man eine Messmethode auch zweimal hintereinander anwenden und die Ergebnisse vergleichen. Bei einer Wissensabfrage sollten Personen, die ein gutes Testergebnis erzielt haben, auch noch bei einer unmittelbar folgenden Testung gute Ergebnisse erzielen. Personen, die bei der ersten Erhebung schlecht waren, sollten auch bei der zweiten Testung schlecht abschneiden. Ist das nicht der Fall, dann gab es bei einer Testung (oder auch bei beiden) Störungen, die Messfehler produzierten. Allerdings beeinflussen auch Übungseffekte und die Länge des Zeitraums zwischen beiden Messungen die Stärke der Korrelation.

Zwei Beurteiler sollten bei einer Testung zu demselben Ergebnis kommen Bewerten Beurteiler mit dem gleichen Bewertungsschlüssel ein und dasselbe Verhalten einer Person, dann sollte es bei einem fehlerfreien Messverfahren zu einer großen Übereinstimmung kommen. Man spricht dann von der **Interrater-Reliabilität.**

7.1.3 Validität

Validität = Gültigkeit, Brauchbarkeit einer Messung Validität bezeichnet die Gültigkeit der Messung. Manchmal wird sie auch als Brauchbarkeit oder Tauglichkeit bezeichnet. Hierbei geht es um die Frage: Misst das Verfahren das, was es messen soll oder misst es andere Dimensionen?

Beispiel:
Wenn in einem biographischen Fragebogen die Frage „Waren Sie auf einer koedukalen Schule?" steht, dann wäre das Antwortverhalten nicht nur durch den Besuch der Schule bestimmt, sondern auch durch das Fremdwörterverständnis des Wortes „koedukal".

Misst ein Verfahren nicht das eigentliche Kriterium, sondern andere Aspekte, ist die Validität bedroht Auch bei Intelligenztests, deren Fragen unverständlich oder die zu klein gedruckt sind, wird nicht nur die kognitive Leistung, sondern auch die Leseleistung oder das Leseverständnis erfasst. Die Validität des Verfahrens ist damit bedroht.

Dass bestimmte Items des Intelligenztests mit der Intelligenz in Verbindung stehen, mag noch einleuchtend sein. Kritischer ist jedoch die Frage, inwieweit von Antworten eines Persönlichkeitsfragebogens auf die Charaktere geschlossen werden kann. Ist es beispielsweise gerechtfertigt, von der deutlichen Zustimmung einer Person zu dem Satz „Ich liebe es, mich mit anderen Personen zu unterhalten" darauf zu schließen, dass sie extrovertiert ist? Eine Prüfung ist nur mit statistischen Methoden möglich (Konstruktvalidität). Im Bereich der Personalauswahl ist die Validität das wichtigste Qualitätskriterium, denn es ist ja das Ziel, die Aspekte einer Bewerberin zu bewerten, die wichtig erscheinen. Beispielsweise wäre ein Intelligenztest, der in Wirklichkeit etwas anderes als Intelligenz misst, völlig unbrauchbar.

Die Methode der Anforderungsanalyse bestimmt die Wahl des Reliabilitätskoeffizienten Es gibt verschiedene Validitätsarten, die Kontent- oder Inhaltsvalidität, die Konstruktvalidität, die kriteriumsbezogene Validierung und die Augenscheinvalidität. Welche Validitätsprüfung sinnvoll ist, hängt auch davon ab, welche Methode der Anforderungsanalyse verwendet wurde (☞ Tab. 6.4).

Kontent- oder Inhaltsvalidität

Übereinstimmung von geforderter Tätigkeit und Umsetzung im Auswahlverfahren sichert die Inhaltsvalidität Die Kontent- oder Inhaltsvalidität gibt Auskunft darüber, wie ähnlich ein Verfahren dem späteren Zielkriterium ist. Eine Arbeitsprobe, z. B. soll die Bewerberin unter Aufsicht einen Dienstplan erstellen, hat deshalb eine hohe Kontentvalidität, weil die Anforderungen sehr ähnlich zur tatsächlichen späteren Tätigkeit sind. Beruht die Entwicklung des Auswahlverfahrens auf einer Arbeitsanalyse, also der genauen Darstellung von Anforderungen und Abläufen bei der Arbeit, dann verbessert dies die Inhaltsvalidität. Oft werden Experten, die das Zielmerkmal kennen, zu Rate gezogen, um zu prüfen, ob das Verfahren/der Test das Zielmerkmal erfasst.

Konstruktvalidität

Die Konstruktvalidität wird nur bei Verfahren bestimmt, die auch Konstrukte, z. B. Intelligenz, Konzentration oder Extraversion, messen. Die Zuordnung von Tests oder Anforderungen zu Konstrukten ergibt sich aufgrund theoretischer Überlegungen. Mittels statistischer Methoden wird geprüft, ob sich tatsächlich ein hoher Zusammenhang zwischen Konstrukt und Testfragen aufdecken lässt.

Beispiel: Ein Testverfahren beinhaltet die vier Aufgaben:
1. Foetor ist a) ein unangenehmer Geruch, b) Ungeborenes im Mutterleib c) ein Würzmittel d) ein Plattenlabel

2. 10 % von 100 sind a) 100, b) 1, c) 10, d) 1000

3. Ein Humerus ist a) ein Erdboden, b) ein lustiger Mensch, c) ein Oberarmknochen, d) ein arabisches Gericht

4. Die dritte Wurzel aus 27 ist: a) 3, b) 9, c) 1, d) 243.

Aufgrund theoretischer Überlegungen würde man vermuten, dass die Fragen 1 und 3 mit dem Konstrukt „medizinisches Grundwissen" zusammenhängen und 2 und 4 das „mathematische Wissen" abfragen. Es wird nun geprüft, ob in einem Test, der Fragen zu beiden Aspekten beinhaltet, tatsächlich die Items einem spezifischen Konstrukt zugeordnet werden können. Hierzu wird die Korrelation zwischen Items und Teilsummenwert (Medizin vs. Mathematik) gebildet.

Kriteriumsbezogene Validierung

Das wichtigste Maß im Rahmen der Qualitätsbestimmung von Auswahlverfahren ist die kriteriumsbezogene Validierung. Sie wird bei der Bewertung der Personalauswahl am häufigsten verwendet. Hierbei wird geprüft, ob das Urteil, das auf einer Auswahlmethode basiert, mit einem Außenkriterium in Verbindung steht. Will man beispielsweise prüfen, ob durch Rollenspiele und Gruppendiskussionen tatsächlich die soziale Kompetenz einer Person deutlich wird, dann korreliert man die Ergebnisse des Auswahlverfahrens mit dem Urteil von Kollegen oder Vorgesetzten über die soziale Kompetenz der Person. Da hier zu **einem** Zeitpunkt Urteile verglichen werden, spricht man auch von der Übereinstimmungsvalidität oder konkurrenten Validität.

Prognostische Validität = Vorhersageleistung eines Verfahrens

Meist wird bei der Eignungsdiagnostik aber ein späteres Außenkriterium herangezogen, z. B. die spätere Leistung, die spätere Beurteilung oder die spätere Prüfungsnote. In diesem Fall spricht man von der prognostischen Validität. Ist die prognostische Validität hoch, dann bedeutet dies, dass die Bewertungen bei der Auswahl stark mit dem späteren Außenkriterium, z. B. der späteren Leistungsbeurteilung, in Verbindung stehen. Das ist das Ziel eines guten Auswahlverfahrens.

Die prognostische Validität ist also ganz entscheidend. Eine Auswahlmethode mit geringer prognostischer Validität trifft Aussagen zur Eignung, die nur mit geringer Wahrscheinlichkeit später eintreffen.

Die Validität kann durch die Kombination mehrerer Auswahlverfahren erhöht werden

Die gängigen Auswahlverfahren haben Validitätskoeffizienten, die zwischen $r = 0.30$ und 0.50 schwanken. „Systematisch höhere Werte lassen sich nur erzielen, wenn mit einem multiplen Verfahren auf der Basis gründlicher Arbeitsanalysen vielfältige Anteile der Tätigkeitsanforderung erfasst werden" (Schuler, 1993. S. 65).

Augenscheinvalidität

Neben der Prüfung des statistischen Zusammenhangs ist es bei manchen Verfahren auch offensichtlich, dass sie mit der späteren Tätigkeit in Verbindung stehen. Man spricht dann von **Augenscheinvalidität.** Geringe Augenscheinvalidität würde vorliegen, wenn man durch die Deutung von Klecksbildern in so genannten projektiven Verfahren auf die Leistungsbereitschaft einer Person schließen würde. Ein Bezug ist für Laien schwer herzustellen. Eine geringe Augenscheinvalidität bedroht auch die soziale Validität (☞ 7.2).

Praxisbezug

Um aus Validitätskoeffizienten Empfehlungen für die Praxis abzuleiten, sollten folgende Aspekte bedacht werden

- Meist werden als Außenkriterium spätere Leistungsbeurteilungen durch Kollegen oder Vorgesetzte herangezogen. Dies kann aber nicht das einzige Kriterium für die Eignung sein. Beispielsweise könnte auch die Kundenzufriedenheit ein Zielkriterium sein

Die Validität kann durch Anforderungsprofile erhöht werden

- In verschiedenen Studien, z.B. McDaniel, Whetzel, Schmidt et al. (1994), konnte nachgewiesen werden, dass die Vorhersagegenauigkeit erhöht wird, wenn die Auswahlmethoden aus einem Anforderungsprofil abgeleitet werden. Erst wenn geklärt ist, welche Kompetenzen notwendig sind, kann man das richtige Verfahren auswählen
- Da Validitätskoeffizienten von 1.0 nie erreicht werden, wird deutlich, dass es eine völlige Sicherheit bei der Auswahl auch statistisch nicht gibt. Der Mensch ist eben nicht gänzlich durchschaubar und jedes Verfahren hat auch seine Mängel. Außerdem wechseln die Anforderungen, woraus ebenfalls Fehler resultieren können

Es gibt keine pflegespezifische Validitätsstudie

- Validitätskoeffizienten wurden in Deutschland bisher nicht spezifisch für die Personalauswahl in der Pflege berechnet. Es gibt beispielsweise eine Vielzahl von Untersuchungen zum Zusammenhang zwischen Intelligenztests und dem Ausbildungserfolg in technischen und kaufmännischen Berufen. Diese sind aber nicht ohne weiteres auf die Pflege übertragbar. Wenn sich eine Auswahlmethode in anderen Berufen als sinnvoll erwiesen hat, kann man daraus nicht zwingend Schlüsse für die Pflege ziehen. Daher sollte man, vor der Übernahme von Auswahlmethoden aus anderen Branchen, zunächst die Validität für pflegerische Belange in der jeweiligen Einrichtung prüfen.

Validität und Auswahlmethode

Die Qualität von Auswahlmethoden kann je nach Zielkriterium unterschiedlich sein

Im Rahmen eigener Erhebungen werden derzeit im Längsschnitt die prognostischen Validitäten von verschiedenen Kriterien der Vorauswahl und verschiedener Auswahlverfahren in (Kinder-)Krankenpflegeschulen erfasst.

Ganz praktisch geht es hier um die Frage: Kann man mit den bisherigen Auswahlkriterien, wie Schulnote, Engagement, Motivation oder praktischen Vorerfahrungen, die Eignung vorhersagen?

Schon die Bestimmung der Ziele einer Auswahl (Kriterium) kann schwierig sein. Fragt man Personalverantwortliche in der Krankenpflegeschule nach den Zielkriterien einer guten Personalauswahl, dann werden Faktoren genannt, die in unmittelbarem Zusammenhang mit der Ausbildung stehen: ein guter mündlicher, schriftlicher und praktischer Abschluss, Zufriedenheit auf den Stationen und gute Noten in den theoretischen Leistungskontrollen.

Weiterhin sind aber auch denkbar, eine hohe Zufriedenheit der Auszubildenden, daraus abgeleitet: kurze Fehlzeiten, hohes Engagement im praktischen Einsatz und in der Schule, eine hohe Zufriedenheit der Kurskolleginnen und Lehrkräfte, zufriedene Patienten, eine geringe Fluktuationsquote und ein langer Verbleib in der Pflege.

Zusammenhang von Vorauswahlkriterien mit späteren Zielkriterien

Hier sollen erste Ergebnisse eigener Erhebungen bezüglich der Vorhersageleistung von verschiedenen Kriterien der Vorauswahl gezeigt werden. Es wird deutlich, dass die prognostische Validität von gängigen Auswahlkriterien, z.B. der Schulnote, eher gering ist.

Zur Bestimmung der Validität eines Verfahrens müssen zunächst die Variablen (Prädiktoren) bestimmt werden, von denen man einen Einfluss auf die Zielkriterien erwartet. Es erleichtert die Arbeit, zunächst nur Kriterien zu nutzen, die schon als Zahlenwerte vorliegen, z. B. die Schulnoten und die Beurteilungen aus der Praxis. Im Rahmen unserer Validitätsuntersuchung prüften wir die Vorhersageleistung einiger üblicher **Prädiktoren** (☞ 8.1.), die

- Schulnoten im Abschlusszeugnis der allgemein bildenden Schule
- Schulabschluss
- Anzahl und Dauer der praktischen Erfahrung

Der Einfluss der Prädiktoren wird auf einige leicht ermittelbare **Zielkriterien** geprüft:
- Noten, die während der Ausbildung erzielt wurden
- Bewertungen in der Praxis
- Krankheitstage.

Zusätzlich wurde geprüft, ob andere Prädiktoren, beispielsweise verschiedene standardisierte Leistungstests, stärkere Zusammenhänge zu den Zielkriterien aufweisen.

Folgende Leistungstests wurden verwendet:
- Das Leistungs-Prüf-System (LPS) von Horn (1983) mit den Untertests
  - Allgemeinbildung, verbales Wissen, Rechtschreibkenntnisse
  - Denkfähigkeit, Erkennen von Regeln und Gesetzmäßigkeiten
  - Worteinfall, d. h. die Schnelligkeit, mit der Wörter abgerufen werden können
  - technische Begabung
- Teile des Lern und Gedächtnistests (LGT-3) von Bäumler (1974) mit den Untertests
  - Gegenstände: Fähigkeit, eine möglichst große Zahl von Elementen aktiv zu erinnern
  - Telefon: Behalten von Telefonnummern und deren zugeordneter Namen
  - Bau: Erinnerung von Zahlen, Namen und Fakten
  - Zeichen: Behalten der Zuordnung von figuralen Mustern.

Die Daten wurden an drei Ausbildungskursen im Sommer 2002 erhoben (N = 60).

In Abbildung 7.2 sind nur die Korrelationen dargestellt, die statistisch bedeutsam sind. Zunächst fällt auf, dass das Alter der Bewerberinnen und auch die Schulnote mit keinem der Zielkriterien in Zusammenhang stehen. Es kann also nicht davon ausgegangen werden, dass Personen, die gute Noten in der allgemein bildenden Schule haben, diese auch während der Ausbildung haben. Eine Ausnahme stellt die Musiknote dar, die kurioserweise mit der durchschnittlichen Beurteilung in der Praxis korreliert.

Der Schulabschluss ist hingegen ein wichtiger Prädiktor. Je höher der Schulabschluss, umso mehr Krankheitstage gibt es und umso bessere Noten werden bei den Lernzielkontrollen in der Pflegeschule erreicht.

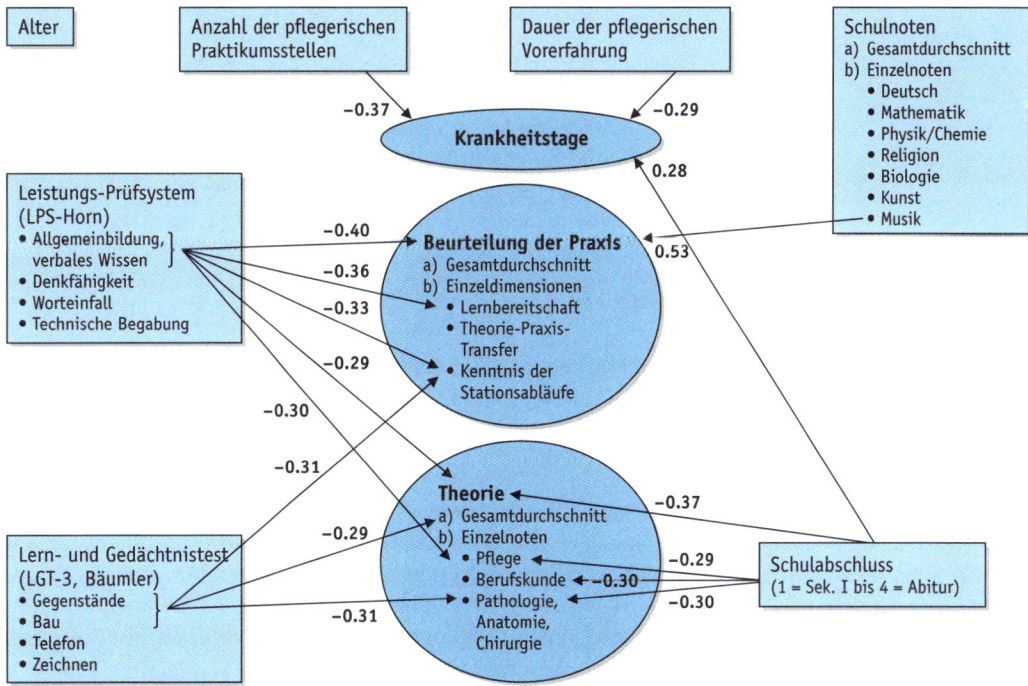

Abb. 7.2: Zusammenhang zwischen Auswahl- und Zielkriterien. Positive Koeffizienten bedeuten, dass es einen Zusammengang im Sinne von „je höher der Prädiktor, umso höher das Zielkriterium" gibt. Negative Zahlen bedeuten, dass es einen Zusammenhang im Sinne von „je höher der eine Wert, umso niedriger der andere Wert" gibt.

Allerdings gibt es keinen Zusammenhang zwischen Schulabschluss und der Beurteilung in der Praxis. Die praktischen Vorerfahrungen beeinflussen ebenfalls nicht die Praxisbeurteilung, aber es gilt: Je mehr Pflegeerfahrung, umso gering ist die Anzahl an Krankheitstagen.

Die Vorhersageleistung der Leistungs- und Gedächtnistests kann wie folgt zusammengefasst werden:
- Je stärker die Gedächtnisleistung bei den Untertests „Gegenstände und Bau", umso besser der Notendurchschnitt in der Ausbildung. Das sind genau die Untertests, bei denen das gelernte Wissen frei reproduziert werden soll
- Beim Intelligenzverfahren (LPS) zeigen Subtests, die die Allgemeinbildung, die Rechtschreibung und das verbale Wissen prüfen, die deutlichsten Bezüge zu den Zielkriterien. Es bestehen Zusammenhänge zu den Noten in der theoretischen Ausbildung, aber auch zu Beurteilungen in der Praxis, insbesondere zur Beurteilung der Lernbereitschaft und zum „Verständnis der Stationsabläufe".

Bei den Ergebnissen ist aber zu bedenken, dass es bei den untersuchten Personen eine Vorselektion gab. Über das Abschneiden von Personen, die nicht genommen wurden, liegen keine Zahlen vor. Vermutlich unterschätzen die Werte hier die tatsächliche Korrelation. Außerdem muss berücksichtigt werden, dass Korrelationen nie mit kausalen Schlüssen (Wenn-dann-Beziehungen) gleichgesetzt werden dürfen.

Was bringen solche Erhebungen für die Praxis?

Die Untersuchung zeigt zunächst, dass es wichtig ist, sich nicht ohne eine entsprechende Validitätsprüfung auf traditionelle Auswahlkriterien zu verlassen. Schulnoten haben nicht die Wertigkeit, die ihnen in der Praxis zukommt. Weiterhin wird deutlich, dass standardisierte Leistungstests stärker mit der Beurteilungen aus der Praxis und den Schulnoten in Verbindung stehen.

7.1.4 Trefferquote

Die Qualitätskriterien stoßen an ihre Grenzen, wenn die Anzahl an geeigneten Personen im Bewerberpool (Basisrate) und der Anteil an Personen, die aus dem Bewerberpool ausgewählt werden dürfen (Selektionsrate), gering sind.

Eine hohe Validität des Auswahlverfahrens ist besonders wichtig, wenn die Anzahl der Bewerbungen die Anzahl freier Plätze stark übersteigt

Da jedes Auswahlverfahren mit Unsicherheiten behaftet ist, steigt das Risiko von Fehlentscheidungen, wenn sich unter den Bewerberinnen nur wenige geeignete Personen befinden oder bei hoher Zahl an Bewerberinnen nur wenige freie Stellen zu besetzen sind. Die Trefferquote wird also nicht nur durch die Validität eines Verfahrens bestimmt, sondern auch durch die Anzahl an geeigneten Personen, die zur Verfügung stehen.

Zur Berechnung der Trefferquote haben Taylor & Russel (1939) ein Tafelwerk entwickelt, aus dem man aufgrund der Basisrate, der Selektionsrate und der Validität die Trefferquote berechnen kann.

Ein Beispiel: Für die Auswahl von Pflegenden liegt die Selektionsrate bei 27 % (Reuschenbach, 1999), d.h. von 100 eingehenden Bewerbungen werden 27 Personen eingestellt. Die Basisrate ist nicht genau zu beziffern, da man den Anteil an geeigneten Personen im Bewerberpool, in diesem Fall für die Ausbildung, nicht kennt. In der Annahme, dass die Ausbildung schon dafür gesorgt hat, dass ungeeignete Personen das Berufsfeld während der Ausbildung verlassen, wird eine Basisrate von 60 % angenommen, d.h. unter 100 Bewerberinnen wären 60 geeignete. Diese Zahl ist in der Regel nicht bekannt und kann nur geschätzt werden. Die Personen werden mit einem strukturierten Auswahlverfahren ausgewählt. Hierfür liegt die durchschnittliche Validität bei $r = 0.51$ (Schmidt & Hunter, 1998).

Anhand der Taylor & Russel-Tabelle kann man nun eine Trefferquote von etwa 84 % ablesen. Bei einer Zufallsauswahl – ohne Anwendung eines Auswahlverfahrens – würde man in 60 % der Fälle (= Basisrate) geeignete Personen finden. Mit dem Auswahlverfahren ergibt sich ein Zugewinn um 24 %.

Auch wenn die Basisrate von 60 % nur geschätzt ist, zeigen die Taylor-Russel-Tabellen folgendes: Je mehr Personen prozentual abgewiesen werden müssen, d.h. viele Bewerberinnen auf wenige Stellen (= geringe Selektionsrate), umso wichtiger sind valide Verfahren. Anders ausgedrückt: Bei geringen Bewerberzahlen und vielen freien Plätzen führen validere Verfahren nur zu einer geringen Erhöhung der Trefferquote, da man ja geneigt ist, beinahe jede Person zu nehmen.

7.1.5 Normierung für eignungsdiagnostische Verfahren

Die bisher genannten Kriterien sind wichtige Qualitätskennzeichen, deren Bedeutung für den Laien nur mit großem Aufwand zu erschließen ist. Zu ein und demselben Auswahlverfahren gibt es unzählige verschiedene Validitäts- und Reliabilitätskoeffizienten. Je nach Stichprobe, Zielkriterium oder Modifikation des Auswahlverfahrens können die Angaben sehr unterschiedlich sein. In Praxisbüchern wird daher oft eine Spannbreite oder das Ergebnis von Metaanalysen angegeben.

Dennoch bleibt die Ungewissheit, wie beispielsweise ein Validitätskoeffizient von 0.30 gegenüber 0.40 zu bewerten ist. Spätestens hier ist ein Experte gefragt.

Die DIN 33430 sichert die Qualität des Auswahlverfahrens

Wenn ein Berater an eine Ausbildungsstätte oder Einrichtung herantritt und die Verbesserung des Auswahlverfahrens, vielleicht sogar eine bessere Vorhersageleistung verspricht, dann kann er dies derzeit kaum mit Zahlen belegen, da speziell für die Pflege keine entsprechenden Studien durchgeführt wurden. Um dennoch für eine Transparenz bei der Eignungsdiagnostik zu sorgen, haben der Bundesverband Deutscher Psychologinnen und Psychologen (BDP) und die Deutsche Gesellschaft für Psychologie (DGP) einen Qualitätsstandard für die Eignungsdiagnostik geschaffen: Die DIN 33430. Da es große Qualitätsunterschiede und unseriöse Anbieter gibt, wurde dieses Zertifikat entwickelt und findet allmählich Einzug in die Praxis. „Die DIN-Norm ist kein Gesetz, an dass sich nun alle Beteiligten halten müssen, aber sie formuliert Standards, was „best practice" ist – wie beim DIN-A-4-Papierformat" (Webers, 2002, S. 49).

Die Norm ist als Gütesiegel zu verstehen, das brauchbare Auswahlverfahren kennzeichnet. Brauchbar heißt dabei, dass der Nutzen wissenschaftlich überprüft ist und „normkonform gearbeitet" wird (Webers, 2002, S. 49). Hierzu zählt auch, dass die üblichen Schritte wie Anforderungsanalyse, Auswahl geeigneter Instrumente, Durchführung und Rückmeldung an die Bewerberinnen und Auftraggeber eingehalten werden.

Die DIN-Norm ist vor allem bei der Personalauswahl durch externe Unternehmen bedeutsam

Für die Personalauswahl in der Pflege kann die Norm also wichtig werden, wenn Sie die Auswahl outsourcen möchte. Wird dabei vertraglich die Anwendung der Methoden im Sinne der DIN-Norm festgelegt, kann man sicher sein, dass es sich um seriöse und geprüfte Verfahren handelt.

7.2 Bewerbersicht

Im Kapitel 5 wurde bereits deutlich gemacht, wie wichtig es ist, Personalauswahl auch aus der Sicht der Bewerberinnen zu reflektieren.

Je kleiner der Bewerberpool umso wichtiger die Beachtung der Bewerberperspektive Realistische Tätigkeitsvorschauen helfen der Bewerberin, die richtige Entscheidung zu treffen und fördern dadurch die Selbstselektion. Darüber hinaus ist eine offene und auf Gegenseitigkeit beruhende Kommunikation auch langfristig nützlich, da sie die Organisationsbindung erhöht. In Abschnitt 5.2 wurde gezeigt, dass das Auswahlverfahren auch ein Marketinginstrument ist. Besonders, wenn die Anzahl an qualifizierten Bewerbungen gering ist, sollten Sie darauf bedacht sein, alles zu tun, damit der Vorstellungstermin angenehm erlebt wird. Da keine harten Kriterien bei der Beurteilung der Einrichtung angelegt werden, ist der subjektive Eindruck für die Annahme eines eventuellen Arbeitsplatzangebotes und für die Bewertung der Gesamteinrichtung entscheidend.

Besonders Berufsanfänger sind beim Vorstellungstermin aufgeregt Für Schulabgängerinnen ist die Teilnahme an einem Auswahlverfahren im Vergleich zu Examinierten eine stärkere Belastung. Zwar sind Bewerberinnen durch die Schule oder das Arbeitsamt in der Regel gut auf das Auswahlverfahren vorbereitet, aber Anspannung und Aufgeregtheit bleiben, da Auswahlentscheidungen in frühen Jahren die Weichen für das Leben stellen.

Die Auswahl von examinierten Kräften läuft meist entspannter ab, da für sie die Chancen besser kalkulierbar sind und die bis dahin gesammelte (Lebens-)Erfahrung mehr Sicherheit gibt.

Sehen Sie in der Bewerberin eine gleichberechtigte Partnerin In manchen Ratgeber-Büchern finden sich Hinweise auf „Kleine Tricks und Fallen der Personalchefs" (Kern & Sander-Wilken, 1998, S. 134), zum Beispiel auf die Sessel-Falle, bei der den Bewerberinnen ein weicher Sessel angeboten wird, damit diese zum Interviewer aufschauen müssen. Solche Hinweise bedrohen eine offene Atmosphäre. Auf die Bewerberinnen wirken solche Hinweise bedrohlich, da sie die Dysbalance zwischen der Entscheidungsmacht der Auswählenden auf der einen Seite und der Abhängigkeit der Bewerberinnen auf der anderen Seite besonders deutlich machen. Die besondere Machtsituation bei der Personalauswahl, die in vielfältiger und subtiler Weise ausgespielt wird, beschreiben Laske & Weiskopf (1996). Versuchen Sie dieses Ungleichgewicht durch eine offene und wertschätzende Haltung zu verhindern.

Typische Fragen, die Bewerberinnen vor dem Auswahlverfahren durch den Kopf gehen sind: Auf was wird geachtet? Wie ziehe ich mich an? Wie verhalte ich mich? Was erwartet mich? Was erwarten die von mir? Wie stehen meine Chancen? Wer wird alles dort sein? Wann werde ich eine Zusage oder Absage erhalten?

Angenehme Auswahlverfahren erlauben präzisere Eignungsmessungen Quernheim (2002a) nennt einige solcher Aspekte, die Bewerberinnen bei der Personalauswahl in den Pflegeschulen als wichtig erachten: Die formale und räumliche Gestaltung, die Übereinstimmung der Außendarstellung mit der Gestaltung des Auswahlverfahrens. „Sie wünschen Transparenz, warum ein Ausbildungsplatz vergeben oder versagt worden ist" (S. 855). Sie können einen Beitrag dazu leisten, damit vor dem Vorstellungstermin keine Fragen offen bleiben und die Bewerbungssituation als angenehm erlebt wird. Eine harmonische, angenehme und freundliche Gestaltung des Bewerbungsverfahrens führt zu valideren Aussagen, weil die gezeigten Leistungen nicht durch Aufgeregtheit überdeckt werden.

Die positive Wirkung, die Auswählende auf das Erleben der Auswahlsituation haben können, zeigt die folgende Erlebnisschilderung einer Bewerberin:

„Dann war der große Tag gekommen. Ich fühlte mich schlecht. Viele Jugendliche saßen im Gang und sahen auch nicht besser aus als ich. Eine freundliche Frau, die Schulleiterin, rief mich auf. Etwas wacklig ging ich in den Raum. Dort sah ich einen Mann und eine Frau mir gegenüber sitzen. Beide lächelten mir freundlich zu. Sie begrüßten mich und fragten, wo ich herkomme und warum ich gerade in diesem Krankenhaus arbeiten möchte. (...) Die Stimmung war angenehm, doch war ich immer noch etwas angespannt. Als nächstes wollten sie dann von mir wissen, wie ich zu diesem Berufswunsch gekommen bin und warum ich nach Berlin möchte. Nun verlor ich langsam meine Angst und unterhielt mich etwas lockerer mit den Anwesenden. (...) Ich hätte nie gedacht, dass ein Bewerbungsgespräch so zwanglos ablaufen kann. Auch meine Mitschüler erzählten mir später mit einem Grinsen im Gesicht von ihrer Unterhaltung. Hier zu lernen und zu arbeiten – darauf freute ich mich noch mehr als zuvor!" (Risch, 2002, S. 61).

Im letzten Satz wird deutlich, welche langfristigen Auswirkungen eine solche positive Gesprächsatmosphäre haben kann.

Erst seit den 80er-Jahren rückt die Sichtweise der Bewerberinnen stärker ins Blickfeld. Es setzt sich die Erkenntnis durch, dass nicht nur die klassischen Testgütekriterien (Validität, Reliabilität, Objektivität und Subjektivität) ein Maßstab sein können, vielmehr müssen Auswahlverfahren auch akzeptiert sein, d.h. sie müssen sozial valide sein. Schuler & Stehle (1983) haben das Konzept der **sozialen Validität** eingeführt. 1990 überarbeitete Schuler dieses Konzept nochmals und postulierte vier Aspekte, die für die Akzeptanz eines Auswahlverfahrens wichtig sind, die Information, die Partizipation, die Transparenz und die Urteilskommunikation.

Information, Partizipation, Transparenz und Urteilskommunikation bestimmen die Akzeptanz eines Verfahrens

Information

Es sollte den Bewerberinnen klar werden, für welche Tätigkeit die Einstellung erfolgt, welche besonderen erfolgskritischen Anforderungen gestellt werden, welche Organisationskultur sie erwartet und welche Möglichkeiten es für die persönliche und berufliche Entwicklung gibt. Es bestehen Berührungspunkte zum Konzept der realistischen Tätigkeitsvorschau (☞ 5.3).

Partizipation

- Bewerberinnen möchten die Möglichkeit haben, auf die Auswahl und die Entscheidung Einfluss zu nehmen. In einem offenen Bewerbungsgespräch, bei dem sie aktiv den Ablauf und die Entscheidung beeinflussen können, ist die Partizipation beispielsweise größer als bei einem Test
- Bewerberinnen wollen Kontrolle über die Auswahlsituation haben, d.h. sie wollen nicht nur Zielobjekt der routinemäßigen Erhebung sein und nicht nur auf die relevanten Fähigkeiten reduziert werden

- Bewerberinnen sollten die Möglichkeit haben, auch selbst Fragen stellen zu dürfen, die für ihre Entscheidung relevant sind
- Partizipation kann auch stellvertretend in Form der Mitarbeiter-vertretung stattfinden, d.h. Kolleginnen sollten teilnehmen.

Transparenz

- Der Bewerberin sollte klar sein, welche Aufgaben die beteiligten Beurteiler erfüllen, welche Erwartungen an sie gestellt werden und was die Intention des Auswahlverfahrens ist
- Es sollte ein Bezug zur späteren Tätigkeit deutlich werden. Verfahren, die eine hohe Augenscheinvalidität haben (☞ 7.1), stehen mit den Anforderungen der Praxis in klarer Beziehung. Wie Abbildung 6.3 verdeutlicht, ist der Grad der Abstraktion von den Anforderungen zum Auswahlverfahren ein kritischer Faktor, der die Augenscheinvalidität beeinflusst
- Die Bewertungsregeln, die Bewertungskriterien und der Bewertungs-prozess sollten klar sein. Es sollte eine Selbstbeurteilung möglich sein, damit die Selbstselektion gefördert wird.

Urteilskommunikation

- Inhaltlich: Die Ergebnisse sollten offen und wahr dargestellt werden. Dabei sollten auch Erfolgswahrscheinlichkeiten und Entwicklungs-möglichkeiten aufgezeigt werden. Geben Sie ein zeitnahes und diffe-renziertes Feedback
- Formal: Die Rückmeldung sollte verständlich, rücksichtsvoll und unterstützend sein. Sie sollte die Selbsteinsicht fördern und die Integration in das Selbstkonzept erleichtern.

In mehreren Untersuchungen, z.B. Fruhner, Schuler, Funke & Moser (1991), konnte nachgewiesen werden, dass nicht der Stress die Akzeptanz beeinflusst, sondern diese vier Facetten.

Stress ist für die Bewertung weniger bedeutsam als die Aspekte der sozialen Validität Köchling (2000) betont „dass eine bewerbergerechte Gestaltung von Aus-wahlsituationen nicht darin besteht, den Leistungscharakter eines Perso-nalauswahlverfahrens zu eliminieren. In einer Auswahlsituation, die durch ein hohes Maß an Information, Transparenz und eine angenehme Atmosphäre gekennzeichnet ist, sollte ein Unternehmen seinen poten-ziellen Mitarbeitern durchaus ein starkes Engagement abverlangen kön-nen, ohne eine negative Bewertung seiner Personalauswahl befürchten zu müssen" (S. 92).

Fragen Sie die Bewerbe-rinnen am Ende nach Ihrer Selbsteinschätzung Gilliland (1993) hat ein alternatives Erklärungsmodell für die Akzeptanz der Auswahl postuliert. Für ihn ist beispielsweise auch die Einschätzung der Fairness wichtig. Personen schätzen selbst ihre Leistungen im Ver-gleich zu anderen ein. Wenn sie das Gefühl haben, dass alle anderen Mit-bewerberinnen schlechter waren, sie aber dennoch eine Absage erhalten haben, ist die Enttäuschung groß und das Verfahren wird abgewertet, weil es als unfair wahrgenommen wird. Daher ist es wichtig, im Rahmen des Feedbackgespräches oder am Ende des Auswahlgespräches die Selbst-einschätzung der Bewerberinnen zu erfragen und diese gegebenenfalls an den tatsächlichen Bewertungsmaßstäben zu relativieren.

Es gibt zwei Arten, um zu einer Auswahlentscheidung zu kommen. Entweder nehmen Sie aus jeder Bewerbergruppe die Besten, oder aber es werden nur Bewerberinnen genommen, die einen bestimmten Punktwert überschreiten (kriteriumsorientierte Auswahl). Bei der kriteriumsorientierten Auswahl kann es vorkommen, dass die Besten einer Bewerbergruppe nicht genommen werden, weil sie die notwendige Punktzahl nicht erreicht haben. Sie sollten daher im Feedbackgespräch eine eventuelle Ablehnung begründen.

Die Konzepte von Schuler und Gilliland geben nicht nur Hinweise für die Wahl der richtigen Selektionsmethode (☞ 7.2.1), sondern auch für die Gestaltung der Rahmenbedingungen (☞ 7.2.2) und für das Verhalten der Auswählenden (☞ 7.2.3).

7.2.1 Akzeptanz verschiedener Auswahlmethoden

Fragt man Bewerberinnen nach der Akzeptanz verschiedener Auswahlmethoden, dann ergibt sich folgende Reihenfolge (von beliebt nach unbeliebt): Vorstellungsgespräche, Arbeitsproben, Praktikumsleistung, Zeugnisnoten, psychologische Tests, Lebenslauf, Schriftproben, Losverfahren (Fruhner et al., 1991). Als Einzelverfahren schneidet das Interview am besten ab. Bei Gruppenverfahren das Assessment-Center.

Auswahlgespräche werden gegenüber Tests und Assessment-Centern eher akzeptiert Bei eigenen Befragungen von 190 Auszubildenden der Krankenpflege und 60 der Kinderkrankenpflege ergab sich die Einschätzung, dass ein Auswahlgespräch und die Probezeit sehr geeignet erscheinen (☞ Abb. 7.3). Tests, Assessment-Center und grafologische Gutachten schneiden schlechter, aber immer noch gut ab. Der deutliche Unterschied beim Gruppengespräch zwischen den beiden Gruppen resultiert daher, dass Gruppengespräche zur Auswahl der Auszubildenden in der Kinderkrankenpflege bereits eingesetzt wurden. Die Beurteilerinnen hatten also mit diesem Verfahren Erfahrungen gesammelt und wurden damit ausgewählt.

In verschiedenen Untersuchungen (z.B. Fruhner, et al., 1991; Köchling & Körner, 1996; Kersting, 1998) wurde geprüft, welche Methoden bei den Bewerberinnen am besten ankommen und welche Faktoren die Bewertung beeinflussen:

- Personen, die noch keine Erfahrung mit einem bestimmten Auswahlverfahren gesammelt haben, schätzen die Akzeptanz kritischer, also negativer ein. Bei Berufsanfängern und besonders in der Pflege, wo bevorzugt nur Auswahlgespräche erwartet werden, ist also eine sorgfältige Auswahl anderer Verfahren wichtig
- Fähigkeits- und Leistungstests werden besser akzeptiert als Persönlichkeits- und Interessentests
- Vorstellungsgespräche werden als angenehmer empfunden als Tests, allerdings werden Tests immer noch als „neutral" bewertet
- Macan, Avedon, Paese & Smith (1994, zit. n. Schuler 2001) konnten feststellen, dass die Beurteilung eines Auswahlverfahrens und die Bereitschaft zur Annahme einer Stelle in Verbindung stehen. Mit

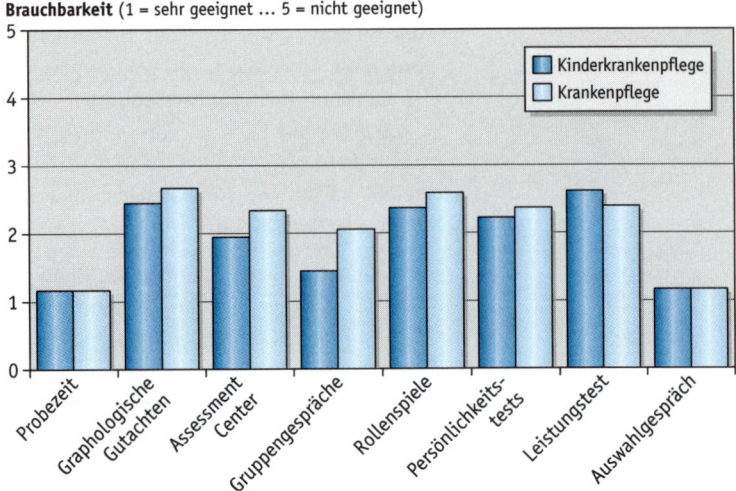

Brauchbarkeit (1 = sehr geeignet ... 5 = nicht geeignet)

Abb. 7.3: Bewertung einzelner Auswahlverfahren aus Sicht der Auszubildenden nach einer eigenen Befragung (N=190, bzw. 60).

anderen Worten: Wenn Verfahren sozial akzeptiert sind, dann sind Bewerberinnen auch eher bereit, ein entsprechendes Stellenangebot anzunehmen

- Wenn Bewerberinnen beurteilen sollen, welche Aspekte ihnen am wichtigsten sind, dann steht die Ergebniskommunikation auf Rang 1. Eine offene und ehrliche Rückmeldung über das Abschneiden, die Einschätzung der Eignung und die Erfolgsaussichten der Bewerbung kann andere unangenehme Aspekte überdecken (Köchling, 2000).

Informieren Sie im Feedback-gespräch darüber, auf was geachtet wurde und wie die Bewertung zustande kam

Aus den vielzähligen Ergebnissen kann man folgende Empfehlungen für die Praxis ableiten:

- Verwenden Sie Verfahren mit hoher Augenscheinvalidität, d.h. Verfahren, die Anforderungen der späteren Tätigkeit abbilden. Tests haben beispielsweise eine geringe Augenscheinvalidität, situative Verfahren wie Rollenspiele, Arbeitproben oder situative Fragen hingegen eine hohe
- Technische und soziale Validität stehen oft im Widerspruch: Kombinieren Sie daher die nützlichen mit den angenehmen Verfahren, also z.B. Tests und Interviews
- Verdeutlichen Sie bei Verfahren mit geringer Augenscheinvalidität, warum diese verwendet werden. Stellen Sie anhand von Beispielen einen Bezug zu den Anforderungen in der Praxis dar. Auch eine verständliche Erklärung von Abbildung 6.3 kann helfen, damit die Bewerberinnen den Sinn und Zweck von Tests verstehen. Lounsbury, Bobrow und Jensen (1989) konnten zeigen, dass Erläuterung zur Funktion von Tests deren Akzeptanz erhöhen
- Informieren Sie die Bewerberinnen vor der Durchführung über den Zweck des jeweiligen Verfahrens. Sie sollten aber nicht die Bewertungsmaßstäbe offen legen, da dann die Bewerberinnen versuchen, sich entsprechend den Erwartungen zu verhalten. Eine Erläuterung für

eine Konstruktionsaufgabe (☞ 8.11) könnte z.B. lauten: „Mit dem folgenden Verfahren wollen wir herausfinden, wie Sie sich in Gruppen verhalten, wie Sie mit verschiedenen Materialien umgehen können und wie Sie miteinander kommunizieren". Solche Erklärung können Sie auch in die schriftliche Instruktion aufnehmen

- Realisieren Sie das Konzept der Partizipation, indem Sie beim Bewerbungsgespräch Freiräume lassen. Vermeiden Sie Frage-Antwort-Ancinanderreihungen bei denen die Bewerberin nicht selbst den Ablauf bestimmen kann und sich selbst nicht ausreichend darstellen kann
- Fragen Sie mehrfach nach, ob noch Fragen offen sind. Bitten Sie schon in der Einladung darum offene Fragen schriftlich mitzubringen.

7.2.3 Rahmenbedingungen

Für die Bewerberin bedeutet die Teilnahme an der Auswahl auch den erstmaligen Kontakt mit dem potenziellen Arbeitgeber. Örtlichkeiten, Personen und Vorgänge der Einrichtung sind ihr völlig fremd. Dieser Mangel an Vertrautheitserlebnissen kann belastend sein. Dinge, die für die Auswählenden selbstverständlich erscheinen (z.B. der Weg in die Einrichtung, das Auffinden der Toiletten) können für Bewerberinnen ein Problem sein.

Durch umfangreiche Vorinformationen und eine lockere Atmosphäre kann die Auswahlsituation entspannt werden

Für die Praxis leiten sich daraus folgende Empfehlungen ab:

- Informieren Sie in der Einladung und zu Beginn des Auswahlverfahrens umfassend über den Ablauf des Auswahlverfahrens, d.h. über die Aspekte, die mit dem Verfahren erhoben werden sollen, den zeitlichen Rahmen und die Anzahl der Teilnehmer
- Wenn Sie keine Reisekosten zahlen können, dann weisen Sie im Brief darauf hin, ansonsten entsteht ein rechtlicher Anspruch (☞ 7.4)
- Ein freundlicher Korrespondenzstil mit persönlicher Ansprache ist besser als kühle Standardformulierungen. Im Anhang G finden Sie zwei Vordrucke für Einladungen zum Auswahlverfahren
- Es ist hilfreich, wenn Sie Auswahlverfahren umfangreicher erläutern. Hierfür bietet sich das Internet an. Neben Texten und Bildern können auch Erlebnisberichte von erfolgreichen Teilnehmerinnen helfen, die Angst vor dem Auswahlverfahren zu nehmen
- Legen Sie für Ortsfremde eine genaue Wegbeschreibung bei oder verweisen Sie auf entsprechende Informationen auf der Homepage
- Beginnen Sie nach der Ankunft der Bewerberin zunächst mit einem Warming-up. Das kann im Einzelgespräch ein typischer Small-Talk sein. Bei Gruppenverfahren kann auch eine Vorstellung der Einrichtung hilfreich sein. Gelungen ist der Vorschlag, bei der Auswahl in der Schule eine von Schülern erstellte Diaserie über die Einrichtung zu zeigen (Krankenpflegeschule am Robert Bosch Krankenhaus, 2000)
- Sorgen Sie bei längeren Auswahlverfahren für Pausen, für Erfrischungsgetränke, vielleicht sogar für kleine Speisen. Bewirtungen sind besonders bei längerer Anreise wichtig. Weisen Sie darauf hin, dass in den Pausen keine Bewertungen stattfinden

- Beachten Sie bei der Terminvergabe auch den Anfahrtsweg. Wenn Personen mehrere Stunden mit dem Zug anreisen müssen und Sie das Auswahlverfahren auf 9.00 Uhr morgens legen, dann ist die Wahrscheinlichkeit geringer, dass die Personen erscheinen. Wenn Sie dennoch erscheinen, dann ist es im Falle einer Absage ärgerlich, wenn sie teure Übernachtungskosten selbst zahlen mussten
- Thematisieren Sie im Gespräch die lange Anfahrt und würdigen Sie diese
- Eine Führung durch die Einrichtung ist eine nette Auflockerung, die auch der Informationsvermittlung dient
- Vermeiden Sie lange Wartezeiten. Nichts ist schlimmer als wenn wartende Bewerberinnen von einer abgehetzten Pflegedienstleitung oder Schulleitung begrüßt werden und diese unvorbereitet das Auswahlgespräch beginnt. Hier wird direkt der Eindruck vermittelt, dass man offensichtlich nicht wichtig ist und es immer hektisch zugeht
- Wenn Sie ein multimodales Auswahlverfahren oder ein Assessment-Center durchführen, dann richten Sie eine Anlaufstelle ein, an die sich Personen für Nachfragen wenden können. Außerdem ist ein Aufenthaltsraum für die Wartezeiten zwischen den Modulen nützlich
- Beschildern Sie beim Assessment-Center die Räume (inkl. Toiletten) und die Wege zu den Räumen
- Beteiligen Sie Mitarbeitende oder Auszubildende an der Auswahl. Der informelle Kontakt zu zukünftigen Kolleginnen wird sehr positiv bewertet, da Bewerberinnen hier auch Aspekte erfragen, die sie sich gegenüber der Schulleitung oder Pflegedienstleitung nicht zu fragen trauen. Informationen von zukünftigen Kollegen werden außerdem als ehrlicher bewertet. Mündliche Informationen werden als glaubwürdiger erachtet als schriftliche (Schuler, 1990b)
- Die Anzahl der Bewerberinnen sollte nicht zu groß sein, damit noch eine persönliche Atmosphäre entstehen kann
- Geben Sie ein schnelles Feedback, am besten am Ende des Auswahlverfahrens. Wenn das nicht möglich ist, dann bieten Sie den abgelehnten Bewerberinnen zusammen mit der Absage an, telefonisch Kontakt mit Ihnen aufzunehmen. Es ist leichter ein mündliches Feedback zu geben
- Günstig ist es, wenn Sie direkt nach dem Auswahlverfahren eine mündliche Zusage geben können. Erläutern Sie genau, wann die schriftliche Zusage folgt
- Geben Sie auch bei ungeeigneten Personen ein wertschätzendes Urteil ab, damit die Person nicht gedemütigt die Einrichtung verlässt, die für sie richtigen Schlüsse ziehen kann und die Teilnahme trotz einer Absage als Gewinn wertet. „Ein optimal durchgeführtes Personalauswahlverfahren sollte von erfolgreichen und erfolglosen Bewerbern in gleicher Weise positiv bewertet werden" (Köchling, 2000, S. 94)
- Personen, denen Sie keine eindeutige Zu- oder Absage geben können, weil sie beispielsweise in einer Warteliste sind, sollten Sie exakt über das weitere Vorgehen und ihre Chancen informieren
- Evaluieren Sie das Auswahlverfahren. Am besten mündlich im Rahmen des Feedbackgespräch und zusätzlich schriftlich, am besten

anonym und strukturiert mittels Fragebogen. Im Anhang F finden Sie zwei Fragebögen für das Auswahlgespräch und das multimodale Gruppenverfahren. Einen umfassenderen Fragebogen (Fragebogen zum Erleben und Bewerten von Auswahlsituationen, FEBA), der auch einen Vergleich mit anderen Unternehmen erlaubt, finden Sie bei Köchling (2000).

7.2.4 Einfluss der Bewerberinnen und Auswählenden

Auf Seiten der Bewerberin beeinflusst deren Erfahrung mit ähnlichen Auswahlverfahren, die Einschätzung ihrer Chancen und die Bedeutung, die eine Stelle für sie hat, das Erleben der Auswahlsituation. Weiterhin fühlen sie sich besser, je höher ihre Selbstsicherheit, soziale Kompetenz und Extraversion ist (Köchling & Körner, 1996). Personen, die bei Auswahlverfahren besser abschneiden, akzeptieren die Verfahren eher. „Vermutlich kommen intelligentere Personen mit den Auswahlverfahren besser zurecht, so dass sie diese positiver erleben und beurteilen, auch wenn sie ihre eigene Leistung – möglicherweise mangels Gelegenheit zum sozialen Vergleich – nicht adäquat einschätzen können" (Köchling & Körner, 1996, S. 35). Offensichtlich sind „erfolgreiche Kandidaten eher in der Lage, schneller und zutreffender das hinter den verschiedenen Testsituationen stehende Regelsystem zu durchschauen, womit eine adäquate Verhaltensausrichtung leichter gelingt" (Harburger, 1992, S. 150).

Für die Auswählenden können folgende Tipps hilfreich sein:
- Nennen Sie schon auf der Einladung den Namen einer Kontaktperson oder der Bearbeiterin, die für Nachfragen zur Verfügung steht. Ist diese nicht dauerhaft erreichbar, dann geben Sie auf der Einladung Sprechzeiten an
- Nennen Sie, wenn es sich um wenige Beurteiler (z. B. beim Auswahlgespräch) handelt, schon im Anschreiben die Namen und die Position der Personen, die an der Auswahl beteiligt sind
- Nennen Sie im Anschreiben die Person, bei der sich die Bewerberin melden soll. Wenn auf der Einladung steht „Bitte melden Sie sich am 20.11.2003 an der Pforte", dann sollten die Personen an der Pforte darüber informiert werden. Es ist peinlich, wenn nach dem Eintreffen der Bewerberin noch Zuständigkeiten geklärt werden müssen oder die Person mit umfangreichen Erklärungen zum Zimmer der Pflegedienstleitung geschickt wird. Ein Empfang mit den Worten „Guten Tag Frau Engel, Sie sind ja, wie ich hörte, extra aus Koblenz angereist. Die Pflegedienstleitung Herr Burger erwartet Sie schon. Ich zeig Ihnen den Weg. Wenn Sie mir bitte folgen wollen" wirkt sympathisch und der erste Eindruck ist ja bekanntlich der nachhaltigste. Genauso konkret sollte auch die Einladung für Ausbildungsstätten sein. Die Angabe „Finden Sie sich um 13.00 Uhr in der Krankenpflegeschule ein", ist sehr unspezifisch und unpersönlich. Besser: „Bitte melden Sie ich um 13.00 Uhr im Zimmer 123 bei Herrn Amann. Er ist der Schulleiter und wird zusammen mit der Kursleiterin Frau Wessendorf und Herrn Sommer das Auswahlgespräch durchführen"

- Bereiten Sie das Auswahlverfahren gut vor. Bei der Evaluation des multimodalen Interviews zeigte sich, dass Anspannungen bei den Auswählenden, Pannen oder Teamverstimmung sehr sensibel von den Bewerberinnen wahrgenommen wurden und zur Abwertung des Verfahrens führten
- Beginnen Sie Gespräche immer erst mit warming-up-Fragen (☞ 8.2)
- Seien Sie offen und freundlich zu den Bewerberinnen
- Kompetente Gesprächspartner werden besser bewertet. Auch Bewerberinnen ohne Praxiserfahrung merken, ob die Person etwas vom Fach versteht und genaue Auskunft geben kann
- Stellen Sie keine Fragen, die rechtlich nicht zulässig sind (☞ 7.4) oder die keinen Bezug zum Tätigkeitsfeld haben
- Vermeiden Sie es, Bewerberinnen durch kritische Fragen in die Enge zu treiben
- Es sollte nicht zu viele Beurteiler geben. Dies wirkt einschüchternd
- Wenn mehrere Personen als Auswählende teilnehmen, dann sollte klar zwischen Beurteilern und Fragenden getrennt werden. Eine Fragerunde, in der jede Person nur eine Frage stellt, erinnert eher an ein Quiz, als an ein Auswahlgespräch. So kann keine persönliche Atmosphäre aufkommen
- Die Beurteiler sollten sich kurz vorstellen oder vorgestellt werden. Nichts ist schlimmer, als wenn beim Auswahlgespräch Personen Fragen stellen und man nicht weiß, wer die Person ist und welche Position sie innehat
- Vermeiden Sie bei Gesprächen die „Asymmetrie der Selbstenthüllung" (Spitznagel, 1982), indem Sie auch die Bewerberin zu Wort kommen lassen und ihre Informationsinteressen berücksichtigen.

Beobachterschulungen sollten die Sichtweise der Bewerberinnen thematisieren Wenn Sie sich an Situationen erinnern, in denen Sie selbst in der Rolle der Bewerberin oder des Bewerbers waren, dann wird es Ihnen leicht fallen, auf die relevanten Aspekte zu achten. Im Rahmen des Beobachtertrainings (☞ 10) sollten entsprechende Rollenspiele durchgeführt werden, damit die Sinne für die Belange der Bewerberinnen geschult werden.

Welche Vorteile bringt es, die Bewerbersicht zu beachten und die Maßnahmen umzusetzen?
- Die positiv bewerteten Rahmenbedingungen erhöhen die Mitmachbereitschaft bei den Auswahlverfahren und die Testmotivation.
- Durch die höhere Akzeptanz werden Rechtsstreitigkeiten verringert.
- Die Annahmebereitschaft der Bewerberin für eine Stelle ist höher.
- Die positiven Eindrücke werden sich unabhängig von einer Zu- oder Absage positiv auf das Personal- und Kundenimage auswirken. Bazerman, Schroth, Shah, Diekman & Teubunsel (1994) konnten zeigen, dass das Erleben der Auswahl besonders dann das Unternehmensimage beeinflusst, wenn keine Jobalternativen vorliegen. Bei mehreren Angeboten schwächte sich der Effekt ab.
- Wer positive Erfahrungen gemacht hat, wird die Einrichtung auch weiterempfehlen. Es gibt keine bessere Werbung als Mundpropaganda. Die positive Wirkung wird bei den Personen erzielt, die viele

Kontakte zu der relevanten Bewerbergruppe (Schüler oder anderen Pflegende) haben.

- Weil der Informationsaustausch in beide Richtungen stattfindet, wird die Selbstselektion gefördert.
- Nach der Einstellung sind als Folge der positiven Bewertung eine höhere Arbeitszufriedenheit, eine höhere Organisationsbindung, höhere Leistungen und ein besseres Integrationsverhalten festzustellen (vgl. Gilliland, 1993).

7.3 Kosten-Nutzen-Analyse, Praktikabilität, Image

Veränderungen der bisherigen Personlauswahlmethoden sind meist mit Kosten verbunden, z.B. durch die Einbeziehung externer Spezialisten für eine Anforderungsanalyse. Diese Kosten schrecken viele Einrichtungen erst einmal ab. Erst wenn gezeigt werden kann, dass sich entsprechende Investitionen lohnen, d.h. dass eine **Kosten-Nutzen-Analyse** positiv ausfällt, machen Veränderungen der Personalauswahl Sinn (☞ 7.3.1). Gütekriterien können nur Aussagen zur Brauchbarkeit treffen, ob diese Methoden auch zum Einsatz kommen hängt von den Kosten ab, die sie verursachen.

Die Personalauswahl muss weiterhin **praktikabel** sein. Verbesserungen der Auswahl können (auch aus ökonomischen Gründen) gewollt sein, deren Umsetzung kann aber an Rahmenbedingungen scheitern. Eine kleine Einrichtung wird beispielsweise kaum in der Lage sein, für ein Assessment-Center acht Beurteiler für sechs Stunden freizustellen oder vier Räume zur Durchführung zur Verfügung zu stellen (☞ 7.3.2)

Weiterhin ist auch das **Image** von Auswahlverfahren ein wichtiger Faktor, der in der Praxis beachtet werden muss. Das Image des Bewerbungsverfahrens muss zum Image der Einrichtung passen (☞ 7.3.3).

7.3.1 Kosten-Nutzen-Analyse

Validitätsbestimmungen gehen der Frage nach, was ein Verfahren im Allgemeinen taugt, der Nutzen eines Auswahlverfahrens muss aber immer für eine gezielte Anwendung und die jeweilige Einrichtung geprüft werden. Dabei geht es um die Frage: Hätte man den gleichen Nutzen auch ohne aufwändiges oder mit einem billigeren Auswahlverfahren erreichen können, hätte man also nicht denselben Nutzen mit weniger Kosten erzielen können.

Der Nutzen von Auswahlmethoden ist meist schwer quantifizierbar

Bei der Bestimmung von Kosten und Nutzen ergibt sich das Problem der Quantifizierung. Entwicklungs- und Durchführungskosten sind gut quantifizierbar. Hingegen fällt es schwer, den Nutzen eines Verfahrens in Cent und Euro anzugeben. Mit betriebswirtschaftlichen Methoden ist es möglich, den Punkt zu bestimmen, bei dem sich der finanzielle Aufwand für die Auswahl und der Output die Waage halten. Das ist der so genannte „return on people investment" (positiver ROPI).

Im Folgenden werden einige Kosten- und Nutzenfaktoren angesprochen, die bei der Neuimplementierung eines Auswahlverfahrens zu berücksichtigen sind. Zur Bilanzierung gibt es eine Vielzahl ökonomischer Modelle, die bei steigender Komplexität eine zunehmende Anzahl an Einflussfaktoren berücksichtigten. Umfassendere Informationen zu betriebswirtschaftlichen Kostenrechnungen finden Sie beispielsweise bei Siemers (1995).

Nutzen

Durch Auswahlverfahren sollen Personen ausgewählt werden, die in besonderer Weise den vielfältigen Anforderungen des Berufes und des Einsatzgebietes gewachsen sind. Als Zielkriterium und damit als potenzieller Nutzen können genannt werden:
- Längerer Verbleib in der Einrichtung
- Höhere Arbeitszufriedenheit und damit mehr und bessere Leistung der Mitarbeiter
- Erhöhung der Quantität und Qualität der Arbeitsleistung bei den Mitarbeitern und Vorgesetzten
- Kundenzufriedenheit und damit Verbesserung der Wettbewerbsfähigkeit
- Positive Wirkung auf andere Interessenten und Bewerberinnen
- Reduktion der Anwerbekosten.

Eine professionelle Auswahl von Schülern ist über die Ausbildung hinaus nützlich Bei der Auswahl von Auszubildenden muss auch der langfristige Nutzen betrachtet werden. Ein qualifiziertes Auswahlverfahren rechnet sich nicht nur für die drei Jahre der Ausbildung, sondern meist auch darüber hinaus. Denn zum einen wird ein Teil der Auszubildenden in ein längeres Beschäftigungsverhältnis übernommen, zum anderen wirken zufriedene Auszubildende auch positiv auf das Einrichtungs- und Kundenimage. Engagierte, innovative und leistungsstarke Auszubildende können in der Praxis einiges bewegen, den Schul-Praxis-Transfer positiv beeinflussen und damit zur Qualitätssicherung beitragen. Das ist ein Mehrwert, der in der Nutzenanalyse berücksichtigt werden muss.

Auch die strukturierte Entwicklung von Auswahlverfahren hat einen Mehrwert (☞ 6): Die Anforderungsanalyse kann bei Beurteilungen und Leitbildentwicklungen verwendet werden. Die Reflexion gemeinsamer Ziele bei der Aufdeckung von Zielkriterien wirkt sich positiv auf das Betriebsklima und die Arbeitsleistung aus.

Kosten

Der Nutzen der jeweiligen Auswahlverfahren muss in Relation zu konkurrierenden Verfahren bewertet werden.

Nutzen- und Kostenberechnungen machen erst im Vergleich mit anderen Methoden Sinn Überwiegt der Nutzen eines nicht verwendeten Auswahlinstruments, dann ist die fehlende Ausschöpfung dieses positiven Nutzens durch Anwendung anderer Auswahlinstrumente als Kostenfaktor des derzeit verwendeten Verfahrens zu bewerten. Anders ausgedrückt: Wenn man mit einer Auswahlmethode Fehlentscheidungen und damit Kosten vermeiden kann, dann ist das auch ein Nutzen. Folgende **Kosten durch Fehlentscheidungen** sind zu bedenken:

- Die Einstellung unqualifizierter Personen bedroht die Qualität der Versorgung, wodurch erhebliche Folgekosten entstehen können. Unter- und Überforderung von Mitarbeitenden zeigen sich erst langfristig
- Die Arbeitsunzufriedenheit oder die mangelhafte Kompetenz eines neuen Mitarbeitenden kann die Produktivität des gesamten Teams beeinflussen

Kündigungen, Leistungsminderungen und Fehltage sind mögliche Kosten von Fehlentscheidungen

- Im Falle einer Kündigung entstehen Kosten für die erneute Anwerbung (Anzeigen), Auswahl und Einarbeitung. Im Team kann die Kündigung ein leistungsmindernder Faktor sein.
- Ist eine schnelle Neubesetzung notwendig, stellt möglicherweise die Einschaltung einer Personalleasingfirma einen Kostenfaktor dar
- Bei Führungspositionen kann eine Fehlbesetzung wegen der Multiplikatorenwirkung sehr bedeutsam sein: Durch die Einstellung von Personen ohne entsprechende Leitungs- und Fachkompetenz kann die Teamharmonie leiden, die Arbeitsleistung der Beschäftigen wird negativ beeinflusst. Der Nutzen aufwändiger Selektionsinstrumente ist bei Personen, die eine hohe Wertschöpfung mit sich bringen, daher deutlich höher
- Kosten entstehen auch, wenn geeignete Personen nicht genommen wurden und nun in einer anderen Einrichtung ihre Arbeitskraft zur Verfügung stellen.

Eine gecoachte Neustrukturierung ist eine kostengünstige Lösung

Weiterhin müssen die **direkten Kosten** für die Entwicklung eines Auswahlverfahrens beachtet werden. Für notwendige Vorarbeiten, z. B. Anforderungsanalysen (☞ 6) fallen Personalkosten an. Die Beauftragung externer Berater kann zusätzlich das Budget belasten. Sinnvoll erscheint deshalb ein Mischmodell, in dem der externe Berater als Coach fungiert. Zunächst wird geklärt, welche Aufgaben die Einrichtung alleine bewältigen kann und wo sie Hilfe benötigt. Beispielsweise können die Beobachterschulung, die Erstellung des Bewertungsschemas und die Evaluation von externen Fachleuten wahrgenommen werden, während die Kriterienentwicklung und die Gestaltung der Auswahl von der Einrichtung übernommen wird.

Der Vorteil liegt nicht nur in der Kostenentlastung, sondern auch darin, dass durch die Beteiligung der Einrichtung ein Verfahren entwickelt wird, das zu ihr passt (☞ 7.3.3). Bei Beratungsunternehmen, die teure Auswahlverfahren ohne Kenntnis der Einrichtungsziele und der stellenspezifischen Anforderungen „verkaufen" und dabei mögliche Kompetenzen der Einrichtung (potenzielle Eigenleistungen) ignorieren, ist Vorsicht geboten. Je nach Eigenleistung der Einrichtung schwanken die Kosten für die Neustrukturierung des Auswahlverfahrens zwischen 1000 und 5000 Euro. Außerhalb der Pflege oder für die Auswahl von Führungspositionen verlangen renommierte Personaldienstleister Preise in fünfstelliger Höhe.

Die **Kosten für die Durchführung** werden durch die Art der Auswahlmethode, aber auch durch die Bewerbersituation mitbestimmt. Bei einer hohen Anzahl an Bewerbungen verursacht die Vorselektion (Durchsicht der Bewerbungsunterlagen) hohe Kosten. Diese können durch ein gestuftes Anwerbeverfahren (☞ 4.5) reduziert werden. Eine kleine Anzahl an Bewerberinnen bedeutet weniger Aufwand für die (Vor-)Auswahl, aber einen Mehraufwand für die gezielte Anwerbung.

Neben Entwicklungskosten fallen variable und fixe Durchführungskosten an Neben den fixen Kosten für die Entwicklung des Verfahrens, die Implementierung und Pflege, fallen auch variable Kosten an. Hierzu zählen die Personalkosten, z. B. wenn Interviewer oder Mitarbeitende beim Auswahlgespräch oder Beurteiler beim Assessment-Center beteiligt sind. Weiterhin belasten Fahrtkosten, Verwaltungskosten, der Kauf von Materialien für Tests, Präsentationen, Konstruktionsaufgaben oder die Verpflegung bei mehrstündigen Bewerberverfahren das Budget.

Kosten-Nutzen-Modelle

Zur Verrechnung von Kosten und Nutzen gibt es eine Vielzahl von Modellen. Im Zusammenhang mit der Bewertung von Auswahlverfahren und Personalentwicklungsmaßnahmen wird oft das Modell von Cronbach & Gleser (1965) zitiert. Nach diesem Modell berechnet sich der Gesamtnutzen eines Auswahlverfahrens durch den Nutzen der Einzelkomponenten abzüglich der Kosten:

Gesamtnutzen = Nutzen von Einzelkomponenten – Kosten.

In die Berechnung gehen neben der Anzahl der Bewerberinnen und der Verbleibedauer des Personals auch die Streuung der Zielkriterien (z. B. Leistung) und die Validität des Selektionsinstrumentes ein.

Marginaler Nutzen = Nutzenzuwachs im Vergleich zur Zufallsauswahl oder zu konkurrierenden Verfahren Mit Hilfe dieses Modells lässt sich berechnen, durch welche Methoden der finanzielle Beitrag eines Stelleninhabers zum Organisationserfolg erhöht werden kann. Die Berechnung kann entweder ein Auswahlverfahren gegenüber einem konkurrierenden Auswahlverfahren als nützlicher ausweisen oder aber den Zuwachs an Nutzen pro Beschäftigtem aufzeigen, wenn eine Zufallsauswahl durch ein valideres Auswahlverfahren ersetzt wird. Dies wird marginaler Nutzen genannt.

Ist der Unterschied gering oder durch einfache Personalentwicklungs-Maßnahmen zu beseitigen, dann ist der Nutzen der Auswahl gering, das Auswahlverfahren erhöht den durchschnittlichen Nutzen aller Arbeitsergebnisse nicht.

Je valider ein Auswahlverfahren, desto höher der Gewinn Anhand der Berechnungsformel im Cronbach-Glaser-Modell lässt sich zeigen:
- Der durchschnittliche Nutzen eines Mitarbeitenden ist umso größer, je geringer die Auslesequote, d.h. je strenger die Auswahl ist
- Der Nutzen ist umso größer, je länger die Verweildauer der Person im Betrieb ist
- Je höher die Validität des Auswahlverfahrens, desto höher der Nutzen.

Solche einfachen, statistischen Gewinnvergleichsmodelle wurden durch dynamische Investionsberechnungen ersetzt, z.B. von Boudreau 1991, da diese der Komplexität des Alltags eher Rechnung tragen. Dabei gehen z.B. auch ein:

- Die Diskontierung zukünftiger Einnahmen und Kosten
- Die Trennung von variablen und fixen Kosten
- Die Nutzenminderung durch die Abwanderung der Arbeitskraft in andere Einrichtungen
- Gewinnsteuern
- Die Berücksichtigung mehrerer Anwendungen
- Die Berücksichtung eines kontinuierlichen Mitarbeiterzu- und -abgangs.

Der finanzielle Nutzen von aufwändigen Auswahlverfahren ist gut belegt Holling & Reiners (1999) zeigten mit diesen erweiterten Nutzenmodellen, dass die Ergänzung des unstrukturierten Auswahlverfahrens (Validität r = 0.13) durch ein Assessment-Center (Validität r = 0.26) zur Auswahl von Außendienstmitarbeitern einen Gesamtnutzen von knapp 200000 Euro in fünf Jahren pro Person erbringt, selbst wenn einmalige Entwicklungskosten für das Assessment-Center (AC) mit 50000 Euro und 150 Euro pro Anwendung anfallen. Durch die Modifikation der Urteilsbildung in der Personalentscheidung, d.h. durch eine besondere Verrechnung von Teilergebnissen der einzelnen AC Module, konnte der Gesamtnutzen sogar auf knapp 500000 Euro gesteigert werden. „Alles in allem unterstreichen die einschlägigen Studien die hohe Wirtschaftlichkeit auch aufwändiger Auswahlprozeduren." (Kanning, 2002a, S. 87).

Bei den neueren Nutzenmodellen wird der Gesamtnutzen in Teilaspekte unterteilt. Eine solche Zerlegung macht Sinn, um den Nutzen einzelner Entscheidungsschritte zu verdeutlichen.

Es kann beispielsweise berechnet werden, wie effektiv ein Bewertungskriterium bei der Vorauswahl im Vergleich zur eigentlichen Auswahl ist. Hieraus lassen sich dann auch Empfehlungen für die Verbesserung der Teilschritte, z.B. durch die Schulung bestimmter methodischer Fähigkeiten bei den beteiligten Personengruppen ableiten. Kosten-Nutzen-Modelle sind also schon bei der Planung der Auswahl wichtig.

Diagnostische Entscheidungen sollten auch einen individuellen und volkswirtschaftlichen Nutzen haben Es ist wichtig, darauf hinzuweisen, dass neben dem Nutzen von Auswahlverfahren für die Einrichtung auch der individuelle Nutzen, z.B. Gesundheit, Zufriedenheit, Kaufkraft, und der gesellschaftliche Nutzen bedeutungsvoll sind. Nimmt man nur eine Leistungssteigerung der Beschäftigten von 5 % durch die Anwendung geprüfter Auswahlverfahren an und verrechnet dies mit der Wertschöpfung eines unselbstständig Beschäftigten (30000 Euro), dann ergibt sich bei einer 10-jährigen Verweildauer ein Gewinn von knapp 15000 Euro. „Danach verbleibt ein Netto-Überschuss in zweistelliger Milliardenhöhe für die Volkswirtschaft" (Amelang, 1999, S. 9).

7.3.2 Praktikabilität

Die Umsetzung neuer Methoden kann an Zeit-, Raum- oder Personalproblemen scheitern Ein Auswahlverfahren muss auch praktisch sein. Können notwendige Vorarbeiten nicht geleistet werden, fehlt es an Personal, Räumen oder an Zeit, dann scheitert der Einsatz von Auswahlverfahren an den praktischen Möglichkeiten (Praktikabilität). Es müssen also die wichtigsten zeitlichen, räumlichen und personelle Anforderungen bedacht werden.

Partizipation der Mitarbeitenden erleichtert die Umsetzung Schon die Entwicklung von Bewerbungsverfahren ist mit Aufwand verbunden. Zur Erstellung des Anforderungsprofils müssen Pflegende befragt und Arbeitsanalysen durchgeführt werden. Die Befragung ist mit zeitlichem Aufwand für die Interviewer, aber auch für die Pflegenden verbunden. Besonders wenn Personalmangel herrscht und Beschäftigte auf die Einstellung neuer Personen drängen, kann es zu Widerständen kommen. Daher ist eine offene Kommunikation über die Notwendigkeit entsprechender Vorarbeiten und die Partizipation der Mitarbeitenden unerlässlich.

Bei der Entwicklung von Auswahlverfahren in Projektgruppen ist es wichtig, durch eine vorausgehende Planung den Erfolg der Maßnahme zu sichern, damit die Gruppen zielorientiert und geplant arbeiten, ihre Ziele kennen und verfolgen. Hier sind Kenntnisse im Projektmanagement erforderlich.

Ein professionelles **Bewerbungsmanagement** (☞ 9) verlangt eine zeitnahe Beantwortung von Anfragen, die zügige Versendung von Einladungen zu Bewerbungsgesprächen sowie schnelle Zu- und Absagen. Dies ist nur mit entsprechender Softwareunterstützung zu leisten (☞ 9).

Werden im Rahmen der Vorauswahl umfangreiche Bewerbungsunterlagen oder gar die schriftliche Bearbeitung einer Aufgabe (☞ 8.1) gefordert, so ist auch dies mit Aufwand verbunden. Durch eine sukzessive Einengung der Bewerberansprache (☞ 4.5) kann die Anzahl und Qualität der Bewerbungen so reguliert werden, dass aufwändige Methoden der Vorauswahl auf ein Minimum beschränkt werden. Dies reduziert letztlich auch die Kosten.

Klären Sie frühzeitig die Rahmenbedingungen Den größten Aufwand stellt die eigentliche Auswahl dar. Prüfen Sie vor der Entwicklung und Auswahl entsprechender Eignungsverfahren, ob die geplante Veränderung auch umsetzbar ist. Es kommt nicht selten vor, dass neue Auswahlverfahren von den Leitungskräften gewünscht werden, entsprechende Vorarbeiten geleistet werden oder schon externe Berater eingeschaltet werden und sich dann herausstellt, dass die Umsetzung an der Zustimmung des Betriebsrates scheitert.

Bedenken Sie den Koordinierungsaufwand für Beurteiler und Bewerberinnen Für *Bewerbungsgespräche* müssen Sie die Auswählenden, z.B. die Mitarbeitenden oder den Betriebsrat, koordinieren. Der Bewerbungstermin hängt also von der Verfügbarkeit der Personen im Laufe des Jahres (Urlaub) und des Tages (Arbeitszeiten) ab.

Tests verlangen Vorarbeiten wie das Kopieren von Testmaterialien und die Herstellung geeigneter Testbedingungen, z.B. ein ruhiger Raum. Auch die Auswertung von Tests kann aufwändig sein, wenn sie nicht automatisch per Computer erfolgt (☞ 9.5). Computerverfahren erleichtern die Testdurchführung. Aufgrund der hohen Anschaffungskosten und hoher laufender Kosten für die Testdurchführung lohnen sie sich aber nur, wenn viele Bewerberinnen gleichzeitig getestet werden.

Simulationsorientierte Verfahren, wie beispielsweise das *Assessment-Center* oder das *multimodale Gruppenverfahren* sind besonders aufwändig. Meist handelt es sich um Gruppenverfahren, die eine entsprechende Koordinierung der Bewerberinnen notwendig machen. Weiterhin sind mehrere Beurteiler beteiligt, die terminlich koordiniert und vorher geschult werden müssen. Wie beim Test sind entsprechende Materialien vorzubereiten, z.B. Flip-Charts, Folien, Bastelmaterialien und Bewertungsbögen. Je nach Anzahl der integrierten Module können Assessment-Center zwischen drei Stunden und zwei Tagen dauern. Die Anzahl der verwendeten Module hängt aber auch von den räumlichen Möglichkeiten ab. Da in der Regel pro Modul und Bewerbergruppe ein Raum benötigt wird, kann man hier leicht an die Grenzen des Machbaren stoßen.

Bewerberzentrierung verlangt einen Mehraufwand
Unabhängig von der Art des Auswahlverfahrens ist auch der Aufwand für die Bewerberbetreuung zu bedenken: Das Anbringen von Hinweisschildern, die Erstellung von Informationsmaterialien und eine eventuelle Bewirtungen müssen sichergestellt sein.

Eine schleichende Rückkehr zum alten Verfahren kann durch Evaluationen verhindert werden
In der Praxis findet man häufig das Phänomen, dass nach entsprechender Implementierung eines neuen Auswahlverfahrens sukzessive wieder zum herkömmlichen Verfahren zurückgekehrt wird. Die anfängliche Euphorie hält nicht lange an, wenn es schwer fällt Beurteiler zu finden, Mitarbeitende zu beteiligen oder es trotzdem zu Fehlentscheidungen kommt. Nur wenn klare Fakten zum Nutzen vorliegen, die regelmäßig kommuniziert werden, kann eine intuitive Ablehnung des neuen Verfahrens und die Rückkehr zum Gewohnten verhindert werden.

Sichern Sie durch langfristige Planungen die Nachhaltigkeit der neuen Auswahl
Weiterhin sollten Sie im Vorhinein prüfen, ob Sie sich den Aufwand auch langfristig leisten können und wollen. Haben Sie die Ressourcen, ein Auswahlverfahren über wenigstens zwei Jahre dauerhaft in der geplanten Form durchführen zu können? Stehen Ihnen langfristig ausreichend Personen, Räume und Zeit zur Verfügung? Welche Konsequenzen ziehen Sie, wenn die Anzahl oder die Qualität der Bewerbungen abnehmen? Nur wenn Sie sich in der Planungsphase mit solchen Fragen auseinandersetzen, kann die Nachhaltigkeit gesichert werden.

Wie im Abschnitt 7.3.1 dargelegt wurde, rechnet sich trotz des Aufwandes und hoher Kosten die Anwendung empirisch geprüfter Auswahlverfahren. Sie sollten dennoch vorab prüfen, ob Sie diesen Aufwand bewältigen können. Unter Umständen ist es besser, nur kleine Veränderungen im Rahmen des Möglichen vorzunehmen, beispielsweise das klassische Bewerbungsgespräch zu strukturieren oder durch Gruppenaufgaben zu ergänzen. Aber auch hier gilt: Nicht zu viel des Guten.

7.3.3 Image

Auswahlverfahren sollten zur Einrichtung passen

Wie Bewerberinnen Auswahlsituationen erleben, beeinflusst möglicherweise die Entscheidung für oder gegen ein Stellenangebot (☞ 7.2, 5.2) und das Image einer Einrichtung. Beispielsweise wird die Verwendung eines Computerverfahrens (☞ 8.5) in der Auswahl bei den Bewerberinnen den Eindruck hinterlassen, dass die Einrichtung gegenüber technischen Entwicklungen offen, modern und zukunftsorientiert ist. Diese Erwartungen sollten später auch erfüllt werden. Mit anderen Worten: Auswahlverfahren sollten nicht Einrichtungseigenheiten vorgaukeln, z. B. Modernität, Partizipation oder Fortschrittlichkeit, wenn diese in der Realität nicht anzutreffen sind.

Beispiel:

In einer Ausbildungsstätte mit 70 Ausbildungsplätzen an einem Krankenhaus der Grundversorgung geht eine Schule neue Wege in der Auswahl von Auszubildenden. Es wurde mit Hilfe von externen Beratern ein Assessment-Center mit sechs verschiedenen Aufgaben (Präsentation, Test, „Computerspiel", Einzelgespräch, Gruppengespräch, Gruppendiskussion) implementiert. Alle Aspekte der Bewerberorientierung wurden eingehalten: Es gab schnelle Rückmeldungen, umfangreiche Informationen über das Auswahlverfahren, Auszubildende wurden beteiligt und in den Auswahlgesprächen wurde Wert darauf gelegt, dass Bewerberinnen ausreichend zu Wort kommen.

Dennoch stellt sich bei der Evaluation nach sechs Monaten heraus, dass die Kündigungsneigung der Schülerinnen nach wie vor hoch und die Zufriedenheit mit der Ausbildung gering war. Wie ist das möglich?

Auswahlbedingungen müssen realistisch Erwartungen wecken

Eine Ursache könnte die Enttäuschung falscher Erwartungen sein. Die Bewerberin könnte folgende Schlussfolgerungen gezogen haben: Die Schule ist sehr engagiert, offensichtlich kümmert man sich gut um Auszubildende. Die Lehrerinnen scheinen sich gut untereinander zu verstehen, vermutlich geht es sehr locker zu. Schülerinnen sind bereit, auch in ihrer Freizeit zur Schule zu kommen, um neuen Bewerberinnen mit Rat zur Seite zu stehen, offensichtlich macht es den Auszubildenden Spaß, in der Schule zu sein. Es herrscht eine angenehme Atmosphäre. Die Einrichtung investiert viel Zeit in die Auswahl, vermutlich sind der Einrichtung Mitarbeitende sehr wichtig. Die Verfahren sind kreativ, es macht Spaß daran teilzunehmen, vermutlich geht es im Unterricht auch so locker und spielerisch zu. Man verwendet Computer in der Ausbildung, also ist die Einrichtung auf dem neusten Stand der Technik.

Diese Schlüsse und Erwartungen können enttäuscht werden: Ist beispielsweise in der Realität das Verhältnis zu den Auszubildenden eher angespannt, dominiert in der Ausbildung Frontalunterricht, ist man eher skeptisch gegenüber technischen Neuerungen eingestellt, gibt es Teamkonflikte im Kollegium, die auch die Auszubildenden spüren oder werden im praktischen Einsatz Auszubildende nicht ausreichend betreut und angeleitet, dann könnten dies mögliche Ursachen für Unzufriedenheiten oder Kündigungen sein.

Ähnliche Fehlschlüsse kann es auch bei der Auswahl von Examinierten geben. Eine Beteiligung von Kolleginnen beim Auswahlgespräch kann bei der Bewerberin den Schluss nahe legen, dass ein partizipatives Führungsverständnis gelebt wird. Wenn Beschäftigte in der Realität aber nicht bei Unternehmensentscheidungen beteiligt werden, wenn kein innerbetriebliches Vorschlagswesen existiert und die Beteiligung auf halbjährliche Stationsleiterkonferenzen beschränkt wird, dann werden bei der Auswahl falsche Erwartungen geweckt.

Keine Bewerberorientierung ohne Mitarbeiterorientierung Ebenso sollte die Bewerberorientierung nach der Einstellung in eine Mitarbeiterorientierung übergehen. Das Vertrauen in die Einrichtungsleitung nimmt Schaden, wenn Bewerberinnen vor oder bei der Einstellung freundlich umworben werden, wenn man Verständnis für deren Interessen und Wünsche zeigt und versucht alles zu ihrer Zufriedenheit zu erledigen, aber nach Unterzeichnung des Arbeitsvertrages keinerlei Betreuung mehr stattfindet.

Der Weg zwischen realistischer Abbildung der Arbeitsbedingungen und der Verwendung der Auswahlinstrumente als Marketingmittel ist ein schmaler Weg, der vorab umfassend abgesteckt werden sollte. Die Ausführungen aus Kapitel 3 können hierbei eine Hilfe sein.

Grundsätzlich gilt: Marketinginstrumente dürfen die Realität widerspiegeln und damit das Image beeinflussen, aber nicht mit falschen Tatsachen agieren.

Auch bei der Auswahl durch Personalberater sollte die Einrichtung präsent sein Für die Auswahl von Leitungskräften im oberen Management (Gesamtleitung, Heimleitung) werden oft externe Berater eingeschaltet. Das Outsourcing für diese Positionen geschieht zum einen, weil falsche Personalentscheidungen für diese Stelle langfristige und schwerwiegende Folgen haben können. Daher ist man eher bereit für professionelle Unterstützung mehr Geld auszugeben. Auf der anderen Seite versuchen manche Einrichtungen damit deutlich zu machen, dass ihnen die Einstellung wichtig ist oder sie anderen Branchen und Einrichtungen, in denen solche externen Auswahlverfahren üblich sind, in nichts nachstehen wollen.

Dieses Ansinnen ist verständlich, es sollte aber auch bedacht werden, welchen Eindruck die Einschaltung externer Berater auf die Bewerberinnen bewirkt: Die Einrichtung scheut die Eigenverantwortung. Wenn die Einrichtung gegenüber externen Personaldienstleistern im Hintergrund bleibt und nur als Auftraggeber fungiert, dann drückt dies kein echtes Interesse an den Bewerberinnen aus.

Beteiligen Sie Mitarbeitende gleicher Hierarchiestufe an der Auswahl Besonders bei der Besetzung von höheren Management-Positionen ist es daher wichtig, dass die Einrichtung bei der Auswahl präsent ist. Fischer & Wirtgen (2002) fordern die Veränderung des klassischen Assessment-Centers hin zu einem so genannten Competence-Assessment, bei dem neben den Bewerberinnen Beobachter mit gleicher Kompetenz teilnehmen. Beobachter sind Vorstandsmitglieder oder Personen aus der Geschäftsführung. Eine derartige Beteiligung erhöht die Wertigkeit des Auswahlverfahrens für die Bewerberinnen und sichert letztlich die Akzeptanz.

7.4 Rechtliche Aspekte

Catherine Pott

Gesetzliche Grundlagen

Bei der Anwerbung und Auswahl von Personal sind zahlreiche Gesetze zu beachten

Die **Anwerbung** und **Auswahl von Personal** unterliegt zahlreichen gesetzlichen Bestimmungen, die zu beachten sind. Hierzu gehören u.a. das Grundgesetz (GG), Bürgerliches Gesetzbuch (BGB), Betriebsverfassungsgesetz (BetrVG), Personalvertretungsgesetze des Bundes und der Länder (PersVG), Mitarbeitervertretungsrecht, Jugendarbeitsschutzgesetz (JArbSchG), Schwerbehindertengesetz (SchwbG), Teilzeit- und Befristungsgesetz (TzBfG) sowie die Gesetze zu den betreffenden Berufen (z.B. KrPflG, AltPflG). Darüber hinaus werden nach der Begründung eines Arbeitsverhältnisses weitere Gesetze wirksam, wie das Tarifvertragsgesetz (TVG), Kündigungsschutzgesetz (KSchG), Arbeitszeitgesetz (ArbZG), Arbeitsschutzgesetz (ArbSchG), Mutterschutzgesetz (MuSchG) und viele andere mehr.

Die Mitbestimmungsrechte sind in den verschiedenen Betrieben unterschiedlich geregelt

Das Betriebsverfassungsgesetz (BetrVG) gilt für alle Betriebe der Privatwirtschaft, d.h. für Betriebe, deren Inhaber eine natürliche oder juristische Person des Privatrechts ist. Das betrifft Krankenhäuser oder Pflegeeinrichtungen, deren Eigentümer z.B. eine Einzelperson, Aktiengesellschaft (AG), Kommanditgesellschaft (KG) oder Gesellschaft mit beschränkter Haftung (GmbH) ist. In Tendenzbetrieben ist das Gesetz nur eingeschränkt gültig (Dütz, 2001; Schmid & Trenk-Hinterberger, 1994). Zu den Tendenzbetrieben gehören im Sinne des BetrVG nichtreligiöse Wohlfahrtsverbände, z.B. das Rote Kreuz oder Arbeiterwohlfahrt. Ist der Betriebsinhaber eine juristische Person des öffentlichen Rechts (Bund, Länder, Gemeinden, Körperschaften/Anstalten oder Stiftungen des öffentlichen Rechts) findet das Betriebsverfassungsgesetz (BetrVG) keine Anwendung. Für den öffentlichen Dienst gelten die Personalvertretungsgesetze (PersVG) des Bundes und der Länder. Für Religionsgemeinschaften und deren karitative oder erzieherische Einrichtungen, z.B. konfessionelle Krankenhäuser oder Pflegeeinrichtungen, gelten unabhängig von der Rechtsform weder das Betriebsverfassungsgesetz noch das Personalvertretungsgesetz. In diesen Bereichen sind Mitarbeitervertretungsgesetze erlassen worden (Dütz, 2001).

In katholischen Einrichtungen gilt die Mitarbeitervertretungsordnung, in evangelischen das Mitarbeitervertretungsgesetz

Die katholische Kirche hat eine Rahmenordnung für eine Mitarbeitervertretungsordnung (MAVO) geschaffen, die den Rahmen für die einzelnen MAVO der verschiedenen Diözesen vorgibt. Sie gilt z.B. für Einrichtungen/Dienststellen von Kirchengemeinden, Kirchenstiftungen, Verbänden von Kirchengemeinden, des Deutschen Caritasverbandes, der Diözesancaritasverbände und Einrichtungen des öffentlichen kanonischen Rechts wie ordenseigene Einrichtungen (Richardi, 2000). Die Evangelische Kirche in Deutschland (EKD) hat ein Kirchengesetz über Mitarbeitervertretungen in der Evangelischen Kirche in Deutschland (Mitarbeitervertretungsgesetz – MVG) verabschiedet, das für die Dienststellen kirchlicher

Körperschaften, Anstalten und Stiftungen der Evangelischen Kirche in Deutschland, den Gliedkirchen und in den Einrichtungen der Diakonie das Mitarbeitervertretungsrecht einheitlich regelt und von den meisten Landeskirchen übernommen wurde (Richardi, 2000).

Die Mitbestimmungsrechte sind in den Betriebsverfassungs-, Personalvertretungs- und Mitarbeitervertretungsgesetzen unterschiedlich geregelt, deshalb wird im nachfolgenden Text nur dann auf das jeweilige Gesetz Bezug genommen, wenn es zu einem Thema Aussagen enthält. Eine Übersicht der unterschiedlichen Mitbestimmungsrechte enthält Tabelle 7.4.

Stellenausschreibung

Bei der Gestaltung der Stellenanzeige gibt es kein Mitspracherecht
Die in einer Stellenausschreibung genannten Bewerbungsvoraussetzungen bestimmt alleine der Arbeitgeber. Betriebs- und Personalräte oder Mitarbeitervertretungen haben dabei kein Mitspracherecht. Eine Verpflichtung zur Besetzung einer ausgeschriebenen Stelle gibt es nicht. Wenn der Arbeitgeber die Bewerberin für nicht ausreichend qualifiziert hält, kann er die Stelle nochmals ausschreiben oder auch unbesetzt lassen (Schaub & Rühle, 1998).

Nach § 93 BetrVG kann der Betriebsrat verlangen, dass freiwerdende Arbeitsplätze innerbetrieblich ausgeschrieben werden. Über den Aufbau der internen Ausschreibung, z. B. Angabe der Gehaltsgruppe, kann eine Betriebsvereinbarung geschlossen werden.

Stellenausschreibungen müssen geschlechtsneutral formuliert sein, um Schadenersatzansprüche zu vermeiden
Die in einer innerbetrieblichen oder öffentlichen Stellenausschreibung genannte Position muss geschlechtsneutral formuliert sein (§ 611b BGB). Auch beim Abschluss eines Arbeitsvertrages ist eine geschlechtsbezogene Benachteiligung unzulässig. Ausnahmen sind nur erlaubt, wenn „... ein bestimmtes Geschlecht unverzichtbare Voraussetzung für diese Tätigkeit ist" (§ 611a BGB). Ein Bewerber, der erfährt, dass er keine Chance hat, weil „ein Mann auf der Wöchnerinnenstation nicht so gerne gesehen wird" oder eine Bewerberin, der am Telefon erzählt wird, weil „nur Frauen im Team sind, hätten wir jetzt gerne einen Mann", kann nach § 611a Abs. 1 und 2 eine angemessene Entschädigung geltend machen. Ein Anspruch auf die Begründung eines Arbeitsverhältnisses ergibt sich dadurch aber nicht. Es besteht jedoch sogar selbst dann ein Anspruch auf Entschädigung, in diesem Fall in Höhe von bis zu drei Monatsgehältern, wenn der Bewerber bzw. die Bewerberin auch ohne die geschlechtsbezogene Benachteiligung nicht eingestellt worden wäre.

Ein Arbeitsplatz, der auch für Teilzeitarbeit geeignet ist, muss bei einer innerbetrieblichen oder öffentlichen Stellenausschreibung auch als solcher ausgeschrieben werden (§ 7 Abs. 1 TzBfG). Ebenso besteht eine Informationspflicht gegenüber der Arbeitnehmervertretung über vorhandene und geplante Teilzeitarbeitsplätze oder die Umwandlung von Vollzeit- in Teilzeitarbeitsplätze oder umgekehrt (§ 7 Abs. 3 TzBfrG).

	Betriebe der Privatwirtschaft	Öffentlicher Betrieb	Religionsgemeinschaften, unabhängig von ihrer Rechtsform	
Geltungsbereich/ Rechtsreform des Betriebsinhabers	• Natürliche oder juristische Person privaten Rechts, z.B. AG, KG, GmbH • Öffentlicher Betrieb in privatrechtlicher Form, z.B. GmbH, AG, Genossenschaft	• Juristische Person des Öffentlichen Rechts, z.B. Öffentlicher Dienst von Gemeinden (Regie- oder Eigenbetrieb), Körperschaften des öffentlichen Rechts	Einrichtungen der kath. Kirche, Kirchengemeinden, Kirchenstiftungen, Deutscher Caritasverband, Diözesancaritasverbände	Einrichtungen der ev. Kirche, kirchliche Körperschaften, Stiftungen und Anstalten der Gliedkirchen und der Diakonie
Grundlage der Mitbestimmungsrechte	Betriebsverfassungsgesetz (BetrVG) v. 15.01.1972, Neubekanntmachung v. 25.09.2001	Personalvertretungsgesetz des Bundes (BPersVG) v. 15.03.1974, Personalvertretungsgesetze der Länder	Rahmenordnung für eine Mitarbeitervertretungsordnung (MAVO) v. 21.06.1999	Mitarbeitervertretungsgesetz (MVG) v. 6.11.1992, Neubekanntmachung 1997
Personalplanung	*Informationspflicht des Arbeitgebers über gegenwärtigen und zukünftigen Personalbedarf und daraus ergebende personelle Maßnahmen:* Beratung über Art und Umfang der Maßnahmen. Vorschläge für Einführung und Durchführung (§92)	Anhörung (§78)	*Änderungen und Ergänzungen des Stellenplans:* Informationsanspruch (§27) *Festlegung von Richtlinien zur Durchführung des Stellenplanes:* Anhörung und Mitberatung (§29)	*Aufstellung von Grundsätzen für die Bemessung des Personalbedarfs, Aufstellung und Änderung des Stellenplanentwurfs:* Mitberatungsrecht (§46), Initiativrecht von Maßnahmen (§46)
Interne Stellenausschreibung	Auf Verlangen des Betriebsrates (§93)	Informationsanspruch bei Stellenausschreibungen (§27)		
Personalfragebogen	Zustimmung (§94)	*Inhalt von Personalfragebogen:* Mitbestimmung bei Angestellten und Arbeitern, Dienstvereinbarung (§75 Abs.3)	*Inhalt von Personalfragebogen:* Zustimmung (§36), Antragsrecht (§37), und Dienstvereinbarung (§38)	*Inhalt und Verwendung von Personalfragebogen:* Mitbestimmung (§39) und Initiativrecht von Maßnahmen (§47)
Auswahlrichtlinien	Zustimmung (§95)	Mitbestimmung und Dienstvereinbarung (§76)		
Einstellung	Information, Vorlage der Bewerbungsunterlagen und Auskunftserteilung vor jeder Einstellung, Zustimmung (§99)	Mitbestimmung bei Angestellten (§75 Abs. 1)	Zustimmung (§34), nicht bei geringfügig Beschäftigten, auf Verlangen Einsicht in Bewerbungsunterlagen des Einzustellenden (§34)	Eingeschränktes Mitbestimmungsrecht (§§42, 43) und Initiativrecht von Maßnahmen (§47), auf Verlangen Vorlage sämtlicher Bewerbungen (§34)
Kündigung Probezeit	Anhörung bei jeder Kündigung unter Angabe der Gründe (§102)	*Ordentliche Kündigung:* Mitwirkung (§79)	Informationsanspruch bei Kündigungen während der Probezeit (§27)	*Ordentliche Kündigung in der Probezeit:* Mitberatungsrecht (§46)

Tab. 7.4: Übersicht über die Mitbestimmungsrechte im Betrieb.

Auswahlrichtlinien

Die Aufstellung von Auswahlrichtlinien bedarf der Zustimmung durch den Betriebsrat (§ 95 BetrVG). Bei Betrieben mit mehr als 500 Arbeitnehmern kann der Betriebsrat die Aufstellung solcher Richtlinien selbst initiieren und verlangen (§ 95 BetrV). Dem Personalrat steht in Bezug auf das Erlassen von Richtlinien zur Personalauswahl ein Mitbestimmungsrecht zu (§ 76 BPersVG).

Anforderungsprofile sind dem Bundesarbeitsgericht (BAG) zufolge Bestandteil der ausdifferenzierten Personalplanung und deshalb besteht nach § 92 BetrVG eine Informations- und Beratungspflicht gegenüber dem Betriebsrat.

Personalfragebogen und deren Inhalte bedürfen einer Zustimmung bzw. Mitbestimmung durch den Betriebsrat (§ 94 BetrVG), den Personalrat (§ 75 BPersVG) bzw. der Mitarbeitervertretung (§ 36 MAVO, § 39 MVG). Personalfragebogen müssen bei Nichteinstellung der Bewerberin vernichtet werden (analog zu § 1004 BGB) (Müller, 1998).

Fragerecht

Das Fragerecht des Arbeitgebers ist auf arbeitsplatz- und tätigkeitsbezogene Fragen beschränkt

Das Fragerecht des Arbeitgebers ist von Bedeutung für das Bewerbungsgespräch, den Personalfragebogen und den Biografischen Fragebogen. Es ist auf Fragen begrenzt, die Bezug zu arbeitsplatzrelevanten Umständen haben. Hierzu gehören Fragen nach beruflichen Fähigkeiten, nach der Bereitschaft zu Schichtdienst und Versetzung und zu abgeleistetem Wehr- oder Zivildienst. Fragen zu Krankheiten, Behinderungen, Vorstrafen und Vermögensverhältnissen sind nur dann zulässig, wenn sie für die zu besetzende Stelle von Bedeutung und einschlägig sind, d. h. es muss ein direkter Bezug zur Tätigkeit und zum Arbeitsplatz gegeben sein. Im Pflegebereich könnten das Fragen zu Vorstrafen z. B. wegen Verstoß gegen das Betäubungsmittelgesetz oder wegen unterlassener Hilfeleistung sein.

Bei einer Pflegekraft in der ambulanten Pflege, die zur Ausübung ihrer Tätigkeit ein Fahrzeug benutzen muss, darf nach der Fahrerlaubnis und nach Eintragungen im Verkehrszentralregister gefragt werden, auch wenn solche Eintragungen nicht als Vorstrafen gelten. Ebenso denkbar wären Fragen zu Allergien gegen Desinfektionsmittel oder nach einem bestehenden Bandscheibenvorfall. Die Frage nach einer HIV-Infektion wird generell als unzulässig erachtet, hingegen wird die Frage nach der ausgebrochenen AIDS-Erkrankung grundsätzlich bejaht, weil sie erhebliche Auswirkungen auf die Leistungsfähigkeit eines Arbeitnehmers haben kann. Für Heil- und Pflegeberufe wird von manchen Autoren die Frage nach einer HIV-Infektion für zulässig gehalten.

Generell ist jedoch Vorsicht angebracht mit Fragen nach Erkrankungen und Vorstrafen, da bei einer Klage letztendlich das Gericht entscheidet, inwieweit der Arbeitgeber tatsächlich ein sachlich begründetes Interesse an der Frage gehabt hat und diese für den Arbeitsplatz relevant ist.
- Die Frage nach einer Behinderung ist unzulässig, man darf sich aber nach der Schwerbehinderteneigenschaft erkundigen

- Nach einer Schwangerschaft darf grundsätzlich nicht gefragt werden. 1993 hat das BAG die Frage als einzige Ausnahme dann zugelassen, wenn aufgrund der Schwangerschaft ein Arbeitsverhältnis nicht realisiert werden kann, weil z.B. ein Beschäftigungsverbot nach dem Mutterschutzgesetz (MuSchG) besteht. Das wäre z.B. bei einer Pflegekraft im Nachtdienst oder im OP der Fall. Nach einem Urteil des Europäischen Gerichtshofes (EuGH) vom Februar 2000 ist eine Ablehnung aus Gründen des MuSchG nicht zulässig. Die Begründung des EuGH lautet, dass das MuSchG zwar eine Schutzvorschrift darstellt, diese aber nicht zu Nachteilen von Frauen beim Berufszugang führen darf. Die Ablehnung einer Schwangeren, weil sie erst nach der Geburt des Kindes die Arbeit antreten kann, ist kein ausreichender Grund und verstößt gegen den Gleichbehandlungsgrundsatz. Verhandelt wurde im konkreten Fall die Bewerbung einer schwangeren Krankenschwester für den OP (EuGH, Urt. v. 03.02.2000 – Rs C-207/98). Nach diesem Urteil ist nach Meinung von Experten die Frage nach einer Schwangerschaft nicht mehr möglich (http://www.arbeitsrecht.de/berufsweltfrau/6.htm, v. 23.4.2001)
- Die Religionszugehörigkeit darf nur von kirchlichen Einrichtungen und die Partei- oder Gewerkschaftszugehörigkeit nur von entsprechenden Tendenzbetrieben erfragt werden
- Fragen zum Wehr- und Ersatzdienst sind unzulässig
- Aus dem Persönlichkeitsrecht (Art.1 und Art. 2 GG) folgt, dass Fragen aus der Privat- und Intimsphäre, z.B. zum Freizeitverhalten oder nach Plänen zur Familiengründung, grundsätzlich unzulässig sind (Dütz, 2001; Schmid & Trenk-Hinterberger, 1994).

Nur rechtlich zulässige Fragen müssen von der Bewerberin wahrheitsgemäß beantwortet werden Die Bewerberin muss nur rechtlich zulässige Fragen wahrheitsgemäß beantworten. Der Arbeitgeber kann deshalb bei falschen Angaben auch nur in Bezug auf solche zulässigen Fragen den Arbeitsvertrag wegen arglistiger Täuschung anfechten (Böhm & Justen, 1996).

Arbeitgeber und Bewerberin haben eine Offenbarungspflicht Es gibt aber nicht nur ein eingeschränktes Fragerecht des Arbeitgebers, sondern auch eine Offenbarungspflicht, die sowohl die Bewerberinnen als auch den Arbeitgeber betrifft. Es müssen unaufgefordert die Umstände mitgeteilt werden, die eine Arbeitsaufnahme zum vereinbarten Zeitpunkt verhindern oder die Durchführung der Arbeitsleistung unmöglich machen oder wesentlich erschweren. Bei der Bewerberin könnten das die Verbüßung einer bevorstehenden Haftstrafe sein, eine Kur, die zum Eintrittstermin anfängt oder die Erkrankung an einer offenen Lungentuberkulose. Der Arbeitgeber ist verpflichtet, der Bewerberin mitzuteilen, wenn eine voraussichtliche Schließung oder Verlegung der Einrichtung ansteht oder wenn er Zweifel hat, ob er in absehbarer Zeit die Gehälter auszahlen kann.

Das Einholen von Auskünften beim derzeitigen oder den früheren Arbeitgebern der Bewerberin ist erlaubt, der potenzielle Arbeitgeber hat aber keinen Anspruch darauf, auch Auskünfte zu erhalten. Die Bewerberin kann eine Auskunftserteilung untersagen und z.B. um eine vertrauliche Behandlung ihrer Bewerbungsunterlagen bitten. Ein Verstoß gegen diesen Wunsch kann zu Schadensersatzansprüchen führen (Böhm & Justen, 1996).

Kostenerstattung

Wird die Bewerberin durch den Arbeitgeber aufgefordert, sich vorzustellen, steht ihr nach § 670 BGB die Erstattung der dabei anfallenden Kosten zu. Dies können Fahrt-, Übernachtungs-, Verpflegungskosten und ggf. sogar der Verdienstausfall sein. Der Anspruch besteht unabhängig von einer späteren Einstellung und unabhängig davon, ob die Bewerbung auf eine Anzeige oder auf eigene Initiative der Bewerberin erfolgte. Die Bewerberin kann diesen Anspruch auch dann geltend machen, wenn sie von sich aus angeboten hat, zu einer Vorstellung zu kommen. Entscheidend ist, dass der Arbeitgeber der Vorstellung zugestimmt und Termin und Ort bestimmt hat. Als Arbeitgeber hat man aber die Möglichkeit, den Anspruch auf Ersatz von Vorstellungskosten von vornherein auszuschließen. Es ist zu empfehlen, dass dieser Ausschluss durch einen entsprechenden Hinweis in der schriftlichen Einladung oder Terminbestätigung nachweisbar ist (Schaub & Rühle, 1998).

Auswahlverfahren

Der Arbeitgeber darf die Einstellung von einer medizinischen Untersuchung und deren Ergebnis abhängig machen. Das gilt auch für Berufe und Tätigkeiten, für die eine ärztliche Untersuchung gesetzlich nicht vorgeschrieben ist. Untersuchungsbefunde dürfen jedoch nur mit Zustimmung des Untersuchten und nach der Entbindung des Arztes von der Schweigepflicht weitergegeben werden. Ohne diese Zustimmung darf der Arzt nur „gesundheitlich geeignet" oder „gesundheitlich nicht geeignet" als Ergebnis mitteilen. Die Durchführung eines HIV-Tests darf nur in begründeten Ausnahmefällen und nur nach Information und Zustimmung der Bewerberin erfolgen (Böhm & Justen, 1996; Schaub & Rühle, 1998). Die Beschäftigung von Jugendlichen ist, unabhängig von der ausgeübten Tätigkeit, erst nach Durchführung einer Erstuntersuchung und Vorlage einer Bescheinigung über diese Untersuchung zulässig (§ 32 JArbSchG). Die Untersuchung darf nicht länger als 14 Monate zurückliegen. Der Umfang der Untersuchung und der Mitteilungspflicht des Arztes sowie die erforderlichen Nachkontrollen sind ebenfalls im Jugendarbeitsschutzgesetz (§§ 33, 34, 36–38) geregelt. Die Kosten der Untersuchungen werden vom Land getragen (§ 44 JArbSchG).

Für ein grafologisches Gutachten (☞ 8.10) ist die ausdrückliche Zustimmung der betroffenen Bewerberin notwendig. Die Übersendung eines angeforderten, handgeschriebenen Lebenslaufs kann normalerweise nicht als stillschweigende Einwilligung angesehen werden, allenfalls bei Führungskräften (Popp, 1996) oder wenn in der Anzeige auf ein grafologisches Gutachten hingewiesen wurde. Fordert ein Arbeitgeber einen handgeschriebenen Lebenslauf, muss dieser nach einem Urteil des BAG eigenhändig, also von der Bewerberin selbst geschrieben werden. Dies gilt auch dann, wenn die Bewerberin sich gegen ein grafologisches Gutachten ausspricht.

Rechtlich gesehen sind Assessment Center (☞ 8.9) zulässig. Ein Mitbestimmungsrecht des Betriebsrates nach dem BetrVG ist hierbei aber nicht gegeben (Popp, 1996). Rollenspiele, Präsentationen (☞ 8.8), Arbeitsproben (☞ 8.6) und weitere Übungen sind aufgrund ihrer eignungsbezogenen Ausrichtung rechtlich unproblematisch.

Die Anwendung von Persönlichkeits- und Intelligenztests ist rechtlich und ethisch problematisch

Für psychologische Tests, die Aussage über Persönlichkeitsstrukturen und Intelligenzausprägungen einer Bewerberin treffen, gibt es keine gesetzlichen Regelungen (Blanke & Sterzel, 1999). Psychologische Tests berühren die allgemeinen Persönlichkeitsrechte, d.h. die Garantie der Menschenwürde (Art. 1 GG) und das Grundrecht auf freie Entfaltung der Persönlichkeit (Art. 2 GG), weil man sich aus den erhobenen Daten ein Bild von der persönlichen Leistungsfähigkeit, intellektuellen Fähigkeiten, Einstellungen, Gefühlswelt und Bedürfnisse des Getesteten machen kann. Wie jedoch in Bezug auf das allgemeine Persönlichkeitsrecht die Begriffe Privat-, Geheim- und Intimsphäre ausgelegt und abgegrenzt werden und in welchem Umfang der Schutz des Persönlichkeitsrechts geltend gemacht werden kann, wird von den Gerichten fallbezogen entschieden und kann nicht allgemeingültig ausgesagt werden (Blanke & Sterzel, 1999). Popp (1996) stellt als rechtliche Schranken für psychologische Testverfahren fest: „Psychologische Diagnosemethoden dürfen nicht zu einer allgemeinen umfassenden seelischen Durchleuchtung führen. Sie müssen die für die Ausfüllung des vorgesehenen Arbeitsplatzes erforderlichen besonderen Eigenschaften oder Begabungen betreffen, die sich nicht aus den vorgelegten Unterlagen und Zeugnissen beurteilen lassen, und sie müssen von einer ausgebildeten Fachkraft durchgeführt werden" (S. 381).

Umfassende Aufklärung vor einem Test ist unbedingt notwendig

Da jede Erfassung, Speicherung und Weitergabe von personenbezogenen Daten einen Informationseingriff in die Persönlichkeit darstellt, ist die ausdrückliche Einwilligung der Betroffenen erforderlich. Es wird empfohlen, vor der Einwilligung zum Test den Probanden entsprechend den „Grundsätzen für die Anwendung psychologischer Eignungsuntersuchungen in Wirtschaft und Verwaltung", herausgegeben von der Sektion Arbeits- und Betriebspsychologie im Berufsverband Deutscher Psychologen (BDP), aufzuklären. Die Aufklärung beinhaltet beispielsweise Informationen über Testzweck, Durchführung, Auswertung und Zusammenhänge zu den Anforderungen der Tätigkeit (Blanke & Sterzel, 1999). Nach Püttner (1999) muss mitgeteilt werden, wenn ein Verfahren nicht wissenschaftlich abgesichert ist: „... die Unwägbarkeiten dieser Methoden dürfen dem Bewerber nicht verheimlicht werden" (S. 55). Die Bewerberin hat das Recht, einen Eignungstest abzulehnen. Der Arbeitgeber darf aber infolge der Ablehnung die Bewerberin von dem weiteren Auswahlverfahren ausschließen.

Inwieweit die vom Bund Deutscher Psychologinnen und Psychologen (BDP) initiierte und vom Deutschen Institut für Normung (DIN) herausgegebene „DIN Norm 33430 zur Qualitätssicherung in der Eignungsdiagnostik" in Zukunft rechtliche Auswirkungen haben wird, bleibt abzuwarten (☞ 7.1.5).

Auswahlentscheidung und Einstellung

Der Arbeitsvertrag ist im Sinne des Bürgerlichen Gesetzbuches ein privatrechtlicher Vertrag. Das bedeutet, dass der Arbeitgeber im Rahmen der bestehenden Gesetze (z. B. Jugendarbeitsschutzgesetz, Frauenfördergesetz im Öffentlichen Dienst, Krankenpflegegesetz) in seiner Entscheidung frei ist, mit wem er einen Arbeitsvertrag abschließt. Weder die Einstellung noch die Ablehnung einer Bewerberin müssen begründet werden. Trotzdem darf eine Bewerberin nicht aus beliebigen Gründen, z. B. aufgrund ihrer Parteizugehörigkeit oder ihrer Hautfarbe, abgelehnt werden. Aus Art. 33 Abs. 2 im Grundgesetz folgt, dass sachliche Gründe wie Eignung, Befähigung und fachliche Leistung für den Zugang bestimmend sind.

> **Der Arbeitgeber darf im Rahmen gesetzlicher Bestimmungen frei entscheiden, mit wem er einen Arbeitsvertrag abschließt**

Die Einstellung einer Bewerberin ist nach § 99 BetrVG, § 75 PersVG, § 34 MAVO und §§ 32, 34 MVG zustimmungs- bzw. mitbestimmungspflichtig. Begeht der Arbeitgeber hierbei Verfahrensfehler, wird der Arbeitsvertrag unwirksam.

Eine Bewerberin darf sich nicht darauf verlassen, dass die in einer Stellenanzeige genannten Arbeits- und Vertragsbedingungen (z. B. Vergütungsgruppe, Altersversorgung) als feste Zusage gelten. Das bedeutet, es können in den konkreten Verhandlungen Abweichungen vereinbart werden. Problematisch wird es, wenn die in der Anzeige genannten Bedingungen als Mindestleistungen ausgewiesen wurden oder keine gesonderten Vertragsverhandlungen mehr erfolgten, so dass sie stillschweigend zugrunde gelegt wurden. In diesen Fällen sind die in der Stellenanzeige genannten Bedingungen verbindlich (Schaub & Rühle, 1998).

Datenschutz

Eine Bewerberin, mit der kein Arbeitsvertrag zu Stande kommt, hat Anspruch auf Rückgabe ihrer Bewerbungsunterlagen, weil das Besitzrecht des Arbeitgebers erlischt (§§ 985, 986 BGB). Auch Testergebnisse und gespeicherte Daten der Bewerberin müssen vernichtet bzw. gelöscht werden. Das Aufbewahren von Unterlagen oder Daten, um bei einer erneuten Bewerbung oder beim Freiwerden einer Stelle darauf zurückgreifen zu können, ist nicht zulässig. Die Bewerberin hat kein Recht auf die Herausgabe von Unterlagen (z. B. Tests), die Eigentum des Arbeitgebers oder einer eingeschalteten externen Personalberatung sind (Schuler, 2000). Zwar besteht kein Anspruch auf die Einsichtnahme von Testunterlagen, aber ein Recht auf Information über die wichtigsten Testergebnisse. Nach erfolgter Einstellung ist das Aufbewahren der Testergebnisse nur in der Personalakte zulässig, jedoch kann die Vernichtung der Originalunterlagen verlangt werden (BDP, 2002).

> **Bei Nichteinstellung müssen personenbezogene Daten gelöscht werden**

Generell sind bei der Erhebung, Verarbeitung und Nutzung von personenbezogenen Daten das Bundesdatenschutzgesetz (BDSG) bzw. die Ländergesetze zum Datenschutz zu beachten.

Probezeit

Eine Probezeitkündigung ist auch am letzten Tag der Probezeit wirksam

Die Probezeit ermöglicht Arbeitgebern und Arbeitnehmern, die Einstellung der Person bzw. die Entscheidung für den neuen Arbeitsplatz zu überprüfen. Die Entscheidung kann in dieser Zeit von beiden Seiten ohne große formale oder rechtliche Hindernisse revidiert werden, weil das Kündigungsschutzgesetz (KSchG) erst bei Arbeitsverhältnissen greift, die länger als sechs Monate bestehen (§ 1 KSchG). Eine Probezeit kann sowohl bei unbefristeten als auch bei befristeten Arbeitsverträgen vereinbart werden. Die Dauer der Probezeit wird durch die geltenden Tarifverträge vorgegeben bzw. durch Vereinbarung im Arbeitsvertrag festgelegt. In den für die meisten Pflege- oder Gesundheitseinrichtungen geltenden Tarifverträgen sind sechs Monate Probezeit vorgeschrieben. Für Schüler in den Pflegeberufen ist die Dauer der Probezeit in den Berufsgesetzen vorgeschrieben (§ 13 KrPflG, § 18 AltPflG). Die gesetzlich vorgeschriebene Kündigungsfrist beträgt zwei Wochen für Probezeiten bis zu sechs Monaten Dauer (§ 622, Abs. 3 BGB). Zu beachten ist, dass eine Kündigung mit diesen Fristen auch noch am letzten Tag der Probezeit durch den Arbeitgeber oder Arbeitnehmer ausgesprochen werden kann. Das würde bedeuten, dass dann erst zwei Wochen nach Ende der Probezeit das Arbeitsverhältnis beendet ist.

Eine Kündigung in der Probezeit muss nicht begründet werden

Bei Probezeiten, die über sechs Monate hinausgehen, gelten ab dem sechsten Monat die nach § 622 Abs. 1 BGB festgelegten Kündigungsfristen bei Arbeitsverhältnissen. Durch Tarifverträge kann von den nach § 622 Abs. 1–3 BGB festgelegten Kündigungsfristen abgewichen werden. Eine Kündigung muss in den ersten sechs Monaten eines Arbeitsverhältnisses nicht begründet werden (Dütz, 2001), unabhängig davon ob eine Probezeit besteht oder nicht. Nach sechs Monaten gilt § 1 KSchG, das bedeutet, dass ordentliche Kündigungen sozial gerechtfertigt sein müssen und somit dem Arbeitnehmer auf Verlangen der Kündigungsgrund mitgeteilt werden muss (Schmid & Trenk-Hinterberger, 1994).

Während der Schwangerschaft und bis zu einer Frist von vier Monaten nach der Entbindung darf einer Mitarbeiterin nicht gekündigt werden, das gilt auch in der Probezeit. Voraussetzung ist, dass die Schwangerschaft oder Entbindung dem Arbeitgeber bis zu zwei Wochen nach dem Zugang der Kündigung mitgeteilt wurde (§ 9 Abs. 1 MuSchG). In besonderen Fällen kann die zuständige Landesbehörde für Arbeitsschutz die Kündigung genehmigen, dazu sind die Kündigungsgründe anzugeben (§ 9 Abs. 3 MuSchG). Diese dürfen nicht mit dem Zustand der Schwangerschaft oder Entbindung in Zusammenhang stehen.

8 Auswahlmethoden

Vielfältige Anforderungen müssen mit vielfältigen Methoden gemessen werden

Pflegerische Tätigkeiten beinhalten eine Vielzahl komplexer Anforderungen. Beispielsweise sind fachliches Wissen, Stressresistenz, soziale Kompetenzen und manuelles Geschick notwendig. Pflegen kann eben nicht jeder oder jede. Aufgrund der vielfältigen Anforderungen kann ein freies Bewerbungsgespräch nicht ausreichen, um die Eignung einer Person sicher zu bewerten. Wie soll beispielsweise die manuelle Geschicklichkeit im Gespräch geprüft werden? Die Wahl der passenden Auswahlmethode hängt also von den Anforderungen (☞ 6) und auch den rechtlichen und finanziellen Rahmenbedingungen (☞ 7) ab. Wenn es um die Neuentwicklung von Auswahlverfahren oder deren empirische Prüfung geht, gibt es in der Pflege noch einiges zu verbessern. Ein Blick in andere Branchen und Wissenschaftsbereiche kann hilfreich sein.

Schwächen einzelner Methoden können durch Stärken anderer Methoden ausgeglichen werden

Die in diesem Kapitel dargestellten Verfahren sind Beispiele dafür, was möglich ist und sich in anderen Branchen bewährt hat. Da es nicht *das* optimale Auswahlverfahren gibt, ist es immer empfehlenswert, verschiedene eignungsdiagnostische Instrumente miteinander zu kombinieren. So kann es beispielsweise Sinn machen, ein Verfahren, dass eine schlechte Vorhersage ermöglicht, z.B. das freie Auswahlgespräch (☞ 8.2), aber bei den Bewerberinnen gut ankommt, mit einem Test zu kombinieren, der brauchbare Validitätskoeffizienten (☞ 7.1) aufweist, aber wenig akzeptiert ist. Manche Verfahren wie das multimodale Gruppenverfahren oder das Assessment-Center sind bereits Kombinationen von Teilverfahren (Modulen).

Metaanalysen erlauben einen Vergleich der Vorhersageleistung verschiedener Auswahlmethoden

Die Prüfung der Vorhersagegenauigkeit (Validität) der einzelnen Auswahlmethoden dominiert bis heute die wissenschaftliche Erforschung der Personalauswahl. Bei der Suche nach den Schlüsselwörtern „personnel selection" und „validity" ergeben sich in der größten psychologischen Literaturdatenbank „PsycInfo" allein 875 Untersuchungen (Stand Oktober 2003). Um hier nicht den Überblick zu verlieren, gibt es so genannte Metaanalysen, die Einzelstudien zu gleichen Fragestellungen zusammenfassen. Hiermit ist es möglich, eine Mittelung der prognostischen Validität aller bisherigen Studien zu berechnen (Validitätsgeneralisierung). Diese Methode ist nicht unumstritten, da von einigen Autoren betont wird, dass Validitätskoeffizienten letztlich nur Wahrscheinlichkeitsaussagen sind. In Abhängigkeit von der untersuchten Stichprobe und den jeweiligen Rahmenbedingungen lassen sich die Studienergebnisse nicht vergleichen und damit auch nicht sinnvoll mitteln. Ein weiteres Problem thematisieren Robertson und Smith (2001): „Im Allgemeinen beziehen sich Metaanalysen nur auf die Validität einer bestimmten Methode. In der Praxis werden dagegen häufig verschiedene Methoden zur Auswahl verwendet" (S. 463). Es mangelt derzeit noch an Studien, die den Nutzen durch die Hinzunahmen weiterer Verfahren (so genannte inkrementelle Validität) untersuchen.

Dennoch erlauben Metaanalysen eine grobe Bewertung einzelner Auswahlmethoden. Die Werte decken sich in der Regel auch mit Einschätzungen von Experten. In den nachfolgenden Abschnitten wird häufig auf Schmidt und Hunter (1998) Bezug genommen, die eine aktuelle und sehr umfangreiche Metaanalyse durchgeführt haben.

Heutzutage ist die Entwicklung von Auswahlverfahren eine eigene Richtung innerhalb der Psychologie. Sie ist ein Teilgebiet der Eignungsdiagnostik. Diese hat das Ziel Qualifikationen, Leistungen, Eigenschaften und Potenziale einer Person zu erfassen und Aussagen über die Bewährung im späteren Beruf zu treffen.

Eignungsdiagnostik spielt auch bei der Mitarbeiterbeurteilung eine Rolle Die Auswahl ist dabei nur ein Einsatzgebiet. Neben der Personalauswahl sind eignungsdiagnostische Entscheidungen auch für die Mitarbeiterbeurteilung wichtig. Eignungsdiagnostische Instrumente (Tests, ACs, Interviews etc.) können Differenzen zwischen der Eignung und den Anforderungen verdeutlichen. Eine fehlende oder unzureichende Passung kann auf Seiten der Beschäftigten durch Personalentwicklungsmaßnahmen und auf Seiten der Einrichtung durch eine Veränderung der Arbeitsanforderungen behoben werden.

Ansatzpunkt	Auswahl	Veränderung
Person	Personalselektion	Verhaltensmodifikation
Tätigkeit	Bedingungsselektion	Bedingungsmodifikation

Tab. 8.1: Vielfalt eignungsdiagnostischer Einsatzfelder (nach v. Rosenstiel, 2000).

Die vier Einsatzmöglichkeiten eignungsdiagnostischer Verfahren sind (☞ Tab. 8.1):

- **Personalselektion.** Wenn die Anforderungen für eine Tätigkeit klar sind, dann kann geprüft werden, welche Personen diese erfüllen und es kann eine entsprechende Auswahl (Selektion) erfolgen. Selektionsentscheidungen gibt es nicht nur gegenüber externen Personen, sondern auch bei der Beförderung von Beschäftigten innerhalb der Einrichtung. Auch die Auswahl von Personen, denen man im Falle eines Stellenabbaus keine Verlängerung des Arbeitsvertrages anbieten kann, ist letztlich ein Vorgang der Personalauswahl
- **Bedingungsselektion.** Unter Bedingungsselektion wird die Auswahl eines Arbeitsplatzes, der zur Person passt, verstanden
- **Verhaltensmodifikation.** Um für interne Mitarbeitende adäquate Fort- und Weiterbildungsmaßnahme anbieten zu können, ist es notwendig, die Potenziale der Beschäftigten zu kennen. Anhand der Eignung lässt sich also ein entsprechender Trainingsbedarf ableiten
- **Bedingungsmodifikation.** Nicht immer kann an der Eignung etwas geändert werden. Dann müssen die Anforderungen, also die Tätigkeitsmerkmale, verändert werden.

Wenn nach einer Tätigkeitsanalyse beispielsweise deutlich wird, dass es durch häufigen Publikumsverkehr im Stationszimmer zu Fehlern beim Richten der Medikamente kommt, dann ist hier nicht an der Eignung zu zweifeln, sondern die Rahmenbedingungen sind zu ändern, d.h. den

Pflegekräften sollten geeignete ruhige Räume zur Verfügung stehen, um die Dokumentation fehlerfrei gestalten zu können. Ansatzpunkt für Veränderungen wäre dann nicht das Personal, sondern die Arbeitsbedingung. Es gibt inzwischen eine große Anzahl an eignungsdiagnostischen Methoden. In diesem Kapitel werden nur die gebräuchlichsten vorgestellt. Zur Systematisierung hat sich eine Einteilung von Schuler (2001) bewährt, die auch diesem Kapitel zu Grunde liegt.

- **Biografiebezogene Auswahlverfahren:** Bei diesen Verfahren werden Schlüsse aus der bisherigen Biografie, z. B. aus Schulabschlüssen, Verhalten und Noten, gezogen. Auswahlmethoden sind die Durchsicht von Bewerbungsunterlagen (☞ 8.1), Interviews (☞ 8.2) und biografische Fragebögen (☞ 8.3)
- **Konstruktorientierte Auswahlverfahren:** Hier wird versucht, aus psychologischen Konstrukten, z. B. Intelligenz oder Charaktereigenschaften, Rückschlüsse auf spätere Leistungen und Verhaltensweisen zu ziehen. Die Konstrukte entstehen aufgrund von empirischen Befunden, z. B. durch Faktorenanalysen, oder theoretischen Überlegungen, z. B. zum Intelligenzkonzept. Beispielhafte Meßmethoden sind Intelligenztests, Interessentests, Leistungstests und Persönlichkeitstests (☞ 8.4). Die Konstruktion entsprechender Testverfahren setzt psychometrische Kenntnisse voraus. Daher werden diese Verfahren nur am Rande behandelt. Einige Testverfahren liegen inzwischen schon als Computerfassungen vor (☞ 8.5)
- **Simulationsorientierte Auswahlverfahren:** Diese versuchen Anforderungen der späteren Berufstätigkeit möglichst realistisch abzubilden, d. h. Ausschnitte aus der Arbeitswelt zu simulieren. Hierzu zählen Arbeitsproben (☞ 8.6), Postkorbverfahren (☞ 8.7), Rollenspiele/Präsentationen (☞ 8.8), Assessment-Center (☞ 8.9) und die multimodale Bewerberauswahl (☞ 8.11). Die Bewährung bei der Simulation erlaubt dann auf direktem Weg einen Schluss auf die spätere Tätigkeit. Simulationsorientierte Verfahren haben im Vergleich zu konstruktorientierten Verfahren nicht nur einen stärkeren Bezug zum Arbeitsplatz, sie sind auch ganzheitlicher, d. h. es wird nicht nur eine Teilaufgabe gelöst, es gibt ein direktes Feedback, sie haben einen dynamischen Verlauf und die soziale Validität ist dadurch in der Regel höher (vgl. Schuler & Höft, 2001). Im weitesten Sinne zählt auch die Probezeit (☞ 8.12) zu den simulationsorientierten Verfahren, da hier die späteren Anforderungen in realer Umgebung deutlich werden.

In der Praxis gibt es vielfältige Vermischungen, so ermöglicht beispielsweise eine Arbeitsprobe (Beispiel eines simulationsorientierten Verfahrens) Aussagen über kognitive Leistungen (Konstrukt). Computerverfahren können sowohl Konstrukte (z. B. Persönlichkeitsfaktoren) messen als auch eine Simulation in multimedialer Form darstellen.

Grafologische Gutachten (☞ 8.10) nehmen eine Sonderstellung ein, da hier aufgrund der Schrift als Ausdruck eines Verhaltens, auf Eigenschaften geschlossen wird.

8.1 Vorauswahl

Catherine Pott & Bernd Reuschenbach

Die Vorauswahl reduziert den Bewerberpool und damit den Aufwand für die eigentliche Auswahl

Zu Beginn des Auswahlprozesses ist es sinnvoll, durch eine Sichtung der Bewerbungsunterlagen eine Vorauswahl der Bewerberinnen vorzunehmen, um weitere Auswahlverfahren ökonomisch und effizient durchführen zu können. Das liegt nicht nur im Interesse des Arbeitgebers, sondern auch der Bewerberinnen. Es ist eine Ressourcenverschwendung aller Beteiligten, wenn sich erst im Bewerbungsgespräch oder kurz vorher herausstellt, dass die Bewerberin die notwendigen Voraussetzungen, z. B. das Mindestalter nach dem Krankenpflegegesetz, nicht erfüllt.

Die Durchsicht und Analyse der Bewerbungsunterlagen kann dazu dienen, die Anzahl an Bewerberinnen auf ein sinnvolles Maß zu reduzieren, damit die Ressourcen für weitere, aufwändigere Auswahlverfahren sinnvoll eingesetzt werden können.

Vorauswahlkriterien sollten an den Bewerberzahlen und den Möglichkeiten der Einrichtung angepasst sein

Die Anzahl der Bewerberinnen kann in Abhängigkeit von der zu besetzenden Stelle, der auf dem Arbeitsmarkt verfügbaren Fachkräfte oder entsprechend qualifizierten Schulabgängern sehr stark variieren. Aus diesem Grund sollten auch die Kriterien für die Vorauswahl variabel sein. Hoch angelegte Kriterien für die Vorauswahl erhöhen die Gefahr, dass geeignete Bewerberinnen eine Absage erhalten und dass die Anzahl der Personen, mit denen weitere Auswahlverfahren durchgeführt werden, reduziert wird. Niedrige Kriterien führen zu einer großen Anzahl an Personen, die in die engere Wahl kommen. In diesem Fall müssen dann bei der Hauptauswahl mehr Bewerberinnen durch die Anwendung weiterer, aufwändiger und valider Instrumente geprüft und selektiert werden.

Da die Qualität und die Anzahl der Interessierten ebenso schwanken kann, wie die Ressourcen zur Durchführung der Hauptauswahl, ist die Schwelle für die Vorauswahl adaptiv zu gestalten, d. h. die Kriterien sind je nach Bewerberpool und Möglichkeiten der Einrichtung unterschiedlich anzulegen.

Grundlage der Methode

Als Vorauswahlmethoden werden Selektionsinstrumente definiert, die vor einer Einladung zu einem Auswahlgespräch oder einem anderen Auswahlverfahren zum Einsatz kommen, d. h. ohne dass ein vis-à-vis-Kontakt stattfand, und die durch die Bewerberin selbst beeinflusst werden können.

Auch die Wahl der Rekrutierungswege ist letztlich schon eine Vorauswahlmethode, die allerdings durch die Einrichtung gesteuert wird. Wenn Ausbildungsstätten beispielsweise Informationsveranstaltungen nur für Gymnasien anbieten, dann ist das auch eine Vorselektion, die dazu führt, dass sich Bewerberinnen mit einem bestimmten Schulabschluss häufiger bewerben.

Am gebräuchlichsten sind zwei Vorauswahlmethoden:
- Die Analyse von Bewerbungsunterlagen
- Aufgaben, die von der Bewerberin vorbereitet werden müssen oder Tests als Voraussetzung für die Teilnahme an weiteren Auswahlverfahren.

Bewerbungsunterlagen-Analyse

Zu den allgemein üblichen **Bewerbungsunterlagen** gehören neben dem Bewerbungsschreiben der tabellarische Lebenslauf mit Lichtbild sowie Schul-, Ausbildungs- und Arbeitszeugnisse. Um die Unterlagen zu analysieren, gibt es verschiedene Möglichkeiten. Es können **formale** oder **inhaltliche** Aspekte bewertet werden und eine **Zeitfolgen-** oder **Positionsanalyse** durchgeführt werden.

Eine gezielte Analyse setzt voraus, dass Anforderungskriterien für die ausgeschriebene Position formuliert sind. Diese ergeben sich aus einem Anforderungsprofil oder der Stellenbeschreibung für die zu besetzende Position und evtl. weiteren Vorgaben der Einrichtung, z.B. Religionszugehörigkeit bei konfessionellen Einrichtungen.

Bei der Analyse ist es möglich
- eine Negativauswahl zu treffen, d.h. die Nichterfüllung bestimmter Kriterien (z.B. unvollständige Unterlagen) führt zu einer sofortigen Absage
- Kriterien zu formulieren, die mit verschiedenen Gewichtungen bewertet werden und dadurch zu einer Entscheidung führen (**Positivselektion**).

Einer Untersuchung von Machwirth, Schuler & Moser (1996) zufolge, werden die formalen Aspekte meist für eine Negativauswahl herangezogen, während die Inhalte Ausschlag gebend für die Identifizierung geeigneter Bewerberinnen sind.

Aus der formalen Gestaltung können keine Rückschlüsse auf die Persönlichkeit der Bewerberin gezogen werden Formale Kriterien sind beispielsweise Vollständigkeit, Form, Aufbau, Übersichtlichkeit und Fehlerlosigkeit der Bewerbungsunterlagen. Die Aussagekraft formaler Kriterien ist allerdings gering. Für die Gestaltung der Bewerbungsunterlagen können Bewerbungsratgeber herangezogen werden und es gibt in der Schule oder im Arbeitsamt vielfältige Hilfsangebote zu diesem Thema. Dadurch sind die Unterlagen der Bewerberinnen oft sehr ähnlich. Zum anderen lassen Mängel oder Abweichungen, wie unvollständige Unterlagen, Rechtschreibfehler, Zeugniskopien von schlechter Qualität, „Eselsohren" im Anschreiben oder eine fehlende Unterschrift unter dem Lebenslauf, keine validen Rückschlüsse auf das Arbeitsverhalten oder die Persönlichkeitsmerkmale einer Bewerberin zu. Deshalb sind Schlussfolgerungen der Art „schlampige Aufmachung der Unterlagen = mangelnde Sorgfalt im Beruf" spekulativ.

Pfautsch (1994) empfiehlt, auf die Farbe der Bewerbungsmappe und die Neigung der Briefmarke zu achten, da dies etwas über die Persönlichkeit aussage. Solche Empfehlungen entbehren aber jeder wissenschaftlichen Grundlage.

Formale Kriterien sind zwar nicht valide, haben aber eine Berechtigung zur Reduktion der Bewerberzahl

Es ist trotzdem legitim und bei hohen Bewerberzahlen auch weit verbreitet, formale Kriterien als Ausschlusskriterien festzulegen. Wenn man davon ausgeht, dass Bewerberinnen um die aktuelle Arbeitsmarktsituation wissen und an einer bestimmten Arbeitsstelle oder einem Ausbildungsplatz stark interessiert sind, dann ist es gerechtfertigt, diese Bewerbungen nicht weiter zu bearbeiten und die Personen nicht mehr zu weiteren Auswahlverfahren zuzulassen (Negativselektion).

Der Schluss „Wer schlechte Bewerbungsunterlagen einreicht, der wird nicht zur Hauptauswahl zugelassen" ist gerechtfertigt, nicht aber der Umkehrschluss „Je aufwändiger die Bewerbung, umso geeigneter die Bewerberin". Auch die sprachliche Gestaltung kann ein solches Negativkriterium sein, sollte dann aber standardisiert bei jeder Bewerbung als Teil einer Checkliste geprüft werden.

Hinsichtlich des Umfangs eingehender Bewerbungsunterlagen besteht die Möglichkeit, Unterlagen nachzufordern. Um diesen zusätzlichen Aufwand zu reduzieren, sollten Sie in Vorinformationen, in der Stellenausschreibung oder auf der Homepage deutlich machen, welche Bewerbungsunterlagen erwünscht sind. Wer sich trotz der Vorgaben über diesen Wunsch hinweg setzt, bringt zum Ausdruck, dass er entweder die Anforderungen nicht gelesen hat oder die geforderten Informationen nicht mitteilen will.

Um zu einer fairen Vorauswahl zu kommen, sollten Sie eindeutig festlegen, welche Mindeststandards bezüglich der formalen Kriterien für die einzelnen Hierarchieebenen erfüllt sein müssen, wo also die „Schmerzgrenze" für Ihre Einrichtung oder Abteilung liegt. Bei der Festlegung formaler Ausschlusskriterien sollten Sie jedoch bedenken, dass damit nicht die fachliche Eignung festgestellt werden kann, sondern dass es sich nur um ein Instrument handelt, den Aufwand für die Bearbeitung der Bewerbungen zu reduzieren.

Inhaltlich ist zunächst zu prüfen, ob unverzichtbare Anforderungen erfüllt wurden. Bewerbungsunterlagen geben Auskunft über biografische Daten, z.B. Geschlecht, Alter, Familienstand und Konfession, den schulischen und beruflichen Werdegang, die erworbenen fachlichen Qualifikationen und die erzielten Leistungen. Die harten Fakten (Hardskills), also Informationen, die objektiv erkennbar sind und keiner Interpretation durch Dritte unterliegen, können direkt mit dem Anforderungsprofil der Stelle abgeglichen werden.

Hat die Bewerberin
- die erforderliche schulische oder berufliche Qualifikation, z.B. Schulabschluss, Ausbildung, Weiterbildung, Studium
- die notwendige Berufserfahrung
- bereits in diesem Tätigkeitsgebiet oder mit dem Schwerpunkt gearbeitet
- das notwendige (erwünschte) Lebensalter
- die erforderlichen Kenntnisse?

Personalfragebögen strukturieren biografische Daten
und erlauben einen schnellen
Vergleich der Bewerbungen
Um ohne großen Aufwand mehrere Bewerberinnen direkt miteinander zu vergleichen, werden in großen Unternehmen oder bei großen Bewerberzahlen häufig Personalfragebögen eingesetzt, die von der Bewerberin ausgefüllt werden. Sie stellen den Versuch einer Standardisierung dar. In manchen Fällen dienen die Personalfragebögen nicht der Vorauswahl, sondern werden für den Fall einer späteren Einstellung angelegt, um relevante Informationen in der Personalakte sofort verfügbar zu haben. Denken Sie aber daran, dass im Personalfragebogen nur Dinge abgefragt werden dürfen, die für die Stelle in irgendeiner Weise relevant sind. Personalbögen sind durch den Betriebsrat oder die MAV zustimmungspflichtig (☞ 7.4).

Es erleichtert die Eingabe und Verarbeitung dieser Daten, wenn die Daten von den Bewerberinnen direkt online eingegeben werden können (☞ 4.4).

Einzelne Aspekte der Bewerbungsunterlagen

Schulnoten haben eine
begrenzte Aussagekraft für
den Berufserfolg, eine höhere für den Ausbildungserfolg
Die Bewertung aufgrund von bisherigen Schul- und Ausbildungszeugnissen ist schwierig. Schultypen und Abschlüsse sind nicht zwingend vergleichbar. Selbst beim gleichen Schultyp (z. B. Realschulen) kann eine Durchschnittsnote unterschiedliche Bedeutung haben, je nachdem welche Maßstäbe zur Benotung angelegt wurden.

Die prognostische Validität von Schul- und Ausbildungszeugnissen ist höher, wenn diese durch eine Mittelung von verschiedenen Noten zustande kommt, d. h. die kontinuierliche Leistung statt die Tagesform misst und wenn die Zeugnisse nicht zu alt sind. Je länger der Abstand zwischen Zeugnisvergabe und Bewerbung, umso weniger valide sind die Zeugnisse. Die Vorhersageleistung wird dann eher durch die praktischen Erfahrungen bestimmt.

Außerdem ist die Validität höher, wenn die Leistungen, die den Zeugnisnoten zugrunde liegen, auch mit den Zielkriterien Ähnlichkeit haben. Die Schulnoten und die Noten in den theoretischen Fächern der Ausbildung korrelieren hoch miteinander, weil in beiden Fällen kognitive Faktoren entscheidend sind. Daher sind Schulnoten der allgemein bildenden Schule valider zur Vorhersage des Ausbildungserfolges als zur Vorhersage des Berufserfolges.

Andere harte Kriterien sind besondere **Qualifikationsnachweise,** wie z. B. von Praktika, Zusatzausbildungen, Weiterbildungen oder Fortbildungen. Für die Pflegeausbildung hat sich gezeigt, dass die Anzahl der vorherigen pflegerelevanten Praktika für den Ausbildungserfolg entscheidender ist als die Dauer der Vorerfahrungen (☞ 7.1).

Die Interpretation von **Arbeitszeugnissen** wird durch die Pflicht des Arbeitgebers zur Ausstellung einer wahren aber auch wohlwollenden Beurteilung erschwert. Aufgrund dieser Vorgabe haben sich verschiedene Techniken zur Codierung von Zeugnisaussagen etabliert. Nach einer Untersuchung von Weuster (1994) wird vor allem für die Besetzung von Leitungspositionen die Bedeutung des Arbeitszeugnisses hoch eingeschätzt. Trotz der positiv wohlwollenden Formulierungen, die eine Analyse erschweren, plädieren knapp 70 % der Einrichtungen für die Beibehaltung von Zeugnissen.

Arbeitzeugnisse aus unterschiedlichen Bereichen und von verschiedenen Arbeitgebern sind verlässlicher als Schulzeugnisse

Im Gegensatz zu Schul- oder Ausbildungszeugnissen sind Arbeitszeugnisse eine Möglichkeit, die Leistungen in der Praxis zu beurteilen. Bei der Interpretation der Zeugnisse ist jedoch Vorsicht angebracht. Als Leser eines Zeugnisses können Sie sich nie sicher sein, ob ein Code wirklich gezielt verwendet wurde und damit die Aussagekraft hat, die ihm in der Literatur zugeschrieben wird. Möglich ist auch, dass dem Zeugnisaussteller die Bedeutungen der von ihm verwendeten Formulierungen nicht bekannt sind.

Ein besonderes Problem ist darin zu sehen, dass an der Bewertung selten die Kollegen beteiligt werden (☞ 9). Ebenso ist zu bedenken, dass manche Arbeitgeber den Arbeitnehmer das Zeugnis selbst formulieren lassen, aus Gründen der Arbeitserleichterung oder um möglichen juristischen Auseinandersetzungen aus dem Weg zu gehen.

Aufgrund vieler Fehlerquellen (☞ Abb. 8.2) ist deshalb Vorsicht bei der Interpretation eines einzelnen Zeugnisses geboten. Diese enthalten nur qualitative Aussagen, d. h. es gibt keinen Zahlenwert, der einen Vergleich mit anderen Bewerberinnen ermöglichen würde. Aussagen, die der vorherige Arbeitgeber trifft, müssen nicht mit der Auffassung der Begrifflichkeit beim neuen Arbeitgeber übereinstimmen.

Die Aussagen sind höher zu bewerten, wenn sich in verschiedenen Zeugnissen von mehreren Arbeitgebern immer wieder ähnliche Bewertungen finden. Dies weist auf bestimmte Tendenzen in der Leistung oder im Arbeitsverhalten hin. Besonders, wenn eine Person in verschiedenen Arbeitsfeldern ähnliche Beurteilungen erhält, kann man relativ sicher sein, dass die Aussagen nicht nur auf die ähnlichen Rahmenbedingungen, sondern auf die Eignung der Person zurückzuführen sind.

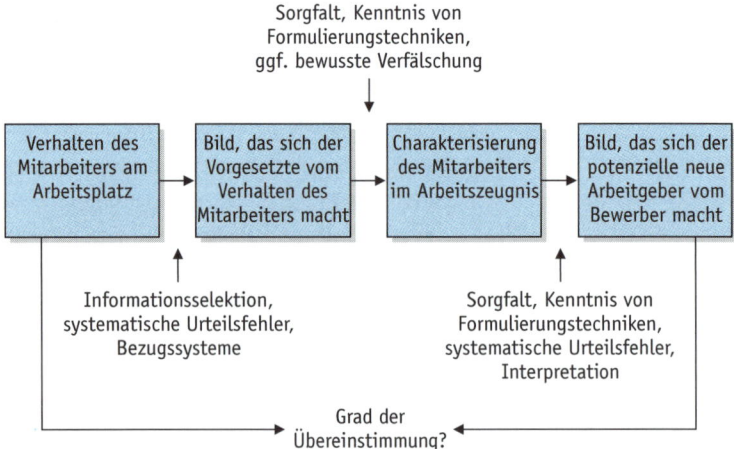

Abb. 8.2: Fehlerquellen bei der Erstellung und Interpretation von Arbeitszeugnissen (aus Kanning, 2002b, S. 515).

Bewerberinnen können schlechte Zeugnisse auch verleugnen. Da der Anspruch auf ein Arbeitszeugnis erst nach 30 Jahren verjährt, kann das Argument, es sei kein Zeugnis ausgestellt worden, nicht zählen. Es ist daher empfehlenswert, wenn Sie anhand des Lebenslaufes prüfen, für welche praktischen Tätigkeiten das Zeugnis fehlt. Fordern Sie gegebenenfalls ein entsprechendes Zeugnis nach oder thematisieren Sie den Mangel im Bewerbungsgespräch.

Referenzen können die Aussagen von Arbeitszeugnissen absichern
Neben Arbeitszeugnissen besteht auch die Möglichkeit, **Referenzen** einzuholen. „Im Unterschied zu Arbeitszeugnissen handelt es sich um eine freiwillige Begutachtung, zu der der ehemalige Arbeitgeber per Gesetz nicht verpflichtet ist" (Kanning, 2002b, S. 503). Diese Referenzen werden meist mündlich bei vorherigen Arbeitgebern eingeholt. Da diese Methode in allen Schritten des Auswahlverfahrens angewendet werden kann, zählt sie nicht nur zu den Vorauswahlmethoden.

Besonders im Bereich der Auswahl von Führungskräften ist die Referenzeinholung weit verbreitet. In 75 % der Fälle werden Referenzgeber von den Bewerberinnen selbst benannt, 25 % der Arbeitgeber ermitteln die Referenzgeber aufgrund des Lebenslaufes selbst (Weuster & Braig-Buttgereit, 1995). Da Arbeitzeugnisse schwer interpretierbar sind, gewinnen die Referenzen an Bedeutung. In einem offenen Gespräch zwischen den Arbeitgebern werden die tatsächlichen Eigenschaften und Leistungen der Person offen besprochen. Auch wenn es meist ein offenes Gespräch ist, sollten Sie im Vorhinein einen Fragenkatalog erstellen, mit dem Sie den Referenzgeber konfrontieren möchten. Inhalte sind beispielsweise: Fragen nach der fachlichen Qualifikation, der Führungserfahrung, der Kompetenzen, der Teamfähigkeit, den Kündigungsgründen und einer Einschätzung, ob die Person in die Einrichtung passen würde.

Es ist in jedem Fall empfehlenswert, die Bewerberin um Erlaubnis zu bitten, ehe man den vorherigen Arbeitgeber kontaktiert. Es schadet dem Image, wenn die Bewerberin im Nachhinein erfährt, dass zwischen den Arbeitgebern Informationen ausgetauscht wurden und sie im Bewerbungsgespräch damit konfrontiert wird.

Mit dem **Anschreiben** versucht die Bewerberin Interesse zu wecken und sich erfolgreich zu verkaufen. Es ist also nicht nur eine Form der Höflichkeit, sondern auch der Selbstdarstellung, die Einblick in den Sprachstil und die Ausdrucksfähigkeit ermöglicht. Die Aussagekraft des Anschreibens sollte nicht überbewertet werden. Teilweise werden Formulierungsbausteine aus Bewerbungsratgebern verwendet oder die Hilfe von anderen Personen in Anspruch genommen. Informationen aus dem Anschreiben können jedoch in einem späteren Bewerbungsgespräch aufgegriffen, vertieft oder hinterfragt werden, um herauszufinden, ob es sich um fundierte Aussagen oder nur um Worthülsen handelt.

Wenn Sie bei einer Stellenausschreibung die Bewerberin bitten, im Anschreiben darzulegen, warum sie sich bewirbt und wo ihre besonderen Fähigkeiten sind, die Bewerberin dieser Bitte aber nicht nachkommt, dann kann dies ein Ausschlusskriterium sein. Das Anschreiben kann in der Regel nur für die Negativauswahl verwendet werden, d.h. schlechte Rechtschreibung oder ein zu knapper Text führen dazu, dass die Bewerbung nicht weiterbearbeitet wird.

Im **Lebenslauf** können Aspekte wie Berufserfahrungen, Weiterbildungen oder Fortbildungen wichtige Kriterien sein. In Validierungsstudien hat sich gezeigt, dass für die Ausbildung die Anzahl vorheriger Praktika ein wichtiger Prädiktor ist (☞ 7.1).

Bei der **Zeitfolgenanalyse** wird der Lebenslauf auf Kontinuität und Lückenlosigkeit überprüft und bei der **Positionsanalyse** auf Berufs-, Arbeitsplatz-, Arbeitgeberwechsel und den damit verbundenen Auf- und Abstiegen. Durch diese Analyse ergeben sich beispielsweise Hinweise auf

- Lücken im Lebenslauf. Diese sollten beim Auswahlgespräch nachgefragt werden
- die Dauer der Tätigkeit im gleichen Aufgabengebiet oder beim gleichen Arbeitgeber
- Übereinstimmung von Daten oder widersprüchliche Angaben
- konsequente Verfolgung einer eingeschlagenen Berufsrichtung oder Wechsel von Berufen. Häufige Stellenwechsel müssen aber nicht unbedingt negativ sein. Kündigungen können auch als Suche nach neuen Aufgaben oder als Versuch, hohe Ideale zu verwirklichen, interpretiert werden. Letztlich ist der Zuwachs an Erfahrungen bei mehreren Beschäftigungsstellen größer als bei einer einzigen Stelle.

Für die Besetzung von Leitungspositionen sind Aspekte wie die bisherige Leitungserfahrung, Veränderung der Aufgabe, Veränderungsmotive, die vorherigen Arbeitgeber und das Image der Einrichtungen, in denen die Person vorher beschäftigt war, bedeutsam.

Neben dem Inhalt des Lebenslaufes sind auch hier formale Richtlinien wichtig: Gibt es einen klaren Aufbau und eine zeitlich und inhaltlich logische Struktur? Da aufgrund der Biografie der Person auf die Eignung geschlossen wird, also ein Analogieschluss von früherem auf zukünftiges Verhalten gezogen wird, zählen Schuler & Marcus (2001) die Analyse des Lebenslaufes zu den biografischen Ansätzen (☞ 8.3).

Informationen aus Anschreiben und Lebenslauf sind Anknüpfungspunkte für das Bewerbungsgespräch

Wie nun welche Informationen bewertet werden, ob positiv oder negativ, was richtig oder falsch ist oder was zum Aussieben der Bewerberin führt, kann nicht pauschal beantwortet werden. Hier spielen verschiedene Faktoren eine Rolle, wie z.B. die Anforderungen der zu besetzenden Stelle, Ihre Erwartungen und Erfahrungen, die Philosophie Ihrer Einrichtung und der Gesamteindruck aufgrund der Informationen aus anderen Unterlagen, z.B. dem Anschreiben und den Zeugnissen. Auch bei dieser Analyse sind Rückschlüsse auf die Eigenschaften der Bewerberin wie „zielstrebig" oder „unflexibel" kaum möglich. Wird die Bewerberin zu einem Bewerbungsgespräch geladen, sollten Sie die aus der Positions- und Zeitfolgenanalyse gewonnenen Informationen aber für gezielte Nachfragen nutzen.

Vermeiden Sie unzulässige Schlüsse aufgrund von Auffälligkeiten im Lebenslauf

Wichtig ist, dass keine Mutmaßungen über die Ursachen für Lücken im Lebenslauf oder Sprünge in der Berufsbiografie angestellt werden, sondern dass diese mündlich erfragt werden.

Fotos bergen die Gefahr von vorschnellen Urteilen und sollten keine Bedeutung für die Vorauswahl haben

Das **Bewerbungsfoto** vermittelt einen ersten Eindruck und wird insbesondere in Bereichen mit Kundenkontakt wie z. B. im Hotel-, Versicherungswesen, Einzelhandel oder für Arztpraxen gerne für die Vorauswahl herangezogen. Als Kriterien für das Lichtbild werden beispielsweise gepflegtes Äußeres, der Position/Branche angemessene Kleidung und eine positive Ausstrahlung genannt. Es stellt sich die Frage, inwieweit dies anhand eines Fotos, das nach üblichem Standard den Kopf und einen Teil des Oberkörpers abbildet, sicher beurteilt werden kann.

Die aus einem Bild gewonnenen Eindrücke sind zudem immer subjektiv und können durch vorschnelle Urteile weitere Entscheidungen beeinflussen. Schuler & Berger (1979, zit. n. Schuler, 2000) konnten nachweisen, dass das Aussehen der Personen einen starken Einfluss auf die Einstellungschancen hat, besonders wenn keine weiteren qualifikationsbezogenen Aspekte zur Bewertung vorliegen.

Da ein Schluss von der Attraktivität auf die Persönlichkeit oder Fähigkeiten nicht möglich ist, muss jede Einrichtung klären, welche Bedeutung die Attraktivität der Personen für die Tätigkeit hat. Gut aussehende Pflegende können beispielsweise auch für das Kundenimage förderlich sein. Wenn allerdings die Attraktivität nicht bedeutsam ist, dann sollten Bewerbungsunterlagen besser ohne Foto gesichtet werden, um die vielfältigen Einflussfaktoren auszuschalten.

Vorauswahl durch Testung

Ohne dass es zu einem echten Kontakt zwischen Einrichtung und Bewerberin gekommen ist, kann neben dem Einreichen der Bewerbungsunterlagen eine Zusatzaufgabe als weitere Hürde für die Bewerberin eingebaut werden.

Beispielweise kann im Rahmen einer Online-Bewerbung neben der Eingabe der Bewerberdaten auch eine unmittelbare Testung erfolgen. Die standardisierten Tests zur Messung der kognitiven oder kommunikativen Kompetenzen führen zu einem direkten Messwert, der über die weitere Bearbeitung der Bewerbung entscheidet. Online-Spiele oder Bewerber-Chats sind andere Mischformen, bei denen Messung und Vorauswahl ineinander übergehen (☞ 8.5).

Eine solche Testung stellt eine Hürde dar, die nur Personen in Angriff nehmen werden, die interessiert sind. Wenn für die Bewerbung Unterlagen gefordert werden, die mühsam zu beschaffen sind, z. B. ein handschriftlicher Lebenslauf oder ein polizeiliches Führungszeugnis, kann man damit auch die Anzahl der Bewerbungen reduzieren. Es handelt sich also um eine Negativselektion.

Dahinter steht die Idee, dass nur *die* Personen die zusätzliche Aufgabe bearbeiten, die tatsächlich an der Stelle oder dem Ausbildungsplatz interessiert sind, während Personen, die wenig zielgerichtet die Bewerbung schreiben und vielleicht nur ihren Marktwert prüfen wollen, solche Mühen nicht auf sich nehmen.

Das Verlagshaus Gruner & Jahr bittet die Bewerberinnen beispielsweise, sich neben der schriftlichen Bewerbung auch noch in einer Videobewerbung darzustellen (Deters, 1999). Mittels eines Beobachtungsschemas wird dann aufgrund der Selbstdarstellung und der Aufmachung des Videos auf die Kommunikations- und Kontaktfähigkeit, Initiative, Leistungsmotivation und die inhaltliche Darstellung geschlossen. Durch den höheren Aufwand bewerben sich nur die Personen, die auch eher einer Einladung zu einem Bewerbungsgespräch nachkommen, da sie eben besonders interessiert sind.

Die Anforderung einer Hausaufgabe verletzt die Prinzipien der Bewerberzentrierung Quernheim (2002a, b) beschreibt ein solches Vorgehen für die Auswahl von Bewerberinnen in einer Krankenpflegeschule. Dort erhalten nach dem Eingang der Bewerbungsunterlagen diejenigen Bewerberinnen, die geeignet erscheinen, einen so genannten Kreativitätsbogen zugeschickt. In diesem Bogen sollen die Personen ihre Individualität darstellen, indem sie auf ihre Stärken oder ihre Berufsmotivation eingehen und begründen, weshalb man sie für den nächsten Ausbildungskurs berücksichtigen soll. Dieser Bogen dient der Schule neben anderen Kriterien als weiterer Filter in der Vorselektion. Bewerberinnen, die den Bogen nicht zurückschicken das sind ca. 40 %, erhalten direkt eine Absage. Diese Art der Vorauswahl ist aber kritisch zu sehen. Aus Sicht der Bewerberin wirkt ein solcher Bogen wie ein Test. Sie wird gebeten, Fragen zur Person zu beantworten, obwohl sie noch keinen persönlichen Kontakt zur Schule hatte und nicht weiß, mit wem sie es zu tun hat. So entsteht eine Disbalance, die nicht bewerberzentriert ist: Auf der einen Seite der Zwang zur Preisgabe persönlicher Dinge und auf der anderen Seite die Möglichkeit, Bewerberinnen auszuschließen, wenn sie die Anforderungen nicht erfüllen (☞ 7.2). Hier spiegelt sich die Einstellung wider, nur die Einrichtung würde eine Auswahl treffen.

Zudem bietet ein solcher Bogen für die Bewerberin noch keine Gewissheit, überhaupt eine Chance auf einen Ausbildungsplatz zu haben und im Auswahlverfahren eine Runde weiter zu kommen, weil es sich immer noch um eine Vorauswahl handelt. Wozu sollte die Bewerberin sich die Mühe machen, diesen Bogen auszufüllen, wenn es bei anderen Schulen ausreicht, nur die üblichen Unterlagen einzureichen? Eine solche Aufgabe kann daher dazu führen, dass sich insbesondere Bewerberinnen, die um ihren hohen Marktwert wissen, woanders bewerben.

Aber auch aus Sicht der Schule kann es ein Problem geben: Wie bei schriftlichen Bewerbungen ist es auch hier möglich, dass die Bewerberin für die Beantwortung der Fragen die Hilfe von anderen Personen in Anspruch nimmt. Die Inhalte können zwar nochmals im Gespräch thematisiert werden, aber es bleibt eine Unsicherheit über den Ursprung der Daten. Außerdem ist die Durchsicht der eingehenden Darstellungen mit Aufwand verbunden.

Wenn Sie trotz aller Bedenken, eine solche Aufgabe einführen, dann sollten Sie die Bewerberinnen darüber informieren, dass die Inhalte der Zusatzaufgabe nochmals beim Auswahlgespräch angesprochen werden. Dies ist nicht nur fair, sondern erhöht auch die Wahrscheinlichkeit, dass die Personen die Aufgabe selbständig lösen.

Gütekriterien

Nach Schuler gibt es keine wissenschaftlich fundierten Verfahrensweisen, um Bewerbungsunterlagen auszuwerten. Deshalb ist die Validität von Schlussfolgerungen, die aus den Bewerbungsunterlagen gezogen werden, insgesamt gering (Schuler et al., 1993). Trotzdem bietet die Vorauswahl auf Basis der Bewerbungsunterlagen die Möglichkeit, die im Anforderungsprofil festgelegten qualifikations- und fachbezogenen Voraussetzungen und gegebenenfalls weitere harte Kriterien, z. B. das Alter, zu überprüfen. Anforderungen hingegen, die sich auf Verhaltensmerkmale oder Persönlichkeitseigenschaften der Bewerberin beziehen, müssen mit anderen Auswahlverfahren erfasst werden. Der Hauptzweck der Vorauswahl bleibt somit die Reduktion der Bewerberzahlen.

Die Validität der Vorauswahlmethoden ist auch davon abhängig, ob ein fester Auswertungskatalog vorliegt oder ob es nur eine Checkliste für die Negativauslese gibt. Außerdem spielt die Bearbeitungszeit bei der Analyse der Unterlagen eine Rolle. Nach einer Untersuchung von Machwirth, Schuler & Moser (1996) beträgt die durchschnittliche Bearbeitungsdauer für die Durchsicht der Bewerbungsunterlagen nur 9,8 Minuten. Weuster (1994) geht sogar nur von 7,7 Minuten aus: „Die Bemühungen für die Personalendauswahl stehen in krassem Gegensatz zu dem Zeitaufwand, der für die Personalvorauswahl getätigt wird" (S. 237).

Da die Analyse von Bewerbungsunterlagen nicht standardisiert ist, wurde bevorzugt die Validität einzelner Aspekte (Noten, Arbeitszeugnisse etc.) untersucht.

Schulnoten

Nach Schuler (2000) beträgt die Validität der Haupt- und Realabschlussnote für den Ausbildungserfolg r = 0.41, für die Abiturnote zur Studienerfolgsprognose r = 0.46. Für den Berufserfolg wird dagegen ein Koeffizient von r = 0.30 angeben. Roth, Bevier, Switzer & Schippmann (1996) verwendeten die Abschlussnote (Grade Point Average) als Vorhersagewert. Dabei zeigt sich, dass mit zunehmendem Abstand zwischen Schulabschluss und Messung der Eignung im Praxisfeld, die Vorhersageleistung abnimmt, d. h. die Validität sinkt.

Die Validität von Ausbildungsnoten ist im Bereich der Pflege bisher nicht umfassend getestet worden. An einer kleinen Stichprobe innerhalb der Kinderkrankenpflege korrelierte die mittlere Note des Schulabschlusszeugnisses und dem Notendurchschnitt in der Pflegeausbildung nur mit r = 0.07, mit der Praxisbeurteilung sogar negativ: r = − 0.13 (☞ 7.1). Die Berechnung der prognostischen Validität in Hinblick auf den

Ausbildungserfolg steht noch aus. Auch die in Pflegeschulen häufig anzu-
treffende Meinung, bestimmte Noten (z. B. Deutsch und Biologie) erlaub-
ten verlässliche Aussagen über die spätere Ausbildungsleistung, ist bisher
nie empirisch geprüft worden und muss daher spekulativ bleiben.

Referenzen

Nach einer Untersuchung von Moser & Rhyssen (2001) liegt die Validität
von Referenzeinholungen bei r = 0.20. Amerikanische Studien kommen
zu einem Wert von r = 0.26. (Schmidt & Hunter, 1998).

Arbeitszeugnis

Ein Arbeitszeugnis ist in der Regel wenig valide. Die Wertigkeit kann
aber erhöht werden, wenn mehrere Zeugnisse aus verschiedenen Bereichen vorliegen. Der Umfang und die Sprachwahl mit der eine Person
bewertet wurde, lässt auch Aussagen darüber zu, wie sorgsam und damit
wie valide das Zeugnis ist. Hieraus lässt sich ableiten, dass Sie selbst bei
der Erstellung von Zeugnissen entsprechend sorgfältig sein sollten.

Berufserfahrung

Vorherige Berufserfahrungen in einem ähnlichen oder gleichen Beruf
korrelieren mit späteren Arbeitsleistungen nur mit r = 0.18 (Schmidt &
Hunter, 1998). Die Autoren stellten fest, dass es in den ersten fünf Jahren
einen stärkeren Zusammenhang gibt. Nach fünf Jahren ist die Auswirkung der Berufserfahrung auf die Arbeitleistung also nicht mehr so
bedeutsam. In Untersuchungen unserer Forschungsgruppe zeigte sich,
dass die Anzahl der vorherigen praktischen Erfahrungen ein wesentlicher
Prädiktor für die Beurteilung in der Praxis und die Verbleibeneigung im
Pflegeberuf ist (☞ 7.1).

Zusammenfassend gehen Reilly & Chao (1982, zit. n. Schuler 2000) von
einer durchschnittlichen mittleren Validität der Bewerbungsunterlagen
von r = 0.18 aus. Die Validität der Auswahl könnte erhöht werden, wenn
mehrere Beurteiler unabhängig voneinander eine Bewertung vornehmen
würden, was aber einen zusätzlichen Arbeitsaufwand bedeutet.

Auswahlverfahren sollten von Aufgrund der verhältnismäßig schlechten Validitätswerte, sollte man
der Vorauswahl unabhängig davon Abstand nehmen, die Bewerbungsunterlagen mit anderen nachfol-
sein genden Auswahlverfahren zu verrechnen. Es ist empfehlenswert, diese
Methode nur als Vorauswahlmethode zu nutzen.

Anwendungshäufigkeit

Die Analyse von Bewerbungsunterlagen ist nach dem Vorstellungsge-
spräch das am häufigsten eingesetzte Auswahlverfahren in Deutschland.
Es wird von 98 % der Unternehmen durchgeführt (Schuler et al.1993;
Seibt & Kleinmann, 1991). Knoll und Dotzel (1996) haben 157 deutsche
Unternehmen danach befragt, welche Kriterien bei der Vorauswahl auf
Basis der Bewerbungsunterlagen von Bedeutung sind. Insbesondere der
Lebenslauf (94 %) und Zeugnisse (86 %) sind demnach wichtig, aber
auch das Alter der Bewerberinnen (45 %), die Fächerkombinationen

(41 %) und Fächer (38 %) bei Hochschulabsolventen. Weitere Kriterien sind der Personalfragebogen (24 %), das Lichtbild (13 %), Berufserfahrung (10 %), das Geschlecht der Bewerberin (6 %) und der Gesamteindruck der Unterlagen (6 %).

Die Vorauswahl anhand von Bewerbungsunterlagen zählt auch in der Pflege zu den am häufigsten verwendeten Auswahlmethoden

Im Bereich der Krankenpflegeausbildung weichen die Ergebnisse teilweise von denen in der freien Wirtschaft ab. Eine Untersuchung zum Auswahlverfahren an 74 deutschen Krankenpflegeschulen ergab, dass alle Schulen eine Vorauswahl durchführen und diese zusammen mit dem Vorstellungsgespräch auch zu den häufigsten Auswahlverfahren gehört. Die Vorauswahl erfolgt bei 64 % der Schulen anhand eines Anforderungsprofils. Die wichtigsten Vorauswahlkriterien mit jeweils 92 % sind die Schulnoten und das Mindestalter der Bewerberin. Knapp 70 % achten auf Praxiserfahrung und auf die Vollständigkeit sowie die äußere Form der Unterlagen. 66 % achten auf die Art des Schulabschlusses. Für etwa die Hälfte der Schulen ist es wichtig, dass die Bewerberin aus der näheren Umgebung stammt und gesundheitlich geeignet ist. Soziales Engagement der Bewerberin und im Zeugnis aufgeführte Fehlzeiten sind für knapp 40 % ein Vorauswahlkriterium. 28 % der Schulen geben ein Höchstalter an. Weniger als 20 % achten auf Verhaltens- und Mitarbeitsnoten, das Lichtbild und die Konfession. Referenzen sind für ein Zehntel der Schulen von Bedeutung, das Geschlecht für 3 % (Pott, 2000).

Für die Auswahl an Krankenhäusern konnte Reuschenbach (1999) zeigen, dass auch dort die Durchsicht der Bewerbungsunterlagen fast immer als Vorauswahlmethode verwendet wird: 98,4 % der Befragten schauen sich die Bewerbungsunterlagen an. 24,2 % der Befragten gaben an, *immer* zusätzlich Referenzen einzuholen, 20,6 % tun dies *oft*. Bei der Frage nach der Einschätzung der Brauchbarkeit der verschiedenen Methoden zeigt sich, dass die Aussagekraft des Lebenslaufes und die von Fort- und Weiterbildungen bei den Personalverantwortlichen und auch bei den

Aspekt der Bewerbung	Prozentsatz der Auszubildenden (N = 240), die den Aspekt als „gut geeignet" bewerten, um die Eignung einer Person zu bestimmen	Prozentsatz der Pflegedienstleitungen, (N = 256), die den Aspekt als „gut geeignet" bewerten, um die Eignung einer Person zu bestimmen
Begleitschreiben	35,6	39,1
Lebenslauf	48,2	61,7
Lichtbild	26,4	30,1
Schulzeugnisse	31,4	29,1
Note des Examens	49,1	39,0
Fort- und Weiterbildung	72,5	67,3
Arbeitszeugnisse	48,1	57,9
Alter	19,1	25,7
Geschlecht	7,1	17,8
Referenzen	46,1	41,5
Personalfragebogen	28,6	26,1

Tab. 8.3: Bedeutungen verschiedener Vorauswahlkriterien für die Auswahl von examinierten Pflegekräften in der Einschätzung von Pflegedienstleitungen und Auszubildenden des 2. und 3. Ausbildungsjahres.

zukünftigen Bewerberinnen (Auszubildende des 2. und 3 Ausbildungsjahres) am höchsten eingeschätzt werden. Die Bedeutung des Alters, des Lichtbildes, des Geschlechts oder der Schulzeugnisse werden eher gering eingeschätzt. Auffällig ist der Unterschied bei der Bewertung des Examenszeugnisses, das unter den Auszubildenden höher eingeschätzt wird, als unter den Personalverantwortlichen.

Kriterium	Durchführung/Eignung
Anwendungshäufigkeit in Krankenpflegeschulen	Immer
Anwendungshäufigkeit in Krankenhäusern	Immer
Objektivität	• Hardskills: Hohe Objektivität zur Negativauswahl • Softskills: Geringe Objektivität zur Positivauswahl
Validität	Gering – mittel, je nach verwendetem Kriterium. Durchschnittlich r = 0.18
Soziale Validität	Analyse der Bewerbungsunterlagen: hoch Zusatzaufgaben oder Vortestungen: gering
Hinweise für die Praxis	• Anforderungsanalyse, Bewertungsmaßstab und Checkliste nötig • Form nicht überbewerten • Offene Fragen lieber im Bewerbungsgespräch klären als falsche Schlüsse ziehen • Mehrere Personen sollten unabhängig die Unterlagen bewerten
Gesamturteil	Empfehlenswert zur Reduktion des Bewerberpools, nicht als Entscheidungskriterium

Tab. 8.4: Fazit, inwieweit eine sorgfältige Vorauswahl für die letztendliche Personalauswahl geeignet ist.

8.2 Bewerbungsgespräch

Catherine Pott

Das Bewerbungsgespräch, das auch als Vorstellungs-, Einstellungs-, Auswahlgespräch oder Interview bezeichnet wird, ist das beliebteste Auswahlverfahren in Deutschland. Man kann sagen: Ohne Bewerbungsgespräch findet keine Einstellung statt. Das Bewerbungsgespräch hat trotz einiger Schwächen einen Mehrwert gegenüber den anderen Verfahren: Es erlaubt auch der Bewerberin, Fragen zu stellen und dadurch Erwartungen abzugleichen. Es gibt eine große Vielfalt an verschiedenen Gesprächsformen, die in diesem Abschnitt näher erläutert werden soll.

Grundlage der Methode
Es gibt mehrere Möglichkeiten, die verschiedenen Gesprächsformen zu systematisieren.

Die Einteilung nach dem Grad der Strukturierung in
- Unstrukturierte (freie) Interviews
- Halbstrukturierte Interviews
- Strukturierte Interviews
  - Situationales Interview
  - Verhaltensbeschreibungsinterview
  - Multimodales Interview.

Nach dem Grad der Standardisierung unterteilt man in
- Standarisierte Interviews mit einem eindeutigen Bewertungsschlüssel und Verhaltensanker
- Nicht standardisierte Interviews, die ohne einen Bewertungsschlüssel oder Verhaltensanker durchgeführt werden.

Nach Anzahl der beteiligten Bewerberinnen lassen sich Einzelgespräche von Gruppengesprächen unterscheiden.

Grad der Strukturierung
Unstrukturiertes/freies Gespräch

Freie Gespräche sind für vielfältige Verzerrungen anfällig Das klassische Bewerbungsgespräch ist ein unstrukturiertes oder freies Gespräch, bei dem die Fragen nicht festgelegt sind. Die Fragen und der Gesprächsverlauf ergeben sich aus den individuellen Unterlagen der Bewerberin und aus der Situation heraus. Eine Vergleichbarkeit verschiedener Bewerberinnen ist dabei kaum möglich. Die Qualität des Gespräches bleibt dem Zufall überlassen. Unterschiedliche Interviewer legen jeweils andere Kriterien an und die Gefahr einer subjektiven Urteilsbildung ist sehr groß. Aus Untersuchungen ist bekannt, dass z. B. Vorinformationen über eine Bewerberin, die aus den Bewerbungsunterlagen stammen, den Inhalt des Bewerbungsgespräches und das nachfolgende Urteil beeinflussen. Interviewer, die der Bewerberin gegenüber positiv eingestellt sind, stellen im Gespräch wenig konkrete Fragen und verbringen mehr Zeit mit Smalltalk und Informationsaustausch (Rastetter, 1999b). Der Redeanteil der Interviewer ist oft höher als der von Bewerberinnen (Rastetter, 1999a). Der Informationsgewinn ist bei freien Gesprächen geringer als bei anderen Gesprächsformen.

Die Inhalte des Gespräches sind in den Einrichtungen sehr verschieden: Häufig wird nach der Motivation für die Bewerbung gefragt. Dies macht für examinierte Pflegekräfte Sinn, da hierdurch schon Erwartungen an die Arbeitsstelle abgeglichen werden können. Für die Auswahl von Auszubildenden ist die Frage, warum ein pflegerischer Beruf gewählt wird, hingegen wenig brauchbar. Die Bewerberinnen erwarten diese Frage und sind darauf meistens gut vorbereitet. Es ist daher kaum möglich, aus den Antworten gesicherte Kenntnisse über die Eignung zu ziehen.

In der Untersuchung von Pott (2000) wurden die Krankenpflegeschulen gefragt, welche Inhalte beim Vorstellungsgespräch thematisiert werden. Dabei ergaben sich folgende Themen:
- Motivation für den Beruf (100 %)
- Erfahrungen im Pflegebereich (91 %)

- Interessen und Hobbys (82 %)
- Informationen über die Ausbildungsorganisation (80 %)
- Berufsbild der Kandidatin (76 %)
- Informationen über die Berufsanforderungen (76 %) und die Institution (70 %)
- Schulnoten (68 %)
- Einstellungen, Werthaltungen, Stärken, Schwächen (66 %)
- Fähigkeiten (57 %), Lebenslauf (54 %), gesundheitlicher Zustand (53 %)
- Soziale Verhältnisse (28 %).

Examinierte werden häufig nach den Gehaltsvorstellungen, nach dem Lesen von Fachzeitschriften, zu Hobbys oder Interessen befragt. Weitere Themen sind Fragen über die Einrichtung, zur Zufriedenheit mit der vorherigen Arbeitsstelle, zu Einstellungen und Werthaltungen, Stärken und Schwächen der Person, Fähigkeiten, über den Lebenslauf und die sozialen Verhältnisse.

Teil-/halbstrukturiertes Gespräch

Das teil- oder halbstrukturierte Gespräch ist zum Teil standardisiert. Das heißt, es enthält immer wieder die gleichen oder ähnliche Fragen, die aber individuell variiert werden. Auf diese Weise kann auch auf spezielle Fragestellungen, die sich z.B. aus den Bewerbungsunterlagen ergeben, eingegangen werden. Durch Verwendung einer Fragencheckliste wird sichergestellt, dass keine wichtigen Fragen vergessen werden. Bei dieser Interviewform werden subjektive Einflüsse auf den Gesprächsverlauf und die Fragestellung im Vergleich zum freien Gespräch reduziert, sind aber dennoch vorhanden.

Strukturiertes Gespräch

Das strukturierte Gespräch hat einen vorgegebenen Ablauf. Wortlaut und Reihenfolge der Fragen sind festgelegt. Damit können die für das unstrukturierte Gespräch genannten Nachteile reduziert werden. Strukturierte Interviews können aber dazu führen, dass die Aufmerksamkeit und das Interesse der Interviewer nachlässt, insbesondere wenn mehrere Gespräche geführt werden (Rastetter, 1999a).

Ein strukturierter und für die Pflege validierter Interviewleitfaden findet sich (leider nur in englischer Sprache) bei Fosbinder, Everson-Bates und Hendrix (2000).

Situationales Interview

In situationale Fragen können „kritische Ereignisse" eingebunden werden

Im situationalen Interview (situational interview) wird die Bewerberin mit Fragen des Typs „Was würden Sie tun, wenn ..." konfrontiert, d.h. mit zukunftsbezogenen Fragen. Es werden konkrete Situationen geschildert und die Bewerberin soll sich dann äußern, wie sie reagieren würde. Hier können beispielsweise die durch die Methode der kritischen Ereignisse gesammelten Situationen ideal eingebunden werden (☞ 6.4). Es sind häufig gerade *diese* kritischen Situationen, in denen sich gute von herausragenden Pflegenden unterscheiden und die aufgrund ihrer Brisanz einen hohen Aussagewert haben. Die Antworten der Person können weitere Fragen zum Themengebiet nach sich ziehen.

Ein Beispiel, das die Bestimmung des fachlichen Wissens und des Durchsetzungsvermögens deutlich macht, ist folgendes:
Die Bewerberin, die sich für eine Stelle als Stationsleitung bewirbt, wird gefragt:
„Stellen Sie sich vor, Sie sind auf einer chirurgischen Station eingesetzt. Sie gehen mit einem Chefarzt auf Visite. Im Zimmer sagt der Arzt zu Ihnen. „Der Patient hat am Gesäß eine rote Stelle, bitte täglich das Antiseptikum M. auftragen". Was tun Sie?"
Im Gespräch kann nun die Situation durchgespielt werden.
Wenn die Bewerberin sagt „Ich würde den Arzt vor dem Zimmer darüber informieren, dass dies eine nicht mehr aktuelle Methode der Dekubitusbehandlung ist", dann hat der Interviewer die Möglichkeit, die Situation zu verschärfen, um weiterhin das (a) Durchsetzungsvermögen zu prüfen oder die (b) Fachkenntnisse zu evaluieren:

a) Der Arzt sagt dann aber: „Ich bin hier weisungsbefugt und deshalb wird das so gemacht".

b) Der Arzt fragt: „Was wird denn heute üblicherweise verwendet?"

Situative Fragen sind also immer ein gedankliches Probehandeln. Sie können für eine Vielzahl von Kriterien eingesetzt werden, z. B. Fachwissen, Führungskompetenz, Motivation/Engagement.

Aufgrund des besonderen Aufforderungscharakters und der Realitätsnähe kann man davon ausgehen, dass die Antworten der Person auch tatsächlich ihrem Verhalten entsprechen. Die Übergänge zum Rollenspiel (☞ 8.8) sind fließend.

Bei der Methode muss aber ein Bewertungsschlüssel (Antwortschema) vorliegen, eine unspezifische Bewertung im Sinne von „hat sich gut im Gespräch dargestellt" reicht nicht aus.

Situationale Fragen fördern die Selbstselektion Wenn Fragen gestellt werden, die mit der späteren Tätigkeit zu tun haben, dann vermitteln die Fragen auch einen Einblick in die Anforderungen. Damit erhalten die Bewerberinnen nicht nur Informationen über ihre zukünftige Tätigkeit, sondern können auch für sich selber entscheiden, ob sie mit diesen Anforderungen und Aufgaben zukünftig zu tun haben möchten (Rastetter, 1999a). Das situationale Interview kann auch bei Bewerberinnen ohne Berufserfahrung eingesetzt werden. Tabelle 8.5 zeigt ein Fragenbeispiel mit Antwortschema für die Bewerbung um einen Ausbildungsplatz in der Pflege.

Auch die Zuordnung von Antworten zum Bewertungsschlüssel kann Verzerrungen bewirken Die Antworten der Bewerberin werden nicht immer dem Wortlaut des vorgegebenen Antwortschemas entsprechen. Die Beurteiler müssen deshalb die Antworten dem Bewertungsschema zuordnen. Dabei kann es auch zu Verzerrungen bei der Interpretation und Zuordnung der Aussagen kommen.

Frage	Antwortenschema
Sie lernen in der Ausbildung im theoretischen und praktischen Unterricht, wie man Pflegetätigkeiten durchführt. Auf der Station haben Sie eine Kollegin, die der Meinung ist, dass das, was die Schule lehrt, „zu theoretisch und nicht machbar" ist und „nur Zeit kostet". Bei der gemeinsamen Versorgung von Patienten verlangt die Kollegin von Ihnen, dass Sie eine bestimmte Tätigkeit anders als gelernt und für Sie erkennbar nicht ganz korrekt durchführen sollen. Was tun Sie?	Ich erkläre der Kollegin warum die Tätigkeit auf die Art und Weise durchgeführt wird und halte mich an die korrekte Ausführung, • weil ich dem Patienten nicht schaden möchte • weil ich die Verantwortung habe. Ich führe die Tätigkeit so durch wie die Kollegin es verlangt, aber danach spreche ich mit ihr und sage ihr, dass ich das nicht mehr tun werde, weil es nicht korrekt ist. Wenn ich mit der Kollegin zusammenarbeite, mache ich es so, wie sie es verlangt, wenn ich alleine oder mit anderen Kollegen arbeite, führe ich die Tätigkeit richtig durch. Ich passe mich der Kollegin an, • schließlich muss ich mit ihr auskommen • schließlich hat sie die Erfahrung und weiß schon, was richtig ist.

Tab. 8.5: Beispiel einer Frage in einem situationalem Interview für Auszubildende.

Verhaltensbeschreibungsinterview

Im Verhaltensbeschreibungsinterview (Patterned Behavior Description Interview, PBDI) wird die Bewerberin zu vergangenem Verhalten, Entscheidungen und deren Umstände befragt. Aufgrund des Bezugs zu vergangenem Verhalten hat es daher Ähnlichkeit mit dem biografischen Fragebogen (☞ 8.3).

Untersuchungen zeigen, dass der prädiktive Wert deutlich höher ist als bei unstrukturierten Interviews (Janz, 1982). Hinter der Konstruktion eines PBDI steht die Annahme, dass bestimmte Verhaltensmuster der Vergangenheit auch zukünftig in dieser Art und Weise oder so ähnlich bei gleichen oder ähnlichen Ereignissen auftreten werden. Die Fragen beziehen sich auf früheres Verhalten. Auch hier kann die Methode der kritischen Ereignisse eine Hilfe sein (☞ 6.4). Im Gegensatz zum situationalen Interview versucht man hier die verschiedenen „critical incidents" zu gemeinsamen Dimensionen zusammenzufassen.

Die befragte Situation sollte auch in der zukünftigen Position der Bewerberin vorkommen. Beispielsweise könnte eine Bewerberin, die sich um eine Leitungsposition bewirbt, gefragt werden: „Wie haben Sie an Ihrer ehemaligen Arbeitsstelle reagiert, wenn Mitarbeiter viele Wünsche an den Dienstplan gestellt haben, die nicht realisierbar waren?" Die Antworten geben mit einer bestimmten Wahrscheinlichkeit wider, wie die Person damals gehandelt hat. Hieraus wird dann geschlossen, dass künftig bei ähnlichen Situationen das Dienstplan-Problem auf die gleiche Weise gelöst wird.

Aufgrund unterschiedlicher beruflicher Erfahrungen kann man aber nicht allen Bewerberinnen die gleichen Fragen stellen (Rastetter, 1999a). Es müssen also zunächst einmal Situationen gefunden werden, die die Person kennt und die Ähnlichkeit mit der zukünftigen Tätigkeit haben.

Das nachfolgende Beispiel für eine solche Frage bezieht sich auf eine Altenpflegerin auf einer Pflegestation.

„Erinnern Sie sich an eine Patientin, der Sie das Essen verabreichen sollten und die die Nahrungsaufnahme verweigert hat?
- Wann war dieses Ereignis?
- Wie äußerte sich die Weigerung der Patientin?
- Was haben Sie in dieser Situation getan und warum?
- Was war das Ergebnis Ihres Verhaltens?
- Wie haben Sie in ähnlichen Fällen reagiert?"

Im Gegensatz zum situationalen Interview gibt es hier keine strikte Zuordnung der Antworten zum Verhaltensanker und damit zur Bewertung.

Mit einem Interview kann umso besser die Leistung vorhergesagt werden, je mehr es auf die Arbeitstätigkeiten und Anforderungsanalysen ausgerichtet ist und je strukturierter und standardisierter es in der Durchführung und Auswertung ist. Zusätzliche Sicherheit in der Bewertung kann ein Rollenspiel (☞ 8.8) geben, in dem die Situation nachgestellt wird. Hier muss die Person nicht nur schildern wie sie reagieren würde, sondern tatsächlich auch so handeln.

Multimodales Interview

Das multimodale Interview wurde von Schuler (1992) entwickelt. Es vereint Elemente von strukturierten und freien Gesprächen und soll den vorhandenen Defiziten in Interviews entgegenwirken. Es besteht aus insgesamt acht Komponenten:
- Der Gesprächsbeginn ist die erste Komponente und hat den Zweck, eine angenehme und offene Atmosphäre herzustellen. Der Verfahrensablauf wird dargestellt und die Anwesenden stellen sich kurz vor. Eine Beurteilung findet in dieser Phase noch nicht statt.
- Der zweite Schritt beinhaltet die Selbstvorstellung der Bewerberin. Sie soll einige Minuten lang ihren beruflichen und persönlichen Hintergrund darstellen. Anhand einer Skala werden dabei die Anforderungsdimensionen beurteilt.
- Es folgen Fragen zur Berufsorientierung und zur Organisationswahl. Hier können auch Fragen zum Fachwissen gestellt werden.
- Als nächstes folgt ein freies Gespräch. Der Bewerberin werden offene Fragen gestellt, die sich auf die Selbstvorstellung und die Bewerbungsunterlagen beziehen. Hierbei wird der Gesamteindruck beurteilt.
- Weiterhin werden biografiebezogene Fragen gestellt (☞ 8.3). Die von der Bewerberin gegebenen Antworten werden auf einer dreistufigen (bei einfachen Fragen) oder fünfstufigen (bei komplexen Fragen) Skala, die Verhaltensbeispiele aufführt, beurteilt (☞ Anhang K: Verhaltensanker für die Auswahl von Leitungskräften).

Realistische Tätigkeits-
informationen sind fester
Bestandteil von multi-
modalen Interviews

- Der sechste Schritt beinhaltet die realistische Tätigkeitsinformation. Die Bewerberin erhält dabei Informationen über ihren Arbeitsplatz und das Unternehmen.
- Es schließen sich situative Fragen an. Auch hier werden die Antworten anhand einer fünfstufigen Skala bewertet.
- Der Gesprächsabschluss bildet die letzte Interviewkomponente. Die Bewerberin hat hier die Möglichkeit, offene Fragen zu klären und es können weitere Vereinbarungen getroffen werden.

Der Vorteil des multimodalen Interviews (MMI) liegt darin, dass hier ein sinnvoller Wechsel zwischen Standardisierung und freien Teilen stattfindet. Für die Auswahl der für Ihre Bedürfnisse geeigneten Gesprächsform sind folgende Überlegungen hilfreich:

- Zu welchem Zweck wird das Gespräch geführt, welche Funktion soll es erfüllen (☞ Tab. 8.6)?
- Welche Vor- und Nachteile haben die einzelnen Gesprächsformen (☞ Tab. 8.7)?
- Welche zeitlichen und personellen Ressourcen sind verfügbar?

Funktion des Bewerbergespräches	Geeignete Gesprächsform
Vorhersage des beruflichen Erfolges, der Eignung	Situationales Interview, Verhaltensbeschreibungsinterview
Information der Bewerberin über das Unternehmen, Anforderungen, Arbeitstätigkeit und Arbeitsplatz	Freies Gespräch, teilstrukturiertes Gespräch, multimodales Interview
Austausch der Erwartungshaltung von Bewerberin und Unternehmen	Freies oder teilstrukturiertes Gespräch
Persönliches Kennen lernen	Freies Gespräch
Selbstdarstellung des Unternehmens	Freies Gespräch
Vereinbarung von Vertragsmodalitäten	Freies Gespräch

Tab. 8.6: Funktion des Bewerbungsgespräches und die geeignete Gesprächsform.

Weitere Strukturierungsmöglichkeiten

Grundsätzlich sind Einzelgespräche zu bevorzugen. Die Gespräche gehen schneller und leichter in die Tiefe und die Situation wirkt entspannter. Zudem sprechen datenschutzrechtliche Bedenken, die Verletzung der Privatsphäre der Bewerberinnen und die größere Gefahr von Beurteilungsfehlern gegen Gruppengespräche.

Nicht mehr als drei Interviewer pro Bewerberin sind
empfehlenswert

Auch die Anzahl der Interviewer ist wichtig. Es sollten maximal drei Personen der Bewerberin gegenübersitzen. Eine größere Anzahl verunsichert die Bewerberin. Gesprächsführung und Fragetechnik sind entscheidend für den Informationsgewinn in freien oder teilstrukturierten Bewerbungsgesprächen.

Offene Fragen sind geschlossenen Fragen vorzuziehen

Geschlossene Fragen, die nur eine Ja-/Nein-Antwort („Befürworten Sie die Bereichspflege?") oder eine Entscheidung zwischen vorgegebenen Alternativen zulassen („Bevorzugen Sie bei der Leitung einer Station einen autoritären oder kooperativen Führungsstil?") sind für ein Bewer-

Gesprächsform	Vorteile	Nachteile
Freies (offenes) Gespräch	• Aufwand für Vorbereitung und Durchführung ist gering • Individuelles Eingehen auf die Bewerber-situation möglich • Gesprächsatmosphäre ist lockerer	• Keine Vergleichbarkeit verschiedener Bewerberinnen • Informationsgewinn ist gering • Bewertung ist global • Subjektive Urteilsbildung findet bereits während des Gespräches statt • Fragen und Gesprächsverlauf werden von der Urteilsbildung beeinflusst und sind situations- und personenabhängig • Fragen können vergessen werden • Geringe Validität
Teilstrukturiertes Gespräch	• Standardisierte Fragen ermöglichen Vergleichbarkeit • Individuelles Eingehen auf die Bewerberin möglich • Valider als unstrukturierte Gespräche	• Nur teilweise Vergleichbarkeit verschiedener Bewerberinnen • Je nach Anteil der standardisierten/individuellen Fragen sind Schwankungen der Validität und subjektive Einflüsse möglich
Strukturiertes Gespräch	• Fragen sind standardisiert • Trennung von Informationsaufnahme und Informationsbewertung • Subjektive Einflüsse können minimiert werden • Vergleichbarkeit verschiedener Bewerberinnen • Valider als unstrukturierte Gespräche • Gleiche Vorgehensweise bei verschiedenen Interviewern • Gesprächsverlauf kann von Bewerberin kaum gesteuert und beeinflusst werden	• Aufmerksamkeit und Interesse der Interviewer können nachlassen • „steife" Gesprächsatmosphäre • Keine individuellen Fragemöglichkeiten • Geringe Flexibilität
Situationales Interview	• Fragen sind standardisiert • Auswertung ist standardisiert • Anforderungs- und tätigkeitsbezogen • Bei Berufsanfängern einsetzbar • Trennung von Informationsaufnahme und -bewertung • Subjektive Einflüsse können minimiert werden • Vergleichbarkeit verschiedener Bewerberinnen möglich	• Hoher Aufwand für die Konstruktion der Fragen und Antwortschemata • Aufmerksamkeit und Interesse der Interviewer kann nachlassen • „Steife" Gesprächsatmosphäre • Antworten passen evtl. nicht ins vorgegebene Antwortschema • Bei der Zuordnung der Antworten können subjektive Bewertungen des Beurteilers mit einwirken
Verhaltens-beschreibungs-interview	• Fragen sind standardisiert, anforderungs- und tätigkeitsbezogen • Bei Berufsanfängern einsetzbar • Trennung von Informationsaufnahme und Informationsbewertung • Subjektive Einflüsse können minimiert werden • Vergleichbarkeit verschiedener Bewerberinnen möglich	• Hoher Aufwand für die Konstruktion der Fragen • Aufmerksamkeit und Interesse der Interviewer kann nachlassen • „Steife" Gesprächsatmosphäre • Nicht allen Bewerberinnen können die gleichen Fragen gestellt werden

Tab. 8.7: Vor- und Nachteile der verschiedenen Interviewformen.

bungsgespräch ungeeignet. Das gleiche gilt für Suggestivfragen („Glauben Sie auch, dass regelmäßige Fortbildungen für Pflegepersonal wichtig sind?") und rhetorische Fragen („Regelmäßiger Schichtdienst und Arbeit am Wochenende machen Ihnen doch nichts aus?"). Diese Fragen bringen wenige Informationen und für die Bewerberin sind die Tendenzen des Interviewers leicht erkennbar. Sie wird sehr wahrscheinlich im Sinne sozialer Erwünschtheit antworten.

Verwenden Sie **offene Fragen.** Sie werden durch Fragewörter, z. B. was, warum oder wie, eingeleitet und führen dazu, dass die Bewerberin zu etwas Stellung nehmen, etwas begründen oder erläutern muss. Die Antworten sind umfassender und das Gespräch geht somit mehr in die Tiefe. Situative Fragen, wie sie im situationalen Interview verwendet werden, gehören zu den offenen Fragen. Die Frage kann sich auf eine vorgegebene Situation beziehen („Was machen Sie, wenn Sie einem Patienten ein falsches Medikament verabreicht haben?") oder Sie können die Bewerberin eine erlebte Situation auswählen lassen („Schildern Sie eine Situation, in der Sie sich gegenüber Ihren Mitarbeitern durchgesetzt haben"). Mit situativen Fragen kann nicht nur das Verhalten, sondern auch Fachwissen erfasst werden.

Unabhängig von der Art der Frage ist es wichtig, bei oberflächlichen oder ungenauen Antworten nachzuhaken. Werden Sie aufmerksam für Signalwörter wie „man müsste/könnte/sollte …", „eigentlich", „manchmal", „vielleicht", „immer". Hinter allgemeinen Aussagen kann sich eine Bewerberin auch verstecken. Bringen Sie die Person durch Nachfragen dazu, eindeutig Position zu beziehen, nur so kommen Sie zu relevanten Informationen. Erfragen Sie lieber die Bedingungen und Gründe für ein bestimmtes Verhalten, das die Person beschreibt, anstatt selber falsche Schlüsse zu ziehen.

Erfragen Sie konkrete Situationen statt Selbsteinschätzungen Wenn eine Person beispielsweise sagt: „Ich halte mich schon für einen sozialen Menschen", dann sollten Sie nach Beispielen fragen, in denen das deutlich wurde. Ebenso ist es möglich, gegebene Antworten aufzugreifen und eine vertiefende Frage anzuschließen. Das empfiehlt sich dann, wenn die Antworten zu oberflächlich sind.

Bei allen Fragen ist zu beachten, dass sich die Inhalte im gesetzlich zulässigen Rahmen bewegen müssen (☞ 7.4).

Die Gesprächsatmosphäre hat Einfluss auf die Informationsgewinnung Neben den Inhalten ist auch die Form entscheidend für das Erleben der Bewerberin. Das Gesprächsverhalten und die Grundhaltung des Interviewers beeinflussen die Atmosphäre und damit auch die Offenheit der Bewerberin. Die Bewerberin ausreden zu lassen, keine Wertungen oder Interpretationen zu deren Aussagen vorzunehmen und die Vermeidung eines Fragenbombardements sind dazu wichtige Voraussetzungen.

Sie sollten die Bewerberin als gleichberechtigte Gesprächspartnerin akzeptieren. Durch verbale oder nonverbale Signale kann die Bewerberin zum Weitersprechen ermuntert werden, ohne dass durch den Interviewer der Gesprächsfluss unterbrochen wird. Dazu gehört auch, dass das Gespräch nicht durch äußere Faktoren wie z. B. Telefonanrufe oder enge zeitliche Organisation unterbrochen wird.

Anwendungshäufigkeit

Studien von Schuler et al. (1993) und Knoll & Dotzel 1996 kommen zu dem Ergebnis, dass das Verfahren fast überall verwendet wird. Die Pflege unterscheidet sich von anderen Branchen nicht wesentlich in der Häufigkeit der Anwendung, allerdings darin, dass das Bewerbungsgespräch oft die einzige Methode ist.

Pott (2000) kommt für die Auswahl an Krankenpflegeschulen zu folgendem Ergebnis: 81 % führen Einzelgespräche, 12 % Einzel- und Gruppengespräche und 4 % nur Gruppengespräche durch. Das Gespräch dauert zwischen 10 und 60 Minuten und beträgt durchschnittlich 22 Minuten. Nur 4 % führen ein strukturiertes Gespräch mit einem Fragenkatalog. Ein Gesprächsprotokoll führen 81 %. Bei 75 % der Schulen sind maximal drei Personen am Gespräch beteiligt, wobei am häufigsten genau zwei Personen (39 %) genannt wurden. Die Schulleitung (82 %), die Kursleitung (49 %), ein Lehrer (51 %) oder die Pflegedienstleitung (49 %) sind am häufigsten beteiligt.

Bei Befragungen im Rahmen des Forschungsprojektes zeigte sich, dass 85,5 % der Pflegedienstleitungen das freie Bewerbungsgespräch *oft* oder *immer* anwenden. Der geringe Anteil kommt vermutlich dadurch zustande, dass Auszubildende auch ohne ein entsprechendes Gespräch direkt nach der Schule übernommen werden. Ein Leitfaden gestütztes Gespräch wird von 24,9 % *immer,* von 19,6 % *oft,* von 13,8 % *gelegentlich* und von 41,8 % *selten* oder *nie* durchgeführt. Gruppengespräche werden nur von 6 % der Befragten *gelegentlich, oft* oder *immer* durchgeführt.

Die meisten Personalverantwortlichen kommen allein aufgrund des Bewerbungsgespräches zu einem Eindruck. Ein Beurteilungskatalog fehlt aber meist. Damit liegt es nahe, dass das Urteil „geeignet" oder „nicht geeignet" durch einen Gesamteindruck statt durch ein differenziertes Bewertungsschema zustande kommt.

Gütekriterien

Die **soziale Validität** des Interviews ist hoch. Tabelle 8.8 zeigt, dass die meisten Auszubildenden die Methode als brauchbar erachten, um die Eignung vorherzusagen.

Im Schnitt werden 2–3 Bewerbungsgespräche vor der Annahme eines Ausbildungsplatzes geführt. Die besondere Akzeptanz des Interviews beruht darauf, dass wesentliche Prinzipien der sozialen Validität erfüllt sind: Die Bewerberin kann beispielsweise auf den Verlauf Einfluss nehmen, die Fragen haben meist einen klaren Bezug zur Tätigkeit und das Gespräch wird auch genutzt, um offene Fragen zum weiteren Vorgehen zu klären. Da Bewerbungsgespräche von den Bewerberinnen erwartet werden und die meisten Personen schon damit Erfahrungen gesammelt haben, ist das Verfahren eine ideale Möglichkeit, die Eignung festzustellen.

Methode	Gut geeignet	Mittelmäßig geeignet	Schlecht geeignet
Auswahlgespräch (frei oder strukturiert)	85 %	13 %	2 %
Gruppengespräche mit anderen Bewerberinnen	32 %	36 %	32 %

Tab. 8.8: Einschätzung der Brauchbarkeit eines Bewerbungsgespräches bei Auszubildenden (N = 220).

Sicherheit und Kompetenz
des Interviewers beein-
flussen die Akzeptanz des
Auswahlgespräches

Welche Faktoren eine angenehme Stimmung erzeugen und damit auf die Bewerberinnen positiv wirken, ist vielfältig untersucht worden. Folgende Faktoren beeinflussen nach Rynes, Heneman und Schwab (1980) die Sichtweise der Bewerberinnen über die Interviewer:

- Angenehme Persönlichkeit
- Kontinuierlicher Gesprächsfluss
- Verbales Geschick des Interviewers.

Als unangenehm wird eine Person erlebt, die Stress erzeugt und dominant auftritt.

Optimal scheint ein Mittelweg zwischen offenen und unstrukturierten Interviews zu sein.

Manche Einrichtungen wählen inzwischen die Möglichkeit zu Telefoninterviews. Es erspart Reisekosten und geht meistens auch schneller. Telefoninterviews werden von den Bewerberinnen aber schlechter bewertet (Silvester, Anderson, Gibb, Haddelton, Cunningham-Snell, 2000). Es ist auch zu bedenken, dass bei der Anwendung der verschiedenen Gesprächsformen nicht nur der Inhalt und der sprachliche Ausdruck zählen, sondern auch das Auftreten der Bewerberin bewertet wird. Beim Telefoninterview ist das nicht möglich. Die Methode ist daher eigentlich nur als Vorauswahlmethode sinnvoll (☞ 8.1). Bei den Personalverantwortlichen ist das Auswahlgespräch sehr beliebt. Die Befragungsergebnisse von Pflegedienstleitungen werden in Tabelle 8.9 gezeigt.

Pro Pflegedienstleitung werden im Schnitt jährlich 32 Bewerbungsgespräche geführt, die durchschnittliche Dauer eines Gespräches liegt bei 37 Minuten. 29 % der Personalverantwortlichen führen das Gespräch alleine durch, 10 % mit ein bis zwei Personen, 19 % mit zwei Personen und 9 % zu dritt.

Trotz der großen Beliebtheit des Bewerbungsgespräches darf man nicht vergessen, dass es einige Problemfelder gibt: Die Gefahr von subjektiven Einflüssen in Form von Wahrnehmungs- und Beurteilungsfehlern sind gerade bei Vorstellungsgesprächen sehr groß. Sie bedrohen die **Objektivität** und **Validität.** Verzerrungen in der Wahrnehmung und Beurteilung von Bewerberinnen (☞ 10) lassen sich nicht vermeiden, da die Aufnahme und Verarbeitung von Sinneseindrücken immer ein subjektives Geschehen ist. Die Aufnahme der dargebotenen Informationen ist selektiv und hängt von der Einstellung, Motivation und Erfahrung des Wahrnehmenden ab. Die Verarbeitung der aufgenommenen Informationen führt zu

Methode	Gut geeignet	Mittelmäßig geeignet	Schlecht geeignet
Freies Auswahlgespräch	78 %	19 %	3 %
Strukturiertes Gespräch	57 %	37 %	7 %
Gruppengespräche mit anderen Bewerberinnen	12 %	28 %	60 %

Tab. 8.9: Einschätzung der Brauchbarkeit verschiedener Formen von Bewerbungsgesprächen bei Pflegedienstleitungen (N = 256).

Schlussfolgerungen über Eigenschaften und Persönlichkeitsmerkmale. Diese können über die tatsächlich gegebenen Informationen hinausgehen.

Das Urteil über eine Person ist demzufolge davon abhängig, wer welche Informationen in welcher Art und Weise aufnimmt und verarbeitet. Das bedeutet, dass die gleichen Sinnesreize zu unterschiedlichen Wahrnehmungen und Beurteilungen führen können.

Bei Beurteilungen im Auswahlgespräch können zahlreiche Einflüsse und Fehlerquellen wirksam werden, die durch Untersuchungen (Rastetter, 1999b) belegt sind (☞ 10).

Als Ursachen für die geringe Validität herkömmlicher Einstellungsgespräche nennt Schuler (2000):
- „Mangelnder Anforderungsbezug der Fragen
- unzulängliche Verarbeitung der aufgenommenen Information
- geringe Beurteiler-Übereinstimmung
- dominierendes Gewicht früherer Gesprächseindrücke
- Überbewertung negativer Informationen
- emotionale Einflüsse auf die Urteilsbildung
- Beanspruchung des größten Teils der Gesprächszeit durch den Interviewer" (S. 86).

Was können Sie tun, damit Ihre Auswahlgespräche valide, objektiv und fair sind?
- Interviewer sollten hinsichtlich Gesprächstechniken und der Bewertung intensiv geschult werden. Im Rahmen der Beurteilungsschulung werden auch mögliche Beurteilungsfehler (☞ 10) thematisiert.
- Es sollte einen Leitfaden geben, da durch die Vorgabe der Fragen verhindert wird, dass Fragen gestellt werden, die nur noch den ersten Eindruck unterstützen.
- Beim Gespräch werden zunächst die Antworten und das Verhalten kurz protokolliert. Erst danach wird anhand eines Verhaltensankers oder eines Antwortkatalogs eine differenzierte Bewertung vorgenommen. Durch die Trennung von Informationsaufnahme und Bewertung der Informationen beim strukturierten Interview wird eine vorschnelle Urteilsbildung verhindert.
- Ein differenziertes Bewertungsschema zum Inhalt und zum Verhalten macht eine Entscheidung nachvollziehbar und damit fair. So wird vermieden, dass am Ende des Gespräches eine Entscheidung getroffen wird, ohne dass klar ist, worauf diese beruht.
- Die Fragen sollten verhaltensnah gestellt werden. Daher eignen sich am besten situationale oder Verhaltensbeschreibungsfragen.
- Es sollten mehrere Personen die Bewerberinnen interviewen. Eine klare Aufteilung, wer die Fragen stellt und wer die Antworten aufschreibt, hat sich bewährt. Nach dem Gespräch sollten Bewerter und Interviewer zunächst unabhängig voneinander den Beurteilungsschlüssel ausfüllen und dann die Ergebnisse vergleichen.

Grundsätzlich ist die Validität von strukturierten Interviews größer. Die durchschnittliche Validität liegt nach einer Literaturanalyse durch Salgado

(1999, zit. n. Robertson & Smith, 2001) bei r = 0.56 für stark strukturierte und bei r = 0.20 für offene Interviews. Die häufigsten Strukturierungsformen sind situationale Interviews (r = 0.50) und Verhaltensbeschreibungsinterviews. Außerdem haben nach Salgado vergangenheitsbezogene Fragen mit r = 0.51 eine höhere Validität als zukunftsorientierte Fragen r = 0.39. Der prädiktive Wert für das multimodale Interview wird zwischen r = 0.20 und r = 0.56 angegeben. Nach Salgado scheinen unstrukturierte Interviews eher in der Lage zu sein, soziale Fähigkeiten und Aspekte der Persönlichkeit zu messen, während strukturierte Interviews eher kognitive Fähigkeiten, Berufserfahrung und Wissen abfragen.

Gespräche sollten durch weitere Auswahlverfahren ergänzt werden

Für gut strukturierte Interviews liegt die Reliabilität bei r = 0.67, für wenig strukturierte Interviews bei r = 0.34 (Hough & Oswald, 2000), d. h. besonderes freie Interviews sind fehleranfällig. Ein Gesprächstraining scheint die Reliabilität und Validität zu verbessern. So konnten positive Auswirkungen auf die Aufmerksamkeit, den Abruf und die Bewertung gefunden werden. Das Bewerbungsgespräch bietet von allen Auswahlverfahren als einziges die Möglichkeit zur Interaktion mit der Bewerberin. Damit ist es auch gut geeignet, um zu prüfen, inwieweit die „Chemie" stimmt und der Kandidat in das Team oder Unternehmen passt. Es ist jedoch ein insgesamt zeit- und personalaufwändiges Verfahren, dessen Validität von der Gestaltung und den Inhalten abhängig ist.

Es gibt viele Variationen bezüglich der Gestaltung und Inhalte des Bewerbungsgespräches, die Auswirkungen auf dessen Qualität und Validität haben. Aufgrund der positiven Wirkung auf die Bewerberinnen wird auch kein Weg an den Auswahlgesprächen vorbeiführen. Sie sind unerlässlich, sollten aber durch weitere valide Auswahlverfahren ergänzt werden.

Kriterium	Durchführung/Eignung
Anwendungshäufigkeit in Krankenpflegeschulen	Immer
Anwendungshäufigkeit in Krankenhäusern	Immer
Objektivität	Abhängig von den Beurteilungsbögen und -fähigkeiten
Validität	Mittel; je strukturierter, umso valider. Strukturierte Auswahlgespräche r = 0.51, unstrukturierte r = 0.38 (Schmidt & Hunter, 1998).
Soziale Validität	Sehr hoch
Hinweise für die Praxis	• Bewerbungsgespräche sollten geplant erfolgen. • Es sollte einen festen Beurteilungsschlüssel geben. • Fragen sind verhaltensnah zu formulieren und zu standardisieren. • Es sollte mehrere Interviewer geben. • Trennung von Information und Entscheidung. • Es sollte ein Beurteilungs- und Gesprächtraining geben.
Gesamturteil	Situationale Interviews und das multimodale Interview sind besonders zu empfehlen.

Tab. 8.10: Fazit, inwieweit Bewerbungsgespräche zu einer erfolgreichen Personalauswahl führen kann.

8.3 Biografischer Fragebogen

Catherine Pott & Bernd Reuschenbach

Die Konstruktion eines biografischen Fragebogens erfordert testtheoretisches Wissen Biografische Fragebögen sind in Deutschland, im Gegensatz zu anglo-amerikanischen Ländern, kaum verbreitet. Sie ähneln den Testverfahren (☞ 8.4), bei denen auch aufgrund von Antwortmustern auf zukünftiges Verhalten geschlossen wird. Biografische Fragebögen werden jedoch anders konstruiert und beziehen sich auf festgelegte Inhalte. Sie beinhalten eine Sammlung von Fragen über das frühere Verhalten der Bewerberin. Die Beantwortung ist somit eine standardisierte Selbstbeschreibung. Die Antworten werden mit einem empirisch geprüften Auswertungsschlüssel bewertet, der die Berechnung eines Punktwertes ermöglicht, der wiederum Vorhersagen über die Eignung erlaubt. Die Konstruktion und Auswertung eines biografischen Fragebogens setzt gute diagnostische und methodische Kenntnisse voraus. Vermutlich liegt darin der Grund für die seltene Anwendung.

Grundlage der Methode

Die Leitidee bei der Konstruktion des Fragebogens ist folgende:
Die Antworten, die erfolgreiche von nicht erfolgreichen Mitarbeitenden trennen, haben einen besonderen Wert für die Vorhersage zukünftiger Leistungen. Ziel ist es also, die Fragen oder Antwortmuster zu finden, die eine Vorhersage ermöglichen, also einen hohen prädiktiven Wert haben.

Die gestellten Fragen müssen bestimmte Kriterien erfüllen:
- Sie müssen sich auf konkrete Ereignisse in der Vergangenheit beziehen
- Sie müssen sich auf beobachtbare, äußere Ereignisse, objektive Fakten, die von den Befragten selbst beobachtbar sind oder Informationen aus erster Hand beziehen
- Es dürfen keine Fragen sein, die Persönlichkeitsrechte verletzen.

„Verhaltensansichten oder hypothetische Fragen („Was würden Sie tun, wenn …") sind *nicht* biografisch" (Schuler & Marcus, 2002, S. 187).

Biografische Items beziehen sich idealerweise auf Verhalten in der Vergangenheit Mit diesen definierenden Merkmalen ist eine leichte Abgrenzung zu anderen Fragetypen, z.B. zu Persönlichkeitstests oder Wissensfragen, möglich. Schuler und Marcus (2001) betonen jedoch, dass diese definierenden Merkmale zunehmend aufgeweicht werden und es auch Fragebögen gibt, die auf die Persönlichkeit bezogen sind oder Einstellungen abfragen. Da auch für derartige Fragen die empirische Vorhersageleistung geprüft wird, schmälert das nicht den Erfolg der Methode, aber es muss hinterfragt werden, was mit diesen Fragen eigentlich gemessen wird.

Biografische Fragen erfassen verschiedene Abschnitte der Biografie und können thematisch gegliedert werden in
- Angaben zur Person (z.B. Alter, Familienstand)
- Familie, Kindheit, Jugend (z.B. Erziehungsstil der Eltern)
- Schulischer Werdegang (z.B. Lieblingsfächer, Leistungen)
- Ausbildung (z.B. Ausbildungswahl, Schwerpunkte)

- Arbeit, Berufserfahrung (z. B. Gründe für Arbeitsplatzwechsel, Häufigkeit und Verlauf der Arbeitsplatzwechsel)
- Freizeit und Interessen (z. B. soziale Aktivitäten, Hobbys)
- Selbsteinschätzung (z. B. besondere Stärken und Schwächen in konkreten Situationen)
- (Lebens-)Ziele.

Der Rückschluss von früherem Verhalten auf zukünftige Leistung ist der Kern des biografischen Ansatzes. Darin ähnelt die Methode der Analyse des Lebenslaufes. Dort wird allerdings eine qualitative Auswertungsstrategie gewählt. Die Herstellung eines Biografischen Fragebogens ist komplex und erfordert Kenntnisse der Testkonstruktion. Die Fragen (Items) müssen brauchbar und relevant für die Vorhersage der Berufseignung und des -erfolges sein. Je nach Konstruktionsart müssen valide Fragen ausgewählt, eine Gewichtung der Fragen und der Antwortalternativen vorgenommen oder Skalen für die Antworten gebildet werden.

Erfolgskritische Fragen werden nach entsprechender Vortestung aufgenommen Dazu wird überprüft, ob und wie sich das Antwortverhalten erfolgreicher und weniger erfolgreicher Personen unterscheidet. Die Items, die erfolgskritisch sind, werden in einen biografischen Fragebogen aufgenommen. Damit hat man direkt einen Zusammenhang zwischen den Leistungen der Teststichprobe und dem Antwortverhalten beim Fragebogen sichergestellt. Damit eine Generalisierung auf weitere Bewerberinnen und andere Kontexte möglich ist, muss der vorgetestete Bogen auch noch an anderen Stichproben und hinsichtlich seiner Vorhersageleistung für andere Kriterien überprüft werden. Das wird Kreuzvalidierung genannt.

Wie kommt man aber nun zu den relevanten Fragen des biografischen Fragebogens?

Neben der Beschränkung, nur vergangenheitsbezogene Items zu verwenden, gibt es drei verschiedene Konstruktionsansätze:
- Empirischer Ansatz
- Rationaler Ansatz
- Typenbildender Ansatz

Empirischer Ansatz

Empirischer Ansatz: Auswahl der Items aufgrund des statistischen Zusammenhangs zum Kriterium Beim empirischen Ansatz erfolgt die Auswahl der Fragen zunächst nur nach Plausibilitätsgesichtspunkten: Welche Frage könnte Sinn machen und/oder mit dem Zielkriterium (z. B. Arbeitsleistung) in Verbindung stehen? Steht eine Sammlung von Fragen fest, dann wird in einem zweiten Schritt mit empirischen Methoden geprüft, welche Fragen eine gute Vorhersageleistung haben.

Beispiel – Kontrastgruppenmethode

Konstruktion eines biografischen Fragebogens mit der so genannten Kontrastgruppenmethode (entnommen aus Schuler, 2000).

In diesem Beispiel wird das Antwortverhalten und nicht die Frage als kritische Größe betrachtet. Jede Frage muss eine Multiple-Choice-Frage sein.

Beispielfrage: Wie wichtig war Unabhängigkeit als Grundlage Ihrer Berufswahl?

Antworten:

- Sehr großer Einfluss
- Großer Einfluss
- Gewisser Einfluss
- Geringer Einfluss
- Gar kein Einfluss

Um die einzelnen Antwortalternativen zu gewichten, wurden die Antworten erfolgreicher und nicht erfolgreicher Außendienstmitarbeiter im Versicherungswesen miteinander verglichen. Die Häufigkeit mit der die jeweiligen Mitarbeiter eine bestimmte Antwort gewählt haben, zeigt Tabelle 8.11.

Antwort-alternativen	Antworthäufigkeit in Prozent		Häufigkeits-differenz	Netto-gewicht	Grob-gewicht
	Erfolgreiche Mitarbeiter	Nicht erfolgreiche Mitarbeiter			
a) Sehr großer Einfluss	43,7 %	21,5 %	22,2 %	+ 6	+ 1
b) Großer Einfluss	30,1 %	41,5 %	−11,4 %	− 4	− 1
c) Gewisser Einfluss	11,0 %	20,5 %	− 9,5 %	− 3	0
d) Geringer Einfluss	7,5 %	4,7 %	2,8 %	+ 1	0
e) Gar kein Einfluss	7,7 %	11,1 %	− 3,4 %	− 1	0

Tab. 8.11: Gewichtung der Antwortalternativen auf die Frage „Wie wichtig war Unabhängigkeit als Grundlage Ihrer Berufswahl" bei Außendienstmitarbeitern im Versicherungswesen. Je höher der Betrag der Häufigkeitsdifferenz, umso stärker ist die Gewichtung (☞ Text).

Die Antwortalternative a unterscheidet sehr gut zwischen erfolgreichen und nicht erfolgreichen Mitarbeitern, denn 43,7 % der Erfolgreichen haben diese Antwort gewählt, aber nur 21,5 % der Nicht-Erfolgreichen. Die Häufigkeitsdifferenz 43,7 – 21,5 = 22,2 erreicht daher einen hohen Wert.

Je höher der Betrag der Häufigkeitsdifferenz, umso stärker ist die Gewichtung, d. h. diese Antwort ist mehr als andere zur Vorhersage des Berufserfolgs geeignet.

Für den Auswertungsschlüssel werden nur bedeutsame Gewichte berücksichtigt. Dies betrifft die Antworten a und b. Sie werden mit dem Grobgewicht „+ 1" bzw. „– 1" versehen, da hier ein deutlicher Unterschied in den Antworten zu erkennen ist. Die Antworten c, d, e erhalten das Grobgewicht „0", da hier die Häufigkeiten der Antworten nicht weit genug auseinander liegen und die Antworten auch innerhalb der Kategorie „erfolgreiche Mitarbeiter" nicht deutlich differenzieren. Das bedeutet: Kandidaten, die bei der oben gestellten Frage die Antwortenalternative a wählen, entsprechen dem Profil eines erfolgreichen Außendienstmitarbeiters, diejenigen mit der Antwort b einem nicht erfolgreichen Mitarbeiter. Die Wahl der Antworten c, d und e wird neutral bewertet. Der Schluss von einer solchen Frage auf die Eignung mag seltsam wirken, da inhaltlich kein Zusammenhang zwischen Leistung und der Antwortalternative zu erkennen ist. Das ist ein Kennzeichen des empirischen Ansatzes: Entscheidend ist der statistische Zusammenhang. Welche dahinter stehenden Konstrukte für den Zusammenhang verantwortlich sind, wird nicht berücksichtigt.

Außerdem ist es immer erst die Gesamtheit von vielen verschiedenen Fragen und/oder deren Antwortmuster, die zur Bewertung herangezogen werden. Da letztlich jede Frage (auch Persönlichkeits- und Einstellungsfragen) einen prädiktiven Wert haben kann, ist es wichtig, den Pool möglicher Fragen einzugrenzen. Dies ist z. B. mit der unten dargestellten rationalen Methode möglich.

Das dargestellte Vorgehen wird vertikale Prozentmethode genannt, weil hier Prozentunterschiede in einer Zeile zu einem Gewichtungsfaktor verrechnet werden. Die Items werden nur anhand ihres Zusammenhangs zur Eignung ausgewählt, inhaltlich müssen diese nichts miteinander zu tun haben. Entscheidend ist allein die Vorhersageleistung, d. h. der Zusammenhang mit anderen Leistungsparametern der Mitarbeitenden.

Rationaler Ansatz

Rationaler Ansatz: Auswahl der Fragen erfolgt theoriegeleitet

Diesem empirischen Ansatz steht der rationale Ansatz gegenüber. Hier werden die Fragen deduktiv aus einer Theorie oder einem Konstrukt abgeleitet. Die Antworten auf die biografischen Fragen und die derzeitigen beruflichen Kriteriumswerte (z. B. Leistung) stehen nicht nur statistisch miteinander in Verbindung, sondern auch inhaltlich.

Ein Beispiel: Wer der Behauptung „Ich helfe älteren Damen über die Straße" zustimmt, der wird vermutlich auch im späteren Berufsfeld hilfsbereit sein. Das gemeinsame Konstrukt hinter beidem lautet „Hilfsbereitschaft" (Altruismus). Diese inhaltliche Ähnlichkeit muss später auch statistisch geprüft werden.

Das folgende Beispiel zeigt wie ein solcher fertiger Fragebogen aussieht, der eine Vorhersage der praktischen Service-Orientierung ermöglichen soll.

Beispiel biografischer Fragebogen – rationaler Ansatz

McBride, Mendoza und Carraher (1997) entwickelten einen „Biodata Index", der die Service-Orientierung von Mitarbeitenden vorhersagen sollte. Service-Orientierung wird definiert als „die Neigung (disposition) behilflich, fürsorglich, aufmerksam und kooperativ zu sein" (S. 1395). Hier war also das Konstrukt vorgegeben, von dem ausgehend entsprechende Fragen abgeleitet werden konnten. Um die Brauchbarkeit des Fragenkatalogs zu prüfen, wurde der Zusammenhang zwischen Service-Orientierung in einer praktischen Simulation und anderen Fragebögen überprüft.

Der Biodata-Index enthält 38 Fragen, die sich sieben verschiedenen Klassen (Subskalen) zuordnen lassen. Für jede Subskala eine Beispielfrage:

Subskala 1: „Sociability" (= Geselligkeit), Item 5:
Ich liebe es, mit Personen zu sprechen, die ich nicht kenne.

- Immer
- Meistens
- Manchmal
- Selten
- Niemals

Subskala 2: „Good Impression" (= Guter Eindruck), Item 13:
Wie wichtig ist es für Sie, von anderen gemocht zu werden?

- Sehr wichtig
- Wichtig
- Unentschieden
- Etwas unwichtig
- Absolut unwichtig

Subskala 3: „Agreeableness" (= angenehme Art), Item 17
Wenn ich über etwas nachgedacht habe und dann zu dem Entschluss komme, dass ich gegenüber jemand anderem meine Meinung ändern muss, dann fällt mir das

- Sehr schwer
- Schwer
- Kaum schwer
- Leicht
- Sehr leicht

Subskala 4: „Resistance to Stress" (= Stressresistenz), Item 25
Ich bin

- Eine gelassene und ruhige Person
- Ziemlich gelassen und ruhig
- Ziemlich angespannt
- Eine nervöse Person

Subskala 5: „Need for Achievement" (= Leistungsmotivation), Item 28
Im Vergleich zu anderen Personen habe ich das Bedürfnis

- Häufiger als die anderen zu gewinnen
- Etwas häufiger als die anderen zu gewinnen
- Genau so häufig zu gewinnen wie die anderen
- Etwas weniger häufig zu gewinnen wie die anderen
- Deutlich weniger zu gewinnen als die anderen

Subskala 6: „Responsibility" (= Verantwortung), Item 33:
Welcher der folgenden Kommentare beschreibt am ehesten ihre persönliche Einstellung zu einer Aufgabe?

- Im Allgemeinen übernehme ich mehr Verantwortung als mir für eine Aufgabe übertragen wurde.
- Ich mag es, wenn mir viel Verantwortung übertragen wird.
- Ich mag es, etwas Verantwortung zu haben, aber ich liebe es auch, wenn jemand die letzte Verantwortung hat.
- Ich bevorzuge es, nur wenig Verantwortung zu haben
- Ich hätte am liebsten gar keine Verantwortung

Subskala 7: „Life Satisfaction" (= Lebenszufriedenheit), Item 37:
Mit dem was ich bisher erreicht habe fühle ich mich
- Sehr oft unzufrieden
- Oft unzufrieden
- Gelegentlich unzufrieden
- Selten unzufrieden
- Niemals unzufrieden

Die mittlere Korrelation des Fragebogens mit der tatsächlichen Service-Leistung betrug r = 0.65.

Hier wird aber auch deutlich, dass der Begriff „Biodata" sehr weit gefasst ist. Manchmal handelt es sich um Einstellungsfragen, die nicht auf früheres Verhalten oder biografische Aspekte bezogen sind.

Subgruppen-Ansatz

Subgruppen werden aufgrund von Entwicklungsverläufen und soziodemografischen Daten gebildet

Ein weiterer Ansatz wird als Subgruppenbildung bezeichnet. Hier wird versucht, Gruppen von Personen mit gleichen Entwicklungsverläufen und Eigenschaften zu gruppieren, die in besonderer Weise Garanten für den beruflichen Erfolg sind. Eine Subgruppe wäre z. B. die Gruppe der hochleistungsmotivierten Personen mit hohem sozioökonomischem Status (vgl. Brush & Owens, 1979).

Im Gegensatz zu den anderen Ansätzen werden hier nicht Items sondern Personen aggregiert. Das Vorgehen ist mit der Bildung von Zielgruppensegmenten bei der Marktforschung vergleichbar. Bewerberinnen werden nach entsprechenden Testungen bestimmten Subgruppen zugeordnet, für die Vorhersagen des beruflichen Erfolges möglich sind.

An diesem Vorgehen ist allerdings zu kritisieren, dass zunächst eine Vortestung der Person nötig ist. Wird die Einschätzung nur aufgrund der Subgruppenzugehörigkeit vorgenommen, geht der Einfluss von individuellen Unterschieden verloren. Nicht jede Person lässt sich ideal einer Gruppe zuordnen, daher kann die Vorhersage aufgrund der Gruppenzugehörigkeit ungenau sein.

Gütekriterien

Die Validität ist im Vergleich zu anderen Auswahlmethoden hoch

Die Validität Biografischer Fragebögen liegt im mittleren bis hohen Bereich und ist mit der von Assessment-Centern (☞ 8.9) vergleichbar. Hunter und Schmidt (1998) bescheinigen dem Verfahren eine Validität von r = 0.35. Bliesener (1992) kommt in einer Metaanalyse zu einem mittleren Validitätskoeffizienten von r = 0.33, wobei es je nach Konstruktion und Validierungsart große Unterschiede gibt. Die Hinzunahme von nicht-biografischen Items bringt eine Verbesserung der Validität.

Schuler (2000) betont, dass die Art des Kriteriums (z. B. Leistung) und der Zeitpunkt der Messung Einfluss auf die Validität haben kann. Bei Jugendlichen ist die Validität aufgrund der kurzen Biografie, fehlender Berufserfahrung und einem weniger stabilen Verhalten geringer. Die hohe Validität erklärt sich dadurch, dass die Items konstruktionsbedingt mit dem

Kriterium (berufliche Leistung) in Zusammenhang stehen *müssen*. Außerdem sind die Fragen sehr verhaltensnah und situationsspezifisch formuliert. Die Bögen werden gezielt auf ein Tätigkeitsfeld und eine Einrichtung hin entwickelt und sind daher nicht ohne weiteres auf andere Bewerbergruppen übertragbar. Das gilt selbst innerhalb der gleichen Branche und bei ähnlichen Aufgaben. Weil es auch zeitlich Veränderungen geben kann, d.h. die Bedeutung einzelner biografischer Aspekte zur Vorhersage der Leistung verändert sich, sollte die Validität regelmäßig geprüft werden. Damit ein Fragebogen auch an anderen Personengruppen angewendet werden kann, sind große Stichproben notwendig.

Grundsätzlich gilt, dass mit steigender Zahl der Probanden im Vortest eher eine Generalisierung möglich ist. Außerdem bestimmt die Ähnlichkeit zur Ursprungsstichprobe und die Verwendung gleicher Kriteriumswerte die Validität. Beim empirischen Ansatz werden die Fragen für den Vortest eher intuitiv ausgewählt. Die Auswahl für den eigentlichen biografischen Fragebogen geschieht allein aufgrund des statistischen Zusammenhangs, d.h. es werden keine homogenen Konstrukte gemessen. Bei diesem Vorgehen ist die Inhalts- und Konstruktvalidität im Gegensatz zum rationalen Ansatz daher eher gering. Untersuchungen zu Validität und Akzeptanz von Computerversionen zeigen, dass es ohne Probleme möglich ist, diese auch in digitaler Form zu erheben, was eine Erleichterung für die Auswertung und auch die Validierung bedeutet (Ployhart, Weekley, Holtz & Kemp, 2003).

Die soziale Validität ist gering Die Akzeptanz unter Bewerberinnen liegt nach einer Untersuchung von Marcus (2003) zwischen der von grafologischen Gutachten und Testverfahren, ist also eher gering. Entscheidend für die Akzeptanz ist, dass einige Items mit der Tätigkeit in offensichtlichem Zusammenhang stehen. Grundsätzlich bewerten Personen das Instrument positiver wenn es ihnen fair erscheint und sie dadurch eine Zusage erhalten (Elkins & Phillips, 2000). Manche Fragen, wie z.B. zur Kindheit und (Herkunfts-)Familie sind in Deutschland nicht oder nur eingeschränkt zulässig (☞ 7.4) und werden von erwachsenen Bewerberinnen wenig akzeptiert.

Jeder Versuch Fragen zu formulieren, die mit den späteren Anforderungen in Zusammenhang stehen, d.h. eine hohe Augenscheinvalidität haben, führt aber auch dazu, dass Fragen durchschaubar sind und dann im Sinne der sozialen oder beruflichen Erwünschtheit beantwortet werden. Dies ist durch eine besondere Konstruktion zu verhindern.
- Die Skalen sollten nicht durchschaubar sein.
- Items sollten nicht offensichtlich mit den wünschenswerten Eigenschaften des Jobs zusammenhängen. Für die Testung an Krankenschwestern ist z.B. bei dem Satz „Ich kann es nicht ertragen, wenn andere leiden" mit den Antwortmöglichkeiten "1 = niemals" bis „5 = immer" die soziale Erwünschtheit leicht erkennbar (Kluger & Colella, 1993).
- Eine Warnung, dass später durch andere Verfahren die Ehrlichkeit der Antwort geprüft wird, erhöht die Zuverlässigkeit des Instruments.

Anwendungshäufigkeit

Biografische Fragebögen werden in der Pflege bisher nicht angewendet

Biografische Fragebögen gibt es seit über 100 Jahren. Sie sind in den USA weit verbreitet. Sie werden sowohl zur Vorauswahl bei hohen Bewerberzahlen als auch zur weiteren Selektion vor oder nach einem Vorstellungsgespräch eingesetzt. Nach einer Studie von Schuler et al. (1993) haben in Deutschland 21 % der befragten Unternehmen dieses Auswahlverfahren verwendet, davon 12 % bei Auszubildenden im kaufmännischen Bereich und 10 % bei technischen Auszubildenden. Hauptsächlicher Anwendungsbereich Biografischer Fragebögen ist die Auswahl für den Außendienst im Versicherungswesen. Für die Auswahl von examinierten Pflegekräften liegen keine Daten zur Anwendung des biografischen Fragebogens vor.

In der Befragung von Pott (2000) gaben drei von 74 Krankenpflegeschulen an, solche Bögen zu verwenden. Die Inhalte dieser Bögen ließen aber erkennen, dass es sich bei einer Schule um einen typischen Personalfragebogen handelte. Bei den beiden anderen Schulen waren Ansätze eines Biografischen Fragebogens vorhanden. Auf welcher Grundlage die Bögen konstruiert wurden, wurde nicht erfasst. Es kann aber davon ausgegangen werden, dass sie nicht valide sind.

Der Biografische Fragebogen wird zur Personalauswahl in der Pflege an Bedeutung gewinnen

Es gibt bislang keinen validen Biografischen Fragebogen für Pflegekräfte. Bei der Entwicklung eines solchen Instrumentes ergibt sich das Problem, die für eine Validierung der Fragen und Antworten notwendige Stichprobe von erfolgreichen Pflegekräften herauszufiltern. Woran messen Sie beispielsweise eine erfolgreiche Krankenschwester? Anders als im Vertrieb oder Außendienst, wo Biografische Fragebögen umfangreicher eingesetzt werden und erfolgreiche Beschäftigte aufgrund der Höhe ihres Verkaufsumsatzes identifiziert werden, zählen in der Pflege vor allem qualitative Erfolgsparameter. Eine im Bereich der rehabilitativen Pflege erfolgreiche Krankenschwester weist ein anderes Profil auf als eine Krankenschwester, die mit Erfolg in der Notaufnahme oder im OP tätig ist. Aufgrund der hohen Validität und dem zunehmenden Einsatz von

Kriterium	Durchführung/Eignung
Anwendungshäufigkeit in Krankenpflegeschulen	Gar nicht
Anwendungshäufigkeit in Krankenhäusern	Gar nicht
Objektivität	Durch eindeutigen Auswertungsschlüssel hoch
Validität	Mittel – hoch; r = 0.35
Soziale Validität	In Abhängigkeit der Augenscheinvalidität eher gering
Hinweise für die Praxis	• Hoffnungsvolles Verfahren, das in den nächsten Jahren in der Pflege an Bedeutung gewinnen wird • Setzt entsprechende methodische Expertise voraus
Gesamturteil	Empfehlenswert bei entsprechenden personellen und technischen Vorraussetzungen

Tab. 8.12: Fazit, inwieweit Biografische Fragebögen zu einer erfolgreichen Personalauswahl führen können.

Computer in der Personalauswahl, der eine Erhebung von biografischen Daten erleichtert, ist aber davon auszugehen, dass die Bedeutung dieser Methode innerhalb der Pflege in den nächsten Jahren zunehmen wird.

8.4 Testverfahren

„Test bezeichnet ein diagnostisches Prüfverfahren, das Verhalten in standardisierten Situationen erhebt und einen Vergleich mit Gruppen und/oder mit Kriterien ermöglicht" (Fisseni, 1997, S. 26).

An dieser Definition werden die Kennzeichen von Testverfahren deutlich: Die Aufgaben sind **standardisiert,** d.h. die Anforderungen sind von Bewerberin zu Bewerberin gleich. Dies wird dadurch sichergestellt, dass die Testmaterialien meist in schriftlicher Form vorliegen. Die Auswertung ist aufgrund eines festen Bewertungsschlüssels objektiv.

Intelligenzwerte basieren auf Vergleichen zu einer Normierungsstichprobe. Damit die Auszählung von Rohwerten, z. B. die Anzahl falscher oder richtiger Antworten, sinnvoll interpretiert werden kann, werden Vergleiche mit einer **Normierungsstichprobe** gezogen oder ein festes **Kriterium** verwendet.

Klassenarbeiten sind Beispiele für kriteriumsorientierte Auswertungen: Es gibt hierbei meist einen klaren Auswertungsschlüssel, dem entsprechende Noten zugeordnet sind. Entscheidend ist hier nicht der Gruppenvergleich, sondern eben ein kritisches Mindestmaß, das überschritten werden muss, um eine Leistung noch als ausreichend bewerten zu können. Ein weiteres Beispiel für kriteriumsorientierte Tests sind Führerscheintests. Man erhält den Führerschein nicht, wenn man zu den Besten des Tages oder Jahres gehört, sondern, wenn man einen bestimmten Testwert überschritten hat. Solche Auswertungsregeln bieten sich z. B. für Fachwissenstests an (☞ unten).

Normierte Tests werden vor der Anwendung an mehreren Personen, der so genannten Normierungsstichprobe, getestet. Die Messergebnisse dienen als Grundlage für die nachfolgenden Bewertungen. Typische Aussagen auf der Grundlage eines solches Vergleiches sind: „Die Bewerberin hat im Vergleich zur Normstichprobe durchschnittlich abgeschnitten". Ein typisches Beispiel wären Intelligenztests. Der Intelligenzquotient wird immer in Bezug zu einer Stichprobe gleichen Alters berechnet.

Es gibt eine Vielfalt an Testverfahren, die zunächst einer Systematisierung bedürfen. Tests lassen sich nach folgenden Punkten systematisieren:
- Auswertungsstrategie. Norm- vs. kriteriumsorientierte Testverfahren ☞ oben
- Anzahl der Teilnehmer. Es gibt Tests, die können nur mit einer Person durchgeführt werden (Einzeltests), da der Testleiter mit der Bewerberin interagieren muss. Ein Beispiel wäre der Hamburg-Wechsler-Intelligenztest für Erwachsene (HAWIE-R, Tewes, 1994). Hierbei muss der Testleiter die Lösungen protokollieren, Fragen stellen und ver-

schiedene Materialien, z. B. Würfel, darbieten. Tests können aber auch mit Gruppen durchgeführt werden, wenn sie selbst erklärend sind. Solche Verfahren sind hilfreich, wenn eine große Anzahl an Bewerberinnen getestet werden soll

- Darbietung. Tests können als Papier-und-Bleistift-Tests (engl. „paper-pencil-tests") oder als Computer unterstütze Verfahren (☞ 8.5) durchgeführt werden. Eine Sonderform der Computer gestützten Tests sind Online-Tests (☞ 8.5), die von zu Hause aus durchgeführt werden können
- Konstrukte. Mit Tests werden Kompetenzen erhoben, die für die praktische Tätigkeit von Bedeutung sind. Die Anforderungen der Praxis und des Tests verbindet ein gemeinsames Konstrukt, z. B. Intelligenz. Es gibt persönlichkeitsrelevante, wissensbezogene oder kognitive Konstrukte. Dementsprechend unterscheidet man Persönlichkeits-, Wissens- und Leistungstests. Weiterhin gibt es noch Motivations- und Interessenstests.

Andere Autoren, z. B. Kanning & Holling (2002), nehmen eine Differenzierung auf einer anderen Abstraktionsebene vor. Sie unterscheiden Instrumente zur Messung von

- Allgemeinen kognitiven Leistungen
- Berufsbezogene Leistungen
- Interessen
- Persönlichkeitsmerkmalen
- Führungsverhalten
- Zusammenarbeit in Gruppen.

Auch Simulationen können Tests sein Bei sehr speziellen Fähigkeitstests, z. B. Testverfahren zur Messung von Planungskompetenz, werden Ähnlichkeiten zu Arbeitsproben oder Rollenspielen deutlich, d. h. auch Simulationen können bei entsprechender Standardisierung als Tests bezeichnet werden.

Grundlage der Methoden

Konstrukte = Persönlichkeitsdimensionen oder Intelligenz Die folgenden Darstellungen beziehen sich auf konstruktorientierte Tests, also Tests im engeren Sinne. Unter dem Begriff Testverfahren werden diagnostische Instrumente zusammengefasst, bei denen Personen in schriftlicher Form auf offene oder geschlossene Fragen (Multiple Choice Aufgaben) Antworten geben sollen. Besonders bei Interessen- und Persönlichkeitstests sind gestufte Angaben auf einer so genannten Ratingskala üblich. Zum Beispiel reichen die Antwortmöglichkeiten von „trifft sehr zu" bis „trifft gar nicht zu". Bei Leistungstests wird die Anzahl der richtigen und falschen Antworten ausgezählt.

Ein direkter Bezug zur Tätigkeit ist bei solchen Tests nicht vorhanden. Vielmehr bemüht man sich, grundlegende, abstrakte Konstrukte zu erfassen. Solche Konstrukte sind relativ stabile Eigenschaften einer Person, wie allgemeine kognitive Fähigkeiten (Intelligenz), spezielle kognitive Fähigkeiten (räumliches Vorstellungsvermögen), Persönlichkeitseigenschaften (Ehrgeiz) oder Interessen.

Intelligenztests liefern meist ein differenziertes Stärken-Schwächen-Profil

Die Erfassung solcher Konstrukte macht Sinn, wenn gesichert ist, dass diese mit den Anforderungen im späteren Einsatzfeld in Zusammenhang stehen. Beispielsweise prüft man die Konzentrationsleistung mittels eines Tests, um daraus Rückschlüsse auf die Konzentration während der Arbeit zu ziehen. Die Antworten werden anhand eines Lösungsschlüssels ausgewertet. Neben dem Gesamtergebnis liefern viele Verfahren auch ein spezifisches Stärken-Schwächen-Profil. Beispielsweise misst der Intelligenztest-Struktur-Test (IST- 2000 R; Amthauer, Brocke, Liepmann & Beauducel, 1999) mit verschiedenen Subtests elf verschiedene Fähigkeiten, z. B. verbale Intelligenz, Merkfähigkeit, schlussfolgerndes Denken oder numerisches Wissen. Neben einem globalen Wert, dem Intelligenzquotienten, kann also ein sehr differenziertes Stärken-Schwächen-Profil erstellt werden. Auch viele Persönlichkeitstests (☞ unten) bestehen aus solchen Subtests.

Die Entwicklung solcher Tests ist aufwändig und langwierig, da die Gütekriterien geprüft und eine Normierung durchgeführt werden müssen. Da die Kenntnis des Lösungsschlüssels das Ergebnis verfälschen könnte, unterliegen standardisierte Testinstrumente einem Testschutz. Sie können nur von Psychologen bei der Testzentrale in Göttingen (www.testzentrale.de) bestellt werden. Diese sorgen auch für die Qualitätssicherung bei der Durchführung und Auswertung. Eine umfassende Darstellung der einzelnen Verfahren erscheint daher an dieser Stelle wenig hilfreich.

Eine detaillierte Übersicht über die einzelnen Tests liefern das Handbuch wirtschaftspsychologischer Testverfahren (Sarges & Wottawa, 2001), das Handbuch personaldiagnostischer Instrumente (Kanning & Holling, 2002) sowie Brickenkamps Handbuch psychologischer und pädagogischer Tests (Brickenkamp, Brähler, Holling, Leutner & Petermann, 2003).

Es sollen nun etwas genauer Tests zur Messung kognitiver Fähigkeiten und Persönlichkeitstests dargestellt werden.

Leistungstests

Intelligenztests = Leistungstests = Test zur Messung kognitiver Fähigkeiten

Leistungstests messen kognitive Fähigkeiten, synonym wird der Begriff Intelligenz verwendet. Leider gibt es keine einheitliche Definition, was unter Intelligenz zu verstehen ist (vgl. Funke & Vaterrodt-Plünnecke, 1998) und es fällt schwer, einen kleinsten gemeinsamen Nenner zu finden. Schuler & Höft (2001) schreiben: „Gemeinsamer Kern praktisch aller Intelligenzkonzepte ist die Qualität und Geschwindigkeit der Lösung neuartiger (also nicht routinebestimmter) Aufgaben" (S. 97).

In der Regel wird zwischen allgemeinen Leistungstests und speziellen Leistungstests unterschieden. Allgemeine Leistungstests decken entweder viele spezielle Facetten der Intelligenz ab oder haben den Anspruch, aufgrund eines dahinter stehenden theoretischen Intelligenzmodells global die Intelligenz zu messen. Die Frage ob und wie spezielle Fähigkeiten, z. B. mathematische Kenntnisse, mit der globalen Intelligenz in Verbindung stehen, ist ein methodisches Problem, auf das hier nicht näher eingegangen wird.

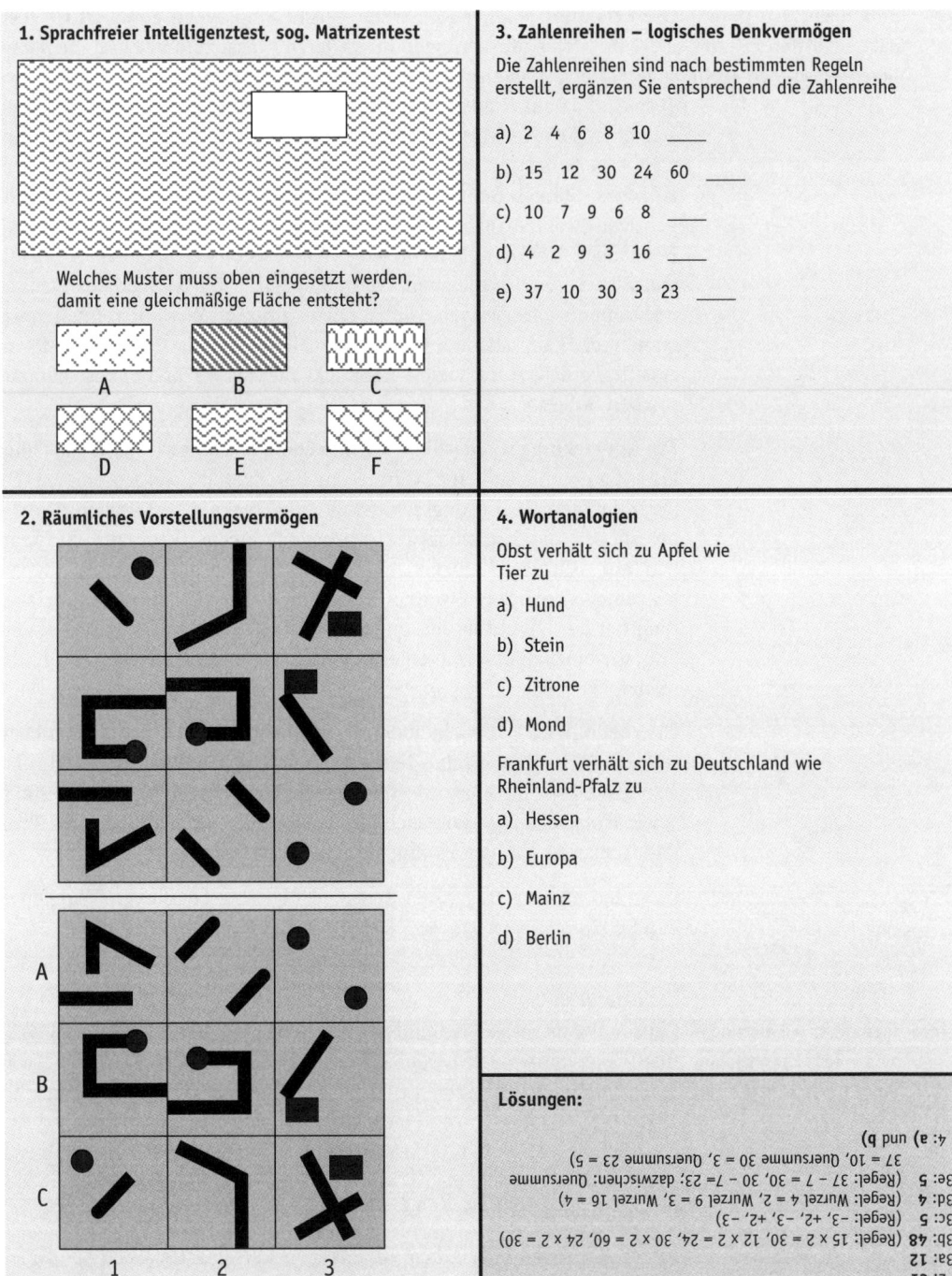

Abb. 8.13: Beispiele für Items aus Tests zur Messung kognitiver Fähigkeiten.

Allgemeine Leistungstests

Leistungstests enthalten Aufgaben (Items) unterschiedlicher Schwierigkeitsstufen, die dadurch eine ausreichende Differenzierung der Testpersonen ermöglichen. Im Jahre 2001 gab es im Rahmen mehrerer TV-Shows die Möglichkeit, seine Intelligenz selbst zu bestimmen. Die dort verwendeten Items sind denen echter Intelligenztests sehr ähnlich. Abbildung 8.13 zeigt einige solcher Items.

Rohwerte werden anhand der Normierung in IQ-Werte umgewandelt Als Ergebnis erhält man einen Gesamtindex (den so genannten Intelligenzquotienten; IQ) und in der Regel ein differenziertes Profil über die einzelnen Teilbereiche. Es ist eine Eigenheit der Intelligenztests, dass für die Beurteilung der Leistungen immer eine Vergleichstichprobe von hunderten oder gar tausenden Personen, die diesen Test schon einmal bearbeitet haben, das gleiche Geschlecht und etwa das gleiche Alter haben, zugrunde gelegt wird. Die Verteilung der Testwerte entspricht der einer Normalverteilung, d.h. mittelmäßige Testergebnisse werden von sehr vielen Personen erreicht, sehr niedrige und sehr hohe Ergebnisse sind selten. So ist es möglich, einen Testwert als unterdurchschnittlich, durchschnittlich oder als überdurchschnittlich zu bezeichnen.

Beim Intelligenztest gelten Ergebnisse zwischen 84 und 116 als durchschnittlich. Werte unter 70 werden als unterdurchschnittlich bezeichnet. Bei Werten von über 130 würde man von einer Hochbegabung sprechen. Abbildung 8.14 zeigt eine solche Normalverteilung.

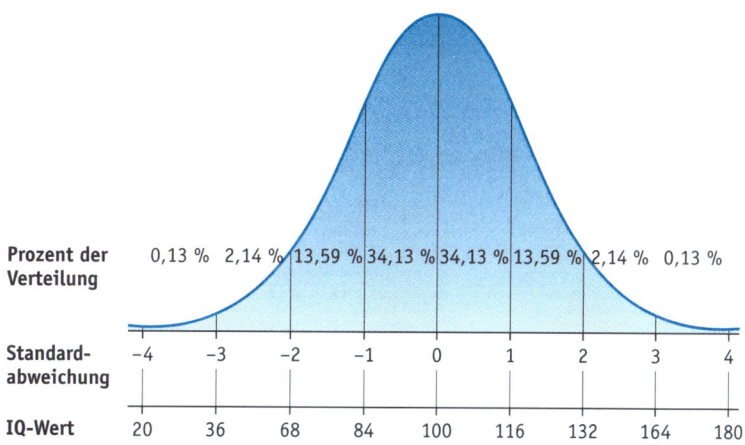

Abb. 8.14: Verteilung der Intelligenzwerte.

Die Normierung ist aber auch immer mit einer bestimmten Fehlerwahrscheinlichkeit behaftet, d.h. der Intelligenzwert spiegelt nur mit einer bestimmten Wahrscheinlichkeit den tatsächlichen Wert wider. Aufgrund der Daten der Normierungsstichprobe kann man aber grobe Aussagen über die Bereiche treffen, in denen der tatsächliche Kennwert liegt (Vertrauensintervall). Werden standardisierte Intelligenztests eingesetzt, dann sollten diese von Experten durchgeführt und ausgewertet werden. Auch für die Auswahl der richtigen Intelligenzverfahren sind Fachleute notwendig.

Bei den Leistungstests werden „Speed-Tests" und „Power-Tests" unterschieden.

Speed-Tests prüfen Leistungen unter Zeitdruck Bei Speed-Tests muss eine Person in begrenzter Zeit Aufgaben erfüllen. So soll zum Beispiel bei Konzentrationstests geprüft werden, ob unter Zeitdruck die Sorgfalt in der Ausführung von Aufgaben leidet. Ein bekannter Konzentrationstest ist der „d2"-Test (Brickenkamp, 2002). Dabei werden Testpersonen mit einer Reihe von d's konfrontiert, die von 1–4 Strichen umgeben sind.

Die Aufgabe besteht darin, unter Zeitdruck nur die „d" mit zwei Strichen durchzustreichen (daher der Name d2). Gekennzeichnet werden soll also

- ein „d" mit einem Strich unter und einem oben
- ein „d" mit zwei Strichen oben
- ein „d" mit zwei Strichen unten.

Nicht durchgestrichen werden dürfen „d" mit einem, drei oder vier Strichen.

Es werden mehrere solcher Ziffernreichen dargeboten. Die Aufgabe besteht darin, schnell aber auch sorgfältig, die Aufgabe zu lösen.

Bei den so genannten Power-Tests können die Personen ohne Zeitdruck Aufgaben bearbeiten, es geht also um die maximale intellektuelle Leistungsfähigkeit, gemessen durch die Anzahl an zunehmend schwerer werdenden Aufgaben. Eine besondere Form von Leistungstests sind Trainierbarkeitstests (☞ 8.6). Sie tragen dem Umstand Rechnung, dass die Testergebnisse immer nur einen Status darstellen, der aber nicht das mögliche Entwicklungspotenzial aufdeckt. Besonders für die Auswahl von Auszubildenden kann es Sinn machen, mit diesen Tests zu prüfen, wie schnell der Lernzuwachs ist.

Spezielle kognitive Tests

Neben Verfahren, die allgemeine kognitive Leistungen messen, gibt es auch Tests für spezielle kognitive Leistungen, z.B. technisches Verständnis, kreatives Denken, mechanische oder organisatorische Fähigkeiten. Hierzu zählen auch Verfahren die berufsbezogen entwickelt wurden. Einer davon war der TMS (Test für medizinische Studiengänge), der bis vor einigen Jahren zur Auswahl von Medizinstudenten verwendet wurde. Er prüfte das räumliche Vorstellungsvermögen, die visuelle Wahrnehmung und Merkfähigkeit, Konzentrationsfähigkeit, logisches Schlussfolgern, Informationsaufnahme und -verarbeitung sowie das Verständnis für medizinisch-naturwissenschaftliche Problemstellungen mit neun verschiedenen Subtests.

Für ein Auswahlverfahren in Pflegeschulen (☞ 8.11, 11) haben wir einen Videotest entwickelt und an einer Stichprobe von 84 Bewerberinnen validiert und normiert. Der Test prüft die für die Pflege wichtige, multisensorische Auffassungsgabe und Erinnerungsleistung. Die Personen bekommen zunächst einen 7-minütigen Film gezeigt. Zwei verschiedene Filme stehen zur Auswahl. Nach dem Film werden Multiple-Choice-Fragen zum Inhalt gestellt. Die Fragen beziehen sich auf die vermittelten Fakten, auf Farben, Bewegungen, das Aussehen von Personen, Geräusche und räumliche Aspekte des Films. Durch die geschlossenen Fragen und einen Auswertungsschlüssel ist die Auswertung schnell und einfach möglich. Aufgrund der Normierung ist es möglich, Zahlenwerte (also die Anzahl der richtigen oder falschen Antworten) in eine faire Auswahlentscheidung zu überführen.

Fachwissenstest können zur Auswahl und regelmäßig zur Personalentwicklung verwendet werden

Zu den kognitiven Tests zählen auch Fachwissentests (engl. „job knowledge tests"). Dabei werden tätigkeitsbezogene Kenntnisse abgefragt. Sie sind daher nur für berufserfahrene Personen geeignet. Solche Tests werden derzeit in der Pflege nur sehr wenig eingesetzt. Das verwundert, da in jeder Beurteilung von Auszubildenden und in jeder Probezeitbeurteilung die Fachkenntnisse eine wichtige Bewertungsdimension darstellen. Fachkenntnisprüfungen sollten nicht nur zur Auswahl, sondern auch in kontinuierlichen Abständen bei den Mitarbeitenden durchgeführt werden.

Für die Abfrage von Fachwissen ist im Gegensatz zu Persönlichkeitstests oder Intelligenztests keine aufwändige konstruktorientierte Skalenkonstruktion notwendig. Allerdings sollte die Validität kategorialer Urteile (geeignet vs. nicht geeignet) aufgrund der Anzahl der richtigen Antworten auch empirisch geprüft werden, d. h. es muss geklärt werden, ob das Antwortverhalten bei dem Wissenstest tatsächlich mit der späteren Eignung in Zusammenhang steht.

Für Fachwissenstests in der Pflege können Fragen verwendet werden, die Ähnlichkeit zu den Fragestellungen im Pflegeexamen haben. Es sollten aber nach Möglichkeit Multiple-Choice-Fragen sein, da diese objektiver und schneller auswertbar sind.

Entweder kann die Summe der richtigen oder falschen Antworten als Maßstab dienen oder die einzelnen Fragen können gewichtet werden, wenn die Beantwortung einzelner Fragen besonders wichtig erscheint. Fachwissenstests korrelieren hoch mit allgemein kognitiven Leistungen. Das ist nicht verwunderlich, da die Aneignung von Wissen auch intellektuelle Fähigkeiten voraussetzt.

Persönlichkeitstests

Bei Persönlichkeitstests sollen die Personen über ihre Einstellungen oder hypothetisches Verhalten Auskunft geben oder sich selbst beurteilen. Die Fragen sind meist aufgrund einer bestimmten Persönlichkeitstheorie entstanden. Üblicherweise stehen mehrere Antwortalternativen zur Verfügung („trifft zu" bis „trifft auf keinen Fall zu"). Ein Persönlichkeitsmodell, das sich sehr bewährt hat, ist das Modell der „Big Five" (McCrae & Costa, 1987). Ein in Deutschland gebräuchlicher Test zur Messung dieser fünf Dimensionen (☞ Tab. 8.15) ist das NEO-FFI (Fünf Faktoren Inventar von Borkenau & Ostendorf, 1993).

Testart	Beschreibung
Neurotizismus vs. emotionale Stabilität	Personen mit hohen Neurotizismus-Werten sind nervös, ängstlich oder verlegen. Sie machen sich eher Sorgen um ihre Gesundheit. Sie neigen zu unrealistischen Ideen und reagieren in Stresssituationen eher unangemessen.
Extraversion	Extravertierte Personen sind gerne von Menschen umgeben. Sie sind aktiv, herzlich, optimistisch und heiter.
Offenheit für neue Erfahrungen	Personen, die in dieser Subskala hohe Werte erreichen, bevorzugen Abwechslung, sie sind wissbegierig, kreativ und phantasievoll.
Verträglichkeit	Personen mit hohen Werten sind mitfühlend, verständnisvoll und wohlwollend. Sie neigen zu Kooperationen und haben ein starkes Harmoniebedürfnis.
Gewissenhaftigkeit	Personen mit hohen Werten sind zuverlässig, diszipliniert, penibel und ehrgeizig.

Tab. 8.15: Fünf Faktoren der Persönlichkeit („Big Five"). Diese können in Persönlichkeitstests abgefragt werden.

Mithilfe des NEO-FFI-Tests kann ein Profil erstellt werden. Es sind keine Aussagen wie „die Person ist extravertiert" möglich, sondern die Ausprägung auf den einzelnen Dimensionen wird im Vergleich zu einer Normierungsstichprobe betrachtet.

Ein konkurrierendes Persönlichkeitsmodell ist das 16 Faktoren umfassende Modell von Cattell. Die Faktoren werden beispielsweise mit dem 16-Faktoren-Persönlichkeits-Faktoren-Test (16 PF-R, Schneewind & Graf, 1998) gemessen.

„Im weiteren Sinne werden zu den Persönlichkeitstests auch Einstellungs-, Motivations- und Interessentests gerechnet, mit denen vor allem berufsbezogene Grundhaltungen wie Bedürfnis nach selbständiger Arbeitsgestaltung oder tätigkeitsspezifische Neigung wie das Interesse an kaufmännischen Tätigkeiten erfasst werden" (Schuler, 2000, S. 102). Tabelle 8.16 gibt einen Überblick über berufsbezogenen Testverfahren, die auch in der Pflege und/oder in der Leitung von Pflegenden sinnvoll eingesetzt werden können.

Name des Verfahrens	Beispielhafte Dimensionen
Arbeitsbezogenes Verhaltens- und Erlebensmuster (AVEM) (Schaarschmidt & Fischer, 1996)	Beruflicher Ehrgeiz Perfektionstreben Ausgeglichenheit Lebenszufriedenheit
Stressverarbeitungsfragebogen (SVF) (Jahnke, Erdmann & Kallus, 2002)	Stressresistenz und -verarbeitung
Bochumer Inventar zur berufsbezogenen Persönlichkeitsbeschreibung (BIP) (Hossiep & Paschen, 2003)	Gewissenhaftigkeit Flexibilität Handlungsorientierung Leistungsmotivation Kontaktfähigkeit Durchsetzungsstärke

Tab. 8.16: Überblick über berufsbezogene Testverfahren und die Dimensionen, die sie testen können.

Für die Pflege scheint die Messung der Service-Orientierung wichtig Im Bereich der Pflege ist die Messung der Kundenorientierung (Customer Service Orientation) ein wichtiges Anliegen. Kunden sind nicht mehr nur Bittsteller, sondern fordern aktiv Dienstleistungsqualität ein. Zur Messung der Service-Orientierung gibt es viele amerikanische Fragebögen. Das zweite Beispiel in 8.3 zeigt einige Items aus einem solchen Fragebogen. Dass es sich dabei letztlich um eine praxisnahe Umsetzung der „Big Five" handelt zeigen Forschungsergebnisse. Die Skalenwerte korrelieren mit der Skala „Verträglichkeit" r = 0.70 und mit der Skala „Gewissenhaftigkeit" r = 0.43 (Hough & Oswald, 2000).

Gütekriterien

Durch die klaren Instruktionen und die Auswertungsschlüssel ist die Durchführungs-, Auswertungs- und Interpretationsobjektivität bei Standardverfahren sehr gut. Die Reliabilität und Validität von Tests sind umfassend geprüft worden, leider nicht bei Pflegenden.

Eine Verfälschungsmöglichkeit ist bei Leistungstests ausgeschlossen, da die Personen durch den Testschutz die Lösungen nicht kennen und sich nicht besser machen können als sie sind. Anders sieht es bei den Persönlichkeitstests aus. BewerberInnen können schon aufgrund der Fragestellung ahnen, welche Antworten eher beruflich oder sozial erwünscht sind.

Verfälschungstendenzen bedrohen nicht die Validität von Persönlichkeitstests Metaanalysen kommen aber zu dem Urteil, dass die Verfälschungstendenz von Tests nicht ausreicht, um die Validität der Persönlichkeitstests zu bedrohen (Robertson & Smith, 2001). Schuler und Höft (2001) weisen darauf hin, dass solche Tendenzen auch mit Persönlichkeitsdimensionen in Zusammenhang stehen. So lässt sich dann auch der Tendenz zur positiven Selbstdarstellung in Tests etwas positives abgewinnen: „Beide Ergebnisse zusammen unterstützen die Annahme, dass die Neigung zu vorteilhafter Selbstdarstellung nicht primär als Quelle der Verfälschung in Auswahlsituationen betrachtet werden sollte, sondern als Orientierung an den Erwartungen anderer und damit auch als Komponente sozialer Anpassung. Gerade in Kontaktberufen ist die erfolgreiche Gestaltung von Beziehungen immer auch mit der Art der Selbstpräsentation, also dem

Bemühen verbunden, ‚einen guten Eindruck' auf andere zu machen."
(Schuler & Höft, 2001, S. 125).

Es gibt verschiedene Möglichkeiten wie man diese Tendenzen zur positiven Selbstdarstellung reduzieren kann:

- So genannte Lügenskalen können eine deutliche Tendenz zur sozialen Erwünschtheit aufdecken. Beispielsweise ist es verdächtig, wenn eine Person die Aussage „Ich habe noch nie in meinem Leben gelogen" mit „trifft voll zu" beantwortet
- Der Bewerberin wird mitgeteilt, dass die Inhalte später noch mal durch andere Verfahren überprüft werden. Dies sollte dann auch tatsächlich geschehen, denn auch hier gilt: mehrere Methoden = mehr Sicherheit bei der Auswahlentscheidung.

Testergebnisse sind durch verhaltensnahe Verfahren zu validieren

- Es sollte eine zusätzliche direkte Verhaltensmessung, z.B. durch Rollenspiele, erfolgen, da Antworten auf Testfragen im Auswahlverfahren nur ein Aspekt sind, die praktische Bewährung aber ein anderer
- Items sollten nicht auf Eigenschaften bezogen sein (z.B. „Ich bin kundenfreundlich"), sondern konkrete Situationen darstellen, z.B. „Wenn ein Chefarzt zur Visite kommt und gleichzeitig eine Angehörige mit mir sprechen möchte dann a) beginne ich zuerst mit der Visite, b) kümmere ich mich um die Angehörige und bitte den Chefarzt, zu warten".

Leistungstests haben eine bessere prognostische Validität als Persönlichkeitstests

Generell sind prognostische Validitätswerte für Leistungstests hoch. Die Durchschnittswerte liegen laut Schuler (2000) zwischen $r = 0.27$ und 0.61. Schmidt & Hunter (1998) ermitteln einen mittleren Wert von $r = 0.51$.

Die Vorhersageleistung von kognitiven Leistungstests ist umso größer, je höher die Komplexität des betreffenden Berufes ist (Gottfredson, 1997). Für einfache, ungelernte Hilfstätigkeiten ist die Korrelation zwischen Testwert und Leistung also geringer als für eine verantwortliche Führungskraft. „Nur Arbeitsproben und sorgfältig vorbereitete strukturierte Interviews erreichen Validitätswerte in einer mit Testverfahren vergleichbaren Größenordnung." (Wottawa & Woike, 2002, S. 34).

Die prognostische Validität der Persönlichkeitstests ist niedriger als für kognitive Tests. Die Validität dieses Verfahren liegt zwischen $r = 0.20$ und $r = 0.40$. Allerdings messen diese im Vergleich zu den Leistungstests auch ganz andere praxisrelevante Kompetenzen. Die Arbeitsleistung scheint wohl eher mit kognitiven Tests in Verbindung zu stehen, während Service- oder Teamorientierung durch Persönlichkeitstests erfasst werden können. Folgende Persönlichkeitsvariablen haben sich immer wieder als sinnvoll zur Vorhersage beruflicher Kriterien herausgestellt:
- Fünf-Faktoren-Modelle der Persönlichkeit
- Emotionalität oder Affektivität. In sozialen Berufen, gibt es einen Zusammenhang zwischen negativem Affekt und Burn-out.
- Soziale Kompetenz (hierzu zählen soziale Einsicht, Wärme, Extraversion) scheint mit interpersoneller Effektivität einherzugehen.
- Gewissenhaftigkeit (conscientiousness) (Hough & Oswald, 2000).

Die mittlere Validität für Fachwissenstests („job knowledge tests") liegt bei $r = 0.48$ (Schmidt & Hunter, 1998).

Die soziale Validität von Tests ist allerdings gering. Da bei der Entwicklung der Umweg über das Konstrukt gewählt wird, ist der inhaltliche Zusammenhang zwischen Fragen und den Anforderungen in der Praxis nicht direkt einsehbar. Für Bewerberinnen ist beispielsweise nicht verständlich, welcher Zusammenhang zwischen dem Lösen geometrischer Aufgaben (☞ Abb. 8.13) und der späteren pflegerischen Tätigkeit besteht. Tests erinnern an Klassenarbeiten, der Druck ist entsprechend groß. Da Tests so konzipiert sind, dass es in der Regel nicht möglich ist, alle Aufgaben hundertprozentig zu lösen, kommt es oft zu Enttäuschungen.

Persönlichkeitstests sind rechtlich bedenklich Persönlichkeitsverfahren sind auch deshalb umstritten, weil Aspekte offenbart werden, die nicht immer einen klaren Bezug zu den Arbeitsanforderungen haben. Bei zu allgemeinen Fragen (z.B. „Ich liebe gesellige Runden.") fällt es schwer, den Bezug zu den Arbeitsanforderungen deutlich zu machen, auch wenn es hier letztlich um die Aufdeckung der Extraversion geht. Der fehlende Bezug zur Tätigkeit kann auch zu rechtlichen Problemen führen. Die Einschätzung von Pflegeschülern für die verschiedenen Testformen zeigt Tabelle 8.17.

Methode	Gut geeignet	Mittelmäßig geeignet	Schlecht geeignet
Leistungstest	11 %	43 %	46 %
Persönlichkeitstest	14 %	43 %	43 %

Tab. 8.17: Einschätzung von Pflegeschülern über die Brauchbarkeit von Testverfahren.

Um die Akzeptanz der Bewerberinnen zu erhöhen, bieten sich drei Möglichkeiten an:
- Den Bewerberinnen sollte klar gemacht werden, welcher Zusammenhang zwischen Test und späteren Leistungen besteht. Dabei kann es auch Sinn machen, den Weg vom Test über das Konstrukt hin zur Praxis an einem Beispiel zu verdeutlichen
- Vor Leistungstests sollte die Personen instruiert werden, dass es in der Natur des Tests liegt, dass die meisten Personen nicht alle Fragen beantworten können. Solche Informationen entspannen die Testsituation
- Es sollten bei der Auswahl Verfahren kombiniert werden, also akzeptierte Verfahren (Gespräche) mit validen Instrumenten (Tests). Dies wirkt sich auf die Gesamtbewertung des Auswahlverfahrens positiv aus
- Für Persönlichkeitstests gilt, dass die Items möglichst praxisnah formuliert sein sollten.

Anwendungshäufigkeit

Tests werden in deutschen Betrieben häufig eingesetzt. Meistens sind es Leistungstests. Nicht immer sind sie jedoch standardisiert oder normiert. Viele Unternehmen entwickeln einrichtungsspezifische Verfahren, deren Gütekriterien meist unklar sind. Auf der anderen Seite gibt es einen großen Markt für kommerzielle Testverfahren, der leider immer häufiger von

Nicht-Psychologen bestimmt wird. Die Idee, einen Test zu verwenden, ist verlockend: Die Auswertung gelingt leicht, der Test ist objektiv und meist wird damit das Versprechen verbunden, mit hoher Sicherheit die Eignung der Bewerberinnen vorhersagen zu können. Leider sind oft weder Käufer noch Verkäufer über die wichtigen Qualitätskriterien informiert, oder sie liegen gar nicht vor.

Die Auswahl von Tests ist Expertensache Um bei der Vielzahl der Verfahren den Überblick zu bewahren, gibt es eine empfehlenswerte Testdatenbank (www.wirtschaftspsychologie-aktuell.de/testdatenbank.html). Hier können Sie – ausgehend von Ihrem Anforderungsprofil – passende Tests auswählen. Die wissenschaftliche Basis wird erläutert und entsprechende Experten empfohlen.

Wie sieht die Anwendungshäufigkeit in der Pflege aus? In der Befragung von Pflegedienstleitung zeigte sich, dass Tests nur sehr selten verwendet werden. 86,2 % gaben an, Leistungstests nie zu verwenden, 88,1 % verwenden nie Persönlichkeitstests. Ein Blick auf die Einschätzung der Brauchbarkeit (☞ Tab. 8.18) zeigt aber ein anderes Bild. Der Anteil an Personen, der die Tests für unbrauchbar hält, liegt bei nur 45 %. Offensichtlich gibt es Probleme, die eine vermehrte Anwendung verhindern.

Methode	Gut geeignet	Mittelmäßig geeignet	Schlecht geeignet
Leistungstest	10 %	45 %	45 %
Persönlichkeitstest	9 %	44 %	47 %

Tab. 8.18: Einschätzung der Brauchbarkeit von Testverfahren durch Pflegedienstleitungen.

Selbst gebastelte Tests ohne Normierung sind abzulehnen Für Krankenpflegeschulen zeigte die Erhebung von Pott (2000) folgendes: In etwa einem Drittel der Schulen werden Leistungstests verwendet. Besonders häufig werden diese in privaten Schulen eingesetzt (63 %). Die dabei geforderten Leistungen sind sehr unterschiedlich. Schulen übergreifende Prüfverfahren gibt es nicht, vielmehr bastelt jede Schule an eigenen Verfahren und Kombinationen. Es ist davon auszugehen, dass keine Schule eine Testbewertung aufgrund einer Normstichprobe vornimmt. Außerdem ist vermutlich nicht geprüft worden, ob ein bestimmter Testwert auch tatsächlich mit späteren Leistungen in Verbindung steht. 24 % der Schulen gaben an, der Test enthalte verschiedene Aufgaben, bei 16 % besteht er aus einem Aufsatz, 13 % verwenden eine Bildbeschreibung oder -interpretation, 21 % stellen Wissens- oder Einstellungsfragen. Hier wird deutlich, dass der Begriff „Test" sehr weit gefasst ist. Grundsätzlich ist vor der Eigenentwicklung solcher Tests ohne entsprechende Expertise zu warnen. Erfahrungen in Schulen, die solche Verfahren verwenden, und auch Praxisempfehlungen (Grüters, 2001) zeigen immer wieder folgende Missstände:
- Unklarer Bezug zu den Anforderungen. Unklar bleibt, welche Aussagen die richtige Beantwortung von Fragen erlaubt. Was soll damit überhaupt gemessen werden (fehlende Konstruktvalidierung ☞ 7.1)
- Die prognostische Validität ist ungeprüft. Der Zusammenhang zwischen Testwert und Eignung ist spekulativ. Ohne das entsprechende

Zusammenhänge mit statistischen Methoden geprüft wurden, hat die Interpretationen solcher Tests das Niveau vom „Kaffeesatz lesen"

- Fehlender Bewertungsmaßstab. Während standardisierte Testverfahren aufgrund der umfangreichen Normierung einschätzen können, ob ein bestimmter Testwert als unter- oder überdurchschnittlich zu werten ist, fehlt den selbst erstellten Verfahren eine entsprechende Normierung.

Pott (2000) kommt daher treffend zu folgendem Urteil: „Die Objektivität, Reliabilität und Validität der selbsterstellten Tests muss aufgrund der fehlenden wissenschaftlichen Basis in Frage gestellt werden. Es bleibt offen, ob die Testergebnisse gegenüber dem Probanden begründet und anhand von operationalisierten Messkriterien nachgewiesen werden können. Auch ist fraglich, ob bei jeden Kriterien die Ausprägung in Bezug auf Eignung oder Nichteignung definiert sind. Vermutlich wird eher der Gesamteindruck ausschlaggebend sein." (S.45).

Kriterium	Durchführung/Eignung
Anwendungshäufigkeit in Krankenpflegeschulen	Gering
Anwendungshäufigkeit in Krankenhäusern	Gering
Objektivität	Durch klare Instruktionen und Auswertungsschlüssel sehr hoch
Validität	Fachwissentests $r = 0.48$ Kognitive Leistungstests $r = 0.51$ Persönlichkeitstests geringer.
Soziale Validität	Gering
Hinweise für die Praxis	• Tests müssen normiert und validiert sein. • Zur Auswahl der passenden Tests sollten Experten hinzugezogen werden • Fachwissentests sind für Examinierte geeignet.
Gesamturteil	Empfehlenswert

Tab. 8.19: Fazit, inwieweit verschiedene Testverfahren zu einer erfolgreichen Personalauswahl führen können.

8.5 Computergestütze Personalauswahl

PC-gestütze Verfahren ermöglichen die Prüfung des Verhaltens in komplexen Simulationen

Tests, Simulationen und Arbeitsproben können in Computerprogramme implementiert werden. Für klassische Testverfahren, die bisher in einer Papier- und Bleistiftform vorlagen, gibt es eine Vielzahl von Übertragungen auf den PC. Darüber hinaus wurden in den vergangenen Jahren auch Verfahren speziell für den Computer entwickelt. Das sind zum einen Simulationen, die sich die multimedialen Möglichkeiten zu Nutze machen, indem sie beispielsweise durch Bilder oder Videos für die nötige Realitätsnähe sorgen (vgl. Funke, 1995). In so genannten komplexen

Szenarien lassen sich Arbeitsanforderungen standardisiert in einer Art virtueller Welt abbilden.

Zum anderen werden Computer zur adaptiven Testung benutzt. Diese adaptiven Tests sind in der Konstruktion und Auswertung sehr kompliziert. Sie passen sich sukzessive an das Leistungsvermögen der Person an, wodurch differenziertere und schnellere Bewertungen möglich sind.

Die Bandbreite an Verfahren ist groß, ebenso die Vielfalt an Konstruktionsprinzipien: Während die Übertragungen von Papier- und Bleistiftverfahren meist zu den konstruktorientierten Ansätzen zählen (☞ 8.4), sind die komplexen Szenarien Beispiele für simulationsorientierte Verfahren. Im Folgenden sollen die Möglichkeiten sowie die Vor- und Nachteile dargestellt werden.

Grundlage der Methode

Durch entsprechende Softwarelösungen ist es möglich, die Testfragen und die Arbeitsmaterialien auf dem Bildschirm zu präsentieren. Die Bewerberin muss nun nicht mehr mit einem Stift ein Kreuzchen in einem Bogen machen oder reale Schriftstücke sortieren, sondern kann durch einen Mausklick Antworten auswählen oder virtuelle Schriftstücke aufrufen und bearbeiten. Bei der Entwicklung solcher Verfahren bemüht man sich, die Anwenderfreundlichkeit so zu erhöhen, das Personen ohne PC-Kenntnisse nicht benachteiligt werden. Instruktionen werden auf dem Bildschirm dargeboten. Die Auswertung erfolgt automatisch. Dies ermöglicht auch Gruppentestungen und eine schnellere Auswertung.

Computer können in vielen Bereichen der Eignungsdiagnostik eingesetzt werden. Sie können nicht nur die Testdurchführung und -auswertung erleichtern, sondern auch bei der Testerstellung, der Koordination der Bewerberinnen, der Evaluation des Verfahrens und der Interpretation von Testergebnissen eingesetzt werden (vgl. Sidiropoulou, 1997). Für den Einsatz von computergestützten Verfahren in der Personalauswahl sprechen folgende Aspekte:

- Der Computer wertet die Tests selbstständig aus, was eine Erleichterung darstellt. Einige Programme erlauben nicht nur das Ausdrucken von Rohwerten, sondern werten diese in Bezug zu einer Normstichprobe oder zu den Ergebnissen des Bewerberpools aus. Teilweise können Charts und Kurzberichte abgerufen werden. Diese erleichtern die Rückmeldung an die Bewerberin. Differenzierte Stärken- und Schwächenprofile können den Testpersonen mitgegeben werden, was besonders beim Einsatz in der Personalentwicklung hilfreich ist. Die Person kann so selbst entsprechenden Förderungsbedarf erkennen
- Die Daten der Bewerberinnen liegen in digitaler Form vor und können somit leicht für Evaluationszwecke, z. B. zur Berechnung der prognostischen Validität, weiterverwendet werden
- Der Einsatz dieser Verfahren hat einen Mehrwert für das Personalmarketing: PC-gestützte Verfahren sind besonders bei jungen Bewerberinnen beliebt. Sie vermitteln den Eindruck eines fortschrittlichen und modernen Unternehmens

Computerverfahren bringen Vorteile für das Personalmarketing

- Der Computer bietet vielfältige Möglichkeiten, die Papier-und-Bleistift-Tests nicht bieten. Es ist möglich, Videos, Bilder und Tondokumente einzubinden. Dadurch werden Simulationen realitätsnah, was die Augenschein- und auch die Vorhersagevalidität erhöht. Ein Video sagt mehr als lange Texte, die Situationen erst mühsam erklären. Durch Töne, Bilder und Texte können verschiedene Sinne angesprochen werden. Die Simulationen können so gestaltet werden, dass der Computer adaptiv auf das Verhalten reagiert. Fehlentscheidungen von Bewerberinnen können beispielsweise Auswirkungen auf die weitere Aufgabenstellung haben. Sie erfüllen damit wichtige Anforderungen an komplexe Situationen, so wie sie auch im Alltag vorkommen (vgl. Funke, 1998). Trotz der Realitätsnähe ist ein Vergleich der Bewerberinnen untereinander möglich, da die Aufgabenstellungen standardisiert erfolgen
- Neben der Auszählung von richtigen Antworten können auch Zusatzdaten wie Reaktionszeiten, Bearbeitungsdauer, Fehlerreaktionen und Korrekturen (so genannte Prozessvariablen) ausgezählt und bewertet werden. Deren Auswertung sollte aber konstruktgeleitet stattfinden, d. h. es sollte klar sein, was damit überhaupt gemessen wird
- Der Computer kontrolliert automatisch, ob in den relevanten Eingabefeldern Einträge vorgenommen wurden. Durch entsprechende Hinweise kann die Bewerberin aufgefordert werden, tatsächlich auch alle Fragen zu beantworten. Hierdurch werden vollständige Datensätze erreicht, die dann auch leichter auszuwerten sind
- Die Bewerberinnen können die Tests meist selbstständig ausfüllen. Dies setzt jedoch gute Instruktionen, Hilfefunktionen und eine anwenderfreundliche Gestaltung (Usability) voraus.

Ein Nachteil der Methode ist die aufwändige Entwicklung, die dadurch für die Anwender mit höheren Kosten verbunden ist.

Die Verfahren sind auch für Computer ungeübte Personen geeignet Die häufigen Bedenken, dass durch solche Methoden Personen ohne Computerkenntnisse benachteiligt werden, ist unbegründet. Diese Kritik trifft lediglich auf „speed-tests" (☞ 8.4) zu, in denen die Schnelligkeit der Beantwortung eine Rolle spielt, nicht jedoch für „power-tests", bei denen die Lösungsgüte die wichtigste Rolle spielt. Außerdem legen Entwickler viel Wert darauf, dass auch Computernovizen mit den Programmen zurechtkommen. Einige Programme haben Trainingsabschnitte vorgeschaltet, durch die Novizen vor der eigentlichen Testung den Umgang mit der Maus, den Menus und den Eingabefeldern üben können.

Weiterhin ist zu überlegen, ob PC-Kenntnisse für bestimmte Tätigkeiten nicht zu den notwendigen Kompetenzen gehören und daher vorausgesetzt werden können.

Die Anwendung solcher Programme ist einfach:
Die Hersteller entsprechender Programme verlangen Geld für die Software und für jede Anwendung. Zur Abrechnung dient ein so genannter „Dongel". Dieser streichholzschachtelgroße Aufsatz wird an einer Schnittstelle des Computers angebracht und ermöglicht die kostenpflichtige Durchführung der Testung. Sind alle bezahlten Anwendungen

verbraucht, muss der Dongel wieder kostenpflichtig aufgeladen werden.

Einige Hersteller (z. B. Eligo®) bieten verpflichtende Schulungen an, in denen die Praktiker den Umgang mit der Software erlernen. Wieder andere Testsysteme, wie das Hogrefe oder das Wiener Testsystem, sind nur für Psychologen erhältlich.

Die Durchführung der Tests ist meist selbst erklärend. Es gibt eine Instruktions- und Lernphase, dann folgt die eigentliche Aufgabe, die durch Mausklicks bearbeitet wird. Am Ende der Testung erstellt der Computer eine Auswertung, bei der er die Rohwerte auszählt und mit den Leistungen der Normierungsstichprobe oder anderer Bewerberinnen vergleicht.

Testformen

Zwei Arten von Testformen müssen unterschieden werden: Es gibt **Standalone-Testformen**, die nur eine spezielle Kompetenz messen und **Testbatterien.** Beispiel für einen Einzeltest wäre z. B. der d2-Aufmerksamkeitstests (Brickenkamp, 2002), der eine Computerfassung der Papier-und-Bleistift-Fassung ist (☞ 8.4). Für die Personalauswahl sind Testbatterien von besonderem Vorteil. Dabei steht eine Vielzahl an Testverfahren zur Auswahl, die auf der Grundlage der stellenspezifischen Anforderungen zusammengestellt werden können. Für die käuflichen computergestützten Verfahren liegen Vergleichswerte einer Normstichprobe vor, die die Bewertung der Bewerberin erleichtern.

Die Vielzahl an Bewertungsdimensionen kann für die Auswahl von Pflegenden nützlich sein Aufgrund der großen Bandbreite an Schlüsselkompetenzen, die mit den Verfahren überprüft werden können, ist ein Einsatz für die Auswahl von Pflegenden denkbar. Allerdings sollten bei den Simulationen und Fallstudien inhaltliche Einkleidungen gewählt werden, die mit dem Pflegealltag in Beziehung stehen. Eine Simulation zur Messung und zum Training von Planungskompetenz für Pflegende befindet sich in der Entwicklung.

Testsysteme

Zwei bekannte Testsysteme, die verschiedene Dimensionen messen und damit auch in der Lage sind, ein differenziertes Leistungsprofil zu erstellen sind „Eligo®" und „pro facts®".

Eligo® (www.eligo.de) ermöglicht Testungen auf 98 Dimensionen, z. B. können damit Intelligenz, Konzentration, Arbeitsverhalten, Kundenorientierung, Führung, Motivation oder emotionale und soziale Kompetenz gemessen werden. Loffing & Wottawa (2002) haben das Verfahren in der „Pflegezeitschrift" vorgestellt und dabei darauf hingewiesen, dass für die Pflege noch Validitätsprüfungen ausstehen. Die in Eligo® implementierten Testverfahren sind von verschiedenen Autoren in den vergangenen Jahren entwickelt und umfangreich validiert worden. „Einige neue Instrumente, z. B. eine Arbeitsprobe für Call-Center-Agents (,,Call me") wurde im Praxiskontext von Unternehmen entwickelt." (Brocke & Vock, 2002, S. 460). In einem ersten Schritt müssen die Anwender die relevanten

Anforderungsdimensionen festlegen und ein Anforderungsprofil erstellen. Beispielsweise muss angegeben werden, welche Ausprägung die Bewerberinnen auf den Skalen „Einfühlungsvermögen" oder „Durchsetzungsvermögen" haben sollen. Passend zum Anforderungsprofil werden dann entsprechende Tests ausgewählt. Die Testung läuft weitgehend selbsterklärend. Das Programm informiert nach der Testung über das Abschneiden, stellt Vergleiche mit dem Wunschprofil an und bildet anhand von Differenzwerten (Soll-Ist-Vergleich) eine Rangreihe der Bewerberinnen.

„Bei pro facts (www.profacts.de) handelt es sich um ein multimediales Assessment zur Personalauswahl und -entwicklung für den gesamten beruflichen Bereich" (Etzel & Küppers, 2002, S. 22). „Pro facts®" steht für *professional assessment by computer for training and selection.* Auch dieses Verfahren bietet die Möglichkeit, auf der Grundlage von Anforderungsprofilen ein Testverfahren zusammenzustellen. Zielpositionen sind bevorzugt Aufgaben im Management und in Verkaufspositionen. Relevante Dimensionen sind z.B. Auffassungsgabe, Planungskompetenz, Karriereorientierung und Gewissenhaftigkeit (vgl. Turß, 2002). Es stehen knapp 40 Bausteine zur Auswahl. „Pro facts®" ist ein simulationsorientiertes Verfahren. Es werden realistische Fälle beschrieben, die von den Bewerberinnen durchgespielt werden müssen (Szenariotechnik). Neben Problemlöseaufgaben und Postkörben (☞ 8.6) gibt es Einstellungsfragen und Multiple-Choice-Tests. In der Auswertung wird eine Profil-Darstellung geliefert, die die Berechnung von Differenzwerten zu den einzelnen Dimensionen ermöglicht. Eine Besonderheit ist ein so genanntes „Person-Positions-Portfolio" indem die Ausprägung der Bewerberin auf den Wunschdimensionen deutlich wird.

Testsysteme erlauben einen direkten Abgleich des Anforderungsprofil mit dem Eignungsprofil Beide Verfahren geben Anwendern keinen oder nur geringen Einblick, wie aus den Antworten der Bewerberinnen Testwerte berechnet werden. Die Hersteller der Verfahren sind darauf bedacht, dass der Berechnungsalgorithmus nicht offen gelegt wird, weil das Verfahren dann kopiert werden kann oder nachfolgende Testungen beeinflusst.

E-Assessment

E-Assessment = Testung via Internet Eine weitere Möglichkeit, Messergebnisse per Computer zu erheben sind Online-Testungen, auch E-Assessment genannt. Heutzutage kann ein Teil des Bewerbermanagements über das Internet stattfinden (☞ 4.4). So können sich beispielsweise Personen über ein Online-Formular bewerben und die Daten können direkt in eine Bewerberdatenbank übernommen werden. Auch Einladungen oder Absagen können via Internet versendet werden. Die verstärkte Nutzung des Internets zur Rekrutierung und Bewerberauswahl macht Sinn, da dieses Medium immer beliebter wird und besonders von Jobsuchenden immer häufiger verwendet wird.

Recrutainment: Spiel, Wettbewerb, Recruiting und Assessment gehen ineinander über Neben der Abfrage von Personaldaten kann das Medium Internet auch zur direkten Testung verwendet werden. Bewerberinnen werden dabei gebeten, neben den persönlichen Daten auch Tests zu bearbeiten. Einstellungs-, Persönlichkeits- oder Leistungstests sind möglich. Die

Bewerberinnen erhalten nach dem Test ein direktes Feedback über ihre Leistungen. Das ist neben der anwenderfreundlichen, teilweise spielerischen Aufmachung ein Hauptgrund, warum viele Interessenten für diese Form der Vorauswahl zu begeistern sind.

Solche Testungen haben neben den oben erwähnten allgemeinen Aspekten der PC-Verfahren weitere Vorteile:

- Bewerberinnen brauchen für die Vorauswahl nicht mehr eingeladen zu werden, das spart Reisekosten
- Es ist eine Testung an verschiedenen Orten möglich
- Personen sitzen nicht wie in der Schule bei einer Klassenarbeit vor den Testbögen, sondern in entspannter Atmosphäre zu Hause
- Im Gegensatz zu den sonstigen Vorauswahlmethoden ist es möglich, eine größere Anzahl an Personen zu testen
- Von den Bewerberinnen kann auch ein Feedback über die Testungen eingeholt werden, dies erlaubt eine kontinuierliche Verbesserung des Internetauftritts und der Tests
- Bewerberdatenbanken können für weitere Rekrutierungsmaßnahmen und für die Evaluation genutzt werden
- Die Auswahl wirkt modern und vermittelt den Eindruck einer Einrichtung, die am Puls der Zeit ist. Hier wird besonders deutlich, dass ein Auswahlverfahren auch für das Personalmarketing genutzt werden kann. Die Auswahlinstrumente können z.B. in eine lebendige bunte interaktive Coverstory eingebunden werden. Der Wettbewerbsaspekt, also der Vergleich mit den Leistungen der anderen, animiert zum mitmachen. Man spricht deshalb auch von Recrutainment. Das ist die konsequenteste Umsetzung der Bewerberzentrierung (vgl. Weber & Busch, 2002). Ein gelungenes Beispiel finden Sie unter www.cyquest.de.

Es gibt aber auch Nachteile:

- Es fehlen ausreichende Identifikationsmöglichkeiten mit der Einrichtung
- Testverfahren verbrauchen sich schnell, d.h. sie können nicht lange gleich bleiben, da dann Personen mehrfach teilnehmen oder sich Fragen herumsprechen. Außerdem ist ein solches Verfahren schnell „out", da – wie im Internet üblich – der Reiz des Neuen und Ungewöhnlichen schnell nachlässt
- Die Erstellung solcher Internettests ist mit hohen Entwicklungskosten verbunden.

Online-Testungen dienen bevorzugt der Vorauswahl Da man natürlich nie weiß, wer den Test zu Hause bearbeitet und in welcher Umgebung und Stimmung die Personen sind, kann das Verfahren zunächst nur zur Negativauswahl verwendet werden. Zu einem Vergleich der Bewerberinnen dürfen die Testergebnisse aus dieser Unsicherheit heraus nicht herangezogen werden. „Für das Recruiting folgt daraus die Konsequenz, dass Tests im Netz unter „freien" Bedingungen (ohne Personenkontrolle et cetera) nur für das Self-Assessment und ein Negativ-Screening verwendet werden können (wer trotz Hilfe nicht passt, passt mit hoher Wahrscheinlichkeit wirklich nicht)" (Wottawa & Woike, 2002, S. 35f).

Bekannte Beispiele sind Alpha-Test® (www.alpha-test.de) und eine Weiterentwicklung von Eligo®, PERLS® (www.e-perls.de). Hinter diesen Testsystemen stehen externe Dienstleister, die für Einrichtungen gezielt Testungen vornehmen und geeignete Personen suchen. Die Daten der Bewerberinnen werden mit den Wunschprofilen der Einrichtungen abgeglichen.

Kirbach & Montel (2002) beschreiben wie die Personalauswahl mit PERLS® aussieht: Der erste Kontakt funktioniert über das Internet. Der Reiz, ein Feedback über die eigenen Stärken und Schwächen zu bekommen, führt dazu, dass nur wenige Personen Probeläufe unter anderem Namen machen. Die Personen erhalten eine direkte Rückmeldung. In dieser Phase kann schon ein erstes Profil erstellt werden, dass mit dem Wunschprofil der Einrichtungen verglichen werden kann. Bewerberinnen, die geeignet erscheinen, bekommen „halbgeschützte Testverfahren" frei geschaltet, diese sind nicht direkt für alle im Netz verfügbar. Auch diese Tests sind noch verfälschbar, da sie zuhause unter nicht kontrollierbaren Bedingungen gemacht werden. Die weitere Testung erfolgt dann unter Aufsicht bei den Recruitern. Erst dann finden die face-to-face-Auswahlverfahren statt.

Gütekriterien

Da diese Auswahlinstrumente noch sehr neu und nicht so zahlreich sind, können keine generellen Validitätswerte angeben werden. Die Autoren der jeweiligen Testsysteme bescheinigen den Verfahren brauchbare Gütekriterien. Die Verfahren wurden zur Normierung meist parallel in Assessment-Centern eingesetzt. Aufgrund der Ähnlichkeit in der Konstruktion und den gemessenen Anforderungen sind die Gütekriterien mit denen von Testverfahren (☞ 8.4) vergleichbar. Lediglich in der Objektivität schneiden Sie besser ab, da Instruktion und Auswertung automatisch erfolgen.

Die Akzeptanz bei den Bewerberinnen hängt sicher mit ihrer Computererfahrung zusammen. Novizen könnten sich benachteiligt fühlen. Bei der Evaluation von Problemlöseszenarien kommt Kersting (1999) zu dem Ergebnis, dass computergestützte Szenarien insgesamt positiv erlebt werden. Zudem werden diese als qualitativ hochwertig beurteilt, was sicherlich auch auf die Bewertung der Einrichtung ausstrahlen kann. Bei der Online-Testung ist für die Bewerberinnen von Vorteil, dass sie eine sofortige Rückmeldung erhalten. Durch die professionelle und anwenderfreundliche Gestaltung der Online-Tests können viele interessierte Personen erreicht werden.

Ein Grundproblem von computergestützten Szenarien besteht darin, dass keine klaren Richtlinien vorliegen, welche der vielen anfallenden Werte (z.B. Latenzzeiten, Fehlerkorrekturen) zur Bewertung herangezogen werden sollen und was damit letztlich gemessen wird (vgl. Funke, 1998). Weiterhin gestaltet sich die Messung der Reliabilität schwierig, da es meist keine zwei parallelen Fassungen gibt und bei zwei Durchläufen Lerneffekte auftreten. Daher macht auch die Berechnung der Test-Rest-Reliabilität keinen Sinn.

Anwendungshäufigkeit

Computerverfahren sind in Deutschland nur gering verbreitet. Durch den steigenden Anteil an Computernutzern und Einrichtungen mit entsprechenden EDV-Anlagen wird die Bedeutung solcher Testungen zunehmen. Dabei ist es jedoch wichtig, zunächst noch umfangreicher die Reliabilität und Validität, insbesondere bei den computerbasierten Szenarien zu überprüfen. „PC-basierte Simulationen werden dennoch andere Diagnostika nicht ersetzen, allein durch neue Aspekte bereichern" (Funke, 1998. S. 95). Über die Verwendung in der Pflege liegen keine Daten vor.

Da aber immer mehr Ausbildungsstätten auch Computer haben, ist über einen Einsatz in Pflegeschulen nachzudenken. Stehen mehrere Computer zur Verfügung, dann können auch gruppenweise Bewerberinnen an solchen Testungen teilnehmen.

Kriterium	Durchführung/Eignung
Anwendungshäufigkeit in Krankenpflegeschulen	Vermutlich bisher nicht
Anwendungshäufigkeit in Krankenhäusern	Vermutlich bisher nicht
Objektivität	Durch automatisierte Instruktionen und Auswertungen sehr hoch
Validität	Je nach Verfahren unterschiedlich
Soziale Validität	Hoch, bei konstruktorientierten Verfahren geringer
Hinweise für die Praxis	• Hohe Anschaffungs- und Durchführungskosten • Zur Messung kognitiver Leistungen und Persönlichkeitsdimensionen gut geeignet
Gesamturteil	Empfehlenswert

Tab. 8.20: Fazit, inwieweit computergestütze Auswahlverfahren zu einer erfolgreichen Personalauswahl führen können.

8.6 Arbeitsproben

Catherine Pott & Bernd Reuschenbach

Arbeitsproben simulieren realitätsnah spätere Anforderungen Arbeitsproben zählen zu den simulationsorientierten Verfahren. Eine Abgrenzung zu anderen Simulationsverfahren ist schwierig und wird in der Literatur unterschiedlich vorgenommen (vgl. Höft & Funke, 2001). Eine Begriffsklärung durch Funke (1993) macht deutlich, dass der Begriff „Arbeitsprobe" in den Anfängen der „Psychognostik" (um 1920) noch nicht auf eine konkrete Berufstätigkeit bezogen war. Heute hingegen zählen zur Arbeitsprobe nur Aufgaben, die mit den Anforderungen der späteren Tätigkeit in Beziehung stehen.

Arbeitsproben werden häufig zur Auswahl in Handwerksberufen eingesetzt. Bei der Auswahl von Metallarbeitern kommt beispielsweise die so genannte Drahtbiegeprobe (Lienert, 1967) zum Einsatz, bei der die Personen vorgegebene Figuren aus Draht nachbiegen sollen. Hierbei wird das manuelle Geschick beim Biegen und die Exaktheit, mit der die Vorlage umgesetzt wird, bewertet.

In den meisten Fällen verlangen Arbeitsproben motorische Handlungen. Eine Simulation kann aber auch durch schriftliche Aufgaben oder Computer unterstützt erfolgen (vgl. Funke, 1993). Eine Übertragung dieses Ansatzes in die Pflege kommt bisher nur selten vor, obwohl sich auch hier viele Fertigkeiten zur Umsetzung in eine Arbeitsprobe anbieten würden.

Grundlage der Methode

Eine Bewerberin muss in alltagsnahen Anforderungen ihre Eignung beweisen
Es handelt sich bei den Arbeitsproben um standardisierte Aufgaben, die von der Bewerberin Verhaltensweisen fordern, die für eine erfolgreiche Berufsausübung relevant sind. Die Arbeitsproben sollten praktische Anforderungen aus dem Arbeitsalltag möglichst genau abbilden. Daher ähneln sie der Probezeit. Allerdings ist der Beobachtungszeitraum bei der Arbeitsprobe kürzer und es ist nur ein simuliertes Probehandeln, d.h. realitätsnah, aber nicht völlig unter realistischen Bedingungen stattfindend.

Im Gegensatz zu Tests oder Gesprächen geht es hier nicht um eine Selbsteinschätzung der Person („Wie gut gelingt es Ihnen, einen Dienstplan zu erstellen?"), sondern um die echte Ausführung des Verhaltens; die Person soll beispielsweise einen Dienstplan vor den Augen der Bewerter erstellen.

Im Gegensatz zu Tests sind Arbeitsproben weniger standardisiert und werden auch nicht immer quantitativ ausgewertet.

Die Übergänge zu anderen Simulationsverfahren, z.B. Rollenspielen (☞ 8.8), Präsentationen (☞ 8.8) oder Postkorbverfahren (☞ 8.7), sind fließend, da auch dort ein Verhalten gezeigt werden muss, das einen Realitätsbezug hat. Arbeitsproben enthalten aber häufig psychomotorische Anteile und Ausschnitte einer Arbeitstätigkeit, die so auch in der Praxis anfallen können, d.h. der Realitätsbezug ist im Vergleich zur Präsentationen und Rollenspielen noch größer. Da sich die Aufgaben stark an den tatsächlichen Arbeitsinhalten orientieren, besteht eine hohe Augenscheinvalidität (☞ 7.1). Von Bewerberinnen werden daher solche Verfahren positiv beurteilt.

Arbeitsproben sollten repräsentativ und erfolgskritisch sein
Um Arbeitsproben zu konstruieren, reicht es nicht aus, einfach nur typische berufliche Tätigkeiten auszuwählen. Die Aufgaben müssen inhaltlich valide sein, d.h. die daraus gezogenen Rückschlüsse müssen Gültigkeit für eine erfolgreiche Pflegetätigkeit haben. Ein Beispiel: Das „Betten machen" ist eine typische und alltägliche Tätigkeit einer Pflegekraft. Als Arbeitsprobe ist sie jedoch nicht geeignet, weil für diese Tätigkeit keine speziellen Fertigkeiten und Fähigkeiten erforderlich sind, die nicht auch für andere pflegerische Handlungen bedeutsam sind. Auch wenn es eine manuelle Tätigkeit ist, stellt sie keine besonderen Anforderungen beispielsweise an die Koordinationsfähigkeit, Feinmotorik oder Konzentrationsfähigkeit.

Die Arbeitsprobe leitet sich aus erfolgsrelevanten Anforderungen des Alltags ab, in denen besonders gut zwischen geeigneten und weniger geeigneten Personen unterschieden werden kann. Die Methode der kritischen Ereignisse (☞ 6.4) ist besonders geeignet, solche Anforderungen aufzudecken.

Arbeitsproben eignen sich eher für berufserfahrene Personen Arbeitsproben sind gute Möglichkeiten, um für die praktische Arbeit relevante Voraussetzungen oder Fähigkeiten zu testen. Die Möglichkeiten reichen von der Durchführung eines Verbandwechsels, über das Richten von Materialien für medizinische Eingriffe bis hin zu komplexen Problemlöseaufgaben. Die Arbeitsproben sind entscheidend und typisch für die spätere Tätigkeit. Hier kann die Anforderungsanalyse eine Hilfe sein. Es ist also günstig, wenn die Personen Berufserfahrung haben. Eine Person kann nur dann eine Arbeitsprobe ihres späteren Berufsfeldes lösen, wenn sie Vorerfahrungen in ähnlichen Bereichen gesammelt hat.

Für die Auswahl von Leitungskräften und Pflegenden ist es leicht, entsprechende Arbeitsproben zu entwickeln (☞ Tab. 8.21).

Benner (1994) hat in ihrer Studie durch Interviews von Pflegekräften auf der Basis von realen Praxissituationen 31 Kompetenzen identifiziert, die für die praktische Krankenpflege von Bedeutung sind. Im Bereich „Organisation und Zusammenarbeit" hat sie eine Kompetenz „Mit den vielfältigen Bedürfnissen und Wünschen der Patienten umgehen: Prioritäten setzen" benannt. Sie beschreibt dabei ihre Beobachtung, „dass Pflegeexpertinnen und -experten in der Lage sind, mit den zahlreichen Wünschen und Pflegebedürfnissen der Patienten so umzugehen, dass weder Informationen verloren gehen, noch dringende Bedürfnisse unbeachtet bleiben" (S. 148f). Diese Kompetenz ist in einer Situation gefragt, die auch Sie aus dem Pflegealltag kennen: Die Krankenschwester hat gerade einen Anruf aus dem OP entgegengenommen und erfahren, dass der Patient X nun in den OP gebracht werden soll. Als sie aus dem Dienstzimmer tritt, steht Herr Y auf dem Flur, in der einen Hand seine Reisetasche und in der anderen die Krankenunterlagen aus der Ambulanz. Er kommt zur stationären Aufnahme. In dem Moment kommt Frau Z, die Ehefrau des Patienten Z, aus dem Patientenzimmer und teilt mit, dass bei ihrem Mann die Infusion leer gelaufen sei.

Hier ist nicht nur die von Benner benannte Kompetenz gefragt, sondern ebenso die Fähigkeit zur Delegation an Kollegen unter Berücksichtigung der fachlichen Qualifikation des Einzelnen und der Überlegung, ob und welche Tätigkeiten unterbrochen werden können. Es wird ebenfalls erwartet, dass die Pflegekraft in dieser Stresssituation ruhig und sachlich bleibt und den Patienten und Angehörigen das Gefühl vermittelt, dass ihr Anliegen ernst genommen wird und man sich darum kümmern wird.

Auch komplexe Probleme lassen sich in Arbeitsproben simulieren Die zur Lösung solcher Probleme notwendige Planungs- und Problemlösekompetenzen sind in der Pflege wichtig, aber noch zu wenig erforscht. Planungskompetenz reduziert sich häufig nur auf die Pflegeplanung. Solche komplexen Situationen stellen hohe Anforderungen und bilden die Ausgangsbasis für die Entwicklung einer Arbeitsprobe für examinierte Pflegekräfte.

Eine solche Simulation mit entsprechenden Materialien finden Sie im Anhang H. Die Simulation kann einzeln oder gruppenweise durchgeführt werden. Das von der Bewerberin vorgestellte Ergebnis kann in einem anschließenden Bewerbungsgespräch aufgegriffen werden. Eine ähnliche Simulation zur Abbildung komplexer Situationen befindet sich gerade als multimediales Trainingstool in der Entwicklung.

Ein in Deutschland noch wenig verbreitetes Simulationsinstrument sind die so genannten „Standardisierten Patienten", auf die unten näher eingegangen wird.

Schwieriger ist die Konstruktion und Auswahl von Arbeitsproben für die Zielgruppe Pflegeschüler. Zum einen muss die Forderung nach einer erfolgsrelevanten und validen Aufgabe erfüllt sein, zum anderen sind aber gerade solche Aufgaben komplex und enthalten trotz manueller Tätigkeit kognitive Anteile und sind daher ohne fachliches Hintergrundwissen oder ohne Übung oft nicht korrekt bzw. sinnvoll durchführbar. Vereinfacht man diese komplexen Aufgaben oder reduziert sie auf Teiltätigkeiten, dann bilden sie nicht mehr die typischen Anforderungen ab.

Eine mögliche Arbeitsprobe im Bereich der Pflegeausbildung könnte darin bestehen, dass die Bewerberinnen die Körperhaltung eines Menschen beobachten sollen und aufgefordert sind, das Gesehene schriftlich zu dokumentieren. Dabei geht es nicht um Fachwissen oder -vokabular zur Krankenbeobachtung, sondern die Feststellung, wie detailliert die Personen etwas wahrnehmen und verständlich und nachvollziehbar beschreiben können. Weiterhin können Aufgaben gestellt werden, die auf die theoretische Ausbildung bezogen sind, weil dort auch das vorherige schulische Expertenwissen einfließt. Es kann beispielsweise die Erstellung eines Referates gefordert werden.

Trainierbarkeitstests messen den Lernzuwachs Eine weitere Möglichkeit bieten so genannte Trainierbarkeitstests, bei denen der Lernzuwachs die relevante Bewertungsdimension ist. Der Bewerberin wird zuerst die auszuführende Tätigkeit gezeigt, dann schließt sich eine Übungsphase an. Danach soll sie die geforderte Leistung zeigen, wobei als Beurteilungsgrundlage die Fehlerrate und ein globales Urteil der Beobachter dienen.

Aus dem gezeigten Verhalten lässt sich auf die Lernfähigkeit, gerade für psychomotorische Aufgaben schließen. Es sollte aber auch hier darauf geachtet werden, dass keine Aufgaben gewählt werden, die von Personen mit praktischen Vorerfahrungen besser bewältigt werden können.

Tabelle 8.21 zeigt Beispiele von möglichen Arbeitsproben, die bei der Auswahl von Auszubildenden, Pflegenden und Leitungskräften angewendet werden können. Ob diese für Ihre Einrichtung Sinn machen, hängt davon ab, ob die entsprechenden Anforderungen auch tatsächlich in der Praxis anfallen. Es sollte immer eine Anforderungsanalyse vorausgehen.

Es ist empfehlenswert, Experten, die Erfahrungen mit der Zielposition haben, z.B. derzeitige Stelleninhaber, als Beobachter und Bewerter zu beteiligen. Außerdem sollte es einen festen Bewertungsschlüssel mit ver-

Aufgabe	Beschreibung	Bewertungsmaßstäbe
Für die Auswahl von Auszubildenden		
Beobachtungsaufgabe	Bewerberinnen sehen ein Video, ein Bild oder eine nachgestellte Szene. Sie sollen möglichst viele Details wahrnehmen und später mündlich oder schriftlich wiedergeben (☞ 8.11)	• Umfang, mit dem Informationen gespeichert und abgerufen werden können • Schriftliche und mündliche Fähigkeiten bei der Zusammenfassung
Trainierbarkeitstests	Es wird eine pflegerische Tätigkeit, z.B. eine atemstimulierende Einreibung oder Lagerungstechniken, vorgeführt, beschrieben oder per Video gezeigt. Nach einem ersten Training soll die Bewerberin diese Tätigkeit selbständig an einem Modell anwenden.	Grad der Zielerreichung: • Exaktheit der Tätigkeit • Fehlerquote • Manuelles Geschick • Ressourcenverbrauch
Referat	Es wird ein Text vorgegeben. Die Person soll in begrenzter Zeit daraus ein Referat vorbereiten und vortragen (☞ 8.8).	• Verständlichkeit • Vollständigkeit • „Roter Faden", logischer Aufbau • Fähigkeit, Wichtiges von Unwichtigem zu Trennen, • Sprachliche Fähigkeiten
Für die Auswahl von Pflegenden		
Notfallsimulation	An einer Demonstrationspuppe wird eine Reanimation vorgeführt	• Korrekte Durchführung der Reanimation • Anwendung der aktuellen Richtlinien bei Wiederbelebungsmaßnahmen
Kinästhetik	Eine Person wird nach kinästhetischen Prinzipien in einer bestimmten Position gelagert.	• Korrekte Durchführung der Lagerung • Anwendung von kinästhetischen Prinzipien
Pflegedokumentation	Aufgrund einer Fallgeschichte wird eine Pflegeplanung erstellt	Anwendung der Schritte des Pflegeprozesses: vollständige Erfassung der vorliegenden Pflegeprobleme/-diagnosen, Erkennen von Ressourcen, Formulierung überprüfbarer und realistischer Ziele, Auswahl der Pflegemaßnahmen unter Berücksichtigung der Erkrankung und des aktuellen pflegerischen Wissensstandes, Formulierung von konkreten und eindeutigen Maßnahmen
Richten von Materialien für eine OP	Für eine bestimmte OP wird das benötigte Instrumentarium und Material vorbereitet	• Auswahl der richtigen Instrumente/Materialien • Sterile Handhabung von Instrumenten/Materialien • Sinnvolle Anordnung und richtige Positionierung der Instrumente
Anlegen eines (Gips-)Verbandes	Ein (Gips-)Verband wird aus vorbereiteten Materialien und nach Information des Krankheitsbildes angelegt.	• Auswahl der richtigen Verbandtechnik und korrekte Durchführung • Ressourcenschonender Einsatz des Materials
Umgang mit Patienten/Bewohnern, die psychisch beeinträchtigt oder auffällig sind, z.B. aggressiv, dement oder desorientiert	Umsetzung mittels „Standardisierter Patienten"	☞ Text unten

Aufgabe	Beschreibung	Bewertungsmaßstäbe
Für die Auswahl von Leitungskräften		
Erstellen einer Präsentation ☞ 8.8		
Erstellen eines Dienstplans	Blanko-Dienstplan wird vorgegeben, die besondere Personalsituation, z.B. im ambulanten Pflegedienst, wird deutlich gemacht: • Wie viele Patienten sind wann zu versorgen? • Welche Routen gibt es? • Welche Fahrzeuge stehen zur Verfügung? • Welche Fachkräfte mit welchen Kompetenzen und welchem Beschäftigungsumfang stehen zur Verfügung?	• Einhaltung der arbeitsrechtlichen Bestimmungen • Gewährleistung der Patientenversorgung unter Berücksichtigung der verfügbaren und vertretbaren Ressourcen • Berücksichtigung von Mitarbeiterwünschen (z.B. Urlaub) unter Gewährleistung der Patientenversorgung

Tab. 8.21: Mögliche Arbeitsproben, ihre Durchführung und Bewertung.

haltensnahen Schilderungen geben (☞ Anhang D), der es ermöglicht, differenziert die Fertigkeiten und das Arbeitsergebnis zu bewerten.

Arbeitsproben ohne Zeitvorgaben zeigen die maximale Leistung der Person, unter Zeitdruck die Belastbarkeit

Die Bewerberinnen sind vorher über die Bewertungsdimensionen zu informieren. Es ist unfair, wenn der Bewerberin gesagt wird: „Sie sollen einen Dienstplan erstellen und es ist dabei wichtig, dass Sie alle Randbedingungen (Urlaubswünsche, Überstunden, Kompetenzen etc.) berücksichtigen", bei der Auswertung dann aber auch die Zeit, die für die Erstellung gebraucht wird, bewertet wird. Es kann Sinn machen, die Aufgabe durch eine Zeitvorgabe zu erschweren, weil damit neben der Zielerreichung auch andere Kompetenzen, wie Belastbarkeit oder Konzentration aufgedeckt werden.

Standardized patients

Ein seit 1960 in Amerika verwendetes und inzwischen dort weit verbreitetes Verfahren sind so genannte „standardized patients", synonym werden auch die Begriffe „programmed patients" oder „simulated patients" verwendet. Im Jahre 2001 wurde auch ein entsprechendes Verfahren vom Universitätsklinikum Heidelberg beschrieben (Grefe, 2001).

„Standardisierte Patienten" (SP) sind Personen (Studenten, Pflegende, Ärzte oder andere Freiwillige), die nach einem entsprechenden Training einen Patienten simulieren. Es wird ein bestimmtes Verhalten (Aggression, Trauer) oder Krankheitssymptome nachgestellt. Pflegende oder Ärzte müssen sich dann im Umgang mit den Personen und im Erkennen der Diagnose bewähren.

Es bestehen Ähnlichkeiten zum Rollenspiel. Allerdings sind die Personen entsprechend trainiert und instruiert, wodurch eine gute Standardisierung über mehrere Bewerberinnen erreicht wird. Diese Methode wird zu Trainingszwecken, aber auch zur Bewertung und Auswahl von Medizinern verwendet. Der besondere Vorteil liegt darin, dass hiermit nicht nur das medizinische Können, sondern auch der soziale Umgang mit den Patienten kritisch geprüft werden kann (Griffith, Wilson, Langer, Steven & Haist, 2003). Bei der Bewertung von Ärzten ist es üblich, dass die SP unerkannt bleiben, also „undercover" agieren. Damit wird sichergestellt, dass die Mediziner sich nicht nur deshalb so verhalten, weil sie beobachtet werden.

Es gibt zwei Auswertungsmethoden:
- Die direkte Messung, bei der SP und externe Beobachter die Person beurteilen, entweder direkt oder durch eine Videoaufnahme
- Indirekte Messung, bei welcher der SP interviewt wird oder entsprechende Anordnungsbögen kontrolliert werden.

Die Methode ist ohne Probleme auf die Auswahl von Pflegekräften übertragbar. Beispielsweise könnte eine Person im Rahmen des Auswahlverfahrens einen Patienten simulieren, der dement und unruhig ist. Die Bewerberin muss dann in einer realistischen Situation agieren, d. h. seinem Bewegungsdrang oder seiner Unruhe mit pflegerischen Interventionen begegnen. Bewertungsmaßstäbe könnten dabei das fachliche Wissen, z. B. zur Validation, die richtige Einschätzung der Situation, Belastbarkeit oder Ausdauer sein.

Es muss einen entsprechenden Bewertungsschlüssel geben, der vom SP und den Beobachtern ausgefüllt wird.

Über die notwendigen Standards zur Durchführung informieren Boulet, Champlain & McKinley (2003).

Beullens, Rethans, Goedhuys & Buntix (1997) nennen einige Einschränkungen für den Einsatz der Methode:
- Nicht alle Erkrankungen und Einschränkungen sind simulierbar. So ist es nicht möglich, dass eine Beamtungssituation real simuliert wird
- Nicht jeder ist für die Simulation geeignet, der SP muss intelligent, sprachlich versiert und „emotional reif" sein
- Prinzipiell können auch Jugendliche als SP fungieren, was beispielsweise für die Kinderkrankenpflege nützlich ist. Hier sind jedoch besondere Vorsichtmaßnahmen zu beachten, denn die häufige und intensiv trainierte Simulation von Erkrankungen kann zu psychischen Problemen (Hanson, Tiberius, Hodges, et al. 2001) führen
- Das Training der Person dauert 2–3 Tage und ist daher aufwändig.

Die Literaturübersicht von Beullens et al. (1997) bescheinigt dem Verfahren eine hohe Reliabilität und Validität, besonders bei direkter Messung.

Gütekriterien

Die Validität von Arbeitsproben ist hoch. Schmidt & Hunter (1998) geben eine mittlere Validität von r = 0.58 an. Bei psychomotorischen Arbeitsproben ist sie höher als bei verbalen Arbeitsproben, was auf die schwierigere Auswertbarkeit zurückzuführen ist. Für Trainierbarkeitstests werden Werte zwischen r = 0.32 und 0.57 angegeben (vgl. Hoeft & Funke, 2001).

Arbeitsproben haben den Vorteil, dass das Verhalten und die ihm zugrunde liegenden Kriterien (z. B. Arbeitstempo, korrekte Ausführung, manuelle Geschicklichkeit) direkt beobachtbar sind und das Beobachtete nicht erst in Persönlichkeitsmerkmale oder andere Konstrukte übersetzt werden muss. Dadurch ist die soziale Validität hoch.

Arbeitsproben ermöglichen eine Selbstselektion Der Bewerberin vermitteln Arbeitsproben Informationen über die Anforderungen der zukünftigen Tätigkeit. Damit fördern sie auch die Selbstselektion: Die Bewerberin kann prüfen, ob ihr bestimmte Tätigkeiten liegen und ggf. als Konsequenz daraus von der Berufswahl oder einer Tätigkeit wieder Abstand nehmen.

Die Objektivität der Arbeitsprobe ist hoch, wenn ein entsprechender Auswertungsschlüssel und standardisierte Instruktionen vorliegen. Soweit es möglich ist, sollten verschiedene Beobachter, die bestenfalls Experten sind, getrennt voneinander eine Bewertung vornehmen. Der gemittelte Wert beider Personen sollte dann für die Entscheidung herangezogen werden.

Anwendungshäufigkeit

In der Praxis werden nach einer Untersuchung von Schuler et al. (1993) Arbeitsproben von 44 % der befragten Unternehmen durchgeführt. Bei technischen Auszubildenden wenden 27 % und bei kaufmännischen Auszubildenden 12 % der Firmen diese Methode an. Über die Anwendungshäufigkeit in Altenheimen, ambulanten Diensten und Krankenhäusern liegen keine Daten vor. Aufgrund des hohen Konstruktionsaufwandes und der Notwendigkeit einer vorausgehenden Anforderungsanalyse, wird die Methode wohl kaum verbreitet sein. An deutschen Krankenpflegeschulen kommen Arbeitsproben generell nicht zur Anwendung. Bei einer Schule sind sie ansatzweise in Form von „Glas Wasser anreichen" und „Blindenführung" vorhanden (Pott, 2000).

Bei Befragungen im Rahmen des Forschungsprojektes fanden wir auch Schulen, die von den Bewerberinnen erwarten, dass sie sich gegenseitig massieren. Hiermit soll geprüft werden, ob die Personen mit körperlicher Nähe zu Recht kommen. Bei solchen Aufgaben ist auch immer die Wirkung auf die Bewerberinnen zu bedenken. Die Auswahlsituation ist eine Machtsituation in der die Bewerberinnen bereit sind, Dinge zu tun, die sie eigentlich nicht tun würden, z. B. fremden Personen den Rücken zu massieren. Solche Aufgaben sind äußerst kritisch zu sehen, weil sie in die Intimsphäre eingreifen und dem Image einer Pflegeschule schaden können.

Kriterium	Durchführung/Eignung
Anwendungshäufigkeit in Krankenpflegeschulen	Gar nicht
Anwendungshäufigkeit in Krankenhäusern	Gar nicht
Objektivität	In Abhängigkeit vom Bewertungsschlüssel und der Expertise der Bewerter
Validität	Hoch; r = 0.54 (Hunter & Schmidt, 1998)
Soziale Validität	Hoch
Hinweise für die Praxis	• Hoffnungsvolles Verfahren, das in den nächsten Jahren in der Pflege an Bedeutung gewinnen wird • Aufwändige Konstruktion • Setzt Anforderungsanalyse voraus
Gesamturteil	Empfehlenswert, im Bereich der Pflege noch zu wenig genutzt

Tab. 8.22: Fazit, inwieweit Arbeitsproben zu einer erfolgreichen Personalauswahl führen können.

8.7 Postkorb-Verfahren

Postkorb-Verfahren (engl. „in-basket tests") sind Simulationen, bei denen die Bewerberin meist unter Zeitdruck eine Vielzahl von Anforderungen erledigen muss. Die Person wird dazu mit verschiedenen Materialien (Schriftstücke, Notizen etc.) konfrontiert, die realitätsnah gestaltet sind. Ihre Aufgabe besteht darin, den Überblick zu behalten und die Aufträge in einer sinnvollen Reihenfolge zu erledigen.

Der erste „in-basket test" wurde Anfang der 50er-Jahre von Frederikson, Saunders und Wand (1957, zit. n. Didi, 2002) im Auftrag der US Airforce entwickelt. Er diente damals aber nicht der Personalauswahl, sondern als Messinstrument für die Effektivität von Trainingsmaßnahmen bei Offizieren. Dabei wurde mit realistischen Unterlagen geprüft, ob die Personen den administrativen Aufgaben ihrer Tätigkeit gewachsen waren.

Postkörbe werden meist zur Auswahl von Führungskräften eingesetzt

Dass Postkörbe bis heute bevorzugt zur Auswahl von Führungskräften eingesetzt werden, liegt daran, dass komplexe Arbeiten unter Zeitdruck zu den typischen Anforderungen dieser Positionen gehören. Postkörbe werden dabei nie allein, sondern im Rahmen von Assessment-Centern (☞ 8.9) zusammen mit anderen Verfahren wie Tests, Rollenspielen oder Präsentationen eingesetzt.

Grundlage der Methode

Es gibt nicht *das* Postkorbverfahren, vielmehr gibt es neben wenigen standardisierten Formen viele einrichtungsspezifische Verfahren, die nicht validiert oder veröffentlicht wurden. Dem entsprechend sind auch die Inhalte und Anforderungen sehr unterschiedlich.

Meist besteht die Aufgabe darin, sich in die Rolle einer Führungskraft hineinzuversetzen, die nach einem Kurzurlaub wieder in den Betrieb kommt. Hier findet die Person in ihrem Postkorb (daher der Name) eine Ansammlung von Notizen, Beschwerden, Dienstplänen, Einladungen zu Sitzungen, Aufträgen oder Briefen. Diese Materialien sind realistisch gestaltet, d. h. es liegt beispielsweise tatsächlich eine Mahnung im Postfach und der verstrichene Zahlungstermin ist im Terminkalender verzeichnet.

Die Bewerberin hat die Aufgabe, diese Anforderungen unter Zeitdruck abzuarbeiten. Sie soll die Schriftstücke ordnen, Wiedervorlagen anordnen, Termine festlegen, einige Aufgaben delegieren und andere Anforderungen ignorieren. Sie wird bei der Bearbeitung gebeten, Notizen zu hinterlassen, den Stapel zu sortieren und Termine in einen Kalender einzutragen.

Das optimale Vorgehen hängt natürlich von vielen Rahmenbedingungen ab. Die Bewerberin erhält deshalb vorher meist eine Einführung über das Unternehmen, von dem sie sich vorstellen soll, dass sie dort arbeitet. Weiterhin Geschäftsberichte, Organigramme und einen Terminkalender.

Gemessen werden Planungskompetenz, Ausdauer, Leistungsmotivation und die Fähigkeit, strukturiert zu denken Die Anforderung ist sehr stark auf Führungsaufgaben bezogen. Es müssen Handlungen geplant und je nach Wichtigkeit Maßnahmen angeordnet werden, dabei müssen auch die Folgen einer verspäteten Bearbeitung bedacht werden. Der Postkorb liefert beispielsweise Informationen zu folgenden Kriterien (unter den Kriterien finden sich Beispiele für einen Verhaltensanker):

Planungskompetenz
* Prioritäten werden deutlich
* Die Ergebnisdarstellung ist klar und strukturiert
* Verwendet Hilfen (Notizen, Kürzel)
* Terminüberschneidungen werden erkannt

Analysevermögen
* Erkennt schnell die Anforderungen
* Erkennt Vernetzungen
* Erkennt inhaltliche Zusammenhänge
* Widmet sich auch Detailinformationen, die wichtig sind
* Setzt beim Lesen und Bearbeiten Prioritäten
* Arbeitet effizient mit zahlenbezogenen Vorgängen

Ausdauer
* Arbeitet ohne Pausen
* Lässt keine Anzeichen von geringer Konzentration erkennen
* Arbeitet bis zum Schluss ohne Einbußen in der Arbeitsleistung
* Bleibt auch bei gleichzeitig anfallenden Arbeiten ruhig

Leistungsmotivation
* Möchte gerne eine gute Lösung erreichen
* Versucht allen gerecht zu werden
* Ist an einer Rückmeldung der Leistung interessiert
* Engagiert sich

Im Vergleich zu anderen Verfahren wird hier kein Wert auf die Kommunikationsfähigkeit gelegt. Die Person ist gezwungen, alleine die Aufgabe zu lösen. Dies gibt auch „stillen" Personen die Chance, ihre Kompetenzen darzustellen und offenbart Schwächen von Personen, die in anderen Teilen des Auswahlverfahrens durch kommunikative Kompetenzen bestechen können: „Einen wirksamen Schutz vor solchen „Blendern" bieten Einzelübungen wie eben der Postkorb. So wurde vielfach belegt, dass die Resultate der Postkorb-Bearbeitung unabhängig von der physischen Attraktivität und „Sozialen Geschmeidigkeit" der Bearbeiter sind: Beim Postkorb lassen sich durch ein gewinnendes Wesen allein keine Punkte erzielen" (Didi, 2002 S. 86).

Je nach Verfahren sind auch Aussagen zur Flexibilität der Bewerberin möglich, denn manchmal müssen starre Regeln und Vorschriften über Bord geworfen werden, um zu einer optimalen Lösung zu kommen. Eine zusätzliche Belastung kann aufgebaut werden, indem während der Bearbeitung plötzliche weitere Unterlagen ins Spiel gebracht werden, parallel Anrufe und Arbeitsaufträge angenommen werden müssen oder Hilfen wie Computer ausfallen. Die Bearbeitungszeit hängt von der Anzahl der Schriftstücke ab, die bearbeitet werden müssen. Übliche Verfahren dauern etwa eine Stunde.

Nach dem eigentlichen Postkorb kann sich eine Präsentation anschließen Die Bewerberin kann gebeten werden, nach Ablauf der Zeit noch kurz ihre Lösung vorzustellen. Mehrere Beobachter können hierzu Fragen stellen und den Sinn einzelner Entscheidungen hinterfragen. Durch diesen Dialog und die kritischen Nachfragen eröffnen sich weitere Facetten wie Stressresistenz oder Kritikfähigkeit, aber auch Schwachstellen in der Lösung von Aufgaben. Anforderungen der Postkorb-Aufgabe, z.B. die Fähigkeit zur Delegation, können in einem anschließenden Einzelgespräch aufgegriffen werden.

Bewerberinnen können in die Auswertung einbezogen werden Grundlage der Bewertung ist meist eine Musterlösung. Ein oder mehrere Urteiler bewerten die Ergebnisse oder den Lösungsprozess nach einem festen Bewertungsschema. Dies ist recht aufwändig und schwierig, da auch die Beurteiler bei der Vielzahl an Anforderungen den Überblick behalten müssen. Eine Erleichterung besteht darin, die Bewerberinnen selbst an der Auswertung zu beteiligen (vgl. Didi, 2000).

Neben den Schriftstücken und der schriftlichen Erläuterung der Rahmenbedingungen sind ausreichende Arbeitsflächen, Ablagefächer, eine Stoppuhr und Büromaterialien notwendig. Die Schriftstücke sollten lose sein, damit die Bewerberin sie selbstständig ordnen kann.

Eine Weiterentwicklung stellen die so genannten PC-Postkörbe dar. Hierbei werden die vielfältigen Anforderungen am Computer abgearbeitet. Die Unterlagen werden am Bildschirm dargeboten und die Bewerberin kann durch Auswahlmenüs entscheiden, was mit den Aufträgen passieren soll.

Vorteile einer Darbietung am Computer sind sicherlich die schnelle und automatisierte Auswertung. Diese kann den Bewerberinnen direkt mitgeteilt werden. Weiterhin ist es möglich, die Verfahren dynamisch zu gestalten, d.h. während der Bearbeitung kommen neue Aufträge, z.B. via Email, dazu oder eine Fehlentscheidung der Person verursacht neue Probleme, die gelöst werden müssen.

Computergestütze Postkörbe erleichtern die Auswertung, sind aber wenig flexibel und teuer

Als Nachteile von computergestützten Postkörben sind zu nennen:
- Hohe Anschaffungskosten für das Programm und die Hardware. Außerdem muss für jede Durchführung eine Gebühr bezahlt werden
- Die Entscheidungen der Personen werden mittels Multiple-Choice-Antworten eingegeben. Eine nachträgliche Befragung, warum eine Person so oder so gehandelt hat, kann zwar stattfinden, wird aber nicht in der Auswertung des Computers aufgegriffen
- Die Augenscheinvalidität ist gering. Die Bearbeitung von Notizen, die Delegation oder das Abarbeiten von Anforderungen am Computer sind realitätsfern
- Die Verfahren sind standardisiert. Dadurch ist es auch nicht möglich die Materialien auf die Bedürfnisse der Branchen, des Berufsfeldes oder gar der Tätigkeit abzustimmen. Das würde die soziale Validität erhöhen

Die drei bekanntesten PC-Postkörbe sind:
- **Mailbox '90** (Roest, Scherzer, Urban et al., 1989): Personen sollen in der Position des Direktors eines Versicherungsunternehmens in etwa 30 Minuten neun Dokumente bearbeiten. Die Bearbeitung wird durch weitere Unterlagen oder Telefonanrufe erschwert. Gemessen werden das Arbeitsergebnis (Arbeitszeit, Arbeitseinteilung, Zielorientierung, Arbeitsgüte) und der Verlauf (Aktivität, Delegation, Ordnung)
- **PC-Office** (Fennekels, 1995): Diese PC-Version besteht aus zwei Szenarien, einmal für das mittlere und obere Management, zum anderen für Gruppenleiter und das mittlere Management. Bewertungsdimensionen sind Planung und Organisation (Zeitmanagement, Problemerfassung, Entscheidungsverhalten) und unternehmerische Aktivitäten (Initiative, Führungstechniken und Kontaktfähigkeit)
- **PC-Postkorb „Seeblick"** (Scharley & Partner, 1991, zit. n. Riediger & Rolfs, 1998): Die Teilnehmer sollen hier die Aufgabe eines Leiters für ein neues Ausbildungszentrum übernehmen. Insgesamt sind 40 Dokumente zu sortieren. Bewertungsdimensionen sind Delegation, Problemfelder festlegen, Prioritäten setzen, Terminplanung, logische Terminabfolge.

Die Verfahren sind aufgrund psychometrischer Schwächen umstritten. Es fehlt an einer Abklärung der Inhaltsvalidität, d.h. es ist nicht klar, welche Kompetenzen die jeweiligen Verfahren überhaupt messen (Funke, 1993; Riediger & Rolfs, 1998). Daher fordern Riediger & Rolfs (1998): „Der Fokus zukünftiger Entwicklungen sollte auf der Gewährleistung eines angemessenen „Konsumentenschutzes" durch wissenschaftliche Absicherung liegen. Dazu sind verstärkte theoretische Fundierungen, der Nachweis erfasster Leistungsdimensionen und die Anwendung methodisch anspruchsvoller Untersuchungsdesigns zu fordern." (S. 49).

Ein neueres, nicht computergestütztes Postkorbverfahren sind die Bonner-Postkorb-Module (BPM) von Musch, Rahn und Lieberei (2001). Der aus vier Teilen bestehende Postkorb simuliert den Schriftverkehr von Führungskräften. Die Anzahl der Schriftstücke schwankt zwischen 17 und 21. Bewertungsdimensionen sind Analyseverhalten, Organisation und Planung und Entscheidungsverhalten. Die Bearbeitungsdauer beträgt 60 Minuten.

Die Konstruktvalidität von Postkörben ist oft unklar Eine Standardisierung und Veröffentlichung solcher Instrumente ruft immer auch Kritiker auf den Plan. Oft sind diese Verfahren mangelhaft validiert. Höft (2003) gibt daher zu bedenken „Die Befunde werfen aber auch ein beunruhigendes Licht auf den Verfahrensansatz „Postkorb" generell: Wenn bereits bei diesem sorgfältig konstruierten Verfahren deutliche Validitätsprobleme auftauchen, wie muss es dann um die Güte der vielen, in der Praxis ungeprüft eingesetzten Postkörbe bestellt sein?" (S. 107).

Trotz der methodischen Schwächen ist die Methode in der Praxis beliebt. Den Erfolg begründet Didi (2002) durch folgende Punkte:

„1) Statt bloßer Reproduktion von Wissen wird die Anwendung von Wissen erfassbar.

2) Der Bearbeiter wird mit einer komplexen Situation konfrontiert, die analytisches und kritisches Denken, sowie die Fähigkeit zum Problemlösen erfordert.

3) Der Postkorb-Bearbeiter erhält Gelegenheit, Originalität und Kreativität zu zeigen.

4) Die „Meta-Fähigkeit", Situationen richtig einzuschätzen und soziale wie technische Details zu beurteilen, wird erfasst.

5) Die Fähigkeit und die Bereitschaft, Entscheidungen zu fällen, werden gemessen.

6) Die Leistung des Bearbeiters ist – anders als bei Gruppenübungen – unabhängig vom Verhalten anderer Teilnehmer." (S. 82).

Gütekriterien

Postkorbverfahren werden meist einrichtungsspezifisch entwickelt und dann nicht veröffentlicht. Über die Validität der Verfahren erfährt man dann nichts. Bei den frei zugänglichen Verfahren werden unterschiedliche Konstrukte gemessen und auch die Anforderungen sind verschieden, was eine Vergleichbarkeit erschwert. Zudem ist die Anzahl an Studien über Arbeitsproben als isolierte Auswahlmethode außerhalb des Assessment-Centers gering. Eine Untersuchung von Schippmann, Prien & Katz (1990) zeigt, dass es kaum Untersuchungen zur prädiktiven Validität gibt. Meist wurden Korrelationen zu parallel laufenden Testformen im Rahmen des Assessment-Centers berechnet. Die Ergebnisse zeigen hierbei auch, dass Bewerter nicht ausreichend zwischen den einzelnen Bewertungsdimensionen trennen können und sich stattdessen von einem globalen Gesamturteil leiten lassen.

Da die Verfahren meist inhaltlich stark auf die Einrichtung abgestimmt sind, macht eine Generalisierung der Validität keinen Sinn. Erwähnenswert ist eine Studie von Ginsburg & Silvermen (1972), die zeigen konnten, dass die Führungseigenschaften von leitenden Krankenhausmitarbeitern (operationalisiert durch das Urteil der Vorgesetzten) mit den Ergebnissen vorausgehender Postkörbe korreliert: Mit dem „analytischen Denken" r = 0.34 und mit der „Entscheidungsfindung" r = 0.37. Hinsichtlich der Objektivität hat das Verfahren den Vorteil, dass die Person allein die Aufgabe löst, hierdurch fehlt der Einfluss durch andere Teilnehmer auf die Urteilsbildung der Bewerter. Die Objektivität steht und fällt mit dem Vorliegen eines klaren Bewertungsschlüssels. Die Beteiligung der Bewerberin an der Auswertung bedroht eher die Objektivität. Eine automatisierte Instruktion und Auswertung durch die computergestützte Messung sichert die Objektivität.

Anwendungshäufigkeit

Eine Erhebung unter Assessment-Center-Anwendern in anderen Branchen zeigte, dass das Postkorbverfahren in etwa 50 % aller Assessment-Center zum Einsatz kommen (Arbeitskreis Assessment Center, 2002). Aufgrund der Tatsache, dass Leistungskräfte des oberen Pflegemanagements oft durch externe Personalberater ausgewählt werden, ist davon auszugehen, dass die Methode auch dort gelegentlich zum Einsatz kommt.

Die Entwicklung von Postkörben würde sich auch für die Pflege lohnen, ist aber aufwändig Vermutlich wurde das Verfahren noch nie für die Auswahl von Pflegekräften eingesetzt, was sicherlich auch an dem großen Konstruktionsaufwand liegt. Aufgrund der besonderen Anforderungen, die dieses Verfahren abbildet, scheint ein Einsatz für die Pflege aber durchaus sinnvoll. Auch der Schreibtisch im Stationszimmer kann mit Arbeitsaufträgen und Dokumenten überschüttet sein, die nach Prioritäten erledigt werden müssen. Beispielsweise müssen Befunde eingeheftet, Kolleginnen über Maßnahmen informiert, Anordnungen weitergegeben, Pflegeartikel- oder Medikamentenbestellungen erledigt oder die Pflegedokumentation geschrieben werden. Stressende Rahmenbedingungen (Lärm, Durchgangsverkehr, Telefonklingeln) erschweren die Lösung solcher Anforderungen. Hierbei ist es wichtig, den Überblick zu behalten, gelassen zu bleiben, nichts Wichtiges zu übersehen, Prioritäten zu setzen und sich durch Delegationen Freiräume zu schaffen. Genau das sind auch die Anforderungen und Bewertungsdimensionen bei den gängigen Postkorb-Verfahren.

Kriterium	Durchführung/Eignung
Anwendungshäufigkeit in Krankenpflegeschulen	Nie
Anwendungshäufigkeit in Krankenhäusern	Nur im Rahmen von Assessment-Centern durch externe Anbieter
Objektivität	• Bei der PC-Version hoch, sonst mittel • Niedrig bei Beteiligung der Bewerberinnen
Validität	Je nach Verfahren unterschiedlich, es fehlt an vergleichbaren Zahlen zur prädiktiven Validität und Konstruktvalidität
Soziale Validität	Eher gering, besonders bei PC-Verfahren gering
Hinweise für die Praxis	• Eine Übertragung auf die Pflege scheint sinnvoll, nicht nur für Führungskräfte • Das Verfahren bietet gute Möglichkeiten, um speziell die Planungskompetenz zu messen, dürfte aber in der Entwicklung oder Beschaffung zu aufwändig sein
Gesamturteil	Nur bedingt empfehlenswert

Tab. 8.23: Fazit, inwieweit Postkorb-Verfahren zu einer erfolgreichen Personalauswahl führen können.

8.8 Rollenspiele und Präsentationen

Catherine Pott

In Rollenspielen und Präsentationen sind soziale, methodische und Handlungskompetenzen gefragt

Rollenspiele und Präsentationen sind situative Einzelverfahren, die zusammen mit anderen Verfahren zu den klassischen Bestandteilen eines Assessment-Centers (AC ☞ 8.9) oder des Multimodalen Auswahlverfahren (☞ 8.11) zählen. Sie können aber auch einzeln und unabhängig von einem AC eingesetzt werden.

In beiden Auswahlverfahren wird die Bewerberin mit typischen Situationen aus ihrem späteren Tätigkeitsbereich konfrontiert. Es werden also Anforderungen möglichst realistisch nachgebildet. Deshalb zählen Schuler & Höft (2001) sie zu den simulationsorientierten Ansätzen. Das Rollenspiel bzw. die Präsentation werden von geschulten Beobachtern anhand eines Bewertungsschemas beurteilt. Schwerpunkt der Bewertung sind die sozialen, methodischen und Handlungskompetenzen der Bewerberin.

Grundlage der Methode – Rollenspiel

Rollenspiele bieten vielfältige Möglichkeiten, alltägliche Gesprächssituationen der Zielgruppe abzubilden

Das Rollenspiel ist geeignet, um die soziale Interaktion der Bewerberin in beruflich relevanten Gesprächs- oder Konfliktsituationen zu beobachten. Gespräche kann man nach ihrer Zielsetzung in Konflikt-, Beschwerde-, Überzeugungs- und Kritikgespräche unterteilen. Konflikte können nach ihrer Art in Sach-, Beziehungs-, Rollen-, Wert-, Verteilungskonflikte oder Innere Konflikte unterschieden werden. Bei den Interaktionspartnern in einem Rollenspiel kann es sich um Mitarbeiter, Vorgesetzte, Patienten/Bewohner, Angehörige oder Kollegen aus dem Team oder aus anderen Berufsgruppen handeln. Bei der Konstruktion eines Rollenspiels ist jede Kombination der verschiedenen Gesprächs- und Konfliktsituationen mit den verschiedenen Interaktionspartnern denkbar. In Tabelle 8.24 finden Sie eine Auswahl der für jede pflegerische Qualifikation am häufigsten vorkommenden Situationen aus dem Berufsalltag mit jeweils einem Beispiel.

Für die Entwicklung und Planung eines Rollenspiels zur Personalauswahl sind folgende Schritte und Überlegungen notwendig:

Auswahl des Themas

Das Thema des Rollenspiels ergibt sich aus dem beruflichen Alltag oder typischen Situationen der jeweiligen Zielgruppe. Erfolgt die Auswahl des Themas und der Inhalt aufgrund einer Anforderungsanalyse (☞ 6), dann ist dadurch sichergestellt, dass auch die für die Zielgruppe relevanten Kompetenzen erfasst werden. Im Mittelpunkt stehen nicht nur die fach-

Gesprächs-/ Konflikt-situation	Interaktions-partner	Beispiel
Pflegeschüler		
Konflikt-situation	Kollegen, Vorgesetzte	Es ist viel Arbeit auf Station. Sie sollen eine Aufgabe verrichten, für die Ihnen die praktischen und theoretischen Kenntnisse fehlen. Sie werden von der examinierten Pflegekraft bedrängt: „Ich zeig' dir das, das ist nicht so schlimm, ich bin auch noch da".
Examinierte Pflegekraft		
Beschwer-degespräch	Patient, Angehörige	Angehörige beschweren sich bei Ihnen darüber, dass ihrer Mutter bei der Körperpflege nicht geholfen wird.
Konflikt-gespräch	Kollegen, Vorgesetzte	Sie ärgern sich darüber, dass Ihre Kollegin sich zurückzieht, wenn die Patientenklingel läutet und darauf wartet, dass andere zuerst gehen. Sie möchten mit ihr darüber sprechen.
Überzeugungs-gespräch	Kollegen, Vorgesetzte	Sie möchten Ihre Kollegen davon überzeugen, dass ein routinemäßiges Bettenmachen am Nachmittag nicht bei allen Patienten notwendig ist.
Stations-, Funktions-, Gruppenleitung		
Konflikt-gespräch	Mitarbeitende	Eine Mitarbeiterin ist mit einem geplanten Dienst nicht einverstanden und fordert von Ihnen eine Änderung.
	Ärzte	Der Stationsarzt besteht auf eine Wundversorgung mit einem Mittel, dessen Anwendung umstritten ist und nicht dem aktuellen Wissenstand entspricht. Sie sind mit der Anordnung nicht einverstanden und wollen sie nicht durchführen.
Kritikgespräch	Mitarbeitende	Ihre Mitarbeiterin vernachlässigt bei Verbandswechseln die hygienischen Vorschriften und arbeitet z.T. unsteril. Ein Gespräch darüber ist notwendig.
	Ärzte	Ein Arzt kritisiert lautstark eine Auszubildende vor den Patienten. Sie finden den Ton und die Art nicht angemessen und führen deshalb ein Gespräch mit dem Arzt.
Überzeugungs-gespräch	Mitarbeitende, Vorgesetzte	Sie wollen verbindliche Regeln für die Urlaubsplanung aufstellen und ihre Mitarbeitenden davon überzeugen, dass dies sinnvoll ist.
	Ärzte	Sie möchten den Stationsarzt davon überzeugen, dass die Visite erst nach dem Frühstück der Patienten stattfinden sollte.

Tab. 8.24: Auswahl verschiedener Situationen aus dem Alltag von Auszubildenden, Examinierten und Leitungskräfte mit Vorschlägen möglicher Rollenspielansätze.

lichen Kenntnisse der Bewerberin, z.B. zum Thema Wundversorgung, sondern ihr Verhalten und ihre Kompetenzen im Umgang mit Kollegen.

Formulierung der Rollenanweisung

Die Bewerberinnen müssen klare schriftliche und mündliche Rollenanweisungen erhalten

Eine schriftliche Rollenanweisung (Instruktion) ist erforderlich, damit die Bewerberin alle relevanten Informationen zur Verfügung hat und sich auf ihre Rolle vorbereiten kann. Die Anweisung beinhaltet eine kurze Schilderung der Situation, Informationen zur Personen, zu Rahmenbedingungen, Aufgabe und zu einem eventuellen Zeitlimit. Ebenso sind die Teilnehmer darüber zu informieren, welche Beurteilungskriterien und -dimensionen bei der Bewertung angelegt werden. Vor dem Rollenspiel wird der Bewerberin die Rollenanweisung erläutert und in schriftlicher Form ausgeteilt. In einer Vorbereitungszeit von ca. fünf bis zehn Minuten kann sich die Bewerberin auf ihre Rolle und die Situation einstellen, ihre Vorgehensweise überlegen und evtl. Notizen machen.

Festlegung der Beurteilungskriterien

Die Beurteilungskriterien sind abhängig von der Aufgabenstellung und dem Anforderungsprofil der jeweiligen Zielgruppe. Von einer Führungskraft kann man beispielsweise erwarten, dass sie im Rollenspiel Techniken der Gesprächsführung anwendet, z.B. offene Fragen stellt sowie Empathie und Durchsetzungskraft zeigt. Dies kann von einem Pflegeschüler nicht erwartet werden. Mögliche Beurteilungskriterien in einem Rollenspiel könnten sein: Argumentationsfähigkeit, Durchsetzungsvermögen, Kooperationsfähigkeit, Einfühlungsvermögen.

Den einzelnen Beurteilungskriterien müssen beobachtbare Verhaltensweisen zugeordnet werden, damit alle Beobachter ein gleiches Verständnis von den Kriterien haben. Im Anhang D finden Sie einen Verhaltensanker für ein Mitarbeitergespräch.

Auswahl und Schulung des Interaktionspartners und der Beobachter

Es sollte keine Rollenspiele zwischen Bewerberinnen geben

Der Interaktionspartner der Bewerberin, d.h. derjenige, der die Rolle des Kollegen oder Vorgesetzten einnimmt, hat eine sehr schwierige Aufgabe. Die Gesprächs- bzw. Konfliktsituation muss realistisch wirken, es müssen typische Reaktionen der jeweiligen Rolle gezeigt werden, die sich zudem aus dem (Gesprächs-)Verhalten der Bewerberinnen ergeben oder sich daran orientieren. Die Rolle des Interaktionspartners sollte keinesfalls von einer anderen Bewerberin gespielt werden. Spielen zwei Bewerberinnen die gleiche Rolle, so stehen sie in einer Konkurrenzsituation. Da eine Bewerberin einen kürzeren Gesprächsanteil haben wird, kann diese Bewerberin nicht alle Argumente und Fähigkeiten einbringen und somit auch nicht ausreichend beurteilt werden. Besetzen die beiden Bewerberinnen komplementäre Rollen (Pflegekraft – Arzt, Vorgesetzter – Mitarbeiter), stellt sich das Problem, dass eine Person nicht in ihrer Berufsrolle agiert und somit der Anforderungsbezug nicht gegeben ist. Ein weiteres Problem ist, dass der Verlauf und die Richtung des Spieles nicht mehr steuerbar und damit eine Vergleichbarkeit von mehreren Rollenspielen nicht gegeben ist.

Soll ein Gespräch mit einem Patienten oder einem Bewohner simuliert werden, dann ist es nützlich, entsprechende Personen zu so genannten „standardisierten Patienten" auszubilden (☞ 8.6).

Die Beobachter können Kollegen der Zielposition oder Vorgesetzte sein. Sie sollten durch ein Training über den Ablauf eines Rollenspiels informiert werden und im Umgang mit den Beobachtungsbögen geschult sein (☞ 10). Eine Begleitung durch externe Berater ist empfehlenswert. Auch der Interaktionspartner der Bewerberin kann als Beobachter/Beurteiler einbezogen werden. Durch seine Teilnahme am Rollenspiel hat er nochmals eine andere Perspektive und kann aus eigenem Erleben beurteilen, wie mit ihm umgegangen wurde und welches Verhalten der Bewerberin welche Reaktionen bei ihm ausgelöst hat.

Die Dauer des Rollenspiels sollte nicht mehr als zwanzig Minuten betragen. Es wird ein geeigneter Raum benötigt, der störungsfrei ist und genügend Platz bietet, damit sich die Akteure im Spiel frei bewegen können. Die Beobachter sollten unauffällig, wenige Meter vom Geschehen entfernt, Platz nehmen und das Verhalten protokollieren. In der Aufregung kann es einem „Spieler" passieren, dass er den Faden verliert oder für den Moment nicht mehr weiter weiß. In diesem Fall sollte eine minimale Hilfestellung erfolgen, in dem ein Beobachter der Bewerberin ein oder mehrere Stichwörter liefert oder ihre letzten Worte noch einmal wiederholt.

Rollenspiele haben einen höhere Aufwand, erlauben aber verhaltensnahe Bewertungen

Rollenspiele haben gegenüber Tests (☞ 8.4) und Interviews (☞ 8.2) den Vorteil, dass die Bewerberin nicht über zukünftiges oder vergangenes Verhalten Auskunft gibt, sondern in einer komplexen Situation tatsächlich handeln muss. Dadurch können Anforderungen im Verhaltensbereich überprüft werden, die durch Tests oder Gespräche nicht oder nur bedingt erfasst werden können. Die Planung und insbesondere Durchführung eines Rollenspiels ist zeitintensiv, da die Bewerberinnen nacheinander getestet werden und personalintensiv, da Beobachter und Rollenspielpartner nötig sind.

Grundlage der Methode – Präsentation

Bei einer Präsentation werden eine Idee, ein Konzept, ein Plan, ein Produkt, ein Ergebnis oder Argumente vorgestellt. Das Ziel einer Präsentation kann, je nach Inhalt und Thema, darin bestehen

- zu informieren
- zu überzeugen
- zu motivieren
- zu werben
- zu verkaufen
- ein Problem zu erkennen und aufzubereiten
- alternative Lösungsansätze darzustellen und Entscheidungshilfen anzubieten.

Eine Präsentation wird durch visuelle Medien (Beamer, Power-Point-Folien, Overhead-Folien, Flip-Charts, Moderatorenwagen und -wand) unterstützt. Zuhörer können in einer anschließenden Frage- oder Diskussionsrunde einbezogen werden (Hartmann, Funk & Nietmann, 2000).

Das Thema einer Präsentation muss in Abhängigkeit von Zielgruppe und Beurteilungskriterien bestimmt werden

Die Präsentation kann als Auswahlverfahren unterschiedlich gestaltet werden. Das Thema der Präsentation kann der Bewerberin vorgegeben oder von ihr frei gewählt werden. Die Themenvorgabe kann sich auf allgemeine Themen beziehen, z.B. bei Auszubildenden oder Berufsanfängern, oder spezifische, tätigkeitsbezogene Themen beinhalten. Auch Selbstpräsentationen der Bewerberinnen, z.T. mit Vorgabe der inhaltlichen Schwerpunkte, sind üblich. Es gibt auch die Variante, dass sich die Bewerberin anhand eines Textes in ein unbekanntes Thema einarbeiten muss, um es anschließend zu präsentieren.

Weiterhin kann die Präsentation auch aus dem Aufzeigen eines Lösungsweges, nach Vorgabe eines komplexen Problems bestehen. Welche Variante gewählt wird, hängt auch davon ab, ob neben den Darstellungsfähigkeiten auch Fachkenntnisse oder die Fähigkeit zur Durchdringung eines unbekannten Textes/Themas geprüft werden sollen.

Für die Vorbereitung der Präsentation gibt es zwei Möglichkeiten: Entweder die Bewerberin erhält eine angemessene Vorbereitungszeit für die Präsentation oder sie muss diese zuhause vorbereiten, was z.B. bei komplexen Themen sinnvoll ist. Informationen zu den verfügbaren und bereitgestellten Medien, eine Zeitvorgabe und das Ziel oder die Zielgruppe der Präsentation gehören mit zum Arbeitsauftrag.

Die Dauer einer Präsentation beträgt zwischen 5 und 15 Minuten. Beurteilungskriterien bei einer Präsentation können sein: Überzeugungskraft, sprachlicher Ausdruck, Strukturierung, Verständlichkeit, Einsatz von Medien, Einbezug der Zuhörer (z.B. Blickkontakt), Körperhaltung, Mimik, evtl. Fachkenntnisse.

Im Anhang D finden Sie einen Verhaltensanker für die Präsentation.

Präsentationsfähigkeiten sind wichtige Kompetenzen, die im Pflegealltag kaum gefordert und gefördert werden

Im Pflegebereich wird die Präsentation von Ideen, Konzepten und Argumenten innerhalb der eigenen Berufsgruppe, aber auch interdisziplinär zunehmend wichtiger. Das gilt insbesondere für Pflegekräfte mit Leitungsfunktion. Für diese Berufsgruppe bietet es sich an, berufsbezogene Themen zu wählen. Einer Stations- oder Gruppenleitung könnte beispielsweise die Aufgabe gestellt werden, durch eine Präsentation ihre Mitarbeitenden davon zu überzeugen, die Übergabe am Patientenbett einzuführen. Je nach Thema können mit der Präsentation zusätzlich auch fachliche Kenntnisse erfasst werden. Präsentationen gehören für die meisten Pflegekräfte nicht zum Alltag und stellen für sie damit auch keine realitätsnahe Simulation dar.

Gütekriterien

Validitätsstudien zum Rollenspiel oder zur Präsentation fehlen weitgehend. Da diese meist Teil des Assessment-Centers sind, werden sie nur in Kombination mit anderen Verfahren evaluiert. Schuler, Funke, Moser & Donat (1995) berechnen für eine Präsentation in der industriellen Forschung einen Zusammenhang mit Leistungsurteilen von $r = 0.29$. Bei der Bewertung der Rollenspiele ergibt sich das Problem, dass der Ablauf nie ganz gleich ist und daher stark von den Spielpartnern beeinflusst wird.

Die bei Höft & Funke (2001) genannten Validitäten aus drei Studien schwanken zwischen r = 0.24 und 0.39.

Rollenspiele sind nicht immer beliebt, aber gerade für Leitungskräfte sind die damit erfassten Kompetenzen unerlässlich Rollenspiele sind, das zeigen Erfahrungen in der Aus- und Fortbildung, bei den Teilnehmern nicht unbedingt beliebt. Es bestehen oft Hemmungen im Mittelpunkt des Geschehens zu stehen und dabei von anderen Personen beobachtet zu werden. Leitungskräfte müssen aber mit solchen Situationen umgehen können. Bei Auszubildenden besteht die Gefahr, dass sich sprachliche Barrieren (z.B. reduzierter Wortschatz), unterschiedliches Vorwissen und Erfahrungen auf das freie Argumentieren und Reden auswirken können.

Die soziale Validität der Rollenspiele ist gering. Befragungen im Rahmen des Forschungsprojektes zeigen, dass die Akzeptanz der Rollenspiele in etwa mit dem von Tests vergleichbar ist. Von den 228 befragten Auszubildenden halten 9,2 % das Verfahren für gut geeignet, 34,2 % für mittelmäßig und 56,6 % für unbrauchbar, um die Eignung einer Person vorherzusagen. Dabei bewerten Auszubildende, die während der Ausbildung Erfahrungen mit Rollenspielen gemacht haben, die Methode positiver. Die soziale Validität kann gesteigert werden, wenn der Bezug zu späteren Anforderungen deutlich gemacht wird. Das gleiche gilt, wenn Aufgaben gewählt werden, die kritisch und der Person bekannt sind und einen hohen Aufforderungscharakter haben.

Anwendungshäufigkeit

Bei einer Befragung von Krankenpflegeschulen gab keine einzige Schule an, diese Verfahren zu verwenden, auch nicht als Bestandteil eines Assessment-Centers (Pott, 2000). Jülke (1999) hat das Assessment-Center einer Kranken- und Kinderkrankenpflegeschule beschrieben, in dem das Rollenspiel integriert ist. Es dauert 15 Minuten und die Aufgabe besteht darin, die Eltern eines Kleinkindes oder einen volljährigen Patienten von der Richtigkeit der medizinischen Anordnung eines Arztes zu überzeugen. Als Beurteilungskriterien werden das Einfühlungsvermögen, die Kooperationsfähigkeit und Überzeugungskraft genannt (Jülke, 1999).

Die Einschätzung des Rollenspiels durch Pflegedienstleitungen ist eher negativ: 6,6 % halten das Rollenspiel für eine gute Methode, 38,0 % für mittelmäßig und 55,4 % für ungeeignet. 94,3 % der Pflegedienstleitungen gaben an, es nie anzuwenden. (Reuschenbach, 1999). Über die Akzeptanz und Nutzung von Präsentationen liegen keine Daten vor.

Kriterium	Durchführung/Eignung
Anwendungshäufigkeit in Krankenpflegeschulen	Selten
Anwendungshäufigkeit in Krankenhäusern	In Abhängigkeit von der Hierarchieebene; eher selten
Objektivität	In Abhängigkeit von den Beurteilungsbögen und -fähigkeiten
Validität	In Abhängigkeit von den Beurteilungsbögen und -fähigkeiten: niedrig bis mittel
Soziale Validität	In Abhängigkeit von der Aufgabe und dem Praxisbezug eher gering
Hinweise für die Praxis	• Strukturierte Bewertung und Beurteilungsschulung notwendig • Aufwändig in der Vorbereitung
Gesamturteil	Nur in Kombination mit anderen Verfahren empfehlenswert

Tab. 8.25: Fazit, inwieweit Rollenspiele und Präsentationen zu einer erfolgreichen Personalauswahl führen können.

8.9 Assessment Center

AC werden zur Auswahl und zur Potenzialanalyse eingesetzt

Als Assessment Center (AC) wird eine Kombination mehrerer Auswahlverfahren bezeichnet, deren Zusammensetzung idealerweise aufgrund eines Anforderungsprofils abgeleitet wird und in denen Bewerberinnen strukturiert durch mehrere Beobachter beurteilt werden. Die Methode wird schwerpunktmäßig zur Personalauswahl benutzt (Neubauer, 2001), aber auch Anwendungen im Rahmen der Personalentwicklung sind üblich. Dabei sind auch die Begriffe „Personalentwicklungsseminar" oder „Development Center" gebräuchlich. Die Bewertung im Rahmen vom AC können also auch die Grundlage für die Ableitung von Weiterbildungs- und Trainingsbedarf sein.

Als weitere Einsatzzwecke nennt Schuler (2000)
• Ausbildungsberatung
• Teamentwicklung
• Berufliche Rehabilitation
• Arbeitsplatzgestaltung
• Forschung.

Das AC wird meist als Gruppenverfahren durchgeführt, selten gibt es Einzel-ACs, bei denen dann nur eine Person eine Batterie von verschiedenen Verfahren durchlaufen muss. Die Messung von sozialen Kompetenzen ist durch die fehlenden Gruppeninteraktionen dann kaum möglich. Wie schon in der Einleitung zu Kapitel 8 deutlich wurde, hat das Verfahren eine lange Tradition. Ein Vorläufer wurde in der Weimarer Republik zur Auswahl von Offizieren eingesetzt. Inzwischen hat dieses Verfahren auch die Pflege insbesondere Pflegeschulen erreicht. Ob die breite Vielfalt der dort vorherrschenden Methoden, zu Recht das Label „Assessment Center" trägt, wird im Abschnitt 8.11 erläutert. Zunächst sollen einige typische Merkmale der Methode vorgestellt werden.

Grundlage der Methode

Einen Qualitätsstandard in der Durchführung von Assessment Centern hat der Arbeitskreis Assessment Center e.V. (1992, siehe www.arbeitskreis-ac.de) herausgegeben.

Insgesamt neun Prinzipien wurden formuliert. Die wichtigsten, die auch zur Abgrenzung gegenüber der multimodalen Personalauswahl (☞ 8.11) wichtig sind, sollen kurz vorgestellt werden.

Anforderungsorientierung

„Eignung ohne Analyse des konkreten Wofür ist sinnleer." (www.arbeitskreis-ac.de)

Der Erfolg des ACs lebt von der Nähe zur Zielposition

Voraussetzung zur differenzierten Bestimmung der Eignung ist die Aufdeckung relevanter Dimensionen. Die bedeutsamen Bewertungsdimensionen sollten mit einer positions- und stellenspezifischen Anforderungsanalyse ermittelt werden. Erst wenn man weiß, welche Kompetenzen wichtig sind, kann man entsprechende Verfahren auswählen. Es werden nicht nur die relevanten Anforderungsdimensionen vorher abgeklärt, sondern auch die wünschenswerte Ausprägung auf den jeweiligen Dimensionen. So entsteht ein Soll-Profil, das später mit dem Ist-Profil der Bewerberin verglichen werden kann. Es ist die Basis für die Bewertung der Person und damit für die Auswahlentscheidung (☞ unten).

Verhaltensorientierung

„Protokollierte Verhaltensbeschreibungen sind das einzige Mittel, zwischen tatsächlichem Teilnehmerverhalten und Interpretationen oder Schlussfolgerungen der Beobachter zu unterscheiden." (www.arbeitskreis-ac.de)

Entscheidend ist die Bewertung von Verhalten

Dieser Grundsatz wird umgesetzt, indem bevorzugt Auswahlverfahren verwendet werden, die eine direkte Beobachtung des Verhaltens ermöglichen, also simulationsorientierte Verfahren (☞ Punkt 4 der Richtlinien). Die Verfahren sollten einen Ausschnitt der späteren Arbeitswelt liefern. Außerdem ist damit auch impliziert, dass die Bewertungen am Verhalten orientiert sein sollen. Ein Verhaltensanker (☞ Anhang D) kann dazu eine Hilfe sein.

Prinzip der kontrollierten Subjektivität

„Die objektive Wahrheit ist uns nicht zugänglich. Jeder, der über andere entscheidet, kann dies prinzipiell nur auf der Grundlage seiner subjektiven Erkenntnisse tun." (www.arbeitskreis-ac.de)

Typisch ist der Einsatz von vielen Bewertern, Dimensionen und Methoden

Eine hundertprozentige Sicherheit bei der Bewertung von Bewerberinnen gibt es nicht. Um den Einfluss von Verzerrungen und Fehlern dennoch zu reduzieren, werden drei Prinzipien umgesetzt: Mehrere Bewertungsdimensionen (Multi-Dimensions-Prinzip), mehrere Bewerter (Multi-Rater-Prinzip), mehrere Teilverfahren (Multi-Methoden-Prinizip).

Simulationsprinzip

„Die jeweilige Aufgabensituation stellt eine so starke Rahmenbedingung für die Eignung von Verhaltensweisen dar, dass Verhalten nur in diesem Kontext realistisch beobachtet und beurteilt werden kann." (www.arbeits-kreis-ac.de)

Wenn Teilverfahren ähnliche Anforderungen stellen, die auch bei der Zielposition relevant sind, dann sind verlässlichere Aussagen möglich. Letztlich impliziert diese Forderung auch, dass keine Tests angewendet werden dürfen. Tatsächlich sind in manche AC aber auch Persönlichkeits- und Leistungstests eingebunden.

Transparenzprinzip

„Wer nicht weiß, worum es geht, kann sich auch nicht geeignet verhalten oder geeignetes Verhalten beobachten." (www.arbeitskreis-ac.de)

Beurteilungssituationen und -dimensionen sollten den Bewerberinnen klar sein

Bewerberinnen sollten schon vor der Einladung zum Auswahlverfahren und unmittelbar vor dem Teilverfahren über die relevanten Bewertungsdimensionen und die Inhalte informiert sein. Ein Verstoß gegen das Transparenzprinzip sind heimliche Bewertungen, wenn z. B. aufgrund des Verhaltens beim Pausenimbiss auf das Hygieneverhalten der Person geschlossen wird.

Individualitätsprinzip

„Erkenntnisse sind nur dann nützlich, wenn der Erkennende sie individuell sinnvoll nutzen kann." (www.arbeitskreis-ac.de)

Ein Feedback beendet das AC

Damit auch Bewerberinnen, unabhängig vom Ausgang, vom AC profitieren können, ist ein unmittelbares Feedback (☞ 10) verpflichtend. Es sollte dabei nicht nur die Auswahlentscheidung (genommen vs. nicht genommen) mitgeteilt werden, sondern aus einem differenzierten Stärken-Schwächen-Profil Empfehlungen für die berufliche Entwicklung abgeleitet werden.

Systemprinzip

„Ein Assessment Center ohne gezielte Einbettung in das Gesamtsystem der Personal- und Organisationsentwicklung kann auf Dauer auch seine ureigensten Zwecke nicht erfüllen." (www.arbeitskreis-ac.de)

Verfahren sollten auf die Einrichtung zugeschnitten sein, d.h. sie müssen zu Ihnen passen. Weiterhin sollten auch relevante Personengruppen (Kollegen und Linienvorgesetzte) an der Konstruktion des AC und der Auswahl beteiligt werden.

Lernorientierung des Verfahrens selbst

„Ohne Güteprüfung und Qualitätskontrolle wird ein Assessment Center zu einem sinnlosen Ritual." (www.arbeitskreis-ac.de)

Der Erfolg des AC ist zu evaluieren Gefordert werden kontinuierliche Evaluationen. Günstig ist ein Pretest, bevor mit der Verfahrenskombination überhaupt Personen ausgewählt werden. Diese Forderung impliziert auch, dass die AC geplant sein müssen und nicht als „Eintagsfliegen" nach kurzer Zeit wieder durch die alten Verfahren ersetzt werden sollen.

Organisierte Prozesssteuerung

„Die Ergebnisse chaotischer Entwicklungen sind zufällig; erzwungene Ordnung führt nicht zwangsläufig zu wahreren Ergebnissen. Organisierte Prozessgestaltung steuert das Assessment Center durch diese beiden Klippen." (www.arbeitskreis-ac.de)

AC haben einen hohen Planungs- und Koordinationsaufwand AC sind aufwändig in der Vorbereitung und in der Durchführung zeitaufwändig. In 37 % der Einsätze handelt es sich um Eintagesseminare, in 32 % um Zweitages-Seminare und in 17 % um Drei-Tages-Seminare (Neubauer, 2001). Diese langen Zeiträume müssen gut vorbereitet sein. Die schwierige Koordination der Beobachter, Bewerberinnen, Räume und Zeiten und die gleichzeitige Einhaltung des Multi-Methoden und Multi-Rater-Prinzips machen Ablaufpläne notwendig.

Anhand eines Ablaufplans (☞ Abb. 11.1/11.2) sollte für jeden Beobachter und jede Bewerberin ein Laufzettel erstellt werden. In Anhang I und J finden Sie Beispiele für Laufzettel. Nützliche Hinweise zur Koordination von Bewerberinnen und Beobachtern finden Sie bei Fisseni & Fennekels (1995).

Je größer das AC, d.h. je mehr Module verwendet werden, umso größer ist der Koordinationsaufwand. Ab einer bestimmten Größe ist daher der Einsatz von Moderatoren sinnvoll. Diese sammeln die Ergebnisse, stehen für Rückfragen der Bewerberinnen zur Verfügung, kontrollieren die Einhaltung der Pläne und leiten die Beobachterkonferenz. Ein Vergleich dieser neun Standards mit den in der Pflege derzeit durchgeführten „Assessment Centern" macht deutlich, dass der Begriff überstrapaziert wird.

Drei Prinzipien zur Reduktion der Subjektivität
Multidimensions-Prinzip

Es sollte 6–10 Dimensionen mit drei bis fünfstufigen Bewertungsskalen geben Auswahlentscheidungen kommen nicht augrund eines globalen Urteils zustande, sondern aufgrund von differenzierten Bewertungen auf den einzelnen Dimensionen. Die Bewertung sollte dabei durch verhaltensnahe Bewertungsanker erfolgen. Dies sichert nicht nur die Objektivität in der Auswertung, sondern erleichtert auch die Kommunikation zwischen den Beobachtern und stellt letztlich eine Hilfe für die Rückmeldung dar. Die Anzahl der Bewertungsdimensionen sollte aber nicht zu groß sein. Die meisten Anwender (64 %) verwenden 6–10 Dimensionen (Neubauer, 2001). Außerdem sollte die Anzahl an Bewertungsstufen nicht zu groß sein. Es haben sich drei- oder fünfstufige Abstufungen bewährt. Mehr als fünf Abstufungen führen zu Unsicherheiten bei der Bewertung und zu einer Pseudoexaktheit, die nicht brauchbar ist.

Multi-Methoden-Prinzip

Jede Bewertungsdimension sollte durch verschiedene, mindestens aber zwei, Teilverfahren geprüft werden.

Alle bisher dargestellten Auswahlmethoden können als Teilverfahren beim Assessment Center zum Einsatz kommen.
- Simulationen: Arbeitsproben (☞ 8.6), Rollenspiele (☞ 8.8), computergestützte Simulationen (☞ 8.5), Postkörbe (☞ 8.7)
- Biografische Methoden: Vorauswahlmethoden (☞ 8.1), Interviews (Einzel- und Gruppengespräch ☞ 8.2), Biografische Fragebögen (☞ 8.3)
- Konstrukt- oder eigenschaftsorientierte Ansätze: Fähigkeitstests (☞ 8.4), Leistungs- und Persönlichkeitstest (☞ 8.4), Selbstbeschreibungsbögen (☞ 8.4).

Obwohl das Assessment Center oft zu den simulationsorientierten Verfahren gezählt wird und auch die Richtlinien des Arbeitskreises dies fordern (4. Simulationsprinzip), finden meist Instrumente aus allen drei Konstruktionsprinzipien Verwendung.

Gerade diese Kombination bringt den besonderen Vorteil des Assessment Centers aber auch der multimodalen Auswahlmethode (☞ 8.11) gegenüber der Anwendung isolierter Methoden.

Tabelle 8.26 zeigt, welche Teilverfahren derzeit am häufigsten eingesetzt werden.

Verfahren	Prozentwerte (N = 141, Mehrfachnennungen möglich)
Gruppendiskussion	95,0
Präsentation	87,9
Zweiergespräch	82,3
Fallstudie	63,8
Postkorb	50,4
Sonstiges	29,5

Tab. 8.26: Anwendungshäufigkeit verschiedener Teilverfahren im AC (Neubauer, 2001).

Die Anzahl der Teilverfahren sollte von den Möglichkeiten der Einrichtung und der Anzahl der Bewerberinnen abhängig gemacht werden

Die meisten Einrichtungen (51 %) setzten 4–5 Verfahren ein, über 20 % der Befragten verwenden mehr als 8 Verfahren. Die optimale Anzahl richtet sich auch nach der Anzahl und Art der Bewerberinnen und der Einrichtung (Raum, Zeit, Anzahl der Beobachter). Die Auswahl der Methode sollte immer anhand des Anforderungsprofils erfolgen. Die Kombination von mehreren Beobachtungsdimensionen und mehreren Methoden spiegelt sich in der Anforderungs-Aufgaben-Matrix (☞ Tab. 8.27) wieder. Die Tabelle zeigt beispielsweise, dass das Einfühlungsvermögen durch das Rollenspiel und die Gruppendiskussion gemessen werden kann.

	Konstruk-tionsaufgabe	Rollenspiel	Postkorb	Gruppen-diskussion
Einfühlungsvermögen	X	X		X
Teamfähigkeit	X	X		X
Manuelles Geschick	X			
Durchsetzungsvermögen		X		
Kreativität	X		X	
Planungskompetenz			X	

Tab. 8.27: Anforderungs-Aufgaben-Matrix.

Multi-Rater-Prinizip

Ein Beurteiler bewertet höchstens zwei Bewerberinnen

Multi-Rater-Prinizip: Zusätzliche Sicherheit gibt es durch den Einsatz mehrerer Beurteiler (engl. Rater). Eine Bewerberin wird von mehreren Personen unabhängig beobachtet und bewertet (Mehr-Augen-Prinzip). Günstig ist ein Beobachtungsschlüssel von zwei Bewerberinnen und einem Beurteiler. Erst im Rahmen der Beobachterkonferenz werden die unabhängigen Ergebnisse zusammengetragen und durch eine „integrative Konsensbildung" wird eine eindeutige Bewertung erzielt (☞ unten).

Funktion des Assessment Centers

Das Assessment Center hat über die Möglichkeit zur Bewertung hinaus, weitere Vorteile gegenüber anderen Einzelverfahren (vgl. Fay, 2002):

AC fördern die Selbstselektion

- Das Verfahren bildet die Anforderung der späteren Stelle ab und fördert damit die Selbstselektion der Bewerberinnen. Je umfassender und facettenreicher die Personalauswahl erfolgt, umso eher kann sich die Bewerberin ein Bild von den Erwartungen machen.
- Die Bewerberin lernt hierdurch die Eigenheiten und Räumlichkeiten der Institution kennen.

Ein Unternehmen offenbart mit dem AC, wie wichtig ihm die Bewerberinnen sind

- Das Assessment Center kann auch ein Werbefaktor sein: Kurze Bewerbungsinterviews, die den Bewerberinnen nicht die Chance geben, sich ausreichend darzustellen, hinterlassen den Eindruck, man sei nicht an der Person interessiert, habe ihre Fähigkeit unterschätzt und sei eher an einer schnellen Erledigung statt an einer engagierten Personalauswahl interessiert. Beim Assessment Center ist das anders: Der Aufwand, der betrieben wird, die Beteiligung vieler Personen und die Zeit, die die Beobachter mit der Auswahl verbringen, wirken positiv. Besonders in der Pflege, wo dieses Verfahren noch nicht so bekannt ist, kann man die Bewerberinnen damit maßgeblich begeistern
- Auch die Beobachter sollten etwas lernen, was über den Auswahltag hinausreicht **(Weiterbildungsfunktion).** Beispielsweise werden durch Bewertungen pflegerische und soziale Kompetenzen reflektiert. Daneben wird mit der Durchführung von AC auch das Organisationsvermögen und Feedbackgespräche bei den Beobachtern trainiert. Fay (2002) spricht vom „Transport von Methoden".
- Die an der Auswahl Beteiligten lernen sich mit ihren Einstellungen und Fähigkeiten kennen **(Organisationsentwicklungsfunktion).**

AC haben auch eine Funktion für die Weiterbildung und Organisationsentwicklung

• Es ist wenig sinnvoll ist, wenn Fragen und Anforderungen gestellt werden, deren Bearbeitung nach der Präsentation im Müll landen. Vielmehr sollten alltagsnahe Problemstellungen, die realistisch sind und die eigene Perspektiven bereichern, für die Übungen verwendet werden. Es spricht auch nichts dagegen, wenn man den Bewerberinnen vor dem Auswahlverfahren einen Arbeitsauftrag gibt, sich in ein Themengebiet einzuarbeiten. Diese Themen können dann mit anderen Experten im Rahmen des AC diskutiert werden. Dies setzt natürlich auch bei den Auswählenden einen entsprechenden Expertenstatus voraus.

Ablauf des AC

Höft & Funke (2001) gliedern das AC in drei Phasen, die noch mal den besonderen Aufwand deutlich machen:

Konzeption
• Erstellen eines Anforderungsprofils
• Entwicklung von Auswahlmodulen
• Entwicklung eines verhaltensnahen Bewertungsschemas, das zu den Modulen und Anforderungen passt
• Bestimmung der Teilnehmenden, der Beobachter
• Beobachtertraining

Durchführung
• Vorinformation über den Ablauf, die Bewertungskriterien und die Mitbewerberinnen bereits beim Anschreiben der Teilnehmenden
• Erstellen von Beobachtungs-, Raum- und Zeitplänen
• Durchführung der Module
• Zusammenfassung der Ergebnisse in der Beobachterkonferenz

Nachbereitung
• Rückmeldung an die Teilnehmer
• Evaluation.

Von der Beobachtung zur Bewertung und zur Auswahlentscheidung

In den jeweiligen Teilverfahren sind die Beobachter aufgefordert, zunächst nur das Verhalten zu dokumentieren. Mit Hilfe des Verhaltensankers werden dann Bewertungen auf den jeweiligen Dimensionen vorgenommen. Erst in der Beobachterkonferenz werden die Ergebnisse zusammengetragen. Die Zusammenfassung der Dimensionen hängt vom Verwendungszweck ab. Wenn es um die Potenzialanalyse geht, sollte ein differenziertes Stärken-Schwächen-Profil zurückgemeldet werden.

Auswahlentscheidungen können durch Ist-Soll-Differenzen zustande kommen

Bei Auswahlentscheidungen können Differenzwerte, also die Summe der Unterschiede zwischen Soll- und Ist-Ausprägung herangezogen werden, um einen globalen Kennwert für die Eignung zu ermitteln. Tabelle 8.28 zeigt wie eine solche Verrechnung aussehen kann. Je stärker die Abweichung umso weniger geeignet ist die jeweilige Bewerberin. Auch die Überschreitung eines Soll-Wertes (z. B. beim Durchsetzungsvermögen) kann sich also negativ auswirken. Zusätzlich zum Differenzwert, können einzelnen Dimensionen besonders gewichtet werden und erst dann zu einem Gesamtergebnis verrechnet werden.

	Erwartungs-Wert (Soll) auf einer fünfstufigen Skala	Ist-Wert nach Messung in verschiedenen Teilverfahren	Abweichung als Betrag
Durchsetzungs-vermögen	3	5	2
Einfühlungsvermögen	5	2	3
Kundenorientierung	5	4	1
Kooperationsfähigkeit	5	3	2
Unternehmerisches Denken	3	3	0
Summe der Abweichungen			8

Tab. 8.28: Beispiel für ein Anforderungs-Eignungsprofil.

Eine Einigung auf ein gemeinsames Urteil ohne Zahlenwerte, nur aufgrund von Mehrheitsentscheidungen, scheint im Gegensatz zu einer mathematischen Verrechnung ungünstiger zu sein. Gruppendynamische Prozesse, z. B. dominierende Bewerter, können zu Verzerrungen führen.

Beim Zusammentragen der Ergebnisse sollte teilnehmerweise vorgegangen werden. Jeder Beobachter hat entsprechende Beurteilungsbögen ausgefüllt und schon für die einzelnen Dimensionen einen Zahlenwert berechnet. Diese Ergebnisse werden nun in eine Gesamtauswertung überführt. Aus dem statistisch generierten Gruppenurteil wird die Entscheidung oder eine vorläufige Auswahlentscheidung getroffen (☞ 9).

Bei gut konstruierten Auswahlverfahren wird es nur selten deutliche Abweichungen in der Bewertung geben. Es kann aber Schwankungen in der Leistung der Bewerberin geben. Diese sind durch Tagesschwankungen (langsames „Warmwerden", Konzentration) bedingt oder resultieren daher, dass die Person nicht mit allen Anforderungen und Teilnehmenden gleichgut zu Recht kommt.

Diskussionen bei der Beobachterkonferenz können für das Feedbackgespräch wichtig sein Ziel der Beobachterkonferenz ist der Austausch von Informationen über die Bewerberin. Hier können auch Unsicherheiten in der Bewertung diskutiert und auffällige Verhaltensweisen thematisiert werden, bevor den Bewerberinnen im Feedback-Gespräch die Leistung mitgeteilt wird.

Feedbackgespräch

Neben der eigentlichen Testung nimmt das Feedback eine wichtige Rolle ein. Manche Autoren sprechen auch vom „Bilanzgespräch". Ziel muss es sein, dass die Bewerberin trotz einer Absage die Teilnahme als Gewinn ansieht. Dies ist nur durch die Rückmeldung eines differenzierten Stärken-Schwächen-Profils möglich.

Es ist auch möglich, der Bewerberin direkt ein schriftliches Gutachten mitzugeben. Besonders bei EDV-gestützten Simulationen ist das schnell zu machen (☞ 8.5).

Üblicherweise enthält dieses Gutachten folgende Aspekte:
- Kurze Darstellung der Verfahren
- Verhaltensnahe Schilderung der Leistungen in den Übungen
- Ausgehend vom Verhalten wird dann die Bewertung auf den Dimensionen erläutert
- Eine abschließende Bewertung fasst die Ergebnisse zusammen
- Ggf. persönliche Empfehlung, beruhend auf dem Stärken-Schwächen-Profil
- Das Gutachten sollte auch von Unbeteiligten lesbar und ohne entsprechendes Vorwissen verständlich sein.

Gütekriterien

Schmidt & Hunter (1998) berechnen eine mittlere Validität von r = 0.37 für das AC. Die im Vergleich zu anderen Verfahren geringe Validität sollte aber nicht zu einer Ablehnung der Methode führen, denn es müssen auch die vielfältigen Funktionen beachtet werden (☞ oben). Die Validität kann durch das Hinzufügen von validen Teilverfahren wie Tests oder strukturierte Interviews verbessert werden.

Das Erkennen der Bewertungsdimensionen bedroht nicht die Validität des Verfahrens Entgegen landläufiger Meinung scheint es so zu sein, dass AC nicht durch Verfälschungen der Bewerberinnen beeinflusst werden können (Schuler & Höft, 2001). Bewerberinnen können vermutlich nicht die richtigen Hypothesen darüber aufstellen, was erwartet wird. Außerdem kann es ja auch als Anforderung gesehen werden, die Dimensionen zu erkennen: Wer die relevanten Bewertungsdimensionen errät, weiß, wie er sich verhalten muss, um positiv bewertet zu werden. Die Person wird dann auch in der Praxis die Möglichkeit nutzen, sich positiv darzustellen. Selbst wenn Bewerberinnen die relevanten Dimensionen (was?) erraten, dann ist noch offen, welche Ausprägung (wie viel?) von der Einrichtung als optimal betrachtet wird. Auch der Umstand, dass Auswahlentscheidungen durch die Anwendung verschiedener Methoden und Bewertungsdimensionen getroffen werden, sorgt für Sicherheit.

Konstruktvalidität

Die Unabhängigkeit der einzelnen Beobachtungsdimensionen wird in vielen Untersuchungen bestritten. Es liegt der Verdacht nahe, dass die Bewertung in den einzelnen Dimensionen eher durch ein globales Gesamturteil bestimmt wird. Sackett & Dreher (1982) belegen, dass die Bewertungen der Beobachter nicht innerhalb der Fähigkeitsdimensionen, sondern innerhalb der Übung den höchsten Zusammenhang aufweisen. Dies lässt sich damit begründen, dass in den einzelnen Teilverfahren spezifische Facetten einer Dimension, z. B. Teamfähigkeit, beurteilt werden. Die geforderte und beurteilte Teamfähigkeit in der Gruppendiskussion ist eine andere als die in der Konstruktionsaufgabe. Gleichzeitig beziehen sich die Dimensionen in einer Aufgabe auf gleiche Verhaltensaspekte, was eine Differenzierung in einer Übung erschwert.

AC-Bewertungen korrelieren mit Intelligenz, Selbstvertrauen und Dominanz Weitere Gründe für das von Sackett und Dreher (1982) beschriebene Phänomen könnte die Unklarheit der Konstrukte oder eine zu hohe Anzahl an Konstrukten sein. Dies führt dazu, dass die Bewertung der Dimensionen aufgrund eines Globalurteils vorgenommen wird. Es könnte natürlich auch sein, dass die Teilnehmer in den verschiedenen Übungen tatsächlich unterschiedliches Verhalten zeigen. Die Konstrukte, die gemessen werden hängen eng mit der allgemeinen Intelligenz (r = 0.43), sozialer Kompetenz (r = 0.41) Selbstvertrauen (r = 0.32) und Dominanz (r = 0.39) zusammen (Scholz & Schuler, 1993). Der Zuwachs an inkrementeller Validität gegenüber Leistungstests ist gering, d.h. die alleinige Durchführung von Leistungstests ist beinahe so verlässlich wie das AC.

Robertson und Smith (2001) sehen daher nur wenige Vorteile des AC gegenüber Tests zur Messung intellektueller Leistungen. Nach Hough & Oswald (2001) scheinen sich folgende Aspekte günstig auf die Validität auszuwirken:

- Es sollte nur wenige Bewertungsdimensionen geben
- Es sollte verhaltensnahe Beschreibungen der Bewertungsdimensionen geben (☞ Anhang D)
- Es sollte ein Beurteilungstraining geben
- Kriterien sollten in verschiedenen Teilverfahren („cross exercise assessment") beurteilt werden.

Soziale Validität

Eine Untersuchung von Harburger (1982) zeigt, dass erfolgreiche Bewerberinnen eher die Kriterien der sozialen Validität erfüllt sehen. Sie empfinden das AC als transparenter, berichten von weniger Stress und sehen bessere Möglichkeiten zur Selbstpräsentation. Erfolglose Bewerberinnen schätzen die Methode als weniger brauchbar ein, um die tatsächliche Eignung festzustellen. Vor allem das abschließende Feedbackgespräch ist zur Erhöhung der sozialen Validität förderlich, da hier dem Bedürfnis nach Transparenz und Informationen nachgekommen werden kann. Die Offenlegung der Bewertungsdimensionen und des genauen Ablaufs ist auch Teil des vom Arbeitskreis Assessment Center e.V. (1992) geforderten Transparenzprinzips (☞ oben). Die soziale Validität ist eher hoch.

Anwendungshäufigkeit

In anderen Wirtschaftsbereichen werden häufig Assessment Center verwendet. Vor allem Banken, Versicherungen und öffentliche Dienstleister setzen das Verfahren ein (Neubauer, 2001). Größere Unternehmen führen AC zur Potenzialanalyse der Führungskräfte durch.

Inzwischen hat man aber den Eindruck, dass die Anwendungshäufigkeit wieder rückläufig ist. Konjunkturelle Schwächen und die geringe Anzahl an Personen, die eingestellt oder innerbetrieblich gefördert werden können, sind sicherlich ein Grund dafür. Einige Einrichtungen bewerten inzwischen den Aufwand und damit die Kosten als zu hoch.

In der Pflege nimmt die Häufigkeit von „Assessment Center"-artigen Verfahren zu

In der Pflege werden Assessment Center oder ähnliche Verfahren (☞ 8.11) selten, aber immer häufiger eingesetzt. Vermutlich sind einige Publikationen zum AC in Pflegezeitschriften dafür verantwortlich. Laut Pott (2000) verwenden nur 2 % der Krankenpflegeschulen dieses Verfahren, wobei unklar bleibt, ob die Schulen die Anforderungen an ein Assessment

Center (verschiedene Übungen, unabhängige Bewerter etc.) tatsächlich erfüllen.

Die Ergänzung des klassischen Auswahlverfahrens durch Gruppenaufgaben rechtfertigt es noch nicht, von einem Assessment Center zu sprechen. Hier sollte dann eher der Begriff der „multimodalen Personalauswahl" (☞ 8.11) verwendet werden. Weiterhin bleibt bei den selbst gebastelten Verfahren meist offen, was die einzelnen Teilverfahren messen sollen und welche Vorhersagegüte das Verfahren hat. Caldwell et al. (2003) kritisieren die mangelhafte Betreuung der Einrichtung durch Experten.

Bei der Befragung von 256 Pflegedienstleitungen gaben neun Personen an, das Verfahren „selten" zu nutzen, zwei Personen nutzen es „gelegentlich". 175 Personen gaben an, es „nie" zu verwenden. Die hohe Zahl an „missing data", also fehlenden Angaben zu dieser Frage (N= 73), lässt vermuten, dass das Verfahren 1999 nicht allen bekannt war. Inzwischen dürfte sich das geändert haben. Die Tabelle 8.29 zeigt, dass nur 11 % der Befragten die Methode als „gut geeignet" bezeichnen.

Methode	Gut geeignet	Mittelmäßig geeignet	Schlecht geeignet
Assessment Center	11 %	43 %	46 %

Tab. 8.29: Einschätzung des AC durch Pflegedienstleitungen.

Das Verfahren wird wegen des hohen Durchführungsaufwandes vermutlich nur in größeren Einrichtungen mit entsprechendem Bewerberaufkommen und Einstellungsmöglichkeiten zum Einsatz kommen. Für die Auswahl von Pflegedienstleitungen oder Heimleitungen werden meist externe Personaldienstleister eingeschaltet, die AC durchführen.

Bei den Schülern war diese Methode kaum bekannt, so dass keine Auswertung der eingeschätzten Brauchbarkeit erfolgte.

Kriterium	Durchführung/Eignung
Anwendungshäufigkeit in Krankenpflegeschulen	Gering
Anwendungshäufigkeit in Krankenhäusern	Gering
Objektivität	Durch den Multi-Methoden, Multi-Dimensions- und Multi-Rateransatz eher hoch
Validität	Schmidt & Hunter (1998): r = 0.37
Soziale Validität	Hoch
Hinweise für die Praxis	• Ein AC muss bestimmte Standards erfüllen • Entwicklung und Durchführung sind aufwändig • AC können ein Wettbewerbsfaktor sein
Gesamturteil	Empfehlenswert

Tab. 8.30: Fazit, inwieweit Assessment Center zu einer erfolgreichen Personalauswahl führen können.

8.10 Grafologie

Catherine Pott & Bernd Reuschenbach

Grundlage der Methode

Die Grafologie befasst sich mit der Analyse und Deutung von Handschriften. Grundsätzlich ist zu unterscheiden zwischen laienhaften Urteilen über die Schrift und grafologischen Expertengutachten.

Laienurteile beruhen meist auf einem generellen Eindruck über die Schrift einer Person. Hier werden grobe Beurteilungskategorien über die Qualität (leserlich vs. unleserlich) angelegt, manchmal aber auch laienhafte Rückschlüsse von der Schrift auf die Persönlichkeit gezogen. Viele Personen trauen sich zu, anhand der Schrift etwas über die Reife einer Person aussagen zu können. Beispielsweise sollen Kreise oder Herzen anstelle von i-Punkten Ausdruck einer Kindlichkeit der Person sein. Eine krakelige Schrift gilt als unreif, eine verschnörkelte und schwungvolle Schrift wird mit künstlerischen, ästhetischen Eigenschaften in Verbindung gebracht.

Grafologische Gutachten basieren auf langjährigen Erfahrungen Grafologische Gutachten beruhen hingegen auf langjährigen Erfahrungen und berücksichtigen eine Vielzahl von Schrifteigenschaften statt einzelner Auffälligkeiten. Die wissenschaftliche Analyse der Handschrift geht auf den Franzosen Jean-Hippolyte Michon (vgl. Greasley, 2000) zurück. Michon erforschte die Charaktereigenschaften von Personen, die Handschriften hatten, die seiner sehr ähnlich waren. Aus dem Vergleich von Handschrift und Charakter entstand eine Sammlung von etwa hundert Deutungsversuchen. Die Grafologie beruht letztlich auf der Annahme, dass Handschriften individuell sind und mit Charaktereigenschaften in Verbindung stehen. Während in der Grundschule zunächst gleiche Schrifttypen gelernt werden, die so genannte „Schablone", formen sich im Laufe des Lebens vielfältige Abweichungen von der Normschrift. Diese Abweichungen sollen in Verbindung zur Persönlichkeitsstruktur, wie z.B. dem Temperament, der intellektuellen Veranlagung oder dem Charakter stehen.

Grafologen schließen von mehreren Schrifteigenschaften auf stabile Persönlichkeitseigenschaften Experten konzentrieren sich bei der Analyse der Schrift auf die unverkennbaren Eigenheiten. Der Gesamteindruck über die Person entsteht nicht aufgrund einzelner Merkmale, sondern durch die Kombination verschiedener charakteristischer Merkmale, sog. „personales Syndrom" (Revers, 1966, S. 12). Neben Besonderheiten bei Buchstaben oder Wörtern (Form, Bewegungsbild) sind auch die Schwankungen im Laufe eines Schriftstückes relevant. Beispielsweise ist die Veränderung im Neigungswinkel von besonderem diagnostischem Wert. Auch die Gestaltung im Raum ist bedeutungsvoll: Werden Ränder gelassen? Wie gerade und mit welchem Abstand werden Zeilen geschrieben? Für Experten hat der tabellarische Lebenslauf nur einen geringen Wert, da durch den Versuch eine strenge Form einzuhalten (z.B. einen Rand) oder die Bemühungen um eine „Schönschrift" wichtige Eigenheiten der Alltagsschrift verloren gehen. „Die Subjektivität der Erregungs- und Bewegungsimpulse muss möglich sein" (Revers, 1966, S. 14).

Beispiele für Deutungsmuster nach Revers (1966)

Revers (1966) systematisierte die Deutungsgrundlagen verschiedener Autoren anhand dreier Facetten: Das Bewegungsbild, das Raumbild und das Formbild der Handschrift.

Zum **Bewegungsbild** gehören
- Strichführung, z. B. regelmäßig hoher Druck als Ausdruck von Gehemmtheit
- Strichrichtung, z. B. Linksläufigkeit der Schrift als Ausdruck von Tatkraft, Machtwille bzw. Egoismus
- Verbundenheitsgrad, z. B. Unverbundenheit der Buchstaben als Ausdruck von Sprunghaftigkeit, Reichtum an unvermittelten Einfällen
- Schreibtempo, z. B. hohes Tempo als Ausdruck von Tätigkeitsdrang und Lebhaftigkeit

Zum **Raumbild** gehören
- Größe, z. B. kleine Schrift als Ausdruck von verringertem Anspruch an die Umwelt
- Weite der Schrift, z. B. große Abstände zwischen den Wörtern als Ausdruck von Eifer und Ungebundenheit
- Verteilung der Zeilenlängen, z. B. große Längsunterschiede als erhöhter Antrieb nach außen, zum Außergewöhnlichen hin
- Randbehandlung, z. B. gleichmäßiges Einrücken als Zeichen für Ordnungssinn und Genauigkeit

Das **Formbild** bezieht sich auf die Gestaltung von Buchstaben, Wörtern und Dokumenten. Hier spielt auch die Beständigkeit in der Form (Dauerhaftigkeit vs. Variabilität) eine wichtige Rolle.
- Grad der Formfestigkeit, z. B. Formstarre als Ausdruck von Unbeirrbarkeit
- Arten und Grade der Formausprägung, z. B. Dehnung von Linien und Zügen bedeuten Kraft zur Erweiterung, Umbildung und Bereicherung; Verschnörkelung bedeutet Effekthascherei; Magerkeit als Ausdruck theoretischen Denkens und geistiger Klarheit.

Beim Anblick der Deutungsversuche von Revers, gehen Ihnen vielleicht Erinnerungen von Personen durch den Kopf, bei denen der Zusammenhang von Schrift und Charakter zutrifft. Dies ist keine Seltenheit und ein Grund für die Beliebtheit der Schriftdeutung in der Bevölkerung. Der Effekt ist aber durch zwei Dinge zu erklären. Zum einen neigt man dazu, positive Beispiele zu finden, auf denen der Zusammenhang zutrifft. Letztlich gibt es aber ebenso viele, wenn nicht mehr Personen, bei denen die Zuordnung nicht stimmt. Zum zweiten sind die Charaktereigenschaften so mehrdeutig formuliert, dass diese wohl auf die meisten Menschen zutreffen. Wer kann z. B. nicht von sich behaupten, eifrig, ordnungsliebend und unbeirrbar zu sein. Der Effekt, dass man vage Aussage für zutreffend hält, wird „Barnum Effekt" genannt und findet sich auch bei der Deutung von Horoskopen.

Gütekriterien

Wenn es der Grafologie gelingen würde, aus der Handschrift verlässliche Rückschlüsse auf die Persönlichkeitsstrukturen oder gar die berufliche Eignung zu ziehen, dann wäre sie eine sinnvolle und ökonomische Methode. Die Überprüfung der Validität gestaltet sich jedoch aus vier Gründen schwierig:

Validitätsbestimmungen sind kaum möglich

- Die Grafologie versucht Aussagen über Charaktereigenschaften (z. B. Ehrlichkeit) zu treffen, die man nur schwer mit anderen Verfahren überprüfen kann. Es fehlt also ein passendes Außenkriterium zur Prüfung der prognostischen Validität. Zudem sind die Aussagen oft sehr vage formuliert
- Es gibt eine große Vielfalt an Schrifteigenheiten, die berücksichtigt werden können. Zur Bestimmung der Validität ist es aber notwendig, die Schrifteigenheiten nach klaren Regeln den Bewertungskategorien zuzuweisen. Entsprechend klare Zuordnungen fehlen

Die Deutung der Schrift wird durch die Interpretation des Inhaltes überlagert

- Eine klare Trennung vom Inhalt des Textes und der Form der Schrift ist kaum möglich. Wenn als Grundlage einer Beurteilung handschriftliche Lebensläufe genommen werden, dann verbessert sich die Validität (Neter, Ben-Shakhar, 1989, zit. n. Greasley, 2000). Dieser Befund spricht dafür, dass der Versuch, die Schrift eines handgeschriebenen Lebenslaufes unabhängig vom Inhalt zu bewerten, kaum gelingt
- Die Schrift ist veränderlich. Außenfaktoren wie Zeitdruck, ein geeigneter Stift oder auch körperliche Handicaps können die Schrift verändern. Schriftformen sind auch trainierbar, dennoch bleibt der Charakter gleich.

Nicht-Grafologen kommen zu valideren Ergebnissen als Grafologen

Unter Psychologen ist umstritten, ob Schlussfolgerungen aus der Handschrift möglich sind. In der Fachliteratur zur Berufseignungsdiagnostik wird der Nutzen der Grafologie zur Eignungsdiagnostik überwiegend bestritten (vgl. Schuler, 1993). Ben-Shakhar et al. (1986) schätzen die Validität auf $r = 0.20$. Dabei ist erstaunlich, dass Nicht-Grafologen zu valideren Schlüssen kommen als vermeintliche Experten. Die Metaanalyse von Schmidt & Hunter (1998) bescheinigt eine Validität von gerade einmal $r = 0.02$.

Validität und Objektivität der Grafologie sind gering

Nach Schuler & Marcus (2001) fehlt der Grafologie die Konstruktvalidität, d. h. die vermuteten Konstrukte, z. B. Offenheit, Ehrlichkeit, können nicht ausreichend aus der Schrift erschlossen werden. Dies kann erklären, warum es kaum Übereinstimmung zwischen Fremd- und Selbsteinschätzung der Persönlichkeit auf der einen Seite und den grafologischen Gutachten auf der anderen Seite gibt (Bushnell, 1996). Eine Untersuchung von Ben-Shakhar et al. (1986) zeigt, dass Grafologen nicht in der Lage waren, aufgrund der Handschrift, Beschäftigte dem jeweiligem Beruf zuzuordnen. Vorhersagen zur Berufseignung sind also kaum möglich. Zwischen verschiedenen Grafologen zeigen sich nur leichte Übereinstimmungen in der Beurteilung von Personen, was für die eingeschränkte Objektivität des Verfahrens spricht.

Zusammenfassend schreibt daher Greasley (2000): „Wenn man sich die Vielzahl an Studien anschaut, die in den letzten 30 Jahren durchgeführt wurden, dann zeigt sich, dass die Validität der Grafologie als Mittel zur Messung der Persönlichkeit bis heute nicht ausreichend belegt ist" (S. 44). Je aufwändiger und methodisch anspruchsvoller die Validitätsuntersuchung, umso geringer ist die Validität.

Anwendungshäufigkeit

Trotz der Belege für die mangelhafte Brauchbarkeit der Grafologie erfreut sie sich im Ausland und besonders bei der Auswahl von Führungskräften großer Beliebtheit. Angeblich nutzen 85 % der europäischen Unternehmen Grafologie zur Personalauswahl (Greasley, 2000). In einer Studie von Schuler et al. (1993) gaben 9 % der deutschen Unternehmen an, diese zu verwenden. Die Verwendungshäufigkeit bei Führungskräften in gehobener oder höherer Position wird auf bis zu 30 % beziffert (Hossiep, 1995).

Grafologie spielt zur Personalauswahl in der Pflege keine Rolle Bei der Auswahl von Pflegekräften haben grafologische Gutachten keine Bedeutung. Einer Befragung von Pott (2000) zufolge nutzen Krankenpflegeschulen dieses Auswahlverfahren nicht. Unter den Personalverantwortlichen in Krankenhäusern wenden nur 3 von insgesamt 256 befragten Pflegedienstleitungen dieses Verfahren an. Nur 3,4 % halten grafologische Gutachten zur Auswahl überhaupt für geeignet (Reuschenbach, 1999).

Grafologische Verfahren werden von Bewerberinnen abgelehnt Die soziale Validität ist gering, denn für Bewerberinnen ist nicht einsehbar, welcher Bezug die Handschrift zu den pflegerischen Aufgaben haben soll. Nur 4,0 % der Auszubildenden in der Krankenpflege halten ein grafologisches Gutachten für eine optimale Auswahlmethode.

Der handgeschriebene Lebenslauf gehört heutzutage nicht mehr zu den üblichen oder vollständigen Bewerbungsunterlagen und wird in Stellenanzeigen von Krankenhäusern und Pflegeeinrichtungen auch nicht erwähnt. Interessanterweise verlangen jedoch 18 % der 74 befragten Krankenpflegeschulen einen handgeschriebenen Lebenslauf (Pott, 2000), wobei der Grund hierfür nicht bekannt ist. Zwei mögliche Gründe sind denkbar:

- Die Forderung nach einem handgeschriebenen Lebenslauf wird damit erklärt, dass Personalabteilungen eine zusätzliche Bewerbungshürde einbauen wollen, um Bewerberinnen, die keine ernsthaften Absichten haben, durch die Mehrarbeit abzuschrecken
- Eine laienhafte Analyse kann bei unklaren Entscheidungen ein „Zünglein an der Waage" sein. In Ermangelung anderer Informationen und der Tatsache, dass der erste Eindruck (der auch durch die Schrift vermittelt wird) die Bewertung beeinflusst, kommt dann doch implizit die Schrift zum Tragen.

Ob bei diesen Analysen durch Laien schriftpsychologische Deutungen der einzelnen Schriftmerkmale vorgenommen werden oder eher aus dem subjektiven Gesamteindruck der Schrift wie z.B. „Schönschreiben", Rückschlüsse gezogen werden, bleibt offen.

Eine Einschätzung der Leserlichkeit unter kontrollierten
Bedingungen ist wichtig,
eine weitergehende Deutung
unsinnig
Die Leserlichkeit der Schrift ist allerdings gerade im Hinblick auf die Pflegedokumentation bedeutungsvoll und dies sollte daher auch geprüft werden. Da man aber nicht sicher sein kann, wer tatsächlich das Schriftstück verfasst hat, sollten Schriftproben erst während des Auswahlverfahrens gesammelt werden (☞ 8.11). Bei der Beurteilung in leserlich vs. nicht-leserlich sollte es dann aber auch bleiben.

Grafologische Gutachten sind rechtlich und ethisch bedenklich

Bedenken Sie, wie im Kapitel 7.4 dargestellt, auch die Zustimmungspflicht der Bewerberinnen für die Durchführung eines grafologischen Gutachtens.

Kriterium	Durchführung/Eignung
Anwendungshäufigkeit in Krankenpflegeschulen	Sehr gering
Anwendungshäufigkeit in Krankenhäusern	Sehr gering
Objektivität	Gering
Validität	Gering
Soziale Validität	Gering
Hinweise für die Praxis	• Einholung von Gutachten erfordert die Zustimmung der Bewerberinnen • Schriftproben sollten kontrolliert eingeholt worden
Gesamturteil	Nicht empfehlenswert

Tab. 8.31: Fazit, inwieweit die Grafologie zu einer erfolgreichen Personalauswahl- führen kann.

8.11 Multimodale Personalauswahl

Multimodale Personalauswahl = Kombination verschiedener Teilverfahren

Ein Vergleich der Standards zur Durchführung des Assessment Centers (AC ☞ 8.9) mit den derzeit in der Pflege genutzten vermeintlichen AC zeigt, dass der Begriff oft unangebracht verwendet wird. Eine Alternative stellt der von Hufnagel (2002) eingeführte Begriff „Multimodale Personalauswahl" – kurz MMPA – dar. „Multimodal" bedeutet, dass mehrere Verfahren miteinander kombiniert werden. Es ist damit der kleinste gemeinsame Nenner für die vielen in der Pflege angewandten Kombinationsverfahren.

Dieses Kapitel unterscheidet sich von den vorhergehenden dadurch, dass hier keine Angaben zu Häufigkeiten oder Gütekriterien gemacht werden. Vielmehr soll zunächst eine Abgrenzung zwischen MMPA und AC stattfinden. Dann werden einige Beispiele solcher Verfahren, wie sie für die Pflege beschrieben wurden, erläutert. Im vorletzten Abschnitt sollen einige Anwendungstipps für die Einführung der MMPA gegeben werden. Das Verfahren wurde in verschiedenen Einrichtungen, die mit der Forschungsgruppe zusammenarbeiten, implementiert. Eine erste qualitative Bewertung wird im letzten Abschnitt dieses Kapitels vorgenommen.

Unterschied zwischen AC und MMPA

Jedes AC ist ein multimodales Auswahlverfahren, aber nicht umgekehrt

Der Begriff MMPA ist relativ neu und grenzt sich nur unscharf vom Assessment Center ab. Hufnagel (2002) betont, dass die „Multimodale Personalauswahl die erfolgreiche Alternative zum Assessment Center" (S. 9) sei, bleibt aber eine Antwort schuldig, worin denn der Unterschied zum AC besteht. Als mögliches Kriterium wird zunächst die Dauer des Verfahrens genannt: „Ein-Tages-Veranstaltungen" seien multimodale Auswahlverfahren (S.10), später heißt es dann aber, diese könnten auch AC genannt werden. Eine Klärung scheint notwendig: Entsprechend der Wortbedeutung verstehe ich unter der MMPA eine Kombination mehrerer Auswahlverfahren zur Personalauswahl. Weitere Standards des Assessment Centers sollten idealerweise bei der Anwendung der Methoden umgesetzt werden. Je mehr umgesetzt werden, desto mehr nähert sich die Methode dem Assessment Center an.

Ein Beispiel: Die Ergänzung des klassischen Interviews durch ein Gruppenverfahren oder eine Gruppendiskussion rechtfertigt es noch nicht, von einem AC zu sprechen. Hierfür wäre der Begriff der MMPA angebracht. Erst durch weitere Verbesserungen im Sinne der Qualitätsstandards nähert sich das Verfahren dem AC an. Empfohlen werden

- Vorherige Anforderungsanalyse
- Beurteilung durch mehrere unabhängige Beurteiler
- Durchführung eines Feedbackgespräches
- Bewertung anhand eines verhaltensnahen Bewertungsschlüssels
- Bewertung auf mehreren Bewertungsdimensionen
- Transparenz für die Bewerberinnen.

Diese Abgrenzung erscheint wichtig, da in der Pflege der Begriff „AC" inflationär gebraucht wird. Um hier nicht falsche Qualitätsstandards vorzugaukeln, sollte besser von „Assessment Center-artigen" Verfahren, „Beinahe AC" oder kurz von MMPA gesprochen werden.

Standards des AC sollten mit den Möglichkeiten der Praxis in Einklang gebracht werden

Eine Umsetzung aller Kriterien des AC scheint mir in der Pflege derzeit noch kaum möglich, da diese Branche jahrelang ein Notstandsgebiet des Personalmanagements war und auch heute noch kaum Gelder für die Implementierung und Entwicklung neuer Selektionsinstrumente zur Verfügung stehen. Das Assessment Center bleibt daher für viele Einrichtungen vorerst eine Zukunftsvision. Anders sieht es mit der MMPA aus. Denn jede Ergänzung des klassischen Auswahlverfahrens durch weitere Module stellt schon eine Verbesserung dar. Weitere Schritte hin zu Assessment Center sind wünschenswert, sollten aber praktikabel und von den Mitarbeitenden mitgetragen werden.

Multimodale Auswahlverfahren lohnen sich besonders für Schulen

Die im Folgenden dargestellten Module können – wenn entsprechende Voraussetzungen geschaffen werden – auch zu Teilverfahren eines ACs werden. Die Module sind bevorzugt für die Auswahl von Pflegeschülern gedacht. Sie wurden in der Pflege und für die Pflege entwickelt. Erst bei mehreren Bewerberinnen lohnt sich der Einsatz dieses Gruppenverfahrens.

Erfahrungsberichte

Seit 1999 wurde in Pflegezeitschriften und im Internet einige Male das „Assessment Center" für die Auswahl von Pflegenden vorgestellt. Bei der folgenden Darstellung soll die Schilderung der Module im Mittelpunkt stehen. Die Angaben zu der genauen Durchführung und zu den Bewertungsrichtlinien fallen meist sehr knapp aus. Dies liegt zum einen daran, dass man den Bewerberinnen die genauen Vehaltensanker oder auch die Bewertungsdimensionen nicht offen legen will. Zum anderen ist die Entwicklung eines solches Verfahrens auch aufwändig. Wenn konkurrierende Einrichtungen Module und Bewertungsanker übernehmen, reduziert sich dadurch der Wettbewerbsvorteil.

Krankenpflegeschule des Robert-Bosch-Krankenhauses – Stuttgart

Hier wurde ein Bewerbertag organisiert, der von 9.00–17.00 Uhr dauert. Es werden drei Module vorgestellt.
- Spiel: Hier sollen Personen pantomimisch Begriffe aus dem Pflegealltag darstellen. Die anderen Teilnehmenden sollen das Wort erraten.
- Brief: Die Bewerberinnen sollen einen Brief an eine Freundin schreiben und darin darstellen, wie der Wunsch, Krankenschwester zu werden, entstanden ist, wie sie sich das Berufsbild vorstellen und welche Wünsche sie an den Beruf haben. Hier muss vor der Aufgabe geklärt werden, ob der schriftliche Ausdruck, die Auffassungsgabe oder die Inhalte ausgewertet werden.
- Beobachtungsaufgabe: Lehrerinnen der Krankenpflegeschule spielen eine alltägliche Szene aus der Pflege vor (z. B. ein Patient darf nach einer Operation zum ersten Mal aufstehen). Die Aufgabe besteht dann darin, diese Szene zu beobachten und später wiederzugeben.

(vgl. Krankenpflegeschule des Robert-Bosch-Krankenhauses, Stuttgart, 2000)

Kinder- und Krankenpflegeschule des Marien Hospital Witten

Jülke (1999) berichtet von einem Assessment Center, das in Zusammenarbeit mit einem externen Personaldienstleister entwickelt wurde und aus drei Modulen besteht.
- Gruppendiskussion: Die Bewerberinnen sollen sich in die Rolle einer fiktiven Person hineinversetzen, die im Krankenhaus „Haus der guten Hoffung" tätig ist. Es muss in der Gruppe ein Konsens gefunden werden, wie man auf kreative und kostengünstige Weise den Pflegebetrieb aufrechterhalten kann
- Rollenspielübung: Die Bewerberinnen werden aufgefordert, ein Gespräch zwischen einer Pflegekraft und den Eltern eines Kindes oder eines volljährigen Patienten zu spielen. Es geht darum, Eltern oder Patienten von der Richtigkeit einer medizinischen Anordnung zu überzeugen
- Postkorb: Hierbei werden Personen mit verschiedenen Materialien konfrontiert, z. B. „Mitteilungen im Übergabebuch" (sic!), Krankenberichte und Dienstpläne. Zwischen den Stücken sollen Inkonsistenzen aufgedeckt werden. Die Bewerberin soll die Unterlagen so aufbereiten

und lesen, dass sie in der Lage ist, anschließend einen Multiple-Choice-Test, der sich auf den Inhalt der Schriftstücke bezieht, zu bearbeiten.

Krankenpflegeschule Großburgwedel

Das dort beschriebene Verfahren besteht neben dem Vorstellungsgespräch aus drei Teilen:

- Interaktionsspiel: „In spielerischer Form sollen die Bewerberinnen in Zweiergruppen geometrische Formen beschreiben bzw. nach Beschreibungen legen, dabei sitzen sie mit dem Rücken zueinander". (Krankenpflegeschule Großburgwedel, 2002) Beurteilt werden können damit Beobachtung, Beschreibung, Interaktion, Umsetzung und Reflexion
- Schriftliche Bearbeitung: Die Bewerberinnen werden gebeten, eine Erörterung zu einem Thema zu schreiben, das gesundheitsrelevant ist. Geprüft werden dabei Rechtschreibung, Argumentation und Meinungsbildung
- Gruppenarbeit mit bildlicher Darstellung: Pflegerischen Situationen sollen mit Hilfe von vorgegebenen Figuren und eigenen Ergänzungen nachgestellt werden. Geprüft werden die Zusammenarbeit, Problemlösung, Vorstellung vom Berufsalltag und Darstellungsfähigkeit.

Krankenhaus der Barmherzigen Brüder – Montabaur

Quernheim (2002a, b) vom Krankenhaus der Barmherzigen Brüder in Montabaur hat das Assessment Center sehr umfangreich in „Die Schwester/Der Pfleger" dargestellt. Er schlägt folgende Module vor:

- Partnerinteriews und Kurzpräsentationen: Die Bewerberinnen sollen sich kurz gegenseitig interviewen. Die von den Partnern gesammelten Informationen werden dann den restlichen Gruppenmitgliedern vorgestellt. Interviewer stehen hier aber unter dem Druck, Fakten zu erfragen, die sie später auch im Plenum erzählen können
- Halbstrukturiertes Gruppeninterview: Bewerberinnen werden in der Gruppe interviewt und haben die Möglichkeit, Fragen zu stellen. Vor dem Gespräch wird darauf hingewiesen, dass keine intimen Dinge in der Gruppe erzählt werden müssen
- Führerlose Gruppendiskussion: In einer Gruppendiskussion sollen Themen kontrovers diskutiert werden, z.B. „Der Stellenwert der Pflege in der Gesellschaft". Quernheim empfiehlt, die Diskussionsthemen öfter zu wechseln, damit keine Bevorzugung informierter Bewerberinnen stattfindet
- Einzel- oder Gruppenaufgabe: Hier werden verschiedene simulationsorientierte Verfahren beschrieben. Die Bewerberinnen sollen sich zum Beispiel gegenseitig ein Glas Mineralwasser verabreichen. Weiterhin kann es ein Rollenspiel oder eine situationale Befragung („Was würden Sie tun, wenn ...") geben. Auch „taktile psychomotorische Leistungen" werden gefordert. Die Bewerberinnen sollen nach Anleitung folgende Dinge nachmachen: Aufziehen einer Spritze, Abklopfen

(sic!), Lagerung. Auf die Problematik solcher intimen Eingriffe wurde hier bereits eingegangen.

Trotz der kreativen Idee leidet das vorgestellte Verfahren unter der mangelnden Bewerberzentrierung (☞ 7.3). Bewerberinnen sollen sich bei der Vorauswahl im Rahmen einer Hausaufgabe, im Partnerinterview, in der Kurzpräsentation und im Einzelgespräch selbst präsentieren. Dieser Zwang zur Selbstpreisgabe ohne entsprechende Reziprozität seitens der Einrichtung stellt einen krassen Widerspruch zur Bewerberzentrierung dar. Außerdem werden Personen übervorteilt, die ein gutes „Impression Management" haben, d.h. die sich gut selbst darstellen können.

Für die Altenpflegeausbildung stellt Hannes (2001) einige Überlegungen an, ohne die verwendeten Module näher darzustellen.

Weitere Gruppenaufgaben

Personen ohne pflegerische Vorerfahrungen dürfen durch die Themenwahl nicht benachteiligt werden

Es sollen nun zwei Module etwas näher vorgestellt werden, die sich besonders für die Bewertung sozialer und kommunikativer Kompetenzen eignen. Die Inhalte der jeweiligen Aufgaben sollten immer auf die Bewerbergruppe und die Hierarchieebene abgestimmt sein. Personen müssen in einer solchen Gruppendiskussion und in der Konstruktionsaufgabe den gleichen Kenntnisstand haben, sonst wird das Gesprächsverhalten durch die Sachkenntnis überlagert. Wer zu einem Diskussionsthema viel weiß, hat es leichter, sich in die Diskussion einzubringen.

Entweder sollten „pflegeneutrale" Inhalte gewählt werden oder aber es sind homogene Gruppen zu bilden: Wenn Pflege erfahrene Personen unter sich sind, kann es Sinn machen, auch Pflege bezogene Aufgaben zu wählen.

Gruppendiskussionen

Bei der Gruppendiskussion werden kontroverse Fragestellungen in der Gruppe diskutiert. Es gibt unterschiedliche Organisationsformen:

Frei diskutierte Fragestellung

Es wird eine Fragestellung in die Gruppe eingebracht und frei diskutiert. Dabei können Rollen zugeteilt werden oder aber die Gruppe organisiert sich selbst (führerlose Gruppendiskussion). Weiterhin ist es auch möglich, vor der eigentlichen Diskussion mehrere Themen zur Auswahl zu stellen. Die Gruppe muss sich dann zuerst auf ein Thema einigen. Hierbei kann schon die Herstellung eines Gruppenkonsenses für die Bewertung sozialer Fähigkeiten relevant sein.

Mögliche Themen:
- Welche Eigenschaft sollte eine gute Pflegekraft haben? Hier muss aber beachtet werden, dass nicht der Inhalt (Klarheit der Berufsvorstellungen) die Bewertung der sozialen Aspekte überlagert.
- Wann sollte man Verantwortung abgeben?
- Sollen Kinder einen eigenen Fernseher im Zimmer haben?
- Was ist von einem Rauchverbot in öffentlichen Einrichtungen zu halten?

Fall bezogene Gruppendiskussion

Innerhalb der Gruppe bekommen Personen unterschiedliche Informationen und müssen dann zu einem Kompromiss kommen oder nach Darstellung eines Falles Entscheidungen zur Lösung des Problems treffen. Deshalb werden sie auch „Entscheidungsübungen" genannt (☞ Anhang H). Im Anhang L finden Sie eine Anweisung für eine solche Gruppendiskussion für die Bewerberinnen. Beispiele:

- Die Seenot-Übung (Hufnagel, 2002). Diskussionspartner sollen sich vorstellen, sie seien mit den anderen Personen auf einer Yacht in Seenot geraten. Der nächste Hafen liegt knapp 1000 Kilometer entfernt. Es kann nur eine begrenzt Menge Material mitgenommen werden. Die Diskussionspartner sollen eine Rangreihe bilden, welche der folgenden Gegenstände sie mitnehmen möchten. Die 15 Gegenstände sind nach der Wichtigkeit zum Überleben in eine Rangreihe zu bringen, z. B. Sextant, Rasierspiegel, Moskitonetz, Schwimmweste, zehn Liter Dieselöl, Rum, Schokolade, eine Angel mit Zubehör. Es gibt keine ideale Lösung. Entscheidend ist das Argumentationsverhalten
- NASA-Übung. Hier sollen sich die Personen vorstellen, dass sie nach einer Bruchlandung auf dem Mond nur eine begrenze Anzahl an Materialien mitnehmen dürfen. Auch hier sind mehrere Gegenstände in eine sinnvolle Rangreihe zu bringen

Es gibt auch Mischmodelle zwischen einer Konstruktionsaufgabe und einer Diskussion. Die Krankenpflegeschule am St. Elisabeth-Krankenhaus Bitburg verwendet folgende Übung: Die Gruppe soll gemeinsam eine Reise planen. Das Ziel ist frei wählbar. Allerdings wird bei kulturellen oder pflegerischen Schwerpunkten bei der Reise ein Zuschuss bezahlt. Es werden reale Bedingungen wie Reisemittel vorgegeben. Die Gruppe soll dann gemeinsam einen Urlaub planen.

Konstruktionsaufgabe

Bei der Konstruktionsaufgabe geht es auch um eine Gruppenleistung. Die Personen sollen ein sichtbares Produkt herstellen. Heilmann (2002) beschreibt folgende Bestimmungstücke der Konstruktionsaufgabe: „1) Die Konstruktionsübung ist eine Gruppenaufgabe.

2) Sie verlangt Umgang mit gegenständlichem Material (im Gegensatz zu „geistigem Material", d.h. es reicht nicht, nur Gedanken auszutauschen).

3) Ein konkretes Produkt muss konstruiert/gebaut/hergestellt werden" (S.105).

Konstruktionsübungen sind gut geeignet, um das Arbeiten im Team zu überprüfen. Gegenüber der Gruppendiskussion kommt es hier nicht so sehr auf die verbale Komponente an. Weiterhin bietet sich die Übung an, um manuelle Geschicklichkeit zu überprüfen. Es ist also eine soziale Variante der Arbeitsprobe.

Bekannte Beispiele für Konstruktionsaufgaben sind die Waagen- die Turm- und die Brückenbauübung.

Waagenbau

In der Gruppe soll eine Waage gebaut werden. Es gelten dabei folgende Rahmenbedingungen:

Es sollen Waagen entstehen „deren Funktion auf unterschiedlichen Prinzipien beruhen, die leicht zu handhaben sind, die möglichst exaktes Wiegen über einen gewissen Gewichtsrang hinweg ermöglichen und die frei stehen" (Heilmann, 2002, S. 106).

Die Waage soll in der Lage sein, einen Stein, eine Menge Wasser und ein Blatt Schreibmaschinenpapier zu Wiegen. Nach Ablauf der Zeit hat die Gruppe Zeit das Ergebnis zu präsentieren. Zur Konstruktion stehen verschiedene Materialien zur Verfügung, z. B. Papier, Pappe, Lineal, Karton, Schere, Klebeband, Wasserglas und ein Stein.

Die Übung kann durch Zeitdruck, Materialmangel oder durch eine Konkurrenzsituation zwischen zwei Gruppen verschärft werden. Hierdurch kann dann auch die Belastbarkeit und die Stressresistenz geprüft werden.

Die Gruppengröße sollte sorgfältig gewählt werden, damit sich alle Teilnehmer beteiligen können

Folgende Faktoren scheinen laut Heilmann (2002) Einfluss auf die Bewertbarkeit der Gruppenmitglieder zu haben:
- Gruppengröße. Bei zu großen Gruppen können sich Untergruppen bilden und einzelne Personen können sich ausklinken
- Die Anzahl der Mitglieder sollte so groß sein, dass jeder die Chance hat, in der vorgegebenen Zeit aktiv zu werden und dass die Beobachter alle ausreichend Zeit haben, sich ein Bild von den Bewerberinnen zu machen.

Turmbauübung

Die Turmbauübung wurde von Jeserich (1981) beschrieben (zit. n. Hufnagel, 2002).

Die Gruppenteilnehmer bekommen als Materialien eine Schere, Lineale, Papier, Klebstoff, Karton. Die Aufgabe besteht darin, einen Turm zu bauen, der selbstständig steht, also nicht angelehnt ist. Der Turm soll ein Lineal halten können. Die Streifen, die vom Papier geschnitten werden, dürfen maximal so lang und breit sein wie das Lineal.

Brückenbauübung

Bei gleichen Materialien sollen die Personen eine Brücke bauen, die in der Lage ist, einen Stein zu tragen. Die Brücke soll $20 \times 10 \times 10$ cm hoch sein (Hufnagel, 2002).

Weitere Konstruktionsaufgaben

- Bauen Sie aus verschiedenen Materialien in 20 Minuten das Modell eines Pflegeheims
- Bauen Sie einen Kinderspielplatz. Die Auswahl von Distraktoren, d. h. Gegenständen, die eigentlich nichts mit der Problemlösung zu tun haben und nur zur Ablenkung dienen, kann kreatives Potenzial freisetzen. Die Auflösung der „funktionellen Gebundenheit" (= Zweckentfremdung) ist Ausdruck der Kreativität, beispielsweise, wenn beim Bau des Kinderspielplatzes die Teebeutel aufgeschnitten werden und daraus ein Sandkasten entsteht (☞ 11)

- In einer Krankenpflegeschule werden die Bewerberinnen gebeten, eine Geburtstagsfeier vorzubereiten. Die Personen sollen dabei z. B. auch Waffeln backen. Diese werden dann im Informationsgespräch mit den Auszubildenden verzehrt
- Gestalten einer Mitarbeiterzeitung
- Planen einer „Show-Einlage" für einen Kindergeburtstag
- Planen eines Betriebsfests.

Auch bei der Konstruktionsaufgabe ist wichtig, dass Personen mit Pflegeerfahrung nicht übervorteilt werden. So ist es z. B. unfair, wenn Bewerbergruppen aufgefordert werden, ein Altenheim einzurichten und in der Gruppe befinden sich schon einige Personen, die Erfahrungen in der Altenpflege gesammelt haben.

Evaluation

In vier Pflegeschulen wurden in den vergangenen zwei Jahren durch die Forschungsgruppe multimodale Ansätze umgesetzt.

Eine Krankenpflegeschule ergänzt das Auswahlverfahren nur durch einen standardisierten Test, eine andere Schule verwendet neben dem Gespräch und dem Test noch eine Gruppenaufgabe. Mit zwei Schulen wurden Verfahren entwickelt, die durch eine starke Zeitstrukturierung, unabhängige Bewertungen in verschiedenen Modulen und eine Verrechung der Teilergebnisse beinahe schon die Anforderungen eines Assessment Centers erfüllen. Einen Erfahrungsbericht aus der Schule für Pflegeberufe in Karlsruhe schildert Gabriele Kammerer im Kapitel 11.

Die Verfahren werden derzeit hinsichtlich der Vorhersageleistung für die praktischen und theoretischen Noten während der Ausbildung und zur Vorhersage des Ausbildungserfolges evaluiert. Bisher liegen nur qualitative Daten zur Akzeptanz der Bewerberinnen und Beobachter vor.

Bewertung durch die Bewerberinnen

Jeweils im Anschluss an die Auswahlverfahren wurden Fragebogen ausgeteilt, die die Personen anonym an die Forschungsgruppe zurückschicken konnten:
- Besonders positiv wurde die Anwesenheit von Auszubildenden aus höheren Kursen bei der Auswahl bewertet. Hier ist ein ungezwungener und informeller Kontakt möglich, der dazu dient, offene Informationen über die Ausbildung, die Lehrkräfte und das Krankenhaus auszutauschen.
- Die Gruppenübungen kommen bei den Bewerberinnen sehr gut an. Der Fun-Faktor führt zu einer gelösten Stimmung und viele Personen gaben in der Evaluation an, dass sie zeitweilig vergessen haben, dass es sich um eine Auswahlsituation handelt
- Der Rundgang durch die Einrichtung wurde positiv bewertet
- Weiterhin scheinen atmosphärische Faktoren wichtig zu sein: Die ausführlichen Erklärungen und der herzliche Empfang werden als positive Faktoren genannt. Bewerberinnen loben den „Rund um Service", z. B. die gute Betreuung und auch die Bewirtung.

- Aber es gab bei den Probedurchläufen auch kritische Stimmen. So wurde kritisiert, dass nach den Gruppenverfahren die Wartezeit vor dem Einzelgespräch zu lang war. Schlecht schnitt auch der Multiple-Choice-Test ab. Hieraus wurde abgeleitet, dass von den Testleitern noch deutlicher gemacht werden sollte, wozu der Test dient und welche Zusammenhänge zwischen Test, Konstrukt und Praxis bestehen.

Bewertung der Personalverantwortlichen

In den Urteilen der Personalverantwortlichen und der Lehrkräfte haben sich Verbesserungen ergeben. Die anfängliche Skepsis, bewährte Auswahlmethoden durch aufwändigere Verfahren zu ergänzen, ist gewichen, nachdem positive Effekte deutlich wurden.

Bei der Personalauswahl selbst werden die größere Abwechslung und das sicherere Gefühl bei der Auswahlentscheidung betont. Viele Lehrkräfte sind überrascht, dass eine Person, die man nach dem Gespräch nicht genommen hätte, in einem der zusätzlichen Module, z.B. bei der Konstruktionsaufgabe, „aufblüht" und vielfältige Kompetenzen zeigt, so dass sie doch ausgewählt wurde.

Fünf Ausbildungskurse, die mit den neuen Verfahren ausgewählt wurden, haben ihre Ausbildung schon angefangen. In den Kursen fallen die besseren sozialen Kompetenzen auf. Die Teilnahmebereitschaft im Unterricht hat zugenommen. Die Personen sind kritischer, diskutieren mehr und reflektieren mehr gewohnte Abläufe. Die Abbrecherquote ist nach bisherigen Einschätzungen geringer.

Dies sind alles subjektive Schilderungen, die durch entsprechende quantitative Methoden noch abgesichert werden müssen.

8.12 Probezeit

Catherine Pott & Bernd Reuschenbach

Die Probezeit ist die letzte Möglichkeit, vor der Festanstellung die Eignung einer Bewerberin zu überprüfen und gegebenenfalls die Einstellungsentscheidung zu revidieren. Da es zwischen der Einrichtung und den Mitarbeitenden schon zu einem Vertragsabschluss gekommen ist und in der Regel eine andere Auswahl vorausging, kann man die Probezeit nur im weitesten Sinne als Auswahlmethode bezeichnen. Schuler (2000) führt die Probezeit daher als Beispiel für interne Auswahlmethoden (☞ 3) auf.

Die Probezeit beträgt in deutschen Krankenhäusern und Pflegeeinrichtungen aufgrund der Bestimmungen des BAT oder der daran angelehnten Tarifverträgen sechs Monate (rechtliche Aspekte ☞ 7.4).

Grundlage der Methode

Die Probezeit zählt zu den simulationsorientierten Verfahren, da ein starker Bezug zu den Aufgaben und Anforderungen der späteren Tätigkeit besteht. Es handelt sich um eine erweiterte Arbeitsprobe (☞ 8.6), mit dem Unterschied, dass es kein Probehandeln in einer Simulation ist, sondern dass die Person über einen längeren Zeitraum in realen und typischen Arbeitssituationen agiert und beobachtet werden kann. Während die Teilnehmer beim Auswahlgespräch oder beim Assessment-Center in kurzer Zeit maximale Leistung zeigen müssen, kann die Probezeit den Leistungsverlauf über einen längeren Zeitraum deutlich machen. Daher ist die Probezeit besonders geeignet, um dynamische Kompetenzen wie Flexibilität, Anpassungsfähigkeit, Stabilität oder auch Stressresistenz zu testen. Ein weiterer Vorteil besteht darin, dass die Passung der Mitarbeitenden ins Team unter realistischen Bedingungen geprüft werden kann.

Allerdings ist die Probezeit auch die teuerste „Auswahlmethode", denn der anfallende Lohn und der Einarbeitungsaufwand sind Kostenfaktoren.

Gütekriterien

Die Gütekriterien der Probezeit hängen maßgeblich von der Qualität des Beurteilungsschemas, der Anzahl der Beurteiler und dem Können der Beurteiler ab. In der Metaanalyse von Schmidt & Hunter (1998) wird die mittlere Validität mit $r = 0.44$ angegeben, was einem recht guten Wert entspricht.

Die Validität lässt sich steigern, wenn ein empirisch geprüfter, strukturierter Bewertungsbogen vorliegt, eine Beurteilungsschulung (☞ 10) durchgeführt wird und die Bewertung kontinuierlich erfolgt.

Die Brauchbarkeit der Methode wird zwar von 85 % der Pflegedienstleitungen als gut eingeschätzt (Reuschenbach, 1999), dennoch gibt es vielfältige Kritikpunkte an der derzeitigen Probezeitbeurteilung. Die Probezeit wird in der Pflege häufig nicht angemessen genutzt. Die Gründe hierfür sind vielfältig:

- Den Mitarbeitenden fehlt das Bewusstsein, zu welchem Zweck aus Arbeitgebersicht eine Probezeit vereinbart wird. Die Probezeit ist nicht nur die Ausschöpfung einer gesetzlichen Möglichkeit, sondern soll auch die Passung zwischen Arbeitsanforderungen und Eignung sicherstellen. Damit werden letztlich auch Unter- oder Überforderungen verhindert
- Es sind keine geeigneten Instrumente zur Mitarbeiterbeurteilung vorhanden. Notwendig sind Bewertungsbögen, die strukturiert die Eignung erfassen und Verhaltensanker, die klare Zuordnungen von Verhalten und Bewertungen ermöglichen. Weiterhin sollten die Aspekte bewertet werden, die tatsächlich bei der späteren Tätigkeit notwendig sind. Besonders für die Probezeit in der Ausbildung ist es wichtig, die Eignung für die Praxis *und* den Unterricht strukturiert zu erfassen
- Es ist in den Pflegeberufen noch nicht selbstverständlich, im Team gegenseitig die fachlichen Leistungen und Fähigkeiten zu beobachten,

zu bewerten und ein entsprechendes Feedback zu geben. Auch Stations- und Wohnbereichsleitungen tun sich damit schwer, da sie ein Teil des Teams sind

- Die Beurteilung und Eignung eines Kollegen wird eher am Ausmaß seiner Integration in das Pflegeteam und seiner Anpassung an bestehende Arbeitsweisen, als an seiner fachlichen oder sozialen Kompetenz, z.B. im Umgang mit Bewohnern und Angehörigen, festgemacht.

Probezeitbeurteilungen sollten ein differenziertes Stärken-Schwächen-Profil liefern

- Beurteilungen sind oft zu wenig differenziert und spiegeln nicht die individuelle Leistung (Stärken und Schwächen) wieder. Die Ursachen hierfür können Beurteilungsfehler, z.B. die Tendenz zur Mitte oder der Mildeeffekt, sein (☞ 10). Feedbackbögen beinhalten daher häufig nur Einheitsbeurteilungen. Wenn Mitarbeiterbeurteilungen nicht die wahre Eignung wiederspiegeln, also nicht valide sind, dann wird damit auch eine wichtige Möglichkeit vertan, den Nutzen der vorausgegangenen Auswahlverfahren zu bestimmen

Probezeitbeurteilungen sollten von Kollegen und Vorgesetzten vorgenommen werden

- Die in anderen Branchen häufiger verwendete 360-Grad-Beurteilung ist in der Pflege kaum vorhanden. Eine neu eingestellte Stationsleitung wird oft nur von der Pflegedienstleitung oder die neue Pflegekraft nur durch ihre Stationsleitung bewertet. Wenn überhaupt, dann werden lediglich Meinungen von Kollegen eingeholt. Es bleibt aber bei einer Bewertung durch **eine** Person. Dies bedroht die Objektivität des Verfahrens. Sinnvoller wäre es, wenn Mitarbeitende, die letztendlich die internen Kunden der Stationsleitung sind, mit strukturierten Methoden die Vorgesetzten beurteilen würden, da diese auch deutlich mehr Arbeitszeit mit dem zu Beurteilenden verbringen. Im Sinne der 360-Grad-Beurteilung sollten gleichgestellte und nachgeordnete Kollegen sowie Vorgesetzte an den Probezeitbeurteilungen mitwirken
- Es bestehen Hemmungen, sich bei der Nichteignung einer Mitarbeiterin offen für eine Kündigung auszusprechen. Die Angst, dadurch einem Kollegen die Zukunft zu verbauen, ist bei Pflegenden weit verbreitet, ebenso die Hoffnung, dass sich die Leistung oder das Verhalten des Kollegen doch noch nach der Probezeit ändern wird. Pflegeteams sind oft bereit, Defizite von Kollegen über eine lange Zeit mit zutragen und zu kompensieren. Viel zu selten wird die notwendige Konsequenz gezogen und der Person in der Probezeit gekündigt. „Unsere Erfahrung zeigt, dass Vorgesetzte nur ungern grenzwertig geeignete Bewerber kündigen. Dies wäre für sie eine unangenehme Erfahrung und um dies zu vermeiden, reduzieren Vorgesetzte den Standard stufenweise auf ein minimal akzeptiertes Leistungsmaß; dabei zerstören sie die Effektivität der Methode" (Schmidt & Hunter, 1998, S. 268)
- In Zeiten knapper Personalressourcen und eines Fachkräftemangels sind die Stationen oder Abteilungen für jeden neuen Mitarbeiter dankbar. Schwächen werden daher hingenommen.

Um in der Probezeit eine fundierte und gerechte Entscheidung über die endgültige Übernahme einer „Bewerberin" treffen zu können, muss neben einer verbesserten Beurteilung auch eine strukturierte **Einarbeitung** der neuen Kollegin erfolgen.

Die Ziele der Einarbeitung bestehen darin, die Mitarbeiterin fachlich und persönlich in die Einrichtung und ins Team zu integrieren, die Identifikation mit der Einrichtung zu erhöhen, ihren Erfahrungsschatz auszuschöpfen, die Arbeitszufriedenheit zu erhöhen und die Arbeitsleistung zu fördern. Um diese Ziele zu erreichen, muss die Person

- einen Überblick über die Einrichtung und ihre Strukturen, Regeln und Ziele erhalten
- den Kollegen und Vorgesetzten des eigenen, aber auch kooperierender Arbeitsbereiche bekannt gemacht werden
- die Räumlichkeiten und das Arbeitsmaterial gezeigt bekommen
- die Aufgaben und Anforderungen des Arbeitsplatzes kennen lernen
- ihre Kompetenzen und Befugnisse kennen
- praktisch eingearbeitet werden.

Eine strukturierte Einarbeitung ist Voraussetzung für eine valide Probezeitbeurteilung Werden Information zurückgehalten oder Abläufe nicht bekannt gemacht, dann ist es schwierig zu beurteilen, ob ein bestimmtes Verhalten auf die Kompetenzen der Person oder die äußeren Rahmenbedingungen zurückzuführen ist.

Als Instrumente für die Einarbeitung können z.B. Einführungstage, Checklisten oder Kataloge zur Einarbeitung, die Zuteilung eines Mentors, interne Schulungen (z.B. zur EDV und Geräteeinweisung) und andere Informationsquellen, z.B. Nachschlagewerke, Handbücher mit Standards, Leitlinien, Formulare, Hygienepläne, Organigramme oder Informationsbroschüren dienen.

Wichtig ist auch, schon vor der Einstellung umfangreiche Informationen über den Arbeitsplatz zu vermitteln. Nur so ergeben sich für die Bewerberinnen Möglichkeiten der Selbstselektion und der gedanklichen Auseinandersetzung mit der zukünftigen neuen Arbeitsstelle (☞ 5.3).

Ein erstes Orientierungsgespräch des direkten Vorgesetzten ist in den ersten vier Wochen der Probezeit zu empfehlen, um Erwartungen und die emotionale Befindlichkeit des neuen Kollegen zu klären. Nach der Hälfte der Probezeit ist ein weiteres Gespräch mit einer Standortbestimmung zur Leistung und zum Verhalten sinnvoll. Gegen Ende der Probezeit erfolgt das Abschlussgespräch. Unabhängig von diesen Gesprächen sollte die Person regelmäßig ein Feedback erhalten (☞ 9.4). Dies kann z.B. nach den einzelnen Einarbeitungsschritten geschehen. Eine schriftliche Beurteilung anhand festgelegter Kriterien gegen Ende der Probezeit hat den Vorteil, dass sich alle Beteiligten noch einmal konkret mit der Eignung des Beschäftigten auseinander setzen müssen und somit die Entscheidung für oder gegen die endgültige Übernahme nachvollziehbar ist. An der Beurteilung sind verschiedene Personen (Vorgesetzte, Teamkollegen, Kollegen der kooperierenden Berufsgruppen) zu beteiligen, um die Objektivität zu sichern. Bei der Beurteilung von Vorgesetzten, z.B. Stations- oder Wohnbereichsleitungen, sollte das Urteil der unterstellten Mitarbeitenden mit berücksichtigt werden. Die Beteiligung von Kollegen sollte sich jedoch nicht in der pauschalen Frage „Wie ist er/sie denn so?" erschöpfen, sondern anhand der einzelnen Beurteilungskriterien erfolgen. Altenheime können auch die Urteile der Bewohner zum neuen Mitarbeiter erfragen (vgl. Lusiardi, 2000). Die Sicht des Kunden ist aufgrund ihrer Außenwirkung nicht zu unterschätzen und rundet die Bewertung ab.

In der Probezeit wird auch der Arbeitgeber auf die Probe gestellt Vergessen Sie nicht, dass die Probezeit auch eine Bewährungszeit für die Einrichtung ist. Auch die Bewerberinnen bewerten in dieser Zeit die Arbeitsbedingungen und können kündigen, wenn die Erwartungen nicht erfüllt wurden. Bewerberinnen schätzen daher die Wertigkeit der Probezeit sehr hoch ein: Bei den Befragungen im Rahmen des Forschungsprojektes gaben 79 % der Auszubildenden (N=239) an, dass sie die Probezeit für eine gute Auswahlmethode halten, 18 % fanden sie mittelmäßig und 3 % schlecht. Es reicht nicht aus, Mitarbeitende zu gewinnen, es muss auch dafür gesorgt werden, dass sie in der Einrichtung bleiben.

Aus Untersuchungen ist bekannt, dass bis zu 70 % der Arbeitnehmer in der Probezeit oder kurz danach wieder kündigen (Hufnagel, 2002). Die meisten haben diesen Entschluss schon in den ersten Tagen gefasst. Als Begründung wird oft eine unzureichende Einarbeitung genannt. Die bereits entstandenen Kosten und Folgekosten durch das Ausscheiden eines Arbeitnehmers während der Probezeit werden in der Literatur auf ein halbes bis doppeltes Jahreseinkommen beziffert. Ebenso fatal ist es, wenn neue Mitarbeitende aufgrund einer fehlenden oder unzureichenden Einarbeitung und Motivationsproblemen nicht ihr ganzes Leistungspotenzial entfalten können oder wollen.

Es ist daher dringend empfehlenswert, schon am ersten Tag in einem offenen Mitarbeitergespräch die gegenseitigen Erwartungen zu klären. Nur so kann man sich aufeinander zu bewegen und spätere Bewertungen begründen. Für weitere Informationen zum Thema Mitarbeitergespräche kann das Buch von Mentzel, Grotzfeld und Dürr (2003) empfohlen werden.

Am Ende soll noch kurz auf eine besondere Art der Probezeit hingewiesen werden, die in anderen Branchen häufiger anzutreffen ist: Die probeweise Übertragung von Führungspositionen. Diese ist vor allem bei der Besetzung von mittleren Führungspositionen eine ideale Möglichkeit, um vor dem Beginn der Weiterbildung, die Eignung einer Person für diese Stelle zu prüfen.

Für einen Zeitraum von etwa vier Wochen übernimmt dabei eine Mitarbeiterin die Führung der Station oder des Wohnbereichs, während die eigentliche Leitung nur assistierend zur Seite steht. Dieses „**instant-leading**" ermöglicht einerseits dem Arbeitnehmer einen Einblick in die Aufgabe, auf der anderen Seite ist eine strukturierte Bewertung durch die Kollegen und Vorgesetzten hilfreich, um entsprechende Karrierepläne zu reflektieren.

Kriterium	Durchführung/Eignung
Anwendungshäufigkeit in Krankenpflegeschulen	Immer
Anwendungshäufigkeit in Krankenhäusern	Immer
Objektivität	In Abhängigkeit von den Beurteilungsbögen und -fähigkeiten: mittel bis hoch (Schmidt & Hunter (1998) r = 0.44)
Validität	In Abhängigkeit von den Beurteilungsbögen und -fähigkeiten: mittel bis hoch
Soziale Validität	Hoch
Hinweise für die Praxis	• Strukturierte Bewertung und Beurteilungsschulung notwendig • Nur in Kombination mit Einarbeitungskonzepten sinnvoll
Gesamturteil	Sehr empfehlenswert

Tab. 8.32: Fazit, inwieweit die Probezeit zu einer erfolgreichen Personalauswahl führen kann.

8.13 Abschließende Bewertung

Die Darstellung der verschiedenen Verfahren hat deutlich gemacht, dass es *das* ideale Auswahlverfahren nicht geben kann. Auswahlverfahren sollten daher miteinander kombiniert werden. Damit wird auch den vielfältigen Anforderungen an zukünftige Beschäftigte Rechnung getragen.

Gleichzeitig sollte aufgezeigt werden, dass Methoden, die in anderen Branchen und anderen Ländern schon etabliert sind, bisher nur wenig zur Auswahl von Pflegenden verwendet werden. Für die Pflege braucht das Rad nicht neu erfunden zu werden. Erfahrungen und Trends aus anderen Branchen können Anregungen für die Verbesserung der eigenen Auswahl geben. Die Trends aus anderen Arbeitsfeldern lassen sich in folgenden Punkten zusammenfassen:
• Es werden vermehrt Computer zur Auswahl (☞ 8.5) eingesetzt. Dies ist besonders bei großen Bewerberzahlen sinnvoll. Sie ermöglichen eine standardisierte und objektive Erfassung der Merkmale und sind durch die automatisierte Auswertung auch ökonomisch
• Während bisher fast nur in größeren Unternehmen die Auswahlmethode strukturiert entwickelt wurde, d.h. von der Anforderungsanalyse bis hin zur Entwicklung einrichtungspezifischer Auswahlverfahren, setzt sich auch in kleineren und mittleren Betrieben immer mehr die Einsicht durch, dass die Auswahl durch ein strukturiertes Vorgehen verbessert werden kann
• Es gibt eine Tendenz zum Outsourcing von Auswahlentscheidungen. Besonders zur Auswahl von Führungskräften werden häufig externe Berater mit der Personalauswahl betraut. Hier ist man eher bereit,

hohe Kosten in Kauf zu nehmen, da eine falsche Auswahlentscheidung schwerwiegendere Folgen haben kann

- Das Assessment-Center verliert an Bedeutung, da den Unternehmen der Aufwand zu groß ist.

Diese Trends werden sicherlich auch in den nächsten Jahren die Personalauswahl in der Pflege bestimmen

Multimodalen Verfahren sollten verstärkt in der Pflege berücksichtigt werden

Zunächst wäre für die Auswahl von Pflegenden und Leitungskräften im Gesundheitssektor wünschenswert, wenn die klassischen Bewerbungsgespräche durch andere Verfahren ergänzt würden. Es sollte also eine Entwicklung weg von der uni- hin zur multimodalen Auswahl erfolgen. Die Auswahl von Examinierten kann insbesondere durch Standardisierungen des Bewerbungsgesprächs, z.B. durch das multimodale Interview nach Schuler (☞ 8.2), verbessert werden. Wenn es größere Bewerbergruppen gibt, sind auch aufwändigere Verfahren, z.B. das multimodale Auswahlverfahren (☞ 8.11) hilfreich. Die Methoden sollten jedoch immer auf die Einrichtung abgestimmt sein, d.h. an den relevanten Kriterien und auch an den finanziellen und personellen Ressourcen orientiert sein. Es macht keinen Sinn, wenn Einrichtungen teure Verfahren „einkaufen", die von den Mitarbeitenden nicht mitgetragen werden, nicht zur Einrichtung passen oder die nicht praktikabel sind.

Auswahlverfahren sollten zur Einrichtung passen

Es gibt so vielfältige Methoden, dass für jede Einrichtung etwas dabei ist und mit wenig Aufwand eine Verbesserung erreicht werden kann. Unabhängig von der Art des Auswahlverfahrens sollten folgende Empfehlungen umgesetzt werden:

- Die Bewertungsdimensionen müssen vor der Auswahl klar sein
- Es sollte einen Bewertungsschlüssel geben, der durch Verhaltensbeispiele, die Bewertung erleichtert (☞ Anhang D)
- Leiten Sie die Wahl der Instrumente aus den Anforderungen ab. Nicht jede Kompetenz ist beispielsweise mit einem Auswahlgespräch überprüfbar
- Es sollte differenzierte Beurteilungsskalen geben. Das heißt, Bewerberinnen sollten nicht nur auf den Dimensionen gut vs. schlecht, sondern wenigstens auf einer drei , besser fünfstufigen Skala beurteilt werden
- Die Beurteiler sollten vorher an entsprechenden Schulungsmaßnahmen teilnehmen, in denen die Gesprächsführung und die Bewertung trainiert werden (☞ 10)
- Es sollte eine klare Trennung zwischen Beobachtung, Bewertung und Beurteilung geben
- Mehrere Beurteiler führen zu objektiveren Ergebnissen
- Kombinieren Sie die Vorteile mehrerer Verfahren: Soweit es möglich ist, sollten zur Messung ein und derselben Kompetenz verschiedene Auswahlverfahren angewendet werden
- Wägen Sie die Zeit zur Auswahl sorgfältig ab: Je länger Sie eine Personen kennen lernen, umso präziser sind die Urteile
- Caldwell et al. (2003) machen deutlich, dass es in großen Firmen Experten gibt, die mit entsprechendem psychometrischem Know-how

Verfahren einsetzten und bewerten können. Besonders kleine Einrichtungen ohne entsprechendes Know-how sind gefährdet, hier Fehler zu machen. Die Beratung durch externe Experten ist daher empfehlenswert. Dies gilt besonders für die Phase der Implementierung und Evaluierung. Die Kosten belaufen sich je nach Eigenleistung der Einrichtung auf 1000–5000 Euro (☞ 7.3), die sich in der Regel schnell amortisieren

- Neben der Validität sollte auch der Nutzen für die Bewerberinnen, also die soziale Validität, beachtet werden. Hier sind standardisierte Evaluierungen nützlich
- Vor der eigentlichen Anwendung sollte es einen Pretest geben
- Die Brauchbarkeit von Auswahlverfahren (prognostische Validität) ist in regelmäßigen Abständen zu prüfen.

Pflegerische Assessments sollten durch Assessments von Pflegenden ergänzt werden Innerhalb der Pflege und der Pflegewissenschaft ist der Begriff des Assessment zur Zeit en vogue. Will man Pflegehandeln sicher begründen, dann muss vorher mit entsprechenden Diagnostika eine Einschätzung der Pflegebedürftigkeit oder der Gefährdung stattfinden. Es gibt unzählige Arbeitsgruppen, die entsprechende Assessments, z. B. zur Einschätzung des Sturzrisikos, des Dekubitusrisikos oder der Pflegebedürftigkeit entwickeln. Diese Messinstrumente sind wichtig und dienen letztlich der Qualitätssicherung. Ich denke, die Pflege sollte sich selbst etwas Gutes tun und auch Assessments für die Beschäftigten entwickeln und anwenden. Für jede größere Berufsgruppe gibt es arbeitsplatzspezifische und empirisch geprüfte Messinstrumente für die Eignungsdiagnostik. In der Pflege gibt es nichts. Hier besteht Handlungsbedarf. Es reicht nicht aus, dass Pflegedienstleitungen oder Ausbildungsstätten selbstständig Verfahren entwickeln. Vielmehr ist ein langfristiges Forschungsprogramm von Nöten, dass die Messung von pflegerischen Eignungen empirisch absichert und dadurch unmittelbar auf die pflegerische Qualität wirkt.

9 Bewerbungsmanagement und Organisation des Auswahlverfahrens

Die Bearbeitung von Bewerbungen und der Ablauf des Auswahlverfahrens verlangen ein strukturiertes und geplantes Vorgehen.

Workflow = Ablaufprozess, z. B. bei der Bearbeitung von Bewerbungen In diesem Kapitel soll zunächst der Workflow der Bewerbungen (☞ 9.1) beschrieben werden, d.h. das Ineinandergreifen verschiedener Bearbeitungsschritte von der Anwerbung bis hin zur Absage oder Unterzeichnung des Arbeitsvertrages. Für die Durchführung der eigentlichen Auswahl sind viele Vorarbeiten notwendig (☞ 9.2). Später werden Tipps für die Gestaltung des Auswahlverfahrens und die Durchführung eines Feedbackgespräches gegeben (☞ 9.3). Die folgenden Erläuterungen gehen davon aus, dass es sich um eine externe Personalauswahl ohne Einschaltung von Beratern oder Zeitarbeitsfirmen handelt.

9.1 Workflow

Das Bewerbungsmanagement zählt zu den schwierigsten Aufgaben bei der Personalauswahl, da das Verhalten der Bewerberinnen, der Zeitpunkt des Eingangs der Bewerbungen und mögliche Reaktionen auf eine Zusage wenig vorhersehbar sind.

Die Effizienz des Bewerbungsmanagements kann gesteigert werden Eine gut geplante Anwerbung und Bearbeitung von Bewerbungen sowie eine strategische Terminierung von Auswahlverfahren können helfen, diese Unwägbarkeiten zu reduzieren. Da in vielen Einrichtungen der Workflow über Jahre hinweg ritualisiert geregelt war und kaum überdacht wurde, besteht hier noch ein großer Handlungsbedarf. Im Folgenden sollen die einzelnen Schritte zur Steuerung der Bewerbungsströme von der Anwerbung bis hin zur Unterzeichnung des Arbeitsvertrags erläutert werden. Dabei wird eine Unterscheidung zwischen Ausbildungsstätten (☞ 9.1.2) und anderen Einrichtungen (☞ 9.1.1) vorgenommen.

9.1.1 Ambulante Dienste, Altenpflegeeinrichtungen und Krankenhäuser

Eine Zusammenfassung des Workflows zeigt Abbildung 9.1.

Die Anzahl der eingehenden Bewerbungen kann durch verschiedene Anwerbemaßnahmen beeinflusst werden (☞ 4). Die Streuung der Rekrutierungsmaßnahmen, die Anzahl der Stellensuchenden und die Terminierung von Anwerbemaßnahmen können beispielsweise die Anzahl der eingehenden Bewerbungen beeinflussen. Vor jeder Maßnahme zur Personalrekrutierung ist daher zu prüfen, ob zur Bearbeitung der eingehenden Bewerbungen ausreichend personelle und zeitliche Ressourcen zur Verfügung stehen.

Eine zeitnahe Beantwortung von Bewerbungen muss sichergestellt werden

Bei allen Kontakten mit den Interessenten und Bewerberinnen ist eine schnelle Antwort seitens der Einrichtung notwendig. Dies hat den Vorteil, dass der Wunsch der Bewerberinnen nach Sicherheit schnell erfüllt wird, was sich auch positiv auf das Image der Einrichtung auswirkt. Eine zögerliche Bearbeitung kann weiterhin dazu führen, dass geeignete Bewerberinnen zwischenzeitlich in konkurrierenden Einrichtungen eine Anstellung gefunden haben. Es wirft ein sehr schlechtes Licht auf die Einrichtung, wenn Bewerberinnen erst nach mehrmaligen telefonischen Nachfragen erfahren, ob ihre Bewerbung eingegangen ist und bearbeitet wurde. Von negativen Erfahrungen berichtet beispielsweise Lüke (2001): „10 Wochen nach dem ich meine Bewerbung verschickt hatte, erhielt ich aufgrund einer telefonischen Rückfrage die Information durch eine Mitarbeiterin, die Stelle sei schon lange besetzt und die Personalverantwortliche hätte aus Krankheitsgründen meine Unterlagen nicht zurückgeschickt. Nach weiteren drei Wochen Wartezeit und einer erneuten telefonischen Rückfrage bekam ich meine Unterlagen mit einem Standardschreiben zurück, welches die aufgezeigte Situation in keiner Weise berücksichtigte." (S. 91).

Besonders bei Initativbewerbungen neigen Einrichtungen dazu, Bewerbungen nicht zu beantworten, sondern für zukünftig frei werdende Stellen aufzubewahren. Dies ist legitim, sollte aber den Bewerberinnen auch so mitgeteilt werden. Eine regelmäßige Wiedervorlage ist empfehlenswert. Der Eingang der Bewerbungen sollte unverzüglich bestätigt werden. Weiterhin sollte mitgeteilt werden, wie das weitere Vorgehen aussieht, d. h. wann die Bewerberin weitere Informationen erhält: „Wir sammeln derzeit alle eingehenden Bewerbungen und werden uns nach Ablauf der Bewerbungsfrist (31.08.04) zwischen dem 01.09. und 04.09. wieder schriftlich bei Ihnen melden."

Ein persönlicher Schreibstil kann die Wahrscheinlichkeit einer Teilnahme am Bewerbungsgespräch erhöhen. Einen entsprechenden Vordruck finden Sie im Anhang M (☞ Anhang M).

Geben Sie eine Bewerbungsfrist an und sammeln Sie bis dahin zunächst die Bewerbungen

Wann und wie Bewerbungen beantwortet werden, hängt davon ab, ob es sich um eine Initiativbewerbung oder um die Antwort auf eine Annonce handelt. Bei der öffentlichen Ausschreibung sollte eine Bewerbungsfrist genannt werden. Dies hat den Vorteil, dass Sie zunächst die Bewerberinnen vergleichen und sich dann für die Beste(n) entscheiden können. Eine voreilige Zusage kann dazu führen, dass nachfolgenden besseren Bewerberinnen keine Stelle mehr angeboten werden kann. Wenn Bewerberinnen innerhalb der Bewerbungsfrist eine Absage mit dem Hinweis erhalten, dass man sich schon für jemand anderes entschieden hat, dann ist das unseriös. Auch aus Gründen der Fairness sollte vor dem Ende der Bewerbungsfrist keine Entscheidung getroffen werden, es sei denn, die Vorauswahl führt schon zu einer Absage.

Bewerberinnen sollten erfahren, woran die Bewerbung scheiterte

Wenn Sie beim Durchsehen der Bewerbungsunterlagen feststellen, dass Mindestkriterien nicht erfüllt sind, sollten Sie den Personen die Bewerbungsunterlagen mit einer kurzen Begründung zurücksenden. Es ist empfehlenswert, aber auch aufwändig, Personen die Möglichkeit zu geben, sich telefonisch darüber zu informieren, woran sie gescheitert sind. Einen Vordruck für eine schriftliche Absage finden Sie im Anhang N Selbst ohne einen entsprechenden Hinweis in der Rückmeldung nutzen Personen, besonders Bewerberinnen für Leitungspositionen und Lehrkräfte, diese Möglichkeit. Es ist ihr gutes Recht zu erfahren, welche Faktoren für die Absage Ausschlag gebend waren, damit sie für zukünftige Bewerbungen aus den Fehlern lernen können.

Wenn zur Komplettierung von Bewerbungsunterlagen ein weiterer Schriftverkehr notwendig ist, dann ist das eine zusätzliche Belastung. Versuchen Sie daher in den Stellenanzeigen oder auf der Homepage deutlich zu machen, welche Unterlagen für eine Bewerbung erforderlich sind.

Eine große Arbeitserleichterung stellt dabei die Online-Bewerbung dar (☞ 4.4). Hier können Pflichteinträge kenntlich gemacht und damit alle relevanten Daten abgefragt werden. Die Bewerbungsdaten liegen in digitaler Form vor und können direkt in die Bewerberdatenbank übernommen werden.

Schauen Sie sich noch am Tag des Bewerbungs-Eingangs die Unterlagen an Bei Initativbewerbungen sollten Sie noch am selben Tag die Unterlagen bewerten und zügig eine Absage oder die Einladung zu einem Bewerbungsgespräch verschicken. Blindbewerbungen gehen nicht immer bedarfsgerecht ein, was dazu führen kann, dass sich geeignete (Fach-) Kräfte bewerben, für die aber keine Stellen vorhanden sind. Machen Sie den qualifizierten Bewerberinnen deutlich, warum derzeit keine Beschäftigung möglich ist, dass Sie aber dennoch sehr an der Person interessiert sind (Briefvorlage ☞ Anhang O).

Klären Sie im persönlichen Gespräch anderweitige Beschäftigungsmöglichkeiten Eine Absage von geeigneten Bewerberinnen lässt sich auch gut in einem persönlichen Gespräch am Telefon mitteilen. Dabei können Sie auch deutlich machen, welche alternativen Möglichkeiten es für eine spätere oder nicht wunschgemäße Beschäftigung gibt. Treten Sie nicht hinter der Einrichtung zurück („Wir haben uns entschieden"), wenn Sie alleine für die Entscheidung verantwortlich sind. Verwenden Sie keine Floskeln die ausdrücken, dass die Bearbeitung von Bewerbungen nur als Last gesehen wird: „Zu unserer Entlastung senden wir Ihnen die Bewerbungsunterlagen zuruck."

Wenn nach Durchsicht der Bewerbungsunterlagen geeignete Bewerberinnen identifiziert wurden, dann laden Sie die Personen zeitnah, d.h. wenige Tage nach Eingang der Bewerbung oder nach Ablauf der Bewerbungsfrist zu einem Auswahlverfahren ein (Musterschreiben ☞ Anhang G2). Es hängt von der Art des Auswahlverfahrens ab, ob Sie die Interessenten einzeln oder gruppenweise einbestellen.

Informieren Sie nach dem Auswahlverfahren die Personen zügig über eine Zu- oder Absage Nach der Teilnahme am Auswahlverfahren sind die Bewerberinnen an einer schnellen Zu- oder Absage interessiert. Eine schnelle Entscheidung ist am ehesten möglich, wenn Sie in einem kurzen Zeitraum mehrere Einzelgespräche hintereinander führen oder Bewerberinnen zu Gruppenverfahren einladen, an deren Ende die beste Bewerberin eine Zusage und nicht geeignete Bewerberinnen unmittelbar eine Absage erhalten (☞ 10).

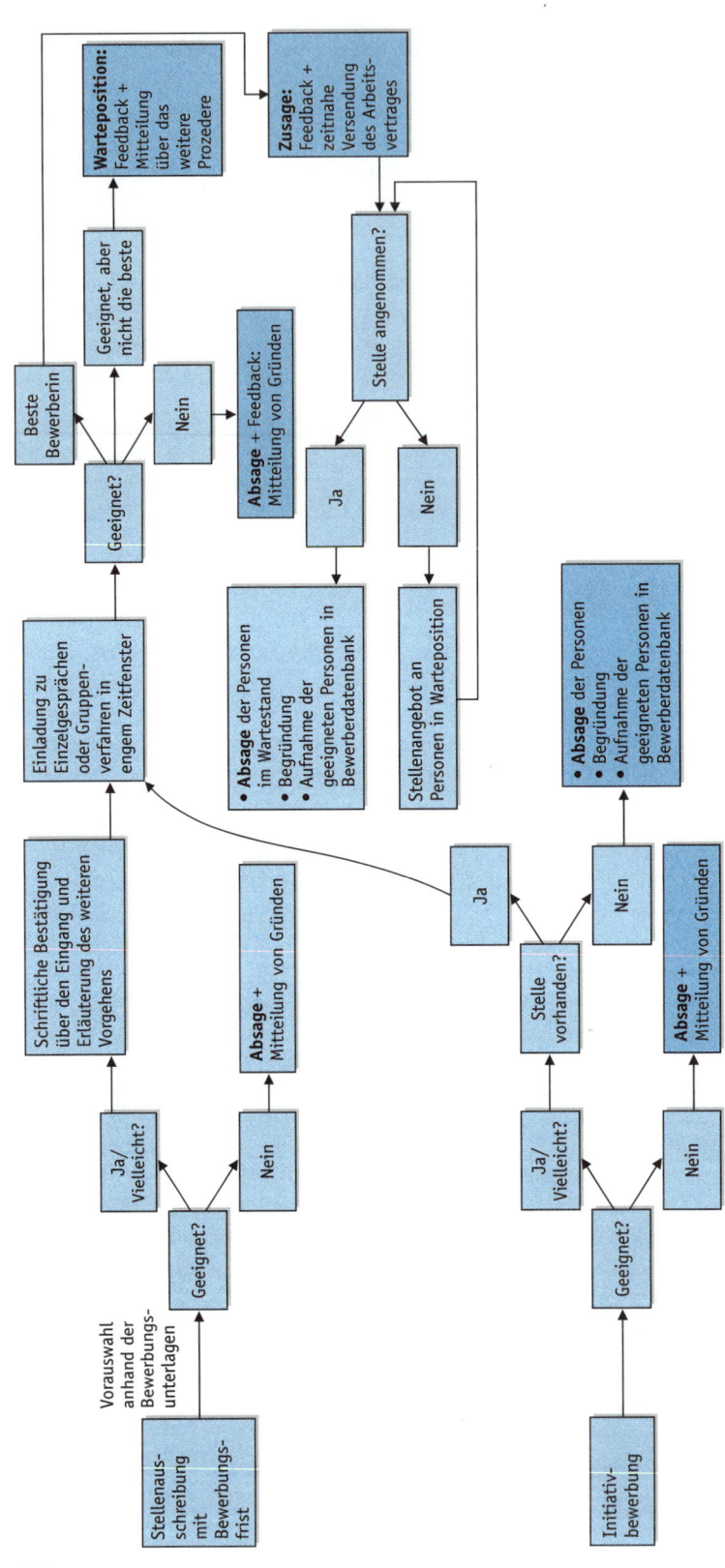

Abb. 9.1: Bewerbungsmanagement für Kliniken, Altenheime und ambulante Dienste.

Sie müssen aber immer auch damit rechnen, dass geeignete Bewerberinnen ein Stellenangebot nicht annehmen. Herausragende Bewerberinnen nutzen Auswahlverfahren beispielsweise auch, um den Marktwert abzuschätzen, ohne tatsächlich an der Stelle interessiert zu sein. In einem solchen Fall wäre es ungünstig, wenn alle anderen Personen eine Absage erhalten haben und Sie dadurch gezwungen sind, die Stelle neu auszuschreiben oder abgelehnten Bewerberinnen mitzuteilen, dass Sie es sich doch noch mal anders überlegt haben.

Gegenüber einigen geeigneten Bewerberinnen sollte die Entscheidung daher offen bleiben. Diese Bewerberinnen kommen in die „Warteposition" und erhalten nur dann eine Zusage, wenn die bestgeeignete Person das Stellenangebot nicht annimmt. Mit einer langen Wartezeit sinkt allerdings die Chance, dass die „wartende" Bewerberin Interesse an der Stelle hat oder noch keine anderweitige Beschäftigung gefunden hat. Deshalb sollte der Zeitraum zwischen Bewerbungsgespräch und Unterzeichnung des Arbeitsvertrages für die bestgeeignete Bewerberin kurz sein.

Transparenz erleichtert den Bewerberinnen Ihre Chance einzuschätzen Gegenüber den „wartenden" Bewerberinnen sollten Sie mit offenen Karten spielen. Teilen Sie den Personen mit, dass diese in der engeren Auswahl sind, Sie sich noch nicht entschieden haben und wann eine Zu- oder Absage zu erwarten ist. Immer wieder kann es dazu kommen, dass Bewerbungen von sehr qualifizierten Bewerberinnen eingehen oder im Rahmen des Bewerbungsverfahrens Personen als sehr geeignet bewertet werden, denen Sie aber kurzfristig keine Stellen anbieten können. Sie sollten es hier nicht bei einer Absage belassen, sondern einen langfristigen Kontakt zu diesen Personen herstellen.

Beispiel
Eine Kinderklinik schreibt in der Tageszeitung eine Stelle für die stellvertretende Stationsleitung einer chirurgischen Station aus. Inmitten der Bewerberinnen fällt eine Kinderkrankenschwester auf, die aufgrund ihrer fehlenden Leitungserfahrung nicht für *diese* Stelle geeignet ist, die aber herausragende Qualifikationen für eine Tätigkeit in der neonatologischen Intensivpflege besitzt. Wenn im nächsten Jahr der Neubau eines Intensivbereichs ansteht, dann wäre diese Person die ideale Besetzung. Im offenen Gespräch sollten zukünftige Beschäftigungsmöglichkeiten erörtert werden.

Binden Sie geeignete Bewerberinnen nachhaltig an die Einrichtung Da zukünftige Einsatzmöglichkeiten nicht immer exakt planbar sind, empfiehlt sich die Einrichtung einer Bewerbungsdatenbank. Hier werden, nach entsprechender Zustimmung der Bewerberinnen, die Daten aller geeigneten Pflege- oder Leitungskräfte gespeichert, die sich in der Einrichtung beworben haben. Wenn Sie die Bewerberinnen darüber informieren, dass Sie trotz der Absage regelmäßig über weitere Jobangebote aus der Einrichtung informiert werden können, werden die meisten einer Speicherung der Daten zustimmen.

Versuchen Sie besonders mit den Bewerberinnen, die Sie aufgrund des Auswahlverfahrens als geeignet identifiziert haben, in Kontakt zu bleiben. Mittels Infobriefen, Newslettern, Fortbildungsprogrammen oder

Hauszeitungen kann die Kommunikation leicht aufrechterhalten werden. Dies hat natürlich auch eine Marketingfunktion (☞ 4.5).

Eine Bewerberdatenbank ermöglicht es, bei offenen Stellen gezielt geeignete Personen anzusprechen. Aufgrund der erfolgreichen Teilnahme am Auswahlverfahren kennen Sie schon die Stärken und Schwächen der Personen und können deren Eignung für die Stelle abschätzen. Obwohl vermutlich die meisten der ehemaligen Bewerberinnen eine Anstellung gefunden haben, werden sie bei einem entsprechenden Stellenangebot auch bereit sein, den Arbeitgeber zu wechseln.

Nach einer mündlichen Zusage sollten Sie die Bewerberin auch schnell zur Vertragsunterzeichnung einladen. Bieten Sie in diesem Zusammenhang auch noch mal ein offnes Gespräch an und weisen Sie auf einen Einführungstag oder eine Einführungswoche hin. Einen entsprechenden Vordruck finden Sie im Anhang P.

9.1.2 Ausbildungsstätten

Der Workflow für Ausbildungsstätten ist zusammenfassend in Abbildung 9.4 dargestellt.

Ausbildungsstätten haben in der Regel mit einer größeren Anzahl an Bewerberinnen zu tun und mehrere Stellen zu besetzen, außerdem können Einstellungen nur zu einem oder zwei Terminen erfolgen.

Das erhöhte Bewerbungsaufkommen erfordert ein strukturiertes Vorgehen Da Bewerberinnen für einen Ausbildungsplatz in der Regel etwa sieben Bewerbungen schreiben und durchschnittlich mindestens zwei Plätze zur Auswahl stehen (Reuschenbach, 1999), kommt es immer wieder dazu, dass besonders qualifizierte Bewerberinnen die Einladung zu einem Vorstellungsgespräch nicht annehmen oder trotz einer Zusage kein Interesse an einem Ausbildungsplatz haben. 14 % der Schulen beklagen solche Absagen von Bewerberinnen trotz eines Ausbildungsplatzangebotes. Besonders die Konkurrenz unter den Einrichtungen gefährdet die Zusage der Bewerberinnen (Pott, 2000). Hier gilt es daher, durch ein schnelles und engagiertes Vorgehen die Interessenten frühzeitig an die Ausbildungsstätte zu binden.

Gerade die Sichtung geeigneter Bewerbungen ist aufwändig. Im Schnitt gehen knapp 600 Bewerbungen pro Krankenpflegeschule ein (Pott, 2000). Um den Anteil von guten Bewerberinnen zu erhöhen, empfiehlt sich das Drei-Schritt-Verfahren (☞ 4.5), bei dem zunehmend gezielter geeignete Personen angesprochen werden. Ein solches Vorgehen reduziert den Aufwand für das Durchsehen der Bewerbungsunterlagen.

Auf der Homepage und in Infobroschüren sollte auf die notwendigen Unterlagen zur Bewerbung hingewiesen werden, da hierdurch der Aufwand für die Nachforderung von Unterlagen entfällt. Gerade Schulen sollten die Möglichkeiten zur Online-Bewerbung nutzen (☞ 4.4).

Zwischen den Schulen gibt es Unterschiede in der Organisation der Auswahlverfahren. Einige Schulen nutzen Bewerbungsfristen, andere

Schulen betreiben eine „first come-first serve"-Auswahl: Wer sich zuerst bewirbt, hat eher Chancen eine Stelle zu bekommen.

In der Erhebung von Pott (2000) gaben 58 % der Schulen an, dass sie keine festen Bewerbungsfristen haben. „Betrachtet man die Zeiträume, die zwischen Ende der Bewerbungsfrist und dem Ausbildungsbeginn liegen, so haben zwei Drittel der Schulen für die Bewerberauswahl sechs Monate und länger Zeit. Ein Drittel hat zwischen zwei und sechs Monaten zur Verfügung" (S. 70).

Auswahlvorbereitung

Sind Sie in allen Schritten schneller als die Konkurrenz

Auswahlverfahren sollten in jedem Fall einige Monate vor Ausbildungsbeginn beendet sein. Bei großem Zeitdruck oder nachlassender Anzahl der Bewerberinnen kann es schneller zu Fehlentscheidungen kommen. Außerdem haben konkurrierende Einrichtungen unter Umständen geeignete Bewerberinnen schon an die Einrichtung gebunden. Auch hier gilt: Wer zuerst kommt, mahlt zuerst. Die folgende Tabelle zeigt, wie lange durchschnittlich die Zeiträume zwischen dem Ende des Auswahlverfahrens und dem Ausbildungsbeginn sind. Die meisten Schulen beginnen etwa ein halbes Jahr vor Ausbildungsbeginn mit der Auswahl.

Zeitraum Ende Auswahlverfahren – Ausbildungsbeginn	Anzahl der Schule
Bis 5 Wochen	18 %
5 – 10	14 %
10 – 15	16 %
15 – 20	7 %
20 – 25	24 %
25 – 30	8 %
30 – 35	5 %
35 – 40	4 %

Tab. 9.2: Zeitraum zwischen Ende des Auswahlverfahrens und Ausbildungsbeginn (Pott, 2000, S. 71).

Die Sammlung von Bewerbungen ermöglicht es, zunächst einen Bewerberpool aufzubauen und daraus anhand der Vorauswahlkriterien die besten Bewerberinnen auszuwählen. Damit bieten sich bessere Möglichkeiten Gruppenverfahren einzusetzen. Es entstehen aber auch lange Wartezeiten bis zum Beginn des Auswahlverfahrens, wodurch geeignete Personen in andere Einrichtungen abwandern können.

Eine zeitnahe Einladung zum Auswahlgespräch ist am besten durch die **„first come-first serve"-Strategie** zu erreichen. Hierbei müssen über das ganze Jahr hinweg Bewerberverfahren stattfinden. Die genauen Termine sind nicht so gut planbar. Wenn keine Einzelgespräche sondern Gruppenverfahren durchgeführt werden sollen, dann ist auch bei dieser Strategie eine Sammlung von Bewerbungen notwendig, bis eine entsprechende Gruppengröße erreicht ist. Bei einer frühzeitigen Vergabe von Ausbildungsplätzen können später Bewerberinnen, die unter Umständen besser geeignet sind, nur abgelehnt oder auf das nächste Jahr vertröstet werden.

Für welches dieser beiden Methoden Sie sich entscheiden, hängt von der Konkurrenzsituation, der Arbeitsmarktsituation, dem Einrichtungsimage und der Anzahl und der Qualität der Bewerbungen ab.

Die Auswahlstrategie ist an die Arbeitsmarktsituation anzupassen

Wenn es keine Konkurrenz gibt, Bewerberinnen Schwierigkeiten haben, einen Ausbildungsplatz zu erhalten und das Einrichtungsimage positiv ist, dann sind längere Wartezeiten für die Bewerberinnen eher akzeptabel. Außerdem kann auch der Aufwand, der für die Auswahl und Organisation nötig ist, Einfluss auf die Anzahl und die Verteilung der Auswahltermine haben.

Gruppenverfahren sind kostengünstiger als Einzelverfahren

Bei einer kritischen Kosten-Nutzen-Abwägung sind trotz des größeren Aufwandes Gruppenverfahren von Vorteil. Unabhängig davon, ob es sich um Einzel- oder Gruppenverfahren handelt, kann die Auswahl als Einzeltermin oder als Bewerbertag und -woche stattfinden. 47 % der Schulen organisieren die Auswahl in Form von Einzelterminen, 45 % führen regelmäßige Bewerbertage durch und 5 % organisieren ganze Bewerberwochen (Pott, 2000).

Auch bei Abwesenheit des Schulleiters muss eine sofortige Rückmeldung sichergestellt werden

Nach dem Eingang der Bewerbung ist eine sofortige Rückmeldung wichtig. Schuler & Moser (1993) stellten bei einer Erhebung unter Jungingenieuren fest, dass die schnelle Rückantwort ein wichtiger Faktor für die Entscheidung zugunsten einer Einrichtung ist. Besonders in der Ferienzeit scheitert eine schnelle Rückmeldung manchmal an ungeklärten Zuständigkeiten.

So weit es Ihnen möglich ist, sollten Sie sofort die Unterlagen sichten und schriftlich den Eingang der Unterlagen mitteilen. Wird die „first come-first serve"-Strategie angewendet, dann ist es nach dem Durchsehen der Unterlagen direkt möglich, zu einem Bewerbungsgespräch oder einem anderen Auswahlverfahren einzuladen (Musterbrief ☞ Anhang G1). Mit der Einladung zum Auswahlverfahren kann evtl. auch eine Vorauswahl-Aufgabe verschickt werden (☞ 8.1). Geht diese fristgerecht bis zu einem bestimmten Termin ein, dann gilt dies auch gleichzeitig als Anmeldung für das Auswahlverfahren.

Informieren Sie Bewerberinnen über Verzögerungen bei der Bearbeitung der Bewerbungen

Soll ein Gruppenverfahren durchgeführt werden, dann müssen zunächst eingehende Bewerbungen gesammelt werden. Teilen Sie dann den Personen schriftlich mit, wie das weitere Prozedere ist („Wir sammeln derzeit die eingehenden Bewerbungen"), begründen Sie das Vorgehen („Wir möchten mehrere Bewerberinnen/Bewerber gleichzeitig zu einem Gruppengespräch einladen") und informieren Sie darüber, wann voraussichtlich das Bewerbungsverfahren stattfinden wird („Wir werden uns voraussichtlich im Juli bei Ihnen melden").

Es ist für die Bewerberinnen hilfreich, wenn diese die Möglichkeit bekommen, jederzeit telefonisch nachzufragen, wie der Stand der Dinge ist. Sehr ungünstig sind Formulierungen wie „Ihre Bewerbung ist in Bearbeitung. Bis wir uns entschieden haben, bitten wir, von Rückfragen abzusehen."

Auch im Fall einer direkten Absage sind die Personen schnell zu informieren. Dabei sollten nicht nur die Bewerbungsunterlagen mit einem Standardbrief zurückgeschickt werden, sondern es sollte sachlich und nachvollziehbar deutlich gemacht werden, woran die Bewerbung scheiterte (Vordruck ☞ Anhang Q).

Bitten Sie um eine schriftliche oder mündliche Anmeldung für den Auswahltermin Es kommt immer wieder vor, dass Personen Einladungen zum Auswahlverfahren nicht wahrnehmen. Appellieren Sie in der Einladung an die Fairness: „Bitte teilen Sie uns mit, wenn Sie an diesem Termin nicht können. Sie geben damit anderen Bewerberinnen und Bewerbern eine Chance. Für einen alternativen Termin werden wir uns dann telefonisch mit Ihnen in Verbindung setzen." Die Aufforderung, sich mit einer Postkarte für das Auswahlverfahren anzumelden (☞ Anhang G1), sich telefonisch anzumelden oder eine Hausaufgabe fristgerecht einzusenden, erhöht in der Regel die Teilnahmequote und sorgt damit für mehr Sicherheit bei den Auswählenden.

Dennoch kann es vorkommen, dass Bewerberinnen nicht zum Auswahltermin erscheinen. Das ist besonders bei Gruppenverfahren ärgerlich, bei denen entsprechende Materialien vorbereitet werden müssen. Es ist hilfreich, für verschiedene Teilnehmerzahlen fertige Organisations-Mappen vorzubereiten, in denen die Testbögen, Bewertungsbögen und Ablaufpläne auf die jeweilige Anzahl der Personen abgestimmt sind (☞ 11). Zu Beginn des Auswahlverfahrens müssen dann nur die Mappen, die zur Anzahl der anwesenden Bewerberinnen passen, gewählt werden, die Namen eingetragen werden und das Gruppenverfahren kann ohne Verzögerungen beginnen.

Auswahlentscheidung

Die Auswahlentscheidung ist der nächste Schritt im Bewerbungsmanagement. Die Auswahl muss zwei Zielen gerecht werden: Zum einen geht es darum, qualifizierte Bewerberinnen zu finden, zum anderen sollen Ausbildungsplätze besetzt werden. Nicht immer laufen beide Ziele in dieselbe Richtung. Es gibt durchaus Schulen, die ein niedrigeres Niveau der Auszubildenden akzeptieren, um die Existenz der Schule und damit die Arbeitsplätze der Lehrkräfte zu sichern.

Auch die Art der Entscheidungsfindung kann diesen beiden Zielen in verschiedener Weise gerecht werden: Eine schnelle Zusage von Auszubildenden sichert die Besetzung der Ausbildungsplätze, birgt aber auch die Gefahr, dass potenziell bessere Bewerberinnen, die sich später bewerben, abgelehnt werden müssen. Umgekehrt führt das Sammeln von Bewerbungen mit dem Ziel die besten Bewerberinnen eines Jahres zu finden dazu, dass potenziell geeignete Bewerberinnen in der Warteposition sind. Je längere das Warten dauert, umso höher ist die Wahrscheinlichkeit, dass die Personen anderweitig eine Lehrstelle gefunden haben.

Die Hälfte der befragten Schulen, die Pott (2000) in ihrer Untersuchung befragte, haben Wartelisten. Die Anzahl der Warteplätze schwankt dabei meist zwischen 9 und 27 Plätzen (Pott, 2000).

Wie kann dieses **Wartezeit-Qualitäts-Dilemma** gelöst werden? Eine Lösung ist die Kombination einer Best-Of-Strategie mit einer Cut-Off-Strategie. Die beiden Entscheidungsstrategien werden nun näher erläutert.

Best-Of-Strategie

Best-Of-Strategie: Die Besten einer Auswahlgruppe bekommen eine Zusage

Von den Bewerberinnen eines Gruppenverfahrens erhalten die Besten eine Zusage. Wie viele der Besten hängt davon ab, wie viele Gruppenverfahren noch ausstehen oder wie viele zu erwarten sind. Die Anzahl der Bewerbungen aus dem Vorjahr kann hier ein Richtwert sein.

Beispiel: In einer Krankenpflegeschule bewarben sich im vergangenen Jahr 400 Personen. Aufgrund der Vorauswahl (Durchsicht der Bewerbungsunterlagen) kamen 70 Personen in die engere Wahl und nahmen an Bewerbungsgesprächen teil. Davon erhielten 29 eine Zusage. 25 Personen nahmen den Ausbildungsplatz an. Für das laufende Auswahlverfahren können diese Zahlen als grobe Richtwerte dienen.

Wenn Sie das neue Gruppen-Auswahlverfahren in einer Gruppengröße von 10–12 Personen durchführen, dann sind etwa sechs Auswahltermine anzusetzen, in denen insgesamt 60–72 Personen teilnehmen. Sie können dann in jedem Auswahlverfahren die besten vier Bewerberinnen auswählen, um eine Kursgröße von $6 \times 4 = 24$ Auszubildenden zu erreichen.

Cut-Off-Strategie

Cut-Off-Point = Mindestwert, den eine Bewerberin erreichen muss

Wenn ein fester Bewertungsmaßstab und eine Bewertungsskala vorliegen, erhält jede Bewerberin am Ende des Auswahlverfahrens einen Zahlenwert auf den einzelnen Bewertungsdimensionen. Es entsteht ein spezifisches Profil, das mit dem Wunsch-Profil abgeglichen werden kann. Je geringer die Differenz, umso geeigneter ist die Person, d.h. umso größer ist die Übereinstimmung zwischen Ist- und Soll-Wert. Der Differenzwert ist also ein Maß für die Erfüllung der Kriterien (☞ 8.12). Entscheidend ist nun die Frage, welchen Differenzwert man als Maßstab für die Entscheidung „geeignet oder nicht geeignet" heranzieht (Cut-Off-Point).

Festsetzung des Cut-Off-Wertes erfolgt durch Validitäts- oder Plausibilitätsprüfungen

Bei der Neuimplementierung des Auswahlverfahrens ist die prognostische Validität des Wertes zunächst ungewiss, d.h. es kann nicht mit Sicherheit davon ausgegangen werden, dass ein bestimmter Wert tatsächlich eine besondere Eignung widerspiegelt, z.B. mit guten Prüfungsnoten einhergeht. Zur Prüfung der Validität sollte ein neues Auswahlverfahren daher zunächst parallel zu den herkömmlichen Verfahren „mitlaufen". Dann kann im Vergleich zu herkömmlichen Auswahlentscheidungen die prognostische Validität dieses Differenzwertes evaluiert werden.

Ist eine entsprechende Voruntersuchung nicht möglich, dann werden die Cut-Off-Werte, ab denen eine Person nicht mehr genommen werden kann, nach Plausibilitätsgesichtspunkten bestimmt. Meist ist dies der Wert, der erreicht wird, wenn die Person in allen Modulen und auf allen Bewertungsdimensionen nur durchschnittlich abgeschnitten hat. Personen oberhalb dieses Cut-Off-Wertes werden als (bedingt) geeignet angesehen. Der Cut-Off-Point definiert also einen Mindeststandard, der erfüllt sein muss, damit eine Person als geeignet gilt. Er trennt die Guten von den Schlechten.

Ein brauchbarer Algorithmus, um das Wartezeit-Qualitäts-Dilemma zu lösen, ist eine Verbindung beider Strategien (☞ Tab. 9.3).

Cut-Off-Strategie	Best-Of, z. B. die besten zwei einer Bewerbergruppe	Entscheidung
Überschritten	Ja	Direkte Zusage
Überschritten	Nein	Warteschleife
Nicht überschritten	Ja	Absage
Nicht überschritten	Nein	Absage

Tab. 9.3: Kombination der Best-Of- und Cut-Off-Strategie zur Entscheidungsfindung. Personen, die einen Wert unterhalb des Cut-Off-Wertes erreichen, bekommen eine direkte Absage, da sie die Mindeststandards nicht erfüllen.

Bei der Verbindung der Strategien kann auch der Fall eintreten, dass in einer Gruppe zwischen den Personen deutliche Leistungsunterschiede bestehen, dass aber dennoch nicht die Besten genommen werden, weil sie den kritischen Wert nicht erreicht haben. Die relativ Besten sind an absoluten Werten gemessen immer noch schlecht.

Personen, die die Mindeststandards erfüllen und zu den Besten gehören, erhalten eine Zusage Personen, deren Bewertung den Cut-Off-Wert überschreitet, erhalten nur dann eine direkte Zusage wenn Sie zu den Besten der Bewerbergruppe gehören. Die Anzahl der Personen, die aus jeder Bewerbergruppe, genommen werden können, ergibt sich, wie am obigen Beispiel deutlich wurde, anhand der Schätzungen aus dem Vorjahr. Personen, die den kritischen Cut-Off-Wert erreicht haben, aber nicht zu den Besten gehören, kommen in die Warteschleife. Sie sollten am Ende des Auswahlverfahrens darüber informiert werden, wann eine Entscheidung erfolgt.

Sagen Personen ab, die eine direkte Zusage erhalten haben, dann rücken Personen aus der Warteschlange nach. Die Rangreihe in der Warteschleife kann sich ebenfalls aus dem Differenzwert ergeben. Von den wartenden Bewerberinnen werden wiederum die Besten abgeschöpft.

Eine mündliche und schriftliche Zusage sollte schnell erfolgen Es ist zu empfehlen, dass eine Zusage unmittelbar nach dem Auswahlverfahren im Rahmen des Feedbackgespräches mitgeteilt wird. Eine mündliche Zusage ist für die Bewerberinnen im Vergleich zu einer nur schriftlichen Zusage verbindlicher. Ivanecevich und Donnelly (1971) stellten in einer Untersuchung fest, dass eine persönliche telefonische Rückmeldung über eine Zusage häufiger angenommen wurde (2,6 % Absagen) als eine schriftliche Zusage (12,5 % Absagen).

Nach der mündlichen sollten die Bewerberinnen schnell eine schriftliche Zusage erhalten und dabei gleichzeitig eingeladen werden, den Ausbildungsvertrag zu unterzeichnen. Die Wahrscheinlichkeit, dass Personen trotz Einladung nicht am Vorstellungsgespräch teilnehmen, ist groß, die Wahrscheinlichkeit, dass Personen ein Ausbildungsplatzangebot ablehnen, gering und die Wahrscheinlichkeit, dass sie trotz eines

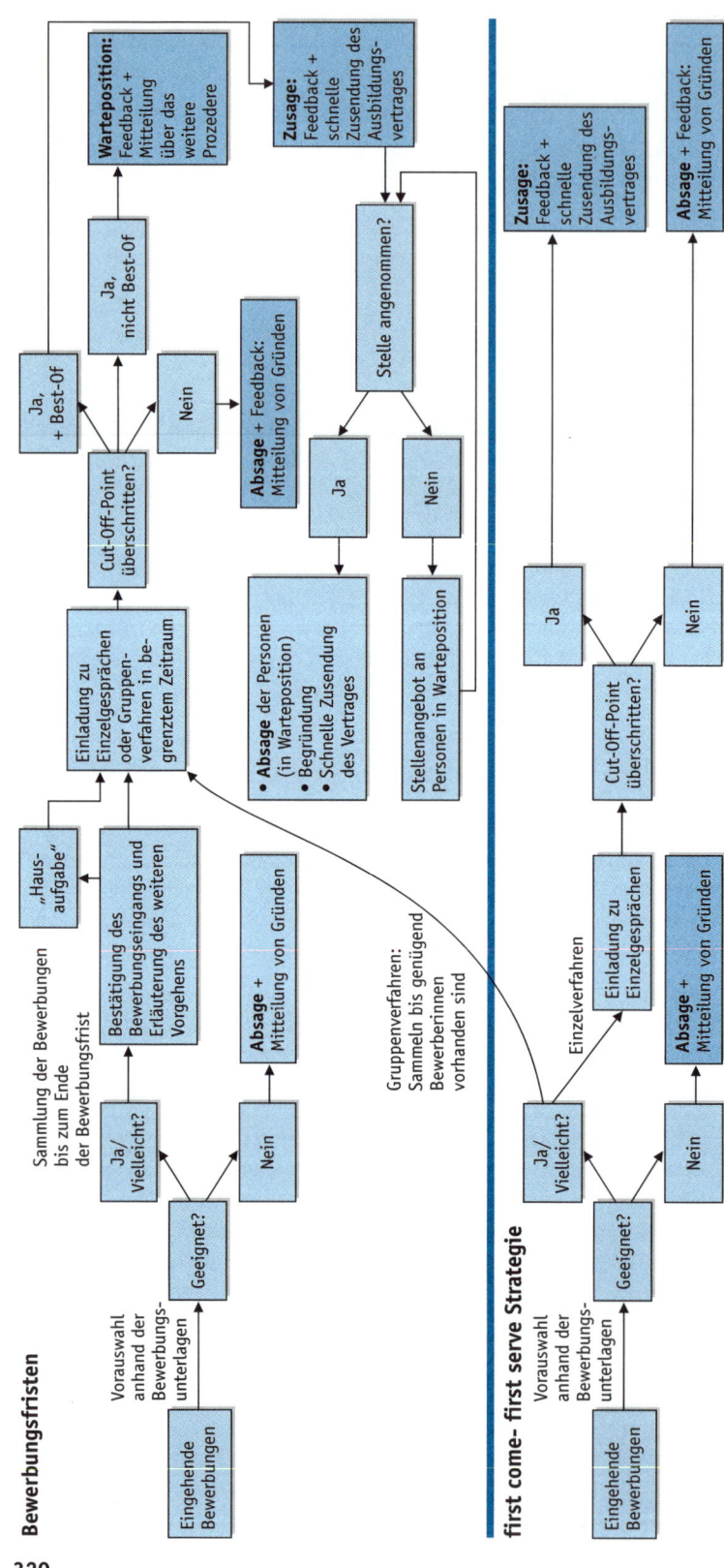

Abb. 9.4: Bewerbungsmanagement für Pflegeschulen.

unterschriebenen Ausbildungsvertrag nicht an der Ausbildung interessiert sind, sehr gering. Dennoch kommt dieser ärgerliche Umstand immer wieder einmal vor. Persönliches Erscheinen sichert die Bindung an den Vertrag, daher ist es empfehlenswert, wenn Sie die Personen dazu einladen, zum Unterschreiben des Ausbildungsvertrages persönlich zu kommen und dabei noch mal Ihre Freude zum Ausdruck bringen, dass die Person, die Ausbildung beginnt.

Die bisherigen Ausführungen haben deutlich gemacht, dass ein professionelles Bewerbungsmanagement sehr aufwändig ist. Im Bewerbungsmanagement sollten die Zuständigkeit klar geregelt werden und die anfallenden Aufgaben nicht unstrukturiert neben der sonstigen Sekretariatsarbeit erledigt werden. Wenn beispielsweise unklar ist, wo eine Bewerbung gerade liegt, dann ist das eine Zeitbremse, die letztlich dem Image und der Qualität der Bewerberinnen schadet.

9.2 Hilfen für das Bewerbungsmanagement

Bei einer großen regionalen Dichte an Ausbildungsstätten ist darüber nachzudenken, gemeinsame Auswahlverfahren durchzuführen. Die verwendeten Auswahlmodule und die Bewertungsdimensionen sind oft sehr ähnlich, daher könnten Schulen übergreifende Auswahlzentren entwickeln. Bei der Organisation von Auswahlverfahren und beim Schriftverkehr können noch viele Synergien genutzt werden. Durch die einrichtungsspezifische Vorauswahl und das besondere Anforderungsprofil, sowie die von jeder Schule separat durchgeführten Auswahlgespräche hat jede Einrichtung noch genügend Möglichkeiten, selbst auf die Auswahl Einfluss zu nehmen.

Softwarelösungen erleichtern das Bewerbungsmanagement Weitere Erleichterungen sind durch Software-Lösungen möglich. Einige Schulmanagement-Programme, z.B. easysoft®, enthalten Optionen zur Verwaltung von Bewerbungen. Folgende Dinge können über eine Datenbank abgewickelt werden:
- Adressdateien von Bewerberinnen
- Checklisten für den Eingang von Bewerbungsunterlagen
- Erfassung von Bewertungen und Noten, die später zur Berechnung der prognostischen Validität genutzt werden können
- Kontrolle von Kriterien für die Vorauswahl und gewichtete Bewertung einzelner Kriterien
- Serienbrieffunktionen für Eingangsbescheide, Absagen, Einladungen zum Auswahlverfahren, für Zusagen, Zwischenbescheide oder für Hinweise auf fehlende Unterlagen. Einzelne Textbausteine, z.B. zur Begründung von Absagen, können ebenfalls integriert werden
- Klassifikation von Bewerberinnen (geeignet, bedingt geeignet, ungeeignet)
- Daten von Bewerberinnen können später direkt in die Kursdatenbank übernommen werden

- Bewertungen, die während des Auswahlverfahrens anfallen und qualitative Daten aus der Verhaltensbeobachtung können gesammelt werden
- Eine gewichtete Verrechnung von Bewertungen in den einzelnen Modulen ist möglich
- Es können umfangreiche Statistiken zur Bewerbungssituation ange-fertigt werden. Hiermit lässt sich beispielsweise der Erfolg von Anwerbestrategien kontrollieren. Weiterhin ermöglicht die Anzahl der Absagen und die Erfassung des Zeitraums zwischen Auswahl-verfahren und Zusage eine bessere Planung zukünftiger Verfahren.

Es ist hilfreich, wenn eine Online-Datenbank direkt mit der Bewerber-datenbank verbunden wird. So entfällt die aufwändige Eingabe der Bewerberdaten.

9.3 Vorarbeiten für die Personalauswahl

Je nach Art des verwendeten Auswahlverfahrens sind unterschiedliche Vorarbeiten notwendig. Die folgende Checkliste listet die wichtigsten Aspekte auf:
- Sind Terminabsprachen mit den beteiligten Personen (Mitarbeiter, Betriebsrat) getroffen worden?
- Sind Hinweisschilder auf den Ort der Auswahl angebracht worden oder Personen an der Pforte instruiert worden, die Bewerberinnen zu empfangen?
- Sind Räume reserviert worden? Stimmt die Gestaltung der Räume, z.B. das Raumklima oder die richtige Position der Stühle und Tische? Beim Bewerbungsgespräch sollten keine Tische zwischen Auswählen-den und Bewerberinnen platziert sein. Bei Gruppendiskussionen oder anderen Gruppenaufgaben sollten die Beobachter einige Meter vom eigentlichen Geschehen entfernt sitzen.
- Sind die Räume (inkl. der Toiletten) ausgeschildert?
- Ist die Telefonanlage umgestellt worden, damit Bewerbungsgespräche nicht durch ständiges Klingeln des Telefons gestört werden?
- Sind die Materialien für die Durchführung der Module und die Bewertung bereitgestellt, z.B. Bastelmaterialien, Testbögen, Ablauf-pläne, Bewertungsbögen, Auswertungsbögen?
- Sind Getränke oder ein Imbiss bestellt?

9.4 Ablauf des Auswahlverfahrens

Unabhängig von der Art des Auswahlverfahrens sollten folgende Schritte (☞ Abb. 9.5) eingehalten werden.

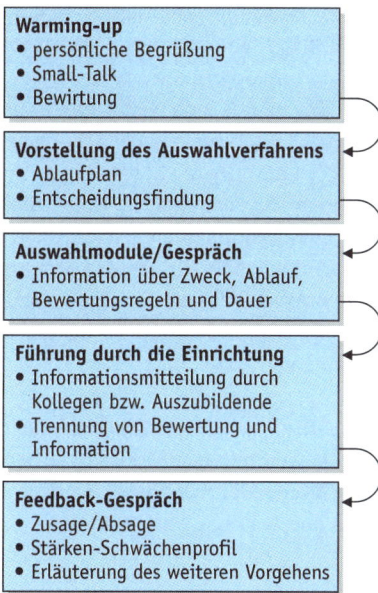

Abb. 9.5: Ablauf des Auswahlverfahrens.

Warming-up

Vermeiden Sie bei der Ankunft der Bewerberinnen Hektik und lange Wartezeiten

Die Bewerberin muss zunächst ankommen. Es ist wichtig, eine beruhigende und angenehme Atmosphäre zu schaffen. Wenn in letzter Minute noch Bewertungsbögen erstellt oder Bewerbungsunterlagen gesichtet werden müssen, dann überträgt sich diese Unruhe auf die Bewerberinnen. Lassen Sie die Bewerberinnen nicht allein, am besten kümmert sich jemand direkt nach ihrer Ankunft um sie. Empfangen Sie jede Person persönlich mit Handschlag, auch wenn es sich um ein Gruppenverfahren handelt. Da bei Gruppenverfahren die Bewerberinnen nacheinander eintreffen, sollten Sie Getränke anbieten und die Wartezeit mit Smalltalk überbrücken. Vermeiden Sie lange Wartezeiten. Wenn alle eingetroffen sind, dann heißen Sie die Bewerberinnen nochmals alle herzlich willkommen und stellen dabei die Personen vor, die als Beurteiler oder Interviewpartner an der Auswahl beteiligt sind.

Vorstellung des Auswahlverfahrens:

Informieren Sie umfassend über den zeitlichen Ablauf und den Zweck der Verfahren

Erläutern Sie kurz, wie der weitere Ablauf geplant ist. Wenn nur eine Person zum Bewerbungsgespräch kommt, dann geben Sie eine kurze Gliederung des Gespräches vor. Teilen Sie mit, dass es anschließend eine Führung durch die Einrichtung und zum potenziellen Arbeitsplatz geben wird und machen Sie deutlich, dass jederzeit noch offene Fragen geklärt werden können. Beim Assessment-Center oder beim multimodalen Auswahlverfahren ist es hilfreich, wenn Sie den Personen einen „Laufzettel" geben, der darüber informiert, welches Auswahlmodul wann und wo zur Anwendung kommt (☞ Anhang J). Richten Sie eine Anlaufstelle ein, bei der die Teilnehmenden weitere Informationen zum Ablauf erhalten können. Dies kann die Person sein, die auch die Bewertungsbögen einsammelt und die Beurteiler koordiniert. Schon in der Einladung sollten entsprechende Informationen zum Ablauf gegeben werden oder auf weitere Informationen im Internet verwiesen werden. Erläutern Sie zu Beginn in groben Zügen wie und wann eine Auswahlentscheidung zu Stande kommt. Das ist auch für das Feedback am Ende des Auswahlverfahrens hilfreich (☞ unten). Es reicht hierzu aus, wenn Sie sehr abstrakt die relevanten Dimensionen erläutern. Beim multimodalen Auswahlverfahren könnte die Instruktion lauten: „Wir wollen sie in den nächsten drei Stunden mit verschiedenen Aufgaben konfrontieren, bei der sie neben dem sprachlichen Ausdruck auch ihre Teamfähigkeit unter Beweis stellen können. Damit wir sie fair beurteilen können, gibt es verschiedene Beurteiler, die sie unabhängig voneinander und anhand fester Kriterien bewerten. Am Ende tragen wir die Ergebnisse zusammen. So entsteht ein vielschichtiges Bild von ihren Stärken und Schwächen, das letztlich die Auswahlentscheidung beeinflusst. Die Bewertung möchten wir ihnen in einem abschließenden Feedbackgespräch zusammen mit einer eventuellen Zusage oder Absage gerne mitteilen."

Eigentliche Auswahl

Wenn Sie verschiedene Module verwenden, dann instruieren Sie die Personen vor jedem Modul nochmals über den Sinn und Zweck des jeweiligen Verfahrens, über die Dauer und den genauen Ablauf. Dies sorgt für Sicherheit auf Seiten der Bewerberinnen und führt damit zu verlässlicheren Ergebnissen.

Führung durch die Einrichtung

Trennen Sie klar zwischen Information und Bewertung Bieten Sie der Person eine Führung durch die Einrichtung an. Pott (2000) kommt zu dem Ergebnis, dass nur 2 von 74 Schulen eine Führung durchführen. Bei den Pflegedienstleitungen gaben immerhin 42 % der Befragten an, dass sie grundsätzlich alle Bewerberinnen durchs Haus führen, 56 % nur dann, wenn ihnen die Bewerberin geeignet erscheint. Hier wird offensichtlich eine wichtige Marketingchance vertan. Neben der Führung durch die Einrichtung ist es wichtig, dass Pflegekräfte oder Auszubildende als Informationsquellen zur Verfügung stehen. Sie sollten im Vorhinein aber klar machen, welche Mitarbeitenden für die Beurteilung verantwortlich sind und welche nur als Informanten zur Verfügung stehen. Es ist unfair, wenn z. B. das Verhalten der Bewerberinnen bei der Einrichtungsführung oder beim Zwischenimbiss bewertet wird und in die Auswahlentscheidung mit einfließt. Natürlich können herausragende Ereignisse für die Bewertung eine Rolle spielen, aber eine strukturierte Erfassung mittels Kriterienkatalog sollte in diesem Rahmen nicht vorgenommen werden. Die klare Trennung von Auswahl und Information sollte den Bewerberinnen deutlich gemacht werden.

Für wie wichtig halten Sie eine Besichtigung der Einrichtung?		
	Auszubildende der Krankenpflege (N = 161)	Auszubildende der Kinderkrankenpflege (N = 59)
Unwichtig	1,2 %	1,9 %
Wenig wichtig	1,2 %	
Mittelmäßig wichtig	9,3 %	5,6 %
Ziemlich wichtig	23,6 %	31,5 %
Sehr wichtig	64,6 %	61,1 %
Für wie wichtig halten Sie die Vorstellung der Mitarbeiter?		
Unwichtig	1,2 %	0 %
Wenig wichtig	0,6 %	5,6 %
Mittelmäßig wichtig	24,8 %	22,2 %
Ziemlich wichtig	24,8 %	44,4 %
Sehr wichtig	48,4 %	27,8 %

Tab. 9.6: Diese Tabelle zeigt, wie bedeutsam Auszubildende es finden, bei einem späteren Bewerbungsgespräch als Examinierte durch die Einrichtung geführt und den Kollegen vorgestellt zu werden.

Beteiligung der Mitarbeitenden

In den vorherigen Kapiteln wurde mehrfach betont, wie wichtig die Beteiligung von Mitarbeitenden ist. Sie sollten bei der Planung von Anwerbemaßnahmen aktiv eingebunden sein. Weiterhin ist deren Erfahrung bei der Erstellung des Anforderungsprofils von besonderer Wichtigkeit: Sie wissen am besten, welche Kompetenzen notwendig sind. Es erhöht die Akzeptanz der Beschäftigten, wenn transparent gemacht wird, warum es wichtig ist, nicht aufs Geratewohl neue Personen einzustellen, sondern diese wichtige Vorarbeit zu leisten. Auch bei der Neuentwicklung von Auswahlverfahren sollten Mitarbeitende, die in der gleichen Position sind, für die die Auswahl erfolgt, mitwirken können. Sie können Ideen zur Gestaltung der Verfahren einbringen und aus eigenen Erfahrungen die Wirkung kritisch reflektieren.

Es gibt vielfältige Möglichkeiten der Beteiligung. Sie können beispielsweise hilfreich sein, um Bewerberinnen mit realistischen Insider-Informationen zu versorgen. Für einen ungezwungenen Austausch sollte beim Auswahlverfahren Raum gelassen werden. In der Evaluation von Auswahlverfahren hat sich der Kontakt zu Kolleginnen als entscheidender Faktor zur Erhöhung der Bewerberzufriedenheit herausgestellt. Die zukünftigen Kolleginnen sollten weiterhin unmittelbar am Auswahlverfahren und an der Auswahlentscheidung beteiligt werden. Es macht keinen Sinn, wenn Führungskräfte stellvertretend für ein Team die Auswahl treffen und die Personen, die täglich mit der neuen Kollegin zusammenarbeiten müssen, vor vollendete Tatsachen gestellt werden, ohne dass deren eigene Meinung berücksichtigt wird. Eine Partizipation bei der Entscheidung wird die Akzeptanz von Auswahlentscheidungen auf beiden Seiten erhöhen und damit langfristig das Arbeitsklima verbessern (☞ Tab. 9.6). Zukünftige Kolleginnen kennen am besten die Anforderungen der späteren Tätigkeit und können daher gut eine entsprechende Eignung bewerten. Außerdem kann unmittelbar die soziale Passung ins Team geprüft werden.

Pflegende sollten bei der Auswahl von Ärzten mitwirken und umgekehrt

Ein konsequent umgesetzter Teamgedanke bedeutet auch, andere Berufsgruppen an der Auswahl zu beteiligen. Es spricht nichts dagegen, dass auch Ärzte an der Auswahl von Pflegenden beteiligt werden (zurzeit in 6 % der Fälle nach eigenen Erhebungen), wenn umgekehrt auch das Urteil der Pflegekräfte bei der Auswahl von Medizinern gehört wird. Ärzte werden auf eine recht undurchsichtige Weise ausgewählt. Dabei spielen medizinisches Wissen und informelle Kontakte zum ärztlichen Direktor eine größere Rolle als Teamfähigkeit und soziale Kompetenz. Die Beteiligung von Pflegenden an der Arztauswahl könnte ein wichtiger Beitrag zur Verbesserung des Einrichtungsklimas sein.

Pflegende sollten an der Auswahl von Vorgesetzten beteiligt werden

Neben einer Berufsgruppen übergreifenden Partizipation sollte auch eine Hierarchie übergreifende Beteiligung angestrebt werden. Pflegende sollten bei der Auswahl von Stationsleitungen beteiligt werden und Stationsleitungen/Wohnbereichsleitungen bei der Auswahl der Pflegedienstleitung oder Heimleitung. Empirische Daten zeigen, dass Pflegende bisher nur unzureichend bei der Auswahl beteiligt werden.

Für die Auswahl in Ausbildungsstätten stellte Pott (2000) fest, dass in 82 % der Fälle die Schulleitung beteiligt ist, in 51 % ein Lehrer der Schule, in 49 % der zukünftige Kursleiter und in 49 % die Pflegedienstleitung. Personal- und Betriebsrat oder MAV waren in 30 % der Fälle beteiligt. Zur Beteiligung von Auszubildenden oder zukünftigen Kolleginnen fehlen entsprechende Daten.

Bei der Befragung von Pflegedienstleitungen (Reuschenbach, 1999) zeigte sich, dass 67 % der Pflegedienstleitungen erst eine Vorauswahl vornehmen und diese dann den Kolleginnen präsentieren. Nur 28 % beteiligen die Mitarbeitenden aktiv an der Auswahl. 6 % gaben an, die Bewerberin gänzlich alleine auszuwählen.

Schaut man sich die Beteiligung von Personen unterschiedlicher Hierarchiestufen an, dann wird besonders deutlich, dass Partizipation nur unzureichend betrieben wird: In gerade einmal 8 % der Fälle sind Stationsleitungen an der Auswahl von Pflegedienstleitungen beteiligt, der ärztliche Direktor hingegen in 45 % der Fälle.

Feedback-Gespräch

Den Bewerberinnen sind Stärken und Schwächen zurückzumelden

Geben Sie den Bewerberinnen am Ende des Auswahlverfahrens ein differenziertes Feedback (☞ 10). Mit einem Kriterienkatalog fällt es leicht, die Stärken und Schwächen differenziert zu thematisieren. Das Gespräch sollte aber nicht zu lange dauern, da die Bewerberin zunächst nur daran interessiert ist, ob sie geeignet ist oder nicht. Ein differenziertes Feedback ist besonders bei Personen hilfreich, die nicht genommen werden können. Es ist ein Ausdruck von Fairness, wenn man den Bewerberinnen verdeutlicht, woran die Bewerbung gescheitert ist und was sie bei zukünftigen Bewerbungen besser machen können. Das Feedback-Gespräch sollte maximal zehn Minuten dauern, da es sonst zu Grundsatzdiskussionen über die Aussagekraft einzelner Auswahlmodule kommen kann. Zum Feedback gehört auch die Mitteilung über das weitere Vorgehen: Wann kommt die schriftliche Zusage, wann kommt der Arbeits- oder Ausbildungsvertrag?

Für abgelehnte Bewerberinnen:
- Welche Alternativen gibt es, z. B. die Ausbildung zur Altenpflege-, Kinderkrankenpflege- oder Krankenpflegehelferin?
- Was könnte die Person tun, um ihre Chancen zu verbessern, z. B. die Sprache verbessern, Praktika machen?
- Wann und wie ist eine erneute Bewerbung möglich?

Das Feedbackgespräch im Anschluss an die Auswahl ist umstritten und an bestimmte Vorraussetzungen gebunden, die nun näher erläutert werden sollen.

Warum wird ein direktes Feedback so selten angewendet?
- Man scheut sich, den Bewerberinnen ins Gesicht zu sagen, dass sie nicht geeignet sind. Vermutlich, weil man Grundsatzdiskussionen über den Nutzen einzelner Auswahlverfahren fürchtet. Diese lassen sich jedoch vermeiden, indem man schon bei der Erläuterung des Ablaufs und zu Beginn des Feedbacks deutlich macht, dass es einen festen und erprobten Bewertungsschlüssel gibt

Ein differenziertes Feedback verlangt einen Bewertungsschlüssel
- Es fehlt an einem entsprechenden Bewertungsmaßstab, der die Grundlage des Gespräches bilden muss. Wenn man Entscheidungen nur aus dem Bauch heraus trifft, dann fällt es tatsächlich schwer, der Bewerberin zu begründen, wie man zu einer Entscheidung gekommen ist

Das Feedbackgespräch muss im Rahmen der Beurteilungsschulung intensiv trainiert werden
- In der Beurteilung von Auszubildenden werden die Noten „mangelhaft" und „ausreichend" selten vergeben (Milde-Tendenz). Dies begründet sich im besonderen Hilfeverhalten der Beschäftigten. Dass ein differenziertes Feedback auch für weitere Lernziele hilfreich ist, wird nicht gesehen: Einstellungsverfahren verhindern, dass Bewerberinnen in ein Berufs- oder Arbeitsfeld hineinkommen, dass sie über- oder unterfordert. Absagen und negative Feedbacks nützen, wenn sie erläutern, warum eine Einstellung nicht in Frage kommt. Machen Sie beim Feedback-Gespräch deutlich, dass Sie nicht die Person bewerten, sondern das gezeigte Verhalten. Dies sollte im Rahmen der Beurteilungsschulung (☞ 10) geübt werden.

Erläutern Sie offen Ihre Gründe für eine zögerliche Zusage.
- Organisatorische Gründe: Wenn es keine genauen Richtwerte gibt, ab wann eine Bewerberin eine Zusage bekommt, weil man zunächst sondieren möchte, welche Personen in den folgenden Auswahlverfahren teilnehmen, dann ist es nicht möglich, eine direkte Zu- oder Absage zu geben. Wenn Sie sich nicht sicher sind, ob Sie einer Person zusagen können oder wollen, dann teilen Sie ihr dies mit. Erläutern Sie die Gründe und das weitere Vorgehen. Unabhängig davon können Sie dennoch ein wertschätzendes Urteil über deren Leistung abgeben.

Niemand möchte gerne beurteilt werden. Besonders schwer fällt es, negative Bewertungen zu akzeptieren, wenn Fehler nicht selbst wahrgenommen werden und es sich um eine Absage handelt. Wenn im Vorhinein aber erläutert wird, dass ein negatives Feedback auch eine Chance darstellt und wenn den negativen Aspekten auch positive Aspekte gegenübergestellt werden, dann ist es leichter, eine negative Bewertung mitzuteilen.

Machen Sie sich und den Bewerberinnen klar: Sie bewerten nicht die Person, sondern beschreiben die Leistung.

Inhalt

Der Inhalt muss flexibel gestaltet werden. Ihre Einschätzung darüber, wie emotional stabil eine Person ist, die Zeitdauer, die zur Verfügung steht oder auch Ihre Auffassung von Bewerberzentrierung beeinflussen den Ablauf.

- Bereiten Sie sich gut vor! Sichten Sie die Bewertungsbögen und die schriftlichen Unterlagen, z.B. den Lebenslauf oder die Testmaterialien
- Sammeln Sie Verhaltensbeobachtungen, die die Bewertung deutlich machen. Es ist hilfreich, einen Feedbackbogen im Rahmen der Beobachterkonferenz auszufüllen, der die Ergebnisse aus den Teilmodulen zusammenfasst und zusätzlich die jeweiligen Verhaltensbeobachtungen enthält. Der Feedbackbogen ist die Grundlage für die eigentliche Rückmeldung
- Erläutern Sie zu Beginn kurz den Ablauf des Feedbackgesprächs, je nach Dauer kann auch eine Visualisierung Sinn machen
- Fragen Sie zunächst die Bewerberin nach ihrer Selbsteinschätzung. In der weiteren Bewertung können Sie dann korrigierend oder kommentierend diesen Aspekt aufgreifen: Wie schätzen Sie den Nutzen des Auswahlverfahrens ein? Wie sehen Sie sich selbst? Mit welchem Modul kamen Sie am besten zurecht?
- Das Gespräch sollte vom Allgemeinen zum Speziellen aufgebaut sein: Erst die Zu- oder Absage (soweit es möglich ist), eine grobe Beurteilung, dann die Feinheiten
- Beginnen und enden Sie mit einem positiven Aspekt
- Ermutigen Sie am Ende die Bewerberin die positiven Aspekte zu nutzen. Erläutern Sie, wie diese in der weitere berufliche Arbeit eingebunden werden können
- Stellen Sie differenziert die Bewertung in den einzelnen Modulen dar: Was waren die Stärken und was die Schwächen
- Vermeiden Sie Persönlichkeitscharakterisierungen
  - Falsch: „Sie sind schüchtern"
  - Richtig: „In der Konstruktionsaufgabe haben Sie sich nicht in die Gruppe eingebracht, sondern alleine gearbeitet. Beim Einzelgespräch haben Sie kaum ein Wort gesagt"
- Geben Sie am Ende des Feedbacks der Person die Möglichkeit, zu der Bewertung Stellung zu nehmen, aber lassen Sie sich nicht auf Grundsatzdiskussionen, z.B. über den Nutzen des Tests, ein
- Zeigen Sie Perspektiven auf, soweit es Ihnen möglich erscheint, aber bedenken Sie, Ratschläge können auch Schläge sein. Fragen Sie daher zunächst die Bewerberin selbst, wie es jetzt für Sie weitergeht
- Erläutern Sie, wo Sie Handlungsbedarf oder -möglichkeiten sehen: Was könnte die Person bei zukünftigen Bewerbungsverfahren besser

machen? Welche Alternativen können Sie der Person anbieten, also z.B. welche anderen Stellen oder Ausbildungsgänge?

- Erläutern Sie was mit dem Feedbackbogen und den Bewerbungsunterlagen passiert

Form

- Das Feedback sollte unmittelbar nach dem Auswahlverfahren stattfinden. Wenn Sie am Ende des Bewerbertages dafür keine Zeit haben, dann ist ausnahmsweise auch eine telefonische Rückmeldung möglich, aber das sollte eine Ausnahme sein
- Achten Sie auf die richtige Sitzposition: Bei drei Personen: 120-Grad-Position, kein Tisch dazwischen, bei 2 Personen 90-Grad-Position
- Stühle sollten auf gleicher Höhe sein
- Sprechen Sie nicht mit Fremdwörtern oder unklaren Begrifflichkeiten auf der Ebene von Konstrukten, z.B. soziale Kompetenz
- Seien Sie in allen Dingen wertschätzend und dennoch ehrlich
- Bleiben Sie stets ruhig und sachlich
- Seien Sie sensibel für emotionale Schwankungen der Bewerberin: Fassen Sie das negative Feedback kürzer, wenn Sie das Gefühl haben, die Person würde an weiteren negativen Aspekten zerbrechen
- Verdeutlichen Sie immer, dass es um die Leistung, nicht um die Person geht
- Verstecken Sie sich nicht hinter den Urteilen von anderen Personen: „Meine Kollegin meinte", sondern „Wir sind der Meinung, dass ..."
- Verwenden Sie Ich- oder Wir-Botschaften, statt Sie-Botschaften. Also „Ich denke, dass ..." statt „Sie sind ..."
- Das Feedback-Gespräch sollte nicht zu lange dauern, denn die Aufnahmekapazität ist nach dem anstrengenden Auswahlverfahren meist erschöpft. Eine Dauer von 5–15 Minuten scheint realistisch. Bei Absagen kann das Feedback etwas länger dauern
- Die Gesprächsführung sollte unter Anleitung eines Experten im Rahmen der Beurteilungsschulung (☞ 10) trainiert werden.

10 Beurteilungstraining

Eine Zu- oder Absage für eine Bewerberin kommt immer durch einen Bewertungsprozess zu Stande. Beobachtbares Verhalten wird einer Beurteilung unterzogen, die die Entscheidung beeinflusst. Der Begriff „Beurteilung" bezeichnet im Folgenden ein qualitatives Urteil über eine Person, z.B. „sie ist schüchtern", während eine „Bewertung", wie der Name schon sagt, die **Wert**igkeit eines Verhaltens ausdrückt. Im einfachsten Fall werden Bewertungen auf den Dimensionen „gut" vs. „schlecht" vorgenommen. Für die Auswahl reicht dies jedoch nicht aus. Es ist notwendig, eine differenzierende Abstufung (z.B. 1 = sehr gut, 2 = gut) zur Bewertung einzelner Kompetenzen vorzunehmen. Im Alltagsverständnis werden beide Begriffe oft synonym gebraucht.

Beim Beurteilungstraining werden nicht nur die Beurteilung, sondern auch die vor- und nachgelagerten Prozesse geschult. Daher wäre es präziser, von Beobachtungs-, Beurteilungs- und Bewertungstraining zu sprechen.

Personenbeurteilungen sind vielfältigen Verzerrungen unterworfen (☞ 10.1). Sie spielen nicht nur bei der Personalauswahl, sondern auch bei der Beurteilung von Auszubildenden in den praktischen Einsätzen, bei der Mitarbeiterbeurteilung in der Probezeit oder der Beurteilung von Patienten und Bewohnern eine Rolle. Im Rahmen von Bewerbungsverfahren stellen solche Verzerrungen Fehlerquellen da, die die Validität und Reliabilität bedrohen.

Beurteilungsfehler können zu Fehlentscheidungen führen Kommt beispielsweise eine Auswahlentscheidung durch ein Stereotyp zu Stande, z.B. wer mit ausländischem Akzent spricht, der hat auch geringes pflegerisches Fachwissen, dann führt dieser falsche Schluss zu einer Fehlbewertung und damit zu einer Fehlentscheidung. Um solche Beurteilungsfehler und -verzerrungen zu vermeiden, sind Trainingsmaßnahmen hilfreich (☞ 10.2). Hierbei werden Fehlerquellen deutlich gemacht und Maßnahmen zur Vermeidung trainiert. Weitere Inhalte der Beurteilungsschulung sind Hilfen zur Organisation des Auswahlverfahrens, beim Umgang mit dem Bewertungssystem und bei der Durchführung eines Feedbackgespräches.

10.1 Fehlbewertungen

Wenn im Bewerbungsgespräch Personen bewertet werden, wenn Personen im Assessment-Center beurteilt werden oder wenn Schriftstücke oder Lebensläufe ausgewertet werden, kann es zu Fehlbewertungen kommen. Im Folgenden werden zunächst verschiedene Fehlerquellen (☞ 10.1.1) und einige typische Fehler (☞ 10.1.2) vorgestellt. Mit welchen Mitteln man den Einfluss dieser Fehler reduzieren kann, erläutert der letzte Teil dieses Abschnitts (☞ 10.1.3).

10.1.1 Fehlerquellen

Den Beurteilungsfehlern liegen nützliche psychologische Mechanismen zugrunde

Bei den folgenden fünf Fehlerquellen wird deutlich, dass es sich meist nicht um intentionale Fehler handelt, d. h. Fehler, die bewusst und absichtlich gemacht werden. Meist laufen Urteilungsbildungen automatisiert ab. Hier brechen psychologische Mechanismen durch, die dazu dienen, eine Überlastung des kognitiven Systems zu verhindern. Was im Alltag nützlich ist, kann bei der Personenbeurteilung zu Fehlern führen.

Beobachtungsfehler

Schon vor der Beurteilung kann es zu Fehlern durch eine selektive Wahrnehmung kommen. Wenn wir Personen beurteilen, dann können wir zur Bewertung eine Vielzahl von Beobachtungen heranziehen.
- Visuelle Reize: Aussehen der Person, Kleidung, Bewegung, Mimik, Gestik
- Akustische Reize: Stimme, Inhalt des gesprochenen Wortes, Stimmfall
- Olfaktorische Reize: Geruch der Person, z. B. Schweiß, Parfum
- Taktile Reize: Händedruck der Person.

Beobachtungen fokussieren auf Aspekte, die uns wichtig erscheinen

Nicht alle Aspekte werden zur Bewertung herangezogen, da eine vollständige Beachtung unser kognitives System überlasten würde. Stattdessen wird auf herausragende Merkmale oder Verhaltensweisen geachtet, insbesondere wenn keine Bewertungsrichtlinien vorliegen. Wenn beispielsweise eine Bewerberin inmitten anderen Personen dadurch auffällt, dass sie viele Piercings trägt, dann werden andere Aspekte des Auftretens oder des Verhaltens kaum beachtet.

Der Fokus der Beobachtung kann auch durch Vorerfahrungen beeinflusst werden. Ein Beispiel: Die Schulleitung einer Altenpflegeschule hat schlechte Erfahrungen mit Bewerberinnen aus Osteuropa gemacht. In der Vergangenheit stellte sich oft heraus, dass diese den sprachlichen Anforderungen nicht gewachsen sind. Bei den Auswahlgesprächen wird die auswählende Person daher verstärkt auf den sprachlichen Ausdruck dieser Personen achten. Andere wichtige Beurteilungsdimensionen werden vernachlässigt, obwohl sie vielleicht viel eher mit den Anforderungen in der späteren Praxis in Beziehung stehen, z. B. Offenheit oder manuelles Geschick. Dies macht deutlich, wie wichtig die Anwendung eines Bewertungssystems ist.

Mangel an Bewertungsankern

Beurteilungsschulungen führen zu homogeneren Urteilen der Beteiligten

Die Beurteilung ist erschwert, wenn keine Vergleichsmöglichkeiten zwischen den Bewerberinnen bestehen. Dieses Problem trifft vor allem bei Beurteilern auf, die erstmals an einem Auswahlverfahren teilnehmen. Ihnen fehlen Vorerfahrungen über die Qualität anderer Bewerberinnen und deren Bewertung. Dass Vorerfahrungen oft als Anker für die Bewertung herangezogen werden, wird deutlich, wenn Beurteiler zusammentreffen, die in ihrer bisherigen Berufsbiografie verschiedene Bewerberpools erlebt haben und unterschiedliche Bewertungsmaßstäbe angelegt haben. Solche Beurteilerteams fallen durch heterogene Urteile auf. Die Aufgabe der Beurteilungsschulung ist es daher, an Beispielen die Bewertungsmaßstäbe zu verdeutlichen und den Umgang mit den Verhaltensankern zu trainieren, um so den Gruppenkonsens zu erhöhen.

Mangel an kognitiven Ressourcen

Unsicherheiten bei der Durchführung und Bewertung können zu Fehlern führen

Beim Bewerbungsgespräch oder beim Assessment-Center müssen Beurteiler vielfältige Aufgaben erledigen: Personen müssen beobachtet, das Verhalten notiert und ein Abgleich zwischen Verhalten und Verhaltensanker durchgeführt werden. Alle diese Vorgänge verlangen Aufmerksamkeit, die bekanntlich begrenzt ist. Müssen mehrere Personen gleichzeitig beurteilt werden, dann ist es besonders schwer, den vielfältigen Anforderungen gerecht zu werden. Bei einem 30-minütigen Auswahlmodul sollten pro Beurteiler nicht mehr als 3 Bewerberinnen beobachtet werden.

Kognitive Ressourcen können weiterhin verbraucht werden, wenn Unsicherheiten im Umgang mit dem Bewertungssystem bestehen oder zu viele Bewertungsdimensionen beachtet werden müssen. Eine gedankliche Beschäftigung mit den Fragen: „Welche Person sollte ich nun bewerten? Welchem Verhaltensanker kann das Verhalten zugeordnet werden? Wie lauten die Instruktionen für die Bewerberinnen? Wie geht es nach dem Modul weiter?" verhindern, dass die Aufmerksamkeit tatsächlich auf die Bewerberinnen gerichtet ist. Durch eine gute Organisation des Auswahlverfahrens und das „Durchspielen" der einzelnen Module kann die Sicherheit der Beurteiler erhöht werden.

Einfluss von Emotionen

Stimmungslagen der Beurteiler haben Einfluss auf die Bewertung

Auch Emotionen können Fehlerquellen sein. Die Stimmung der Urteilenden kann die Intensität der Bewertung verändern. Eine verärgerte und frustrierte Person wird dazu neigen, andere Personen schlechter zu bewerten. Eine fröhliche Person wird eher zu positiven Bewertungen neigen. Auch der Einfluss des Wetters ist in diesem Zusammenhang nicht zu vernachlässigen. Sonniges Wetter wirkt sich eher positiv aus. Solche Verzerrungen können verhindert werden, indem man sich diese Einflussfaktoren bewusst macht.

Verzerrungen durch Gruppenurteile

Die Gruppendynamik kann auf die Beurteilung Einfluss nehmen

Weitere Verzerrungen entstehen durch die Urteilsbildung in der Gruppe. Studien zur Gruppenpolarisation zeigen, dass der Mittelwert in der Beurteilung unabhängiger Beurteiler schwächer ausgeprägt ist, als das Urteil, das nach einem Gruppenkonsens zustande kommt. Durch die Gruppendynamik scheint sich die Bewertung zu verstärken. Wenn bei der Personalauswahl in der Pflege verschiedene Berufsgruppen und Hierarchiestufen beteiligt sind, können die Bewertungen der Personen stark voneinander abweichen. Werden Urteile nicht unabhängig gefällt, sondern im Rahmen einer Gruppendiskussion ein Konsens gebildet, sind die Meinungen von dominanten Personen oft Ausschlag gebend für die Bewertung. Besonders unerfahrene oder unsichere Personen schließen sich dem Urteil der Gruppe oder des Gruppenführers an. Selten widersetzt sich ein Beurteiler dem Konformitätsdruck der Gruppe.

Werden reihum die Bewertungen zusammengetragen, dann ist das Urteil der ersten Person meist ein kritischer Anker, von dem aus dann weitere Bewertungen vorgenommen werden. Daher ist es empfehlenswert, dass Urteile und Bewertungen unabhängig gefällt werden und dann erst in der Beurteilerkonferenz zusammengetragen und diskutiert werden. Werden Mitarbeitende bei Auswahlgesprächen beteiligt, dann sollten sie zuerst ihr Urteil abgeben dürfen. Sie müssen ebenso wie die Personalverantwortlichen geschult werden, damit sie sich nicht aus Unsicherheit dem Druck der Leitung anschließen.

10.1.2 Beurteilungsfehler

Die bisher dargestellten Fehlerquellen führen zu verschiedenen Beurteilungsfehlern, die auch außerhalb der Auswahl bedeutungsvoll sind. Die folgende Aufzählung ist nicht erschöpfend, sondern listet besonders häufige Fehler auf.

Halo-Effekt

Halo-Effekt: Von einem Merkmal wird auf andere, nicht beobachtbare Merkmale geschlossen

Ein häufiger Beobachtungsfehler ist der Halo-Effekt (Halo, engl.: Hof, Heiligenschein). Synonym wird der Begriff Korrelationsfehler oder Überstrahlungsfehler verwendet. Unter dem Halo-Effekt versteht man das Phänomen, dass zur Beurteilung von Personen ein einzelnes Merkmal herangezogen wird, das – einem Heiligenschein gleich – auf andere nicht sichtbare Merkmale überstrahlt. Ein sehr dominantes Merkmal ist beispielsweise die Attraktivität. Eine hohe Attraktivität kann eine positive Auswirkung auf die Bewertung anderer Merkmale der Person, z. B. Charaktereigenschaften, haben. Meist sind es herausragende Dinge, die zum Halo-Effekt führen. Einige Merkmale haben tatsächlich einen Zusammenhang, z. B. Schulabschluss und kognitive Leistung. In einem solchen Fall macht der Schluss von einem Merkmal zum nächsten Sinn. Der Halo-Effekt beschreibt allerdings den Teil der vermuteten Korrelation, der das tatsächliche Korrelationsmaß übersteigt. Man spricht von „trueHalo" und „observed-Halo" (Cooper, 1981). Der eigentliche Halo-Effekt entspricht hier also dem Unterschied zwischen true- und observed-Halo.

Beispiel
Bei einem Bewerbungsverfahren in einer Kinderkrankenpflegeschule muss die Bewerberin einige Minuten im Vorzimmer der Schulleitung warten. Dabei kommt es zu folgendem Vorfall: Eine Lehrkraft betritt das Zimmer, geht zum dort stehenden Kopierer, doch der Kopierer funktioniert nicht. Die Bewerberin ist hilfsbereit und entfernt gekonnt den Papierstau im Kopierer. Am Auswahlverfahren nimmt diese Lehrkraft auch teil. Der Eindruck, den die Lehrerin hat (z. B. hilfsbereit, freundlich)

könnte beim Auswahlgespräch die Bewertung anderer Aspekte (Berufsmotivation, Einstellung, sprachliche Fähigkeiten) überlagern.

Ein Halo-Effekt kann sich natürlich auch nachteilig auswirken.

Stereotypien

Stereotype führen zu Fehlern, wenn die Bewertungen nicht mit entsprechenden Verfahren objektiviert wird

Stereotype schreiben bestimmten Gruppen bestimmte Merkmale zu. Die Zugehörigkeit einer Person zu einer bestimmten Gruppe führt dazu, dass Merkmale und Eigenschaften abgeleitet werden, die in der Vergangenheit häufig als typisch für diese Gruppe erlebt wurden. Ein in der Pflege häufig anzutreffendes Stereotyp ist beispielsweise die Ansicht, Pflegekräfte aus Osteuropa seien fleißig, hätten große Sprachprobleme und würden Bewohner nicht bedürfnisgerecht pflegen. Selbst die Erkenntnis, dass es auch viele osteuropäische Pflegende gibt, auf die dieses Stereotyp nicht zutrifft, reicht nicht aus, um Personalverantwortliche vom Gegenteil zu überzeugen. Stereotype sind sehr löschungsresistent.

Neben der Nationalität sind folgende Stereotypien bei der Auswahl häufig zu finden:
- Schulabschluss, z. B. Abiturienten nutzen die Ausbildung als Wartezeit für einen Studienplatz
- Geschlecht, z. B. Männer, die in der Kinderkrankenpflege arbeiten, sind eher weibliche Typen
- Altersgruppen, z. B. ältere Personen haben in der Ausbildung Schwierigkeiten, den Leistungsanforderungen gerecht zu werden
- Familiäre Herkunft, z. B. Bewerberinnen aus Akademiker-Familien sind besonders leistungsstark und unkompliziert
- Berufsgruppen, z. B. Bewerberinnen aus der Altenpflege haben im Vergleich zu Personen aus der Krankenpflege weniger medizinisches Wissen.

Aufgrund der Gruppenzugehörigkeit wird auf weitere Eigenschaften der Person geschlossen, ohne dass ausreichend geprüft wird, ob diese Bewertungen auch zutreffen. Stereotypien können auch die Beobachtung beeinflussen, indem gezielt versucht wird, die Annahmen zu bestätigen. Dies führt zu einer Stabilisierung der Stereotype.

Einfluss von Erwartungen

Hypothesenkonforme Beobachtungen führen zur Stabilisierung von Erwartungen

Bewertungen von Personen werden oft aufgrund bestimmter Erwartungen vorgenommen. Wenn beispielsweise im Lebenslauf Lücken vorhanden sind, dann fokussiert das Gespräch bevorzugt auf biografische Angaben in der Erwartung, Fehler und Widersprüche aufzudecken. Die Erwartung solcher Fehler verändert das Frageverhalten. Dies könnte dazu führen, dass die auswählende Person auch tatsächlich solche Fehler findet, allerdings nur deshalb, weil sie sehr intensiv auf Fehlersuche geht. Besonders, wenn die Beurteiler über Vorinformationen verfügen, besteht die Gefahr einer solchen hypothesenkonformen Beurteilung.

Andere, dem ursprünglichen Bild widersprechende Aspekte, werden entweder verzerrt wahrgenommen oder missachtet. Es kann sogar dazu kommen, dass die Interpretation von Fakten im Sinne der Erwartung vorgenommen wird, indem beispielsweise Angaben der Person als Unwahrheit interpretiert werden. So bestätigen sich Erwartungen, verfestigen sich und behindern eine faire Beurteilung. „Besonders resistent sind überdies solche Erwartungen, die eine starke emotional-motivationale Verankerung in der Person des Beurteilers aufweisen. Wer z. B. in einem Bewerber oder einem Mitarbeiter wehmütig seine eigene Jugend wieder erkennt oder für den Bewerber ein hohes Maß an Sympathie empfindet, der wird sich auch besonders schwer dabei tun, den realen Tatsachen einen gebührenden Platz in seiner Urteilsbildung einzuräumen" (Kanning & Holling, 2002, S. 30).

Fehlattributionen

Statt über Ursachen für Verhaltensweisen zu mutmaßen, sollten diese erfragt werden

Wie man ein Verhalten bewertet, hängt auch davon ab, welche Ursache es hat. Wenn beispielsweise bei einem Bewerbungsgespräch das Handy der Bewerberin klingelt, dann wird man dies ganz anders bewerten, wenn sich im Nachhinein herausstellt, dass die Person auf einen wichtigen Anruf, z. B. über den Gesundheitszustand ihrer verunglückten Eltern, wartete. Die hinter einem Verhalten stehenden Ursachen sind aber meist nicht direkt einsehbar und werden daher erschlossen. Werden Ursachen vermutet, die nicht zutreffen, spricht man von einer Fehlattribution. Solche Attributionen können zu Gunsten oder zu Ungunsten einer Person ausfallen.

Wenn eine Bewerberin beispielsweise im Prüfungszeugnis Leistungsunterschiede zwischen schlechten theoretischen und guten praktischen Noten aufweist, dann kann dies **internal** attribuiert werden, d. h. die Gründe werden bei der Bewerberin selbst gesucht, z. B. „Die praktische Arbeit liegt der Bewerberin eher" oder „Sie hatte am Tag der mündlichen und schriftlichen Prüfung einen schlechten Tag". Außerdem ist eine **externale** Attribution möglich, d. h. Ursachen werden in der Umgebung oder den besonderen Umständen vermutet: „Sie wurde schlecht auf die schriftliche Prüfung vorbereitet" oder „Die Station hat der Bewerberin bei der Prüfung geholfen".

Werden negative Aspekte, z. B. schlechte Noten, auf die Person und positive Aspekte auf die Umwelt zurückgeführt, dann fällt die Bewertung der Bewerberin negativer aus, denn alles Schlechte hat sie selbst zu verantworten, alles Positive an ihr kommt durch die Umwelt zustande. Menschen neigen dazu, oft nur **eine** mögliche Ursache ins Auge zu fassen, obwohl meist komplexe Wirkmechanismen dahinter stehen. Es ist daher wichtig, zunächst keine kausale Attributionen (Woran lag es?) vorzunehmen, sondern nur das Verhalten zu bewerten. Wenn es für die Bewertung wichtig erscheint, sollten Gründe erfragt und nicht intuitiv erschlossen werden.

Reihenfolge-Effekte

Eine Person wird immer vor dem Hintergrund der Personen bewertet, die vorher beurteilt wurden. Eine geeignete Person hat es schwer, inmitten von sehr geeigneten Personen aufzufallen und positiv bewertet zu werden. Es ist daher günstig, wenn eine Bewertung anhand des Bewertungsschlüssels und nicht durch einen Vergleich mit den anderen Personen vorgenommen wird.

Erster und letzter Eindruck

Kontinuierliche Verhaltensbeobachtungen verringern den Einfluss des „Ersten Eindrucks"

Der erste und der letzte Eindruck einer Person sind für die Urteilsfindung bedeutsamer als Aspekte, die in der Mitte des Auswahlverfahrens passiert sind. Wer also schon bei der Begrüßung mit einem guten Auftreten glänzen kann, ist im Vorteil (vgl. Bergler & Hoff, 2001). Aspekte, die im letzten Teil des Bewerbungsverfahrens, z.B. im letzten Modul oder bei der letzten Frage des Interviews, passieren, sind im Gedächtnis eher präsent und können damit die Beurteilung dominieren. Um entsprechende Verzerrungen auszuschalten ist es wichtig, in allen Modulen und in allen Teilen des Interviews kontinuierlich Verhaltenbeobachtungen aufzuschreiben. Die weitere Bewertung sollte dann anhand dieser Notizen vorgenommen werden.

Pygmalion-Effekt

Lorbeer- und Pygmalion-Effekt treten besonders bei der internen Rekrutierung auf

Vorinformationen über angebliche Leistungen oder Eigenschaften der Bewerberin beeinflussen deren Bewertung. Dieser Effekt ist bei der internen Rekrutierung häufig zu finden, da die Auswählenden von vielen Stellen meist umfassend über die vermeintlichen Leistungen und Eigenschaften der Person informiert wurden. Der Ruf, der einer Bewerberin vorausgeht, beeinflusst das Frageverhalten und auch deren Bewertung. Auch bei der Vermittlung von Bewerberinnen durch derzeitige Mitarbeitende kann es dazu kommen, dass der erste Eindruck, der durch das Hören-Sagen entsteht, das Verhalten gegenüber der Bewerberin und damit auch die Beurteilung beeinflusst.

Lorbeer-Effekt

Eine einmalig positive und herausragende Leistung führt zu einer langfristig positiven Bewertung. Dieser Effekt spielt besonders bei der internen Rekrutierung eine wichtige Rolle. Allerdings können auch negativ herausragende Aspekte langfristige Auswirkungen haben.

Werte-Tendenzen

Die folgenden drei Verzerrungen werden als Werte-Tendenzen bezeichnet, da die Urteile in bestimmter Richtung abweichen.

Tendenz zur Mitte

Bei mehrstufigen Bewertungsmaßstäben werden mittlere Werte gewählt. Dies ist häufig bei Unsicherheiten mit dem Bewertungssystem der Fall. Die Beobachter versuchen Extremwerte zu vermeiden, da sie diese gegenüber anderen Beurteilern begründen müssen.

Milde-Effekt

Die Verdeutlichung von Fehlentscheidungen kann die Effekte verringern

Beurteiler haben manchmal die Tendenz, zu positive Urteile zu fällen. Dahinter steht die Angst, Personen fälschlicherweise abzulehnen. Eine Auswahlentscheidung ist eine schwerwiegende Entscheidung, die langfristig die Biografie der Bewerberin beeinflusst. Diesem Umstand sind sich auch Beurteiler bewusst und neigen daher oft zu milden Urteilen, da sie annehmen, dass sich in der Praxis schon zeigen wird, ob die Person geeignet ist oder nicht. Dabei wird vergessen, dass die fälschliche Zusage ebenfalls mit negativen Folgen für die Bewerberin und die Einrichtung verbunden ist (☞ 7.3). Häufig kommt es auch zum Milde-Effekt, wenn Beurteiler einzelne Dimensionen nicht für wichtig oder selbst für zu schwierig halten. Es ist dann nicht die gezeigte Leistung, die die Bewertung bestimmt, sondern der persönliche Maßstab der Bewerter.

Strenge-Effekt

Das Gegenteil vom Milde-Effekt ist der Strenge-Effekt. Es werden zu negative Bewertungen abgegeben. Er tritt meist auf, wenn eine Person, ein Verhalten zeigt, das dem Wertesystem der Beurteiler stark widerspricht. Auch die Rückmeldung einer zu positiven Bewertung im Vergleich zu anderen Beurteilern kann diesen Effekt auslösen.

10.1.3 Reduktion von Beurteilungsfehlern

Was kann man nun tun, damit es nicht zu diesen vielfältigen Verzerrungen kommt und eine Beurteilung die tatsächliche Eignung widerspiegelt? Grundsätzlich sind solche Fehler nie ganz auszuschalten. Sie sind mit eine Ursache dafür, dass die Validitätsbestimmungen in der Regel unter r = 0.60 liegen. Dennoch gibt es Anregungen, wie man Fehler reduzieren kann:

Wer Fehler kennt, kann sie vermeiden Im Rahmen einer Beobachterschulung (☞ 10.2) sollte gezielt auf mögliche Fehler hingewiesen werden. Nur wer die Fehler kennt, kann diese auch vermeiden. Dabei sollten durch Rollenspiele die Fehler direkt erfahrbar gemacht werden, denn dies sichert einen nachhaltigen Erfolg des Trainings. Weiterhin erleichtert die Schulung den Umgang mit dem Bewertungssystem und sichert so validere Bewertungen.

Die Beurteilungen sollten nicht frei, sondern anhand eines festen Bewertungsmaßstabs erfolgen. Die relevanten Beurteilungsdimensionen sollten im Vorhinein am besten aufgrund einer Anforderungsanalyse festgelegt werden. Dies verhindert subjektive Verzerrungen und führt zur Sicherheit in der Bewertung.

Beobachtungseinheiten müssen klar abgegrenzt sein, d. h. Verhalten muss klar einer bestimmten Kategorie zugeordnet werden. Dabei ist es hilfreich, wenn im Bewertungsmaßstab Verhalten beispielhaft beschrieben wird (☞ Anhang D).

Ohne Bewertungsmaßstab werden Entscheidungen ausschließlich intuitiv getroffen. Personen, die sich nur auf die Intuition verlassen, argumentieren mit langjährigen Erfahrungen und der Bewährung der bisherigen Methode. Der Verweis auf die Menschenkenntnis ist dabei besonders kritisch, denn es bleibt für außen Stehende unerklärlich, wie letztlich die Beurteilung zu Stande kommt. Damit kann auch nicht geprüft werden, ob entsprechende Beurteilungsfehler vorliegen. „Wer sich mit entsprechenden Attributen (Anmerk.: Menschenkenntnis) schmückt, immunisiert sich darüber hinaus gegenüber Kritik von außen. Er wird unangreifbar, denn die anderen müssen – so glaubt er – ja erst mal all die Erfahrung sammeln, die er selbst schon angehäuft hat, um überhaupt mitreden zu können" (Kanning & Holling, 2002, S. 16).

Die Intuition spielt bei der Bewertung trotz aller Systematisierungen und Bewertungsmaßstäbe immer eine Rolle. Sie kann bei Auswahlentscheidung das „Zünglein an der Waage" sein. Niemand kann sich davon freisprechen, dass bei schwierigen Entscheidungen der „Bauch" einen Einfluss hat. Während einige Anforderungen in Worten fassbar sind und damit auch leicht in einem Bewertungskatalog abgebildet werden können, gibt es auch Anforderungen, die nicht leicht verbalisierbar sind. Diesem Anteil wird man durch intuitive Bewertungen gerecht (☞ Abb. 10.1).

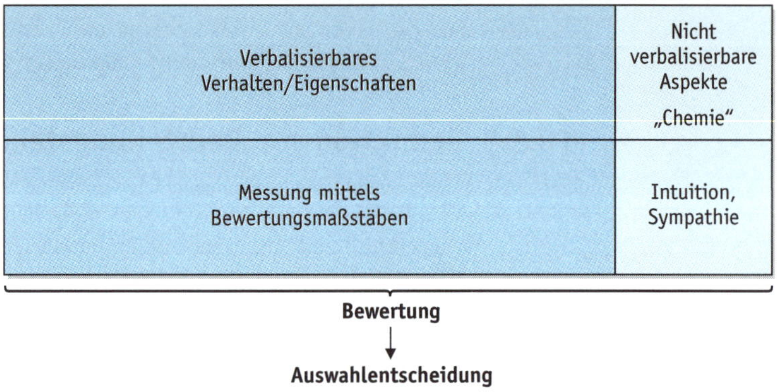

Verbalisierbares Verhalten/Eigenschaften	Nicht verbalisierbare Aspekte „Chemie"
Messung mittels Bewertungsmaßstäben	Intuition, Sympathie

Bewertung
↓
Auswahlentscheidung

Abb. 10.1: Einfluss der Intuition bei der Bewertung.

Ein Bewertungsmaßstab lässt Raum für intuitive Bewertungen Dass es schwer fällt, diese Bewertungen in Worte zu fassen, wird an sprachlichen Erklärungsversuchen deutlich: „Die Person passt irgendwie nicht zu uns", „Da stimmt die Chemie nicht", „Ich kann es nicht genau erklären, aber irgendwie habe ich ein ungutes Gefühl". Trotz Kenntnis der Beurteilungsfehler und Einhaltung aller Regeln kommt es immer wieder zu intuitiven Verzerrungen. Das endgültige Urteil des Beobachters scheint nicht ausschließlich aus dem beobachtbaren Verhalten der Bewerberin geschlossen zu werden, sondern aus einer Vielzahl teils unbewusst ablaufender Wahrnehmungen. Ein systematisiertes und ausgefeiltes Auswahlverfahren und Bewertungssystem bietet immer noch genügend Raum für solche subjektiven Bewertungen. Sie sollten aber gering sein, damit die Bewertung auf sicheren Beinen steht und auch für die Bewerberinnen nachvollziehbar ist.

Eine weitere Hilfe um Beurteilungsfehler zu vermeiden, sind **klare Verhaltensanker.** Schwammige Worthülsen wie „reagiert sozial kompetent" als Hinweise für mögliches Verhalten der Bewerberinnen sind weniger geeignet als beispielhafte und konkrete Verhaltensweisen, die im jeweiligen Modul tatsächlich zu beobachten sind, z.B. „hilft anderen beim Zuschneiden der Arbeitsfläche" (☞ Anhang D).

Erst die Beobachtung, dann die Bewertung! Denken Sie an die klare Trennung von Beobachtung und Bewertung. Auch im Pflegealltag finden täglich Beurteilungen statt. Eine Eintragung in der Pflegedokumentation „Pat. ist aggressiv" ist eine solche Beurteilung, die besser durch eine verhaltensnahe Beschreibung ersetzt werden sollte, da hierdurch Ursachen erklärt und mögliche Maßnahmen abgeleitet werden können. Gleiches gilt für die Personenbeurteilung: Erst ist das Verhalten zu dokumentieren, dann die Bewertung vorzunehmen. Bewertungsskalen sollten erst am Ende des jeweiligen Moduls ausgefüllt werden, damit voreilige Schlüsse vermieden werden. Die Dokumentation des auffälligen Verhaltens erleichtert zum einen die spätere Rückmeldung, zum anderen können anhand der Aufzeichnungen auch leichter Bewertungen vorgenommen werden. Vermeiden Sie bei der Überführung von Beobachtung in Beurteilung Kausalattributionen (Wieso hat die Person so reagiert?). Wenn es für die Bewertung relevant ist, dann fragen Sie die Bewerberin, warum sie in einer Situation so reagiert hat.

Eine Strukturierung des Verfahrens kann eine weitere Hilfe sein. Je strukturierter das Auswahlverfahren, umso geringer die Verzerrungstendenzen. Beim freien Bewerbungsgespräch kann es beispielsweise dazu kommen, dass der Interviewer versucht, die vorgefassten Erwartungen durch entsprechende Fragen zu bestätigen. Beim strukturierten Interview ist dies nicht so ohne weiteres möglich, da die Themen und Beispielfragen vorgegeben sind. Der Einfluss vieler Beobachtungsfehler lässt sich durch die Prinzipien reduzieren, die auch beim Assessment-Center und beim multimodalen Interview umgesetzt werden:

Je mehr Module und je mehr Beobachter, umso gering ist der Einfluss von Beurteilungsfehlern

- Mehrere unabhängige Beurteiler: Ein unabhängiges Urteil mehrerer Beobachter sichert die Objektivität der Bewertung. Bewerberinnen werden mehrfach in verschiedenen Situationen und in verschiedenen Gruppenzusammensetzungen beobachtet und bewertet. Dadurch wird beispielsweise der Einfluss von Reihenfolgeneffekten minimiert. Indem die Beurteiler keinen Gruppenkonsens bilden, sondern die Ergebnisse erst am Ende aller Module zu einem Gesamtergebnis zusammentragen, wird verhindert, dass es zu Absprachen kommt und das Urteil von dominierenden Personen die Bewertungsrichtung vorgibt.
- Multidimensionalität: Die Bewerberin sollte die Chance haben, in verschiedenen Teilen des Auswahlverfahrens ihre verschiedenen Kompetenzen zu zeigen. Je mehr Verfahren verwendet werden, um ein- und dasselbe Kriterium, z.B. manuelle Geschicklichkeit, zu prüfen, umso zuverlässiger sind die Ergebnisse.

10.2 Beurteilungsschulung

Eine Beobachtungs-, Beurteilungs- und Bewertungsschulung sollte vor der Neuimplementierung eines Auswahlverfahrens, aber auch regelmäßig bei etablierten Auswahlverfahren durchgeführt werden.

Die Schulung hat folgende Funktion:
- Die Organisation des Auswahlverfahrens, die Zeitpläne und die Aufteilung der Bewerberinnen auf die einzelnen Module und Beurteiler

werden erläutert. Dies führt zu einem reibungsloseren Ablauf und sichert damit validere Bewertungen

- Die Bewertungsdimensionen werden an praktischen Beispielen verdeutlicht, damit verschiedene Beurteiler gleiche Maßstäbe anlegen
- Es erfolgt eine Aufklärung über verschiedene Beurteilungsfehler und die Wichtigkeit einer Trennung von Beobachtung und Beurteilung.

Beurteilungsschulung können auch zur Verbesserung der Mitarbeiterbeurteilung eingesetzt werden Entsprechende Schulungen dauern ein bis zwei Tage, je nachdem, wie viele verschiedene Auswahlverfahren verwendet werden und wie viele Beurteiler teilnehmen. Sie sollten didaktisch auf die Zielgruppe abgestimmt sein. Mir scheint es bei Trainingsmaßnahmen wichtig, den Mehrwert entsprechender Schulungen, z.B. für die Personalbeurteilung, die Bewertung der praktischen Einsätze von Auszubildenden oder die Beurteilung von Patienten, deutlich zu machen. Daher ist es nützlich, praktische Beispiele aus dem Pflege- oder Schulalltag einzubauen. Berater mit pflegerischem Hintergrund sind daher im Vorteil.

Die Schulungen sollten zeitnah zur eigentlichen Auswahl stattfinden. Wenn es sich um viele Novizen handelt oder das Auswahlverfahren neu ist, dann gehört zu einer verantwortungsvollen Betreuung auch eine Nachbesprechung, in der die Probleme mit dem Auswahlverfahren diskutiert werden und weiterer Schulungsbedarf abgeklärt wird.

Durch Erfahrungen in verschiedenen Modellprojekten ist im Laufe der Jahre ein evaluierter Schulungskatalog entstanden, der folgenden Ablauf hat.

Demonstration von Beurteilungsfehlern

Die Selbstreflexion führt zu Veränderungen in der Bewertung
- Einstieg mit einer Gruppenaufgabe: Bei dieser Gruppenaufgabe konkurrieren zwei Teams. Es geht um eine zielorientierte Konstruktion unter Zeitdruck. Nach Ablauf der Zeit bewerten sich die Gruppen untereinander, außerdem bewertet jede Gruppe ihren jeweiligen „Teamchef".
- Anhand der Bewertungen können die verschiedenen Fehler und Verzerrungstendenzen verdeutlicht werden
- Es werden verschiedene Möglichkeiten vorgestellt, wie diese verhindert werden können. Der Unterschied zwischen Beobachten, Bewerten und Beurteilen wird an einem Fallbeispiel verdeutlicht. Die Beobachter werden darauf trainiert, den Beobachtungsvorgang scharf von dem Beurteilungsvorgang zu trennen. Bei dem Beobachtungsvorgang werden lediglich das von außen sichtbare Verhalten und die gemessene Leistung des Teilnehmers beschrieben. Die Beurteilung stellt dagegen die Schlussfolgerung aus diesem gezeigten Verhalten dar.

Vorstellung der Module zur Auswahl
- Die Organisation des Auswahlverfahrens, der Ablauf einzelner Module und deren Gestaltung wird erläutert. Hierbei geht es auch darum, sich darüber zu verständigen, wie einzelne Bewertungsdimensionen aufgefasst werden und wie die Verhaltensanker angewandt werden können: „Je öfter sich die Beobachter über wohl definierte Beobach-

tungseinheiten verständigen, desto höher fällt der Konsens aus"
(Fisseni, 1997, S. 189)

- Es wird verdeutlicht, dass die Instruktionen immer gleich erfolgen sollen und alle Beobachter die Teilnehmenden gleich behandeln sollen
- Besonders Assessment-Center sind für die Bewerberinnen stressig, daher wird erläutert, wie eine angenehme Atmosphäre geschaffen werden kann
- Einweisung in den Umgang mit den Beobachtungsbögen: Mit Hilfe dieser Bögen können die Beobachter eine systematische Beobachtung durchführen und ihre Beobachtungen auf die relevanten Dimensionen beschränken. Vor dem eigentlichen Beobachtungsvorgang sollten die Beobachter sich eingehend mit diesen Bögen beschäftigt haben – also wissen, wann welcher Bogen eingesetzt wird und wie und wann die eigentliche Bewertung durchgeführt wird
- Häufige Beurteilungsfehler werden nochmals an den jeweiligen Auswahlmodulen erläutert

Die Annahme verschiedener Rollen schärft den Blick für die jeweilige Position

- Es folgt ein Rollenspiel einer Bewerbungssituation mit anschließender Beurteilung der „Bewerberin". Anschließend gibt es ein Feedback durch die Gruppe, unterstützt durch Videoanalysen. Es macht Sinn, dass auch spätere Interviewer oder Beurteiler die Rolle der Bewerber einnehmen, um die Auswahl aus deren Sicht zu erleben und Schwächen in der Bewerberzentrierung aufzudecken
- Gesprächstechniken für das Auswahlgespräch werden trainiert
- Die Regeln für die Beobachterkonferenz und das Zusammentragen der Ergebnisse werden besprochen. Auf die Probleme einer Gruppenkonsensbildung wird eingegangen. Günstig ist es, wenn eine neutrale Person, evtl. die Person, die vorher die Ergebnisse eingesammelt hat, die Beobachterkonferenz moderiert.

Feedback-Training

Ohne Feedback keine Entwicklungsmöglichkeiten

Ein differenziertes Feedback am Ende des Auswahlverfahrens ist für viele Auswählende ein Novum. Ein Feedback über das Abschneiden der Bewerberinnen fehlt meist ganz und beschränkt sich auf die wenige Tage später per Post eintreffende Zu- oder Absage. Das ist zu wenig, denn schließlich wollen Sie im Rahmen der Evaluation ja auch wissen, was Sie falsch gemacht haben, damit Sie es zukünftig besser machen können. Es ist fair und auch für das Image förderlich, wenn Sie die Zusage sofort geben und eine Ablehnung begründen.

Besonders, wenn Bewerberinnen mehrere Stunden mit dem Auswahlverfahren verbracht haben, ist es ein Zeichen von Wertschätzung, wenn Sie durch ein differenziertes Feedback trotz einer Absage auch noch einen Nutzen aus der Teilnahme ziehen können. Ein festes Bewertungsschema und die notierten Verhaltensbeobachtungen erleichtern eine Rückmeldung der Stärken und Schwächen. Über die Durchführung des Feedback-Gespräches informiert Kapitel 9. Im Rahmen der Beurteilungsschulung wird auch auf die Möglichkeiten der Evaluation des Auswahlverfahrens aus Sicht der Teilnehmenden hingewiesen.

11 Ein Praxisbericht

Gabriele Kammerer

Im Folgenden werden die Entwicklungsschritte eines multimodalen Auswahlverfahrens in der „Schule für Pflegeberufe" im Klinikum Karlsruhe in Zusammenarbeit mit der Forschungsgruppe „Personalauswahl im Gesundheitswesen" der Universität Heidelberg und die daraus resultierende derzeitige Durchführung beschrieben. Hierbei wird deutlich, dass nicht alle Empfehlungen des Buches umgesetzt werden können, sondern an den Möglichkeiten der Praxis relativiert werden müssen. Andererseits zeigt die Schilderung aber auch, dass es nützlich ist, Gewohntes zu hinterfragen und dass sich Veränderungen lohnen. Das Kooperationsprojekt dauerte von Dezember 2000 bis zum August 2001. Ich werde zunächst die Ausgangssituation, wie sie in der Kinder- und Erwachsenenkrankenpflege bestand, darstellen (☞ 11.1). Schon vor dem Beginn der Kooperation führten wir erste Änderungen im Auswahlverfahren durch, die im Abschnitt 11.2 erläutert werden. Die einzelnen Schritte der Projektarbeit, die Organisation der Vorarbeiten (Anforderungsanalyse) werden im dritten Abschnitt dargestellt. Abschnitt 11.4 schildert die praktische Umsetzung. Das ursprünglich für die Kinderkrankenpflegeschule entwickelte Konzept wurde auf andere Bereiche der Schule übertragen: Auf die Auswahl für die Erwachsenenkrankenpflege und der Operationstechnischen Assistenten (☞ 11.5). Mit dem neuen Auswahlverfahren kann eine Vielzahl von Kriterien geprüft werden, die bei einem klassischen Einzelgespräch nicht ausreichend hätten bewerten können. Auf die besonderen Leistungen des multimodalen Auswahlverfahrens zur Messung verschiedener Kompetenzen gehe ich im Abschnitt 11.6 ein. Auch unsere subjektiven Erfahrungen werde ich beschreiben und abschließend das Projekt und das neue Auswahlverfahren bewerten (☞ 11.7).

Vorweg: Die Arbeit war anstrengend und lohnend. Sie wurde nur bewältigt, weil viele Beteiligte nicht danach fragten, ob sie das tun müssen und ob das denn nun wirklich ihre Aufgabe sei. Die Projektarbeit war auch deshalb erfolgreich, weil einige jeden Gedanken an einen pünktlichen Feierabend außer Acht ließen. Von all denjenigen, die ich fragen konnte, hat niemand diese Arbeit je in Frage gestellt, geschweige denn bereut. Wir sind alle sehr zufrieden mit dem Ergebnis.

11.1 Auswahlsituation bis Ende 1999

Die Voraussetzungen, um zum Bewerberauswahlgespräch im Klinikum Karlsruhe eingeladen zu werden waren:
- Ein lückenloser Lebenslauf

- Das Erfüllen der gesetzlichen Anforderungen, z. B. hinsichtlich des Schulabschlusses
- Ein Notenschnitt in bestimmten ausgewählten Fächern von 3,0 oder besser.

An diesen Vorauswahlkriterien hat sich bis heute nichts geändert. Nach Prüfung der Zeugnisse, des Lebenslaufes und der dazugehörigen Unterlagen blieben – und bleiben heute noch – weniger als die Hälfte der Bewerbungen als geeignet übrig. Vor der Zusammenlegung zur „Schule für Pflegeberufe" im Jahr 2001, waren die Krankenpflegeschule und Kinderkrankenpflegeschule weit gehend unabhängig. Ebenso war die Auswahl der Bewerberinnen sehr unterschiedlich geregelt.

Auswahl in der Kinderkrankenpflegeschule

Zur Bewerberauswahl wurde in der Kinderkrankenpflegeschule ein Gruppenverfahren durchgeführt. Sechs Bewerberinnen sahen sich einem Dreiergremium aus Schulleitung, Pflegedienstleitung und Betriebsratsmitglied (eine Stationsleitung) gegenüber, das die Auswahl vornahm. Etwa eine Stunde lang wurde ein Gruppengespräch in einer Mischung aus Interview und Informationsvermittlung durchgeführt. Danach wurden den Bewerberinnen drei Bereiche des Kinderkrankenhauses gezeigt.

Nach der Verabschiedung der Bewerberinnen wurde sofort innerhalb des Auswahlgremiums eine Entscheidung getroffen. Die Mitteilung über die Entscheidung wurde in der Regel am Folgetag postalisch an die Bewerberinnen verschickt. Zusagen und Absagen verschickten wir in der Regel ohne Begründung. Lediglich wenn eine Bewerbung in der Vorauswahl nicht den Notenkriterien oder den gesetzlichen Bestimmungen, z. B. hinsichtlich des Schulabschlusses, entsprach, teilten wir dies schriftlich mit. Das ist auch heute noch so.

Die Gruppengespräche fanden in etwa zwanzigmal pro Jahr statt. Etwa 30 Auszubildende bekamen eine direkte Zusage und circa 20 Personen kamen auf die Warteliste. Diese hohe Zahl war und ist erfahrungsgemäß notwendig, um eine Kursgröße von 28 Personen sicherzustellen. Wir nehmen an, dass die guten Bewerberinnen bei mehrfacher Bewerbung mehrere Zusagen erhalten und deshalb am Ende den für sie günstigsten Ausbildungsplatz wählen.

Die Gruppe der Auswählenden fühlte sich manches Mal sehr unsicher in der Bewertung des Gespräches, da die Gruppendynamik sehr von der Persönlichkeit der Teilnehmerinnen abhing. Manchmal waren die Gespräche offen und informativ. Bei anderen Gruppen hatten wir den Eindruck, dass eine weniger spontane Teilnehmerin von sehr Aktiven „überfahren" worden war, was die Bewertung schwierig machte. Es gab auch Gruppen, in denen Personen so zurückhaltend waren, das gar kein gemeinsames Gespräch aufkam. Auch das Sprachverständnis von Personen, die noch nicht lange in Deutschland lebten, war auf diesem Wege kaum zu beurteilen. Dies alles führte gelegentlich dazu, dass sich die Entscheidung trotz eines Gruppenkonsenses in der Praxis als falsch herausstellte.

Auswahl in der Krankenpflegeschule

In der Krankenpflegeschule wurden zur Auswahl der Bewerberinnen pro Nachmittag 8–10 Personen im Abstand von 15 Minuten eingeladen. Bei der Terminierung wurde mit eingeplant, dass einige Eingeladene nicht erscheinen. So blieben pro Bewerberin rund 20 Minuten für ein Einzelgespräch. Ein Gremium von Schulleitung, Pflegedienstleitung und Betriebsrat versuchte sich in dieser Zeit durch gezielte Fragen ein Bild von der Eignung der Person zu machen. Die Stationen waren bei diesem Verfahren nicht mit einbezogen, was aber auch von niemandem bemängelt wurde.

Die Rückmeldung war wie in der Kinderkrankenpflegeschule geregelt: Nur bei nicht erfüllten Vorauswahlkriterien wurde die schriftliche Absage begründet. Bei den Auswählenden blieb nach dem Auswahlgespräch häufig ein ungutes Gefühl über die getroffene Entscheidung. Es wurde bemängelt, dass keine oder wenig brauchbare Informationen vorlagen, die eine Entscheidung rechtfertigen konnten. Außerdem war es hier sehr viel schwerer, einen Konsens zu finden. Wegen der Kürze des Gespräches blieb zu viel Raum für subjektive Bewertungen und zu wenig Raum für eine Wahrnehmung des Verhaltens im sozialen Umfeld. Hier war die Kinderkrankenpflegeschule mit dem Gruppengespräch im Vorteil. Manchmal gab es auch kritische Anrufe von Eltern der abgelehnten Bewerberinnen, die bezweifelten, dass mit einem solchen Gespräch überhaupt die wahren Fähigkeiten der Tochter hätten beurteilt werden können.

Aufgrund der vielfältigen Kritikpunkte bei der Auswahl in der Kinderkranken- und der Erwachsenenpflege war klar, dass mit der Zusammenlegung der Schulen auch das Auswahlverfahren optimiert werden musste.

11.2 Erste Veränderungen in Eigenregie im Jahre 2000

Etwa ein Jahr vor der Zusammenlegung der Kinder- und Erwachsenenkrankenpflegeschule versuchten wir aufgrund der beschriebenen Mängel die Auswahl zu verbessern. Zusammen mit der Praxisanleiterin der Kinderkrankenpflegeschule entwickelten wir ein Verfahren, bei dem in etwa siebenmal pro Jahr jeweils 20 Bewerberinnen zu einem Bewerbungstag eingeladen wurden. Zusätzlich zu Schulleitung, Pflegedienstleitung und dem Betriebsratsmitglied wurden nun auch die Praxisanleiterin und die zukünftige Kursleitung in die Auswahl eingebunden. Mit Teilaufgaben (Modulen) wurden verschiedene Fähigkeiten überprüft. Bewertet wurden
- die sozialen Kompetenzen in der Gruppe
- die Fähigkeiten, Texte zu verstehen und schriftlich wiederzugeben
- die Kreativität
- die Darstellung im Einzelgespräch.

Eine subjektive und wichtige Veränderung wurde schon nach den ersten Durchläufen deutlich: Alle Beteiligten, die nach dem Bewerbertag über die Zukunft der jungen Menschen zu entscheiden hatten, fühlten sich sicherer. Die Bewertung der Bewerberinnen schien fairer zu sein, was auch die Zufriedenheit der Auswählenden erhöhte. Die veränderte Auswahl ging zwar mit einer Erhöhung des Personalaufwandes von etwa 20 % einher, dies war aber für uns vertretbar, da zum einen weniger Einzeltermine notwendig waren und zum anderen die höhere Zufriedenheit der Beurteilerinnen einen hohen Stellenwert hatte und hat.

Wir waren uns seinerzeit aber auch bewusst, dass dieses Auswahlverfahren, trotz der Zustimmung durch Personalrat, Personalabteilung und Pflegedienstleitung, noch immer laienhaft und verbesserungswürdig war.

Da wir bezüglich der Bewerberauswahl im Gesundheitswesen keine geeignete Literatur fanden und auch zunächst keine Experten an der Hand hatten, mussten wir die Verfahren nach Plausibilitätsprinzipien erstellen. Die Gruppenaufgaben wurden beispielsweise von der Praxisanleiterin aufgrund eigener Erfahrungen, die sie während der Ausbildung und der Arbeit gesammelt hatte, ausgewählt.

Es fehlte uns vor allem an standardisierten Bewertungskriterien und Bewertungsbögen. Die Bewertung des Verhaltens der Bewerberinnen musste daher bei allen Bemühungen um Objektivität und Fairness in großen Teilen subjektiv bleiben. Wir haben zwar nach dem Auswahlverfahren immer wieder diskutiert, welches Verhalten wir in welcher Weise einschätzen sollen, aber es fehlten Möglichkeiten der differenzierten Bewertung und eine Zuordnung des Verhaltens zum Bewertungsmaßstab.

Die Beobachterinnen notierten in den Aufgaben lediglich eine grobe Gesamteinschätzung der Bewerberin, die dann für die Entscheidung herangezogen wurde.

Rückblickend waren diese Veränderungen eine Verbesserung im Vergleich zum Einzel- oder Gruppengespräch. Dennoch gab es, insbesondere was die Bewertung und die Zusammenführung der Bewertungen in den einzelnen Aufgaben betraf, noch Verbesserungspotenzial.

11.3 Entwicklung des heutigen Auswahlverfahrens

Im Herbst des Jahres 2000 wurden wir auf die Aktivitäten der Forschungsgruppe an der Universität Heidelberg aufmerksam. Die Suche nach Erhebungs- und Erprobungsfeldern auf der einen Seite und der Wunsch, die Personalauswahl professioneller zu gestalten auf der anderen Seite, führten schließlich zu der knapp acht Monate andauernden Kooperation.

Im Mittelpunkt des Interesses stand zunächst die Frage, welche Kriterien und Kompetenzen für die Ausbildung überhaupt wichtig sind. Auf der Grundlage eines daraus entstehenden Anforderungsprofils sollten dann gezielt Auswahlverfahren entwickelt werden. Die Mitarbeit an einem

Forschungsprojekt, das spezielle Schlüsselkompetenzen für die Personalauswahl in der Pflege aufdecken wollte, reizte uns. Ebenso die Fragestellung, ob sich Unterschiede zwischen der Krankenpflege und der
Kinderkrankenpflege ergeben würden.

Es wurde ein Auswahlverfahren für die Kinderkrankenpflegeschule entwickelt, das auch auf die Bereiche der Erwachsenenpflege oder die Ausbildung der Operationstechnischen Assistenten (OTA) übertragen werden
kann.

Anforderungsanalyse

In ersten Gesprächen mit der Forschungsgruppe wurde deutlich, dass für
die Anforderungsanalyse Interviews mit Pflegenden und anderen Berufsgruppen nötig waren. Daher mussten mit allen Berufsgruppen, die rechtlich oder inhaltlich an den Befragungen Interesse hatten, frühzeitig Kontakte geknüpft werden. Die Pflegedienstleitung des Kinderkrankenhauses
hat das ganze Projekt von Anfang an vielfältig unterstützt. Auch durch
andere Berufsgruppen war tatkräftige Hilfe vorhanden.

Sehr bald war klar, dass wir in erheblichem Maß die Mitarbeit des Pflegepersonals benötigen würden. Die entsprechende Freistellung erfolgte
problemlos. Mitarbeiterinnen waren nicht nur für die Interviews zur Aufdeckung der Schlüsselqualifikationen notwendig, sondern sollten auch
aktiv an der Neuentwicklung von Auswahlverfahren beteiligt werden. In
mehreren Arbeitssitzungen wurden die notwendigen Vorarbeiten und
Planungen für das Auswahlverfahren besprochen. Die mitwirkenden
Pflegenden kamen aus allen Altersgruppen und allen Fachbereichen der
Kinderklinik und hatten großes Interesse an der Projektarbeit. Die Befra-
gungsdauer pro Mitarbeiterin betrug jeweils 30 Minuten. Es wurden insgesamt 20 Personen befragt.

Der Betriebsrat war im Vorfeld in alle Entscheidungen eingebunden.

Neben den Examinierten wurden auch Auszubildende zu ihren Erwartungen bei der Personalauswahl, zu den notwendigen Schlüsselkompetenzen
und zu kritischen Situationen, in denen diese Kompetenzen besonders
deutlich werden, befragt. Hier wurde vom Betriebsrat ein größtmögliches
Maß an Anonymität, vor allem den Mitarbeiterinnen der Schule gegenüber gewünscht, denn es wurden positive und negative Beispiele aus dem
praktischen Pflegealltag zusammengetragen.

Den Auszubildenden der Kinderkrankenpflegeschule wurde die Möglichkeit gegeben, bei Arbeitstreffen an der Entwicklung des Auswahlverfahrens mitzuarbeiten, wovon auch einige Gebrauch machten. Für die Interviews und die schriftlichen Befragungen in den Kursen, die durch die
Mitarbeitenden der Universität Heidelberg durchgeführt wurden, wurde
Unterrichtszeit zur Verfügung gestellt. Es waren etwa vier Stunden pro
Ausbildungskurs nötig. Die Teilnahme war für die Auszubildenden freiwillig. Von der Schule wurde weder kontrolliert noch sanktioniert, ob
Personen mitmachten oder auch nicht.

Der größte Teil der Auszubildenden freute sich an der Mitarbeit und fand das ganze Projekt spannend. Immerhin bot diese Arbeit eine andere Sichtweise auf die Arbeitswelt, den Zugang zur Ausbildung und zur Beschäftigungssituation in der Pflege.

Auszubildende waren aktiv an der Entwicklung eines Testverfahrens beteiligt. Dabei war interessant, dass die „härtesten" Auswahlkriterien von den Auszubildenden selbst vorgeschlagen wurden. Sie hatten klare Vorstellungen von den wünschenswerten Kompetenzen und Eigenschaften einer Pflegekraft.

Die Kinderärzte und -ärztinnen der Kinderklinik wurden zur Mitarbeit in Form von Interviewteilnahmen gebeten. Allerdings erklärten sich trotz umfangreicher Informationen über das Projekt und mehrfacher Ansprache nur wenige dazu bereit. Letztlich waren Pflegende, die Pflegedienstleitung, die Praxisanleiterin, der Betriebsrat, zwei Ärztinnen, Auszubildende und Lehrkräfte aktiv an der Projektgruppenarbeit beteiligt.

Zusammen mit der Forschungsgruppe wurden aus den Befragungsergebnissen ein Kriterienkatalog erstellt und mögliche Verfahren zur Erhebung entsprechender Kompetenzen diskutiert. Bevor wir die ersten Testläufe unternahmen, bekam der Betriebsrat das Manual zur Durchsicht. Durch die Anwesenheit und Mitwirkung einzelner Betriebsratsmitglieder bei der Entstehung und Anwendung des neuen Verfahrens hatte der Betriebsrat jederzeit vollen Einblick in den aktuellen Stand der Entwicklungen.

Die Befragungen lagen in der Verantwortung der Forschungsgruppe. Das Zusammenspiel lief gut. Die Organisation der Interviewtermine und der Arbeitstreffen im Bereich der Kinderklinik und der Kinderkrankenpflegeschule war manchmal ein Problem. Zu viele Personen und Berufsgruppen mit sehr unterschiedlichen Arbeitszeiten mussten koordiniert werden. Wie oft bei solchen Projekten mussten viele Kompromisse gefunden werden. Der Wunsch, in kurzer Zeit ein neues Verfahren zu implementieren, musste schnell aufgegeben werden. Letztlich dauert es knapp acht Monate von ersten Vorgesprächen bis zur Anwendung des neuen Verfahrens.

Erster Entwurf für das neue Auswahlverfahren

Von der Forschungsgruppe wurde ein erstes vorläufiges Manual zur Durchführung der Auswahl entworfen und in der Projektgruppe vorgestellt. Auch hier war, wie so oft, der erste Eindruck entscheidend: Der Text des Manuals war leicht verständlich und sehr übersichtlich. Ein Teil unseres ersten „laienhaften" Verfahrens war nun in verbesserter Form eingearbeitet. Dass wir an Vertrautes anknüpfen konnten, erleichterte die Arbeit ungemein.

Neben der Freude, die Arbeit bald beendet und die ersten Ergebnisse ganz greifbar in Händen zu halten, empfanden wir auch Sorge, ob das Ganze in der Form auch so praktisch umsetzbar ist.

Unsere Wunschkriterien: Soziale Kompetenz, sprachliche Kompetenz, Kreativität und die Motivation wurden um die Dimension Wahrnehmung/Aufmerksamkeit erweitert, die mit einem Testverfahren geprüft werden sollten. Die Bewertungen der Beobachterinnen wurden durch standardisierte Fragebögen und Bewertungsskalen dokumentierbar und objektiver.

Es ergab sich aber auch in drei Dingen ein Veränderungsbedarf:
- Um die Objektivität zu erhöhen, waren mehrere Auswahlmodule vorgesehen. Die Zuordnung von Beobachterinnen und Bewerberinnen zu den einzelnen Auswahlteilen war jedoch noch unzureichend. Durch die **Durchmischung der Bewerbergruppen** zwischen den verschiedenen Modulen sahen einige Beobachterinnen manche Bewerberinnen zweimal, andere aber gar nicht. Dies wurde von allen als unbefriedigend empfunden. Wir entwickelten daher einen neuen Zuordnungsplan (☞ unten).
- Die **tatsächliche Zahl der erscheinenden Bewerberinnen** ergibt sich meist erst im Verlauf der ersten halben Stunde des Auswahlverfahrens. Zu spät kommende Personen einfach abzulehnen, nur damit das Auswahlverfahren reibungslos ablaufen kann, ist ungerecht, da bei langen Anreisezeiten über mehrere hundert Kilometer eine minutengenaue Ankunft nicht von der Bewerberin alleine beeinflusst wird. Es ist daher nötig, flexibel auf die Anzahl der Bewerberinnen zu reagieren und dennoch eine feste Ablaufstruktur zu sichern. Wir haben daher für jede mögliche Anzahl an Bewerberinnen fertige Organisationsmappen entwickelt (☞ unten).
- Zum Abschluss des Tages war ein **Gespräch zwischen einer Bewerberin und einer Beobachterin** vorgesehen. Wir wollten diese Gespräche lieber zu zweit durchführen, damit dadurch sichergestellt ist, dass möglichst verschiedene Personengruppen (Schulleitung, Pflegedienstleitung und Betriebsrat) an der Auswahl beteiligt waren.

11.4 Erste Praxiserprobung

Nach einigen Veränderungen des Manuals starteten wird im Juli 2001 einige Testläufe für die neue Auswahl in der Kinderkrankenpflege. Hieran waren beteiligt
- Betriebsratsmitglied
- Schulleitung
- Pflegedienstleitung
- Klassenlehrerin
- Praxisanleiterin.

Die ersten zwei Durchläufe wurden durch Mitarbeitende der Forschungsgruppe unterstützt. Dies war hilfreich, da bei der Durchführung doch jede Menge Dinge beachtet werden mussten, die ein entsprechendes Training notwendig machten. Die nachfolgenden Auswahlverfahren führten wir in Eigenregie durch. Bis auf kleine Veränderungen ist das Auswahlverfahren im Wesentlichen bis heute so beibehalten worden. Für die Beurteilung der Bewerberinnen in den einzelnen Modulen war und ist es sinnvoll, vorher eine Beurteilungsschulung durchzuführen. Diese ist im Umfang und in der Intensität von den verwendeten Modulen und der Vorbildung der Beobachterinnen abhängig.

11.4.1 Rahmenbedingungen

Die Organisation des Auswahlverfahrens wird im Wesentlichen von der stellvertretenden Schulleiterin und der Sekretärin übernommen.

Die **Einladungsbriefe** wurden zusammen mit dem Kooperationspartner entwickelt und bewerberorientiert gestaltet. Bei den ersten Einladungsschreiben war zweimal die Bitte geäußert worden, sich für das Auswahlverfahren an- oder auch abzumelden. Das Anmeldeverhalten der Bewerberinnen und die Teilnahmebereitschaft am Auswahlverfahren konnte dadurch nicht wesentlich verändert werden und ist bis heute nicht genau durchschaubar. Es melden sich keineswegs alle Bewerberinnen ab. Die Anmeldungen sind in der Regel korrekt, treffen jedoch manchmal erst ein bis zwei Tage vor dem Auswahltermin und nicht in der geforderten Zeitfrist ein. Ein Teil der angemeldeten Bewerberinnen erscheint gar nicht. Manche melden sich auch an und am Vortag wieder ab.

Wir laden daher bis zu 30 Bewerberinnen ein, damit wir sicher sein können, dass dann zwischen 10 und 25 Personen anwesend sind. Die reale Teilnehmerzahl liegt meist bei etwa der am Vorabend registrierten Personenzahl +/– 3.

In einem der Auswahlmodule sollen in der Gruppe Gegenstände oder Modelle gebastelt werden. Dafür waren verschiedene Materialien zu besorgen.

Die **Materialbeschaffung** forderte unsere Kreativität. Normalerweise werden bei uns alle Materialien über den zentralen Einkauf bestellt. Dieses ist bei der Fülle an notwendigen Materialien, z. B. Schnuller oder Spatel, zu aufwändig. So wurden bestimmte Materialien im Haus gesammelt, z. B. gebrauchte Babyfläschchen, oder zusätzlich eingekauft, z. B. Schulknete. Letztendlich ist dieses aber eine Frage der zeitgerechten Organisation, für die bei uns die Sekretariate verantwortlich sind.

Die **Bewirtung** war und ist ebenfalls etwas problematisch, da aufgrund des undurchschaubaren Rückmeldeverhaltens die konkrete Zahl der Teilnehmerinnen auch nach monatelanger Erfahrung nur geschätzt werden kann.

Der **Raumbedarf** ist relativ hoch. Im Idealfall belegen wir vier Klassen- oder Konferenzräume. Bei „Raumnot" geht es aber auch mit einem großen Klassenraum und zwei Räumen von etwa 20 Quadratmetern.

Ein großer Raum dient der Begrüßung, als Aufenthaltsraum für die Bewerberinnen in den Pausen und wird für die Verabschiedung am Ende der Veranstaltung genutzt. In diesem Raum besteht auch die Möglichkeit, einen Imbiss und Getränke einzunehmen. Gleich zu Beginn gibt es Kaffee und Sprudel sowie etwas zu essen. In der Mittagszeit werden hier auch belegte Brote und Kuchen serviert. Bei „Raumnot" kann dort auch der Test mit der Videovorführung stattfinden, während zeitgleich in den kleineren Räumen die Kreativgruppe und die Gesprächsgruppe arbeiten. In den kleinen Räumen finden die Einzelgespräche und die Beobachterkonferenz statt.

11.4.2 Ablauf des Auswahltages

Die erste Begrüßung der Bewerberinnen übernimmt die Sekretärin. Dabei können dann auch gleich Formalitäten (z.B. fehlende Papiere oder Teilnahmebescheinigungen für das Arbeitsamt) geklärt werden. Gleichzeitig vergibt sie die Namensschilder. Auf dem Schild ist neben dem Namen ein Buchstabe zu sehen, der auch in den Laufzetteln und in den Bewertungsbögen zu finden ist (☞ Anhang I, J). Nach der Vergabe der Schilder, führt die Sekretärin die Bewerberinnen in den Raum, in dem die offizielle Begrüßung stattfindet und der gleichzeitig als Aufenthaltsraum dient.

Etwa eine halbe Stunde vor der planmäßigen Ankunft der Personen trifft sich das Team zur Absprache und Aufgabenverteilung: Die Schulleitung oder ihre Stellvertretung übernimmt die Leitung des Tages. Sie hat in der Regel die Bewerbungsunterlagen vorher geprüft und sich vor Beginn der Veranstaltung erneut damit vertraut gemacht. Die übrigen Beurteilerinnen haben später Gelegenheit, die Unterlagen einzusehen.

Die Beurteilerinnen können sich die Module, in denen sie die Bewerberinnen bewerten wollen, selbst aussuchen. Die Beurteilerinnen der Gesprächs- und Kreativgruppe bleiben während des Tages konstant. Die Person, die den Videotest überwacht, führt anschließend den Klinikrundgang durch. In jeweils zwei parallelen Gruppen werden mit einer Bewerberin und zwei Beurteilerinnen die Einzelgespräche durchgeführt. Durch die parallel laufenden Gespräche sollen Wartezeiten vermieden werden. Eine Person wertet den Videotest aus.

Alle Beobachterinnen begrüßen zu Veranstaltungsbeginn gemeinsam die anwesenden Bewerberinnen und stellen sich mit Namen und Funktion vor. Anschließend erfolgt eine kurze Vorstellung der Einrichtung.

Es hat sich bewährt, bei der Erstinformation „von außen nach innen" vorzugehen. Da einige Bewerberinnen aus anderen Bundesländern kommen, erzählen wir zunächst einige Aspekte zu Baden-Württemberg, dann etwas über die Stadt Karlsruhe. Dies soll ja die Stadt sein, in der die zukünftigen Auszubildenden drei Jahre leben werden. Danach beschreiben wir das Klinikum Karlsruhe und gehen näher auf den Fachbereich ein, für den sie sich beworben haben. Zum Schluss beschreiben wir die Schule für Pflegeberufe und konkret die Ausbildung in dem angestrebten Fachbereich. In der Regel sind dann auch die Nachzügler angekommen, die also auch die für sie letztendlich wichtigsten Informationen hören.

Zum Schluss werden der Ablauf des Tages, die Räume und die Ziele des Auswahlverfahrens besprochen. Die Inhalte und die Form der Begrüßung sind gezielt darauf ausgerichtet, die Angst der Personen zu reduzieren.

Am Ende der Vorstellungen steht die genaue Teilnehmerzahl fest. Jede Bewerberin erhält einen Laufzettel, dem zu entnehmen ist, wann und in welchem Raum welches Auswahlmodul stattfindet. Die Beobachterinnen erhalten eine Mappe, in der für die jeweilige Übung die Zusammensetzung der Gruppe, die Instruktionen, die Verhaltensanker und die Bewertungsbögen enthalten sind.

Die Beobachterinnen sind aufgefordert, die korrekte Zusammensetzung der Bewerbergruppen zu überprüfen, denn es kann immer mal wieder vorkommen, dass Personen durch Aufregung oder mangelnde sprachliche Fähigkeiten die Erklärungen oder den schriftlichen Ablaufplan nicht erfassen. Außerdem sind die Beobachterinnen für die Einhaltung des Zeitplans verantwortlich.

Die Bewerberinnen durchlaufen nach der Vorstellung und dem Austeilen der Zeitpläne vier Auswahlmodule:
- Videotest
- Gruppenkonstruktionsaufgabe
- Gruppendiskussion
- Einzelgespräch.

Zwischen den Modulen sind jeweils 10 Minuten Pause vorgesehen. Außerdem gibt es eine längere Mittagspause und eine Klinikführung. Da es zwei Gruppen gibt, die parallel an den jeweiligen Modulen teilnehmen und auch die Zusammensetzung der Gruppen unterschiedlich ist, hat beinahe jede Bewerberin eine andere Reihenfolge zu durchlaufen (☞ Tab. 11.1). Die Beobachterinnen erleben bei den einzelnen Aufgaben unterschiedliche Personen und auch die Bewerberinnen haben es durch die Durchmischung der Gruppen mit jeweils anderen Personen in der Gruppe zu tun.

Nach dem letzten Modul, dem Einzelgespräch, treffen Beobachterinnen und die Bewerberinnen wieder im Aufenthaltsraum zusammen, um offene Fragen zu klären. Schließlich wird mitgeteilt, wann eine Zu- oder Absage per Post eingehen wird und was im Falle einer Zusage zu tun ist, z. B. wie und wann die ärztliche Einstellungsuntersuchung stattfindet.

Wir haben uns gegen ein sofortiges Feedbackverfahren entschieden, weil dies zum einen nicht in den Zeitplan passte und es zum anderen im Team als problematisch angesehen wurde, besonders den nicht geeigneten Personen ein differenziertes Feedback zu geben.

11.4.3 Planung und Größe der Bewerbergruppen

Die Unsicherheit, wie viele Bewerberinnen an einem Vormittag erscheinen, zwingt zur Flexibilität. Unsere Erfahrungen zeigen, dass Bewerbergruppen unter vier Personen schlecht sind, denn hier kommt keine Gruppendynamik auf, in der Sozialverhalten wirklich beobachtbar ist. Gruppen mit mehr als sechs Teilnehmerinnen sind schwer zu überschauen, denn sie müssen ja von den Beobachterinnen beobachtet werden. Bei einer optimalen Gruppengröße in den einzelnen Modulen ergibt sich eine

Gesamtbewerberzahl pro Auswahlverfahren zwischen zehn und 26 Personen.

Um die unterschiedliche Teilnehmerzahl bewältigen zu können, haben wir für jede Anzahl an Bewerberinnen einen speziellen Ablaufplan entwickelt. Wenn während der Informationsrunde die tatsächliche Zahl der Bewerberinnen feststeht, müssen nur noch die passenden Bögen (Laufzettel und Bewertungsbögen) an die Beobachterinnen und die Bewerberinnen verteilt werden. Die Tabellen 11.1 und 11.2 zeigen für 10 und für 16 Bewerberinnen den Ablauf und die Gruppenstruktur, selbstverständlich können bis zu 20 Bewerberinnen in den Ablaufplan mit aufgenommen werden. Wir haben uns hierbei bemüht, sicherzustellen, dass die Bewerbergruppen zwischen den Übungen durchmischt werden und möglichst viele Beobachterinnen alle Bewerberinnen wenigstens einmal sehen.

Uhrzeit	Gruppe 1	Gruppe 2
09.00 – 09.45	Informationen für Bewerberinnen über die Ausbildung, das Klinikum und den Verlauf des Auswahltages	
09.50 – 10.20	ABCDE: Gruppendiskussion	FGHIJ: Video-Test
10.30 – 11.00	ABCDE: Video-Test	FGHIJ: Gruppendiskussion
11.15 – 11.45	ABCIJ: Konstruktionsaufgabe	DEFGH: Klinikführung
11.55 – 12.55	ABCIJ: Klinikführung	DEFGH: Konstruktionsaufgabe
12.35 – 14.00	ABCDE: Einzelgespräch 1	FGHIJ: Einzelgespräch 2
14.00 – 14.15	Gemeinsame Verabschiedung	

Tab. 11.1: Ablaufplan für 10 Bewerberinnen (Jede Bewerberin ist mit einem Buchstaben dargestellt)

Uhrzeit	Gruppe 1	Gruppe 2	Gruppe 3
09.00 – 09.45	Informationen für Bewerberinnen über die Ausbildung, das Klinikum und den Verlauf des Auswahltages		
09.50 – 10.20	ABCD: Gruppendiskussion	EFGH: Konstruktionsaufgabe	IJKLMNOP: Video-Test
10.30 – 11.00	ABCDEFGH: Video-Test	IJKL: Gruppendiskussion	MNOP: Konstruktionsaufgabe
11.15 – 11.45	ABKL: Konstruktionsaufgabe	CDEFIJOP: Klinikführung	GHMN: Gruppendiskussion
11.55 – 12.55	ABGHKLMN: Klinikführung	CDIJ: Konstruktionsaufgabe	EFOP: Gruppendiskussion
12.35 – 14.00	ABCDEFGH: Einzelgespräch 1	IJKLMNOP: Einzelgespräch 2	
14.00 – 14.15	Gemeinsame Verabschiedung		

Tab. 11.2: Ablaufplan für 16 Teilnehmerinnen.

Bei sehr kleinen Tagesgruppen, also unter 10 Personen, ist es sinnvoll, die Gruppengröße in den einzelnen Modulen zwischen 4 und 6 Personen zu belassen. Dadurch gibt es aber keine oder wenig parallel stattfindende

Gruppenaufgaben. Dies hat zur Folge, dass die Beobachterinnen nicht kontinuierlich benötigt werden, sondern erst wieder an den Einzelgesprächen teilnehmen. Da alle Beobachterinnen im Klinikum Karlsruhe arbeiten, ist es für die Betroffen kein Problem, zwischenzeitlich andere Aufgaben zu erledigen. Allerdings streben wir für eine rationelle Arbeitsweise eine Teilnehmerzahl von mindestens 18–20 Personen pro Bewerbertag an. Für eine kleine Ausbildungseinrichtung ist es aber ohne Probleme möglich, auch für weniger als sechs Bewerberinnen entsprechende Ablaufpläne zu entwickeln.

11.4.4 Die einzelnen Module

Die Inhalte wurden im Wesentlichen so beibehalten, wie es die ursprüngliche Empfehlung der Forschungsgruppe vorsah.

Videotest

Der Videotest dient der Prüfung des Sprachverständnisses, der Erinnerungsleistung und der Auffassungsgabe. Die Bewerberinnen sehen einen vierminütigen Kurzfilm. Die Aufgabe besteht darin, sich in kurzer Zeit möglichst viele Fakten (Bilder, Bewegungen, Farben, Töne, Symbole etc.) zu merken. Danach werden Multiple-Choice-Fragen zum Film gestellt und eine schriftliche Zusammenfassung des Inhalts gefordert. Ausgewertet werden die Anzahl der erinnerten Fakten und der schriftliche Ausdruck.

Zur Auswahl standen anfänglich zwei verschiedene Filme. Ein Film bekam in der Evaluation der Bewerberinnen eine schlechte Rückmeldung, so dass wir nun nur einen Film verwenden. Die Tests sind normiert, d.h. wir können aufgrund der Anzahl der richtigen Antworten genaue Aussagen über die Wahrnehmungs- und Erinnerungsleistung machen.

Die Teilnehmerinnen werden vor dem Test informiert, dass es nahezu unmöglich ist, alle Fragen korrekt zu beantworten. Es ist besonders wichtig, den Teilnehmerinnen die Angst vor dem Test zu nehmen. Die Evaluation durch die Bewerberinnen zeigte, dass der Test am wenigsten akzeptiert wird, daher muss besonders deutlich gemacht werden, wozu dieser Test dient.

Weiterhin wird den Bewerberinnen erklärt, dass verschiedene Wahrnehmungstypen angesprochen werden und jeder Typus so seine Chance erhält. Tatsächlich hat einmal eine junge Frau alle Fragen korrekt beantwortet. Sie war eine sehr bescheidene und introvertierte Person, die auch in den Gruppenaufgaben hohe Sozialkompetenz zeigte, sich aber im Einzelgespräch nicht ausreichend darstellte und so vielleicht nach der alten Methode (nur Auswahlgespräch) gar nicht genommen worden wäre.

Konstruktionsaufgabe

Bei der Konstruktionsaufgabe sollen die Bewerberinnen ihre soziale Kompetenz und ihre manuelle Geschicklichkeit unter Beweis stellen.

Es stehen verschiedene Konstruktionsaufgaben zur Auswahl. Eine Aufgabe besteht darin, ein Modell eines Kinderspielplatzes aus verschiedenen Materialien zu bauen. Die Bewerberinnen bauen in der Regel mit viel Eifer und verwirklichen sehr kreative Ideen.

Die Auswahl der Materialien ist durchaus vielfältig: 1 Zahnstocher, 2 Trinkhalme, 30 cm Band, 2 Stangen Schulknete, 2 Servietten, 4 Büroklammern, 30 cm Alu- Folie, 1 Plastikbecher, 1 Einweg-Babyflasche mit Sauger, 2 Holzspatel, 1 dicker Filzstift, 1 Pappe DIN A 3.

Die Materialien werden am Tag zuvor bereitgestellt. Wichtig ist, die Menge knapp zu halten. Denn nur so sind die Probanden gezwungen, miteinander auch in Kontakt zu treten. Bei einer versehentlichen Überfüllung (eine wohlmeinende Aushilfskraft hatte einmal alle Materialien in dreifacher Menge in die Körbe gegeben) arbeiteten die Bewerberinnen freundlich vor sich hin. Jede Person brachte kreative Ideen ein, bastelte aber weitgehend allein. Hierdurch fehlte die Gruppendynamik, die sonst zwangsläufig bei der Begrenzung der Materialien entsteht und für die Bewertung wichtig ist.

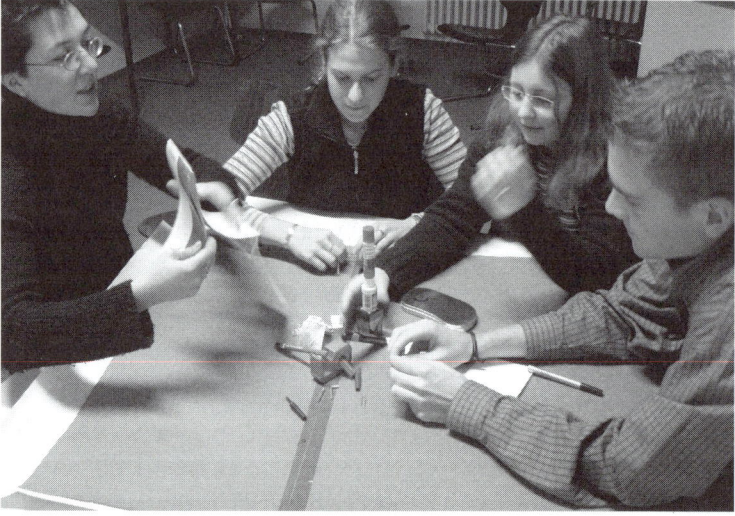

Abb. 11.3: Bewerbergruppe bei der Konstruktionsaufgabe: „Bau eines Kinderspielplatzmodells aus verschiedenen Materialien".

Gruppengespräch

Beim Gruppengespräch sollen die Bewerberinnen zwanzig Minuten über ein bestimmtes Thema diskutieren. Die Themen sind provokant, so dass die Diskussion meist schnell in Gang kommt. Das erste Thema beginnt mit der provozierenden Behauptung, es sei in Planung, dass die öffentlich-rechtlichen Fernsehanstalten ab jetzt nur noch eine halbe Stunde täglich Kinderprogramme senden dürfen. Dieser Vorschlag soll in der Gruppe diskutiert werden. Bei diesem Thema merkten wir, dass es offenbar häufig ein Unterrichtsthema in den 9. und 10. Klassen war. Kritische Argumente gegen das Fernsehen werden daher von den Jugendlichen binnen Minuten aufgelistet, eine andere Meinung gibt es kaum. Hier muss dann schon mal von Seiten der Beobachterinnen durch den Einwurf einer provokanten These die Gruppendynamik belebt werden.

Ein weiteres Diskussionsthema dreht sich um die Frage, ob es gerechtfertigt ist, im gesamten Klinikum nur noch vegetarische Kost auszugeben. Auch dieses Thema wird in der Regel lebhaft diskutiert. Das soziale Verhalten in der Gruppe sowie die Fertigkeiten in der Sprache zeigen sich unabhängig vom Thema gleichermaßen.

11.4.5 Fazit

Das Auswahlverfahren wird von den Mitarbeiterinnen durchweg positiv bewertet. Es macht den Beobachterinnen großen Spaß, den Eifer der Jugendlichen zu beobachten und es verwundert immer wieder, wie in den einzelnen Modulen unterschiedliche Stärken und Schwächen deutlich werden.

Junge Menschen, die in der ersten Gruppe eventuell nur „Anlaufschwierigkeiten" haben, können ihre Potenziale in nachfolgenden Aufgaben und in anderen Gruppen einbringen. Das bei den früheren Auswahlverfahren häufig aufgetretene Gefühl, dass die Entscheidung aufgrund fehlender Beurteilungskriterien und fehlender Zeit auf wackeligen Beinen steht, ist weg. Zufriedenheit ist der zeitweiligen Frustration bei der Auswahl gewichen.

Im Einzelfall kann bei einem grenzwertigen Punktwert die Kursleitung immer noch die letzte Entscheidung treffen. Da sie an der Auswahl beteiligt ist, lernt sie die Personen, die später im Kurs sind, kennen. Außerdem besteht trotz der klaren Bewertungsrichtlinien immer noch die Möglichkeit, herausragende Auffälligkeiten im Verhalten oder gesundheitliche Einschränkungen in die Bewertung mit einzubeziehen. Das Bewertungsschema wird daher nicht als Einengung, sondern als Hilfe bei der Entscheidung angesehen.

Die Teilnehmerinnen beschreiben das Verfahren ebenfalls als positiv. In der anschließenden Evaluation wird häufig gelobt, dass man sich viel Mühe bei der Auswahl gegeben habe und dass kreative Anforderungen gestellt wurden. Bei manchen Jugendlichen ist der Spaß bei der Aufgabenlösung deutlich sichtbar. Auch ältere Teilnehmerinnen bringen sich spontan und problemlos ein. Nur wenige können mit dieser Arbeitsweise gar nichts anfangen und nehmen sich aus allen Gruppenaktivitäten heraus. Beschwerden von Eltern über die Art unserer Auswahl haben wir seither nicht mehr gehört.

11.5 Ausweitung des Verfahrens

Nach der erfolgreichen Implementierung in der Kinderkrankenpflege-schule sollte das Verfahren auch in anderen Bereichen eingesetzt werden. Grundsätzlich gilt, dass dieses Verfahren leicht und effektiv auf die Bewerberauswahl in allen Pflegeberufen übertragbar ist. Viele geforderte Grundkompetenzen scheinen in allen Pflegeberufen ähnlich zu sein. Die unterschiedlichen Bedeutungen einzelner Kompetenzen in den verschiedenen Teildisziplinen können bei der Gewichtung der Dimensionen und in der Auswertung berücksichtigt werden.

11.5.1 Auswahlverfahren Erwachsenenkrankenpflege

Vor der Übernahme des Verfahrens in die Erwachsenenkrankenpflege informierten wir zunächst alle betroffenen Pflegedienstleitungen über den Stand der Dinge und die Inhalte des Auswahlverfahrens. Die Kolleginnen sollten zunächst selbst ein Urteil darüber fällen, ob dieses Verfahren mach- und brauchbar ist, schließlich sind sie für die Durchführung notwendig. Außerdem mussten wegen der höheren Anzahl an Teilnehmerinnen mehr Beobachterinnen einbezogen werden. Die Rückmeldung war ausgesprochen positiv. Der versuchsweisen Ausweitung auf den anderen Schulbereich wurde vom Betriebsrat zugestimmt.

Beobachterinnen

Die Zusammensetzung des Auswahlteams ist ähnlich wie in der Kinder-krankenpflegeschule. Allerdings ist die Anzahl der Beurteilerinnen höher, denn aufgrund der Schulgröße und der Anzahl eingehender Bewerbungen sind 12–15 Termine proJahr notwendig. Dieses ist nicht immer von denselben Personen in Pflegedienstleitung, Betriebsrat und Schulleitung zu leisten. Daher mussten mehr Beobachterinnen vor der Anwendung geschult werden. Alle Beteiligten erhielten eine intensive Einführung in den Ablauf und die Bewertungsrichtlinien. Da in der Erwachsenenpflege mehrere Kurse pro Jahr beginnen, werden auch für mehrere Kurse zeitgleich neue Auszubildende ausgewählt. Somit ist es überwiegend die neue Klassenlehrerin, die am Auswahlverfahren teilnimmt.

Mit der Zeit haben fast alle Pflegedienstleitungen wenigstens einmal am Verfahren teilgenommen. Auch zwei Personen aus dem Betriebsrat sind geschult worden.

Teilnehmerinnen

In der Erwachsenenpflege haben wir teilweise eine andere Struktur hinsichtlich der Bewerberinnen: Neben den ganz jungen Schulabgängerinnen mit mittlerer Reife und den etwas älteren von den Gymnasien haben wir hier auch eine große Zahl an Personen, die im Alter zwischen 25 – 45 Jahren aus verschiedenen Gründen die Krankenpflege erlernen wollen – sei es als erste Ausbildung, als Umschulung oder als Neueinstieg ins Erwerbsleben.

Während in der Kinderkrankenpflege der Einzugsbereich in der Regel auf Baden-Württemberg und die Pfalz beschränkt ist, erstreckt sich der Einzugsbereich in der Erwachsenenpflege auf die gesamte Bundesrepublik. Dies erschwert die Anreise enorm, wobei wir immer wieder überrascht sind, welche Strapazen z. B. Familien aus den neuen Bundesländern auf sich nehmen, um zu uns zu kommen. Eine weite Anreise verpflichtet uns in besonderem Maße zu einem fairen und wertschätzenden Umgang, da trotz des großen Engagements manchmal auch eine Absage erteilt werden muss.

Eine weitere Besonderheit in der Erwachsenenkrankenpflege ist, dass sich eine relativ große Zahl an ausländischen Personen bewirbt, die teilweise erst eine begrenzte Zeit in Deutschland wohnen. Die Selbsteinschätzung ihrer Sprachkenntnisse und die unsererseits gestellten Anforderungen liegen leider oft weit auseinander.

Die Einflussfaktoren auf eine zeitnahe und termingerechte Rückmeldung der Bewerberinnen sind hier noch weniger durchschaubar als in der Kinderkrankenpflege. Es kommt hier häufiger vor, dass sich Personen anmelden, dann aber nicht zum Auswahlverfahren erscheinen.

Veränderungen in den Modulen

Uns schien es zunächst wichtig, die primär auf Kinder bezogenen Aufgabenstellungen zu verändern, ohne dabei die Anforderungen wesentlich zu modifizieren. Da in der Regel Jugendliche ohne pflegerische Vorerfahrung zur Bewerbung kommen, müssen die Aufgaben am allgemeinen Wissen anknüpfen.

Die Kreativaufgabe mit der Aufforderung, einen Kinderspielplatz zu erstellen, wurde durch die Aufgabe, einen Waldspielplatz für Familien zu erstellen ersetzt. Diese Aufgabe wird in der Regel sehr gut angenommen, unabhängig von Alter, Geschlecht, Nationalität und Bildungsstand.

Die Themenstellungen bei der Gruppendiskussion sollten keine ethischen Gesinnungsfragen enthalten, da sich die Bewerberinnen sonst indirekt ausgehorcht fühlen. Das Diskussionsthema zur angeblichen Einführung der vegetarischen Kost im Klinikum eignet sich letztlich auch für diese Gruppe.

Veränderung der Bewertung

Im Einzelgespräch wird das Kriterium „Erfahrungen mit Kindern" durch „Erfahrungen mit Menschen" ersetzt. Ansonsten werden alle Kriterien beibehalten. Bei der Beobachtung der Wahrnehmungsfähigkeit überlegten wir, ob wir die Kriterien so belassen könnten. Da sich im Bereich der Erwachsenenpflege die Patienten in der Regel selbst äußern können und deshalb nicht ganz so hohe Anforderungen an die feine Beobachtung gestellt werden, wurde die Wahrnehmungsaufgabe zunächst etwas geringer gewichtet. Inzwischen diskutieren wir aber eine weitere Annäherung, da die hohe Zahl an geriatrischen Patienten auf den internistischen-Stationen doch ein hohes Maß an Beobachtung fordert. Alle übrigen Bewertungskriterien wurden beibehalten.

11.5.2 Auswahlverfahren OTAs

Mitarbeiterinnen

Bei der Auswahl der Beobachterinnen wird wiederum Wert darauf gelegt, Personen auszuwählen, die im späteren Handlungsfeld mit den Bewerberinnen zu tun haben. Mit dabei sind die zukünftige Klassenlehrerin, eine Mentorin aus dem OP-Bereich und die Pflegedienstleiterin der OP-Bereiche.

Bewerber/Bewerberinnen

Durch eine besondere Kooperation mit der Bundeswehr sollte ein Kurs entstehen, der zu zwei Dritteln aus Zeit- und Berufssoldaten besteht. Es bewerben sich junge Menschen zwischen 22–35 Jahren, die zum Teil über die Bundeswehr im Sanitätsbereich spezifische Ausbildungen absolviert haben und erhebliche Vorbildung mitbringen. Eine Vorauswahl ist über das Sanitätsamt der Bundeswehr getroffen worden. Durch ihr Erscheinen in Dienstkleidung bei der Bewerbung dokumentieren die meisten auch deutlich ihre Zugehörigkeit zur Truppe. Die Bundeswehr bietet Soldaten, die sich mehrere Jahre verpflichtet haben, die Möglichkeit, bei vollem Gehalt eine solche zivile Ausbildung zu absolvieren. Das bedeutet, die Bewerber haben bei der ausbildenden Institution einen normalen Schülerstatus. In den Ablauf der Ausbildung wird nicht eingegriffen.

Das andere Drittel der Kursteilnehmenden besteht aus zivilen Auszubildenden. Auch hier sind es in der Regel Bewerberinnen, die schon eine pflegerische Ausbildung hinter sich haben oder anderweitig Erfahrungen im medizinischen Bereich gesammelt haben. Die zivilen Bewerberinnen waren zunächst überrascht, dann amüsiert über die gemeinsame Ausbildung mit den Bundeswehrsoldaten und inzwischen wird dies als „Normalzustand" akzeptiert.

Aufgabenstellung

Der Zielsetzung, eine Ausbildungssituation zu erreichen, in der Soldaten und Zivile harmonisch nebeneinander arbeiten, wird schon durch die Gestaltung des Auswahltages Rechnung getragen. Die Inhalte der jeweiligen Module sollten der besonderen Bewerberstruktur gerecht werden.

Als Diskussionsthema wird ein leichtes und populäres Thema aus dem kommunalpolitischen Bereich vorgegeben. Damit wollen wir der generell etwas höheren Altersstruktur gerecht werden. Das Thema wird auch bereitwillig angenommen und sehr engagiert diskutiert.

Für die Konstruktion in der Gruppe besteht die Aufgabe darin, bei einem humanitären Einsatz ein Lazarett mit Schwerpunkt Muter-Kind-Betreuung zu erstellen. Es sollte ein Thema sein, dass Soldaten und die zivilen Bewerberinnen gleichermaßen anspricht. Allerdings hatten wir dabei nicht bedacht, dass einige Personen schon einen solchen Einsatz konkret mitgemacht haben und deshalb ungleiche Bedingungen bei der Lösung der Aufgaben herrschen. Die Kreativität ist durch das konkrete Fachwissen sogar eher blockiert. Dessen ungeachtet kann mit dem Verfahren aber die soziale Kompetenz gut beurteilt werden.

Die Abschlussrunden unterschieden sich durch besonders ausführliche Fragen sowie besondere Geduld und Disziplin der Bewerber und Bewerberinnen.

11.6 Vorteile des Auswahlverfahrens

Eine Rückkehr zu einem ausschließlich gesprächsorientierten Auswahlverfahren ist für uns unvorstellbar. Insbesondere erscheint es uns wichtig, ein Verfahren zu verwenden, mit dem eine Vielfalt von Kriterien geprüft werden kann. Ich möchte daher im Folgenden kurz die Anforderungen, die in den Auswahlmodulen gestellt werden, erläutern und begründen.

Kreativität

Im immer komplexer werdenden Pflegealltag benötigen wir Menschen, die originellen, kreativen Lösungen grundsätzlich aufgeschlossen sind. Diese Fähigkeit wird mit der Konstruktionsaufgabe erfasst.

Wir beobachten bei den Bewerberinnen eine hohe Bereitschaft, sich der Aufgabe zu stellen und Lösungen einzubringen. Manche brauchen ein bisschen Zeit, zeigen dann aber sehr kreative Einfälle. Nach anfänglichem Zögern, haben die meisten Teilnehmerinnen viel Spaß an der Aufgabe. Sie vergessen offenbar die Beobachterinnen am Rande und arbeiten unbefangen. Die Erfassung dieser Kompetenz ist weitgehend unabhängig von den sprachlichen Fähigkeiten möglich. Ein sehr gutes Abschneiden im Bereich Kreativität oder Sozialkompetenz kann dazu führen, dass eine Bewerberin mit noch schwachen Sprachkenntnissen dennoch eine Chance bekommt, wenn sichergestellt ist, dass sich zukünftig die sprachlichen Fähigkeiten verbessern.

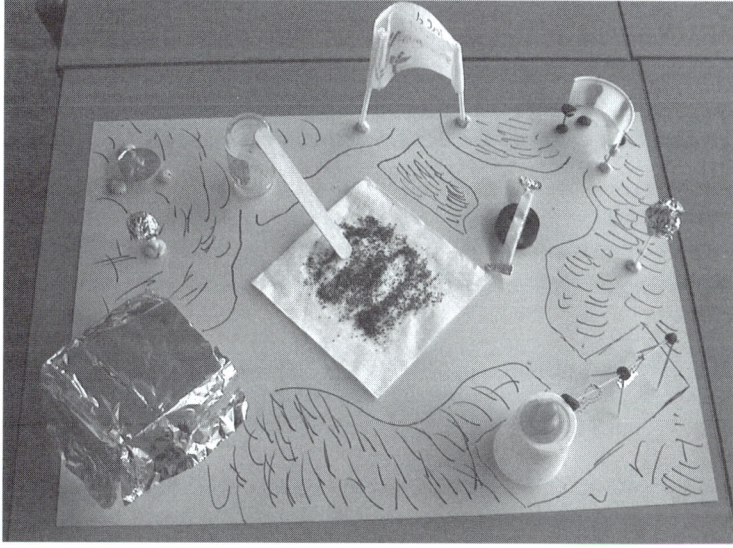

Abb. 11.4: Ergebnis der Konstruktionsaufgabe in der Kinderkrankenpflege.

Sozialkompetenz

Das Sozialverhalten in der Gruppe wird in mehreren Modulen geprüft: bei der Gruppenkonstruktion, beim Einzelgespräch und bei der Konstruktionsaufgabe. Nach den intellektuellen Fähigkeiten ist diese Kompetenz die wichtigste Voraussetzung für die Pflege.

In der Beobachterschulung ist es manchmal schwierig, eine Übereinstimmung für die Bewertung dieser Kompetenz zu erzielen. Da die Sozialkompetenz mehrfach beobachtet wird, entschärft sich das Risiko der subjektiven Fehlbeurteilung.

Bewährt hat sich die beispielhafte Vorgabe von möglichen Verhaltensmustern auf dem Bewertungsbogen. Dieser Verhaltensanker strukturiert und lenkt die Aufmerksamkeit der Beobachterinnen. Durch die Dauer der Gruppenaufgabe ist es in der Regel der Bewerberin nicht möglich, ein Verhalten vorzutäuschen, das ihrem Normalverhalten nicht entspricht. Dies würde die Person gehemmt oder gekünstelt erscheinen lassen und den Beobachterinnen auffallen.

Die Vielfalt der Verhaltensweisen ist natürlich genauso facettenreich wie die Bewerberinnen: Da ist die 30-jährige Bewerberin für die Kinderkrankenpflege, die sich aus der Kreativgruppe gänzlich herausnimmt mit der Bemerkung: „Das ist nur was für die Jüngeren". Sie lehnte sich an die Wand des Raumes, schaute zu und brachte sich nicht einmal ein. Oder der 35-jährige Bewerber in der Erwachsenenpflege, den das Zufallsprinzip mit drei 17-jährigen Frauen zusammenbrachte und die mit viel Spaß eine sehr originelle gemeinsam erstellte Lösung entwickelten.

Sprachverständnis

Die Überprüfung der Sprachkenntnisse ist ein unverzichtbarer Bestandteil unserer Bewerberauswahl geworden. In der Diskussionsaufgabe zeigt sich, ob die beteiligten Personen die Beiträge der Mitbewerberinnen verstehen und auf diese angemessen reagieren können. Auch die Fähigkeit, sich selbst zu artikulieren und verständlich die Meinung darzulegen, kann hier gut beobachtet werden.

Ausländische Bewerberinnen und auch manche Spätaussiedler glauben, ausreichend der deutschen Sprache mächtig zu sein. Es fehlt ihnen aber neben dem Sprachverständnis der Wortschatz. Dies fällt bei der Konstruktionsaufgabe auf, wo es den Personen schwer fällt, Gegenstände und Materialien adäquat zu benennen. Noch deutlicher werden sprachliche Mängel in der Gruppendiskussion. Auf das Einzelgespräch sind diese oftmals sehr gut vorbereitet. Auf Nachfragen fällt es ihnen dann aber schwer, angemessen zu antworten. Das wird oft mit Aufregung zu entschuldigen versucht. Hier bewährt sich die mehrfache Bewertung, um den noch Sprachungeübten eine reelle Chance zu geben.

Im schriftlichen Teil haben die Teilnehmerinnen genügend Zeit, mit eigenen Worten die von ihnen gemachten Beobachtungen niederzuschreiben. Hier wird dann nochmals das Verständnis, aber auch das schriftliche Ausdrucksvermögen deutlich. Es scheint wichtig, dieses Kriterium zu prüfen, da sowohl in Klassenarbeiten während der theoretischen Ausbildung als auch zur Erstellung der pflegerisch, medizinisch und juristisch korrekte Dokumentation das schriftliche Sprachvermögen eine wichtige Grundvoraussetzung ist.

Auch bei den in Deutschland geborenen Bewerberinnen zeigen sich manchmal erhebliche Mängel bei der Rechtschreibung und beim Ausdruck, die beim klassischen Auswahlgespräch nicht aufgefallen wären.

Wahrnehmungsfähigkeit, schriftliches Sprachverständnis

Die Wahrnehmungsfähigkeit und die Auffassungsgabe werden mit dem Videotest gemessen.

Die meisten Teilnehmerinnen kommen mit dem ansprechenden Film und dem Fragebogen gut zurecht, wenn ihnen vorher die Angst genommen wird.

Aber auch hier lassen sich absolute „Ausrutscher" feststellen. Eine von inzwischen weit über 100 Bewerberinnen hat, wie schon oben erwähnt, alle Fragen korrekt beantwortet, während auf der anderen Seite eine Person nur 3 von 21 Fragen richtig beantwortet hatte. Bei der schriftlichen Zusammenfassung wurde dann deutlich, dass diese den Film und/oder die Fragen nicht verstanden hat.

Motivation

Die Berufsmotivation wird im Einzelgespräch thematisiert. Die Gespräche sind das Kernstück bei vielen herkömmlichen Auswahlverfahren und dementsprechend allen vertraut.

Im Einzelgespräch kann die Bewerberin ihre eigenen Motive zur Berufswahl darlegen. Hier werden keine Bekenntnisse erwartet, sondern die Bewerberin wird in ein lockeres Gespräch über ihre Gedanken zur Berufswahl, ihren bisherigen beruflichen Werdegang und ihre persönlichen Stärken und Schwächen involviert. Die Fragen dazu sind altersgerecht formuliert. Manche Teilnehmerinnen erzählen gerne ihren Weg der Entscheidungsfindung, während andere eher zögerlich antworten und mehrere Nachfragen notwendig sind. Die Selbsteinschätzung der Wertigkeit ihrer beruflichen Vorerfahrungen ist sehr unterschiedlich. Die einen glauben, in einem zweiwöchigen Schulpraktikum alles erfahren zu haben, andere scheuen sich, diese Zeit überhaupt anzugeben.

Die Gespräche können kürzer als das bisherige alleinige Auswahlgespräch sein, denn die Informationsvermittlung findet ja zum einen schon bei der Vorstellung und der Klinikführung statt, zum andern gibt es auch bei der gemeinsamen Verabschiedung noch Möglichkeiten, offene Fragen zu klären. Es wird außerdem die Möglichkeit gegeben, im Einzelgespräch kurz Fragen zu stellen, denn manchmal sind es sehr persönliche Dinge, die nicht in der großen Runde besprochen werden können.

Weitere Auffälligkeiten der Bewerberinnen

Ganz bewusst haben wir Äußerlichkeiten wie Kleidung oder das Erscheinungsbild nicht in die offizielle Bewertung einbezogen. Trotzdem haben wir die Möglichkeit, besondere Auffälligkeiten zu dokumentieren. Dies kann extrem ungepflegte Bekleidung, eine Frisur oder ähnliches sein. Auch offenkundige Erkrankungen, wie z.B. Neurodermitis, sollten in der Verhaltensbeobachtung dokumentiert und natürlich im Einzelgespräch thematisiert werden.

Weiterhin werden unsachliche Kommentare, Beschimpfungen oder dissoziales Verhalten sofort notiert und fließen in die Entscheidung mit ein. Auch besondere Stationen im Lebensweg, die im Einzelgespräch zur Sprache kommen, wie z.B. eine durchgemachte Suchtkrankheit oder kurz zurückliegende Traumen, z.B. in Krisenregionen, können bei der Beobachterkonferenz diskutiert werden. Selbstverständlich erfolgen alle diese Gespräche unter Einhaltung der Schweigepflicht und mit der notwendigen positiven Wertschätzung diesen Menschen gegenüber. Die Einschätzung wird dann in der Beurteilerkonferenz besprochen.

11.7 Fazit und Ausblick

Aufgrund der positiven Erfahrungen werden wir dieses Auswahlverfahren so oder mit geringfügigen Veränderungen beibehalten und weiterentwickeln. Wir stehen kontinuierlich mit der Forschungsgruppe in Kontakt und sind gespannt, welche Ergebnisse die Evaluation des Auswahlverfahrens im Hinblick auf Prüfungsnoten und die Verbleibeneigung bringen wird.

Gedanken machen wir uns immer wieder zum Thema Personalintensität. Wenn nur 10–12 Personen zur Auswahl erscheinen, kann das Verfahren mit drei Beobachterinnen durchgeführt werden, bei einer Gruppe von sechs Personen sogar zu zweit. Das spart dann aber nicht nur Zeit, sondern verringert auch die Vielfalt der Eindrücke. Hier muss man die Prioritäten entsprechend der vorhandenen Ressourcen setzen. Auch der Raumbedarf verringert sich bei diesen kleinen Gruppen.

Bei einer geringen Anzahl an Einladungen zum Auswahlverfahren geht man aber auch immer das Risiko ein, dass nur wenige Personen erscheinen und damit die Gruppe für eine Gruppendiskussion oder Konstruktionsaufgabe zu klein ist.

Grundsätzlich ist eine Teilnehmerzahl von 20–25 Personen, aufgrund des Personaleinsatzes als auch der gruppendynamischen Prozesse, die beste Gruppenstärke.

Für die Zukunft werden die Aufgabenstellungen variiert werden. Abwechslung ist auch für die Beobachterinnen wichtig. Bei den Gesprächsthemen suchen wir noch nach Variationsmöglichkeiten. Wir wollen hier Themen verwenden, die die Jugendlichen ansprechen und die genügend

„Sprengstoff" für eine kontroverse Diskussion bieten. Themen wie z. B. Schwangerschaftsabbruch oder ähnliches scheiden aus, da wir nicht eine ethische oder religiöse Einstellung erheben, sondern das Gruppenverhalten beobachten wollen.

Wir können andere Einrichtungen nur ermutigen, die Personalauswahl zu überdenken und ein solches multimodales Auswahlverfahren, bestenfalls mit wissenschaftlicher Begleitung, in ihrer Einrichtung zu implementieren. Die Arbeit ist mühsam, aber sie hat Spaß gemacht und sich gelohnt.

Anhang A –
Erhebung von Kündigungsgründen

Die kleine Klinik am Rande der Stadt
Abteilung Personalmanagement
Zum Walde 29
69126 Heidelberg

Frau
Simone Wuchtig
Zur Forstquelle 22
69126 Heidelberg

04.01.2004

Ihre Kündigung zum 30.03.2004

Sehr geehrte **Frau Wuchtig,**

wie Sie uns im Schreiben vom 30.12.2003 mitteilen, wollen Sie zum 30.03.2004 aus dem Dienst unserer Einrichtung ausscheiden. Diesen Entschluss bedauern wir.

Umso mehr aber sind uns die Gründe wichtig, die Sie zu Ihrer Entscheidung geführt haben. Wir senden Ihnen daher den beiliegenden Fragebogen und wären Ihnen dankbar, wenn Sie ihn ausfüllen und an uns zurücksenden würden. Ein frankierter Rückumschlag liegt bei.

Mit Ihren Antworten helfen Sie uns, Probleme in unserem Hause eher zu erkennen. Sie geben uns damit auch die Möglichkeit, geeignete Maßnahmen für die Zukunft zu ergreifen. Ihre Informationen kommen dabei auch direkt Ihren Kollegen und Kolleginnen zugute, die weiterhin bei uns tätig sind.

Für Ihre Bereitschaft, uns in dem Bemühen um eine mitarbeiternahe Personalpolitik und Personalführung zu unterstützen, bedanken wir uns bereits jetzt bei Ihnen.

Wir wären Ihnen dankbar, wenn Sie uns den ausgefüllten Fragebogen bis zum 01.02.2004 zusenden würden.

Mit freundlichen Grüßen

C. de Silva
Abteilung Personalmanagement

Die kleine Klinik am Rande der Stadt   Fragebogen zur Erfassung der Kündigungsmotiven

Name: _____ Vorname: _____ Geburtsdatum: _____

Familienstand: _____   Zahl der Kinder im eigenen Haushalt: _____

Ausbildung zum/zur: _____

Zurzeit tätig als: _____

eingestellt am: _____   Abteilung/Bereich: _____

Austritt zum: _____   Abteilung/Bereich: _____

Sehr geehrte/r Herr/Frau

Wir bitten Sie, die nachstehenden Fragen zu beantworten. **Besonders wesentliche Gründe für Ihre Kündigung können Sie durch einen Pfeil → zusätzlich kennzeichnen.** Zu jeder Frage sind auch mehrere Antworten möglich. Wir würden uns freuen, wenn Sie auch kurz beschreiben würden, was Ihnen bei uns gefallen hat. Von Interesse für uns ist darüber hinaus, ob und unter welchen Umständen Sie zu uns zurückkehren würden.
Vielen Dank für Ihre Bemühungen!

I. Frage: Aus welchen Gründen wollen Sie ausscheiden?

1. Persönliche und familiäre Gründe

☐ Heirat   ☐ Kinderbetreuung
☐ Haushaltsführung   ☐ Studium, berufliche Weiterbildung
☐ Berufswechsel   ☐ Aufnahme einer selbstständigen Tätigkeit
☐ Sonstige

2. Betriebliche Gründe

a. Standort unserer Einrichtung
☐ Wohnungsmangel
☐ Zu hohe Miete
☐ Anfahrtsschwierigkeiten/Zeitaufwand für das
   Erreichen unserer Einrichtung
☐ Anfahrt mit privatem PKW
☐ Anfahrt mit Fahrgemeinschaft
Anfahrt mit öffentlichen Verkehrsmitteln
aus folgendem Grund schwierig:
Zu hohe Fahrtkosten

b. Gehalt, Vergütung, Lohn
☐ zu gering im Vergleich mit anderen Positionen
☐ Versprechungen wurden nicht eingehalten
☐ Sonstiges:

c. Tätigkeitsbereich, Arbeitszeit, Urlaub
☐ Unbefriedigender Tätigkeitsbereich
   (Stat./Abtl.)
☐ Unbefriedigende Arbeitszeit- und
   Pausenregelung
☐ Unbefriedigende Urlaubsregelung

d. Betriebsklima
☐ Unzufriedenheit mit Vorgesetzten
☐ Unzufriedenheit mit Berufskollegen
☐ Unbefriedigendes allgemeines Betriebsklima
   (z.B. innerhalb der verschiedenen Berufs-
   gruppen)

e. Ausgeübte Tätigkeiten, Arbeitsablauf, Befugnisse
☐ pflegerisches Aufgabenprofil wenig
   befriedigend
☐ könnte mehr leisten, kann dies aber nicht
   entsprechend einbringen
☐ pflegerisches Aufgabenprofil zu
   anspruchsvoll
☐ fühle mich überfordert
☐ mangelhafte Organisation des Arbeitsablaufs
☐ mangelnde Befugnisse
☐ mangelnde Information
☐ Sonstiges:

f. Augstiegsmöglichkeiten
☐ fehlen
☐ es dauert zu lange, bis der Aufstieg möglich
  ist
☐ Versprechungen wurden nicht eingehalten
☐ Sonstiges

g. Sozialleistungen/Fortbildungsmöglichkeiten
Es fehlen:

II. Frage: Was versprechen Sie sich von Ihrem Arbeitsplatzwechsel zu einem anderen Unternehmen?
☐ qualifizierte Tätigkeit, mehr Verantwortung
☐ besserer Verdienst, bessere Sozialleistungen
☐ größere Aufstiegmöglichkeiten
☐ bessere Fortbildungsmöglichkeiten
☐ höhere Anerkennung meiner pflegerischen Leistungen
☐ besseres Betriebsklima
☐ größere Beteiligungen an betrieblichen Veränderungsprozessen
☐ Sonstiges

III. Frage: Was hätten wir als Unternehmen Ihres Erachtens nach tun müssen, damit Sie bei uns verblieben wären?

IV. Frage: Wann ist Ihnen der Gedanke zur Kündigung gekommen?
☐ vor weniger als drei Monaten
☐ vor drei bis sechs Monaten
☐ vor sechs bis zwölf Monaten
☐ vor mehr als zwölf Monaten

V. Frage: Wodurch wurde Ihre Kündigungsabsicht ausgelöst?
☐ gutes, alternatives Stellenangebot
☐ Unzufriedenheit mit der bestehenden Situation
☐ Vermittlung, Ansprache von Dritten
☐ Sonstiges

VI. Frage: Mit wem haben Sie zuerst im Unternehmen über Ihre Kündigungsabsichten gesprochen?
☐ mit dem Vorgesetzten   ☐ mit der Mitarbeitervertretung
☐ mit Kollegen   ☐ Sonstige

VII. Frage: Was hat Ihnen in unserer Einrichtung gefallen??

VIII. Frage: Würden Sie ggf. in unsere Einrichtung zurückkehren?
☐ nein   ☐ ja
☐ ja, unter der Bedingung, dass: _____

Raum für sonstige Informationen/Angaben:

Anhang B – Adressen zum Personalleasing und zur Personalvermittlung für Pflegeberufe

Die Auflistung und Auswahl der genannten Firmen stellt weder ein Empfehlung noch eine Wertung dar und erhebt keinen Anspruch auf Vollständigkeit. Für fehlerhafte Angaben wird keine Haftung übernommen.

Deutschland

Bundesverband Zeitarbeit Personal-Dienstleistungen e.V. (BZA)
Prinz-Albert-Str. 73
53113 Bonn
Tel. 0228/76612-0
www.bza.de

Interessengemeinschaft Deutscher Zeitarbeitsunternehmen e.V. (IGZ)
Bundesgeschäftsstelle
Hüfferstraße 9-10
48149 Münster
Tel. 0251/7779678
www.ig-zeitarbeit.de

Bundesverband Personalvermittlung e.V. (BPV)
Prinz-Albert-Str. 73
53113 Bonn
Tel. 0228/630078
www.bpv-info.de

Anbieter	Angebot	Vermittlung/ Leasing von	Weitere Informationen
Allbecon Personaldienstleistungen Weykamp GmbH Friedrich-Wilhelm-Str. 86-96 47051 Duisburg Tel. 0203/37852-0 www.allbecon.de	Personalleasing Personalvermittlung Mitglied BPV	• Pflegefachkräfte • Altenpfleger • OP-Schwestern • Anästhesieschwestern • Intensivschwestern	Bundesweit 32 Geschäftsstellen, Pflegekräfte z.B. Bonn, Duisburg, Karlsruhe, Koblenz, Stuttgart
A PLUS Personaldienstleistung Tonhallenstr. 9 40211 Düsseldorf Tel. 0211/179279-0 www.a-plus-gmbh.de	Personalleasing Personalvermittlung Zertifiziert nach DIN EN ISO 9001	• Krankenschwestern • Altenpfleger • Pflegehelfer	Geschäftsstellen in Köln und München
Augusta Personaldienstleistungen Ulmer Str. 160a 86156 Augsburg Tel. 0821/44485-60 www.augusta-pdl.de	Personalleasing Zertifiziert nach DIN EN ISO 9002 Mitglied IGZ	• Krankenschwestern • Altenpfleger • KPH	Weitere Niederlassungen in Dingolfing, Ravensburg, Ingolstadt, Leipzig

Anbieter	Angebot	Vermittlung/ Leasing von	Weitere Informationen
Bruni Polke Zeitarbeit GmbH Lina-Ammon-Str. 15 90471 Nürnberg Tel. 0911/981750 Tel. 0800/2060800 www.polke-zeitarbeit.de	Personalleasing Zertifiziert nach DIN EN ISO 9001	• PDL, Stationsleitung • Krankenschwester • Altenpfleger • Dauernachtwachen • Fachkräfte OP, Intensiv, Anästhesie • Kinderkrankenschwester	Weitere Niederlassungen in Ansbach und Dresden
Dispo Personaldienstleistung GmbH Gymnasiumstr. 1 70173 Stuttgart Tel. 0711/222980-12 www.dispo-personal.de	Personalleasing Personalvermittlung Mitglied IGZ	• Krankenschwestern: OP, Chirurgie, Innere Medizin, Anästhesie, Intensiv, Sozialstation, Altenpflege	Weitere Geschäftsstellen in Augsburg, Düsseldorf, Frankfurt/M., Göppingen, München, Nürnberg, Ulm, Schwäbisch Gmünd
Flexarbeit™ Pflege & Medizin Salierring 48 50677 Köln Tel. 0800/7827876			Weitere Niederlassungen in Bielefeld, Düsseldorf, Dortmund, Essen, Frankfurt/M., Freiburg, Hannover, Hamburg, Karlsruhe, Kassel, Ludwigshafen, München, Stuttgart, Wiesbaden
H.I.T Personaldienstleistungen GmbH Zentrale Oberanger 16 80331 München Tel. 089/236653-0 www.hit-personal.com	Personalleasing Personalvermittlung	• Krankenschwestern • Altenpfleger • Pflegehelfer	Geschäftstellen in Frankfurt/M., Hamburg, Leipzig, Nürnberg, Regensburg, Rostock
Joker Personaldienstleistungen GmbH Königstr. 48 70173 Stuttgart Tel. 0711/225557-0 www.joker-personal.de	Personalleasing	• Krankenschwestern (OP, Intensiv, Anästhesie, Chirurgie, Innere, betriebsärztlicher Dienst, Dialyse, Herzkatheter) • Führungskräfte in der Pflege	
KRANKENHAUS Personalservice GmbH Nidderstr. 15 63688 Gedern Tel. 06045/950012 www.krankenhaus-personal-service.de	Personalleasing	• Krankenschwestern • OP-, Intensiv, Anästhesiepflege-personal mit Fachweiterbildung • OTA • Sterilisationsassistenten	Bundesweit tätig mit Schwerpunkt Rhein-Main-Gebiet und Großraum München
MEDIAL Personalmanagement GmbH Tal 10 80331 München Tel. 0800/2110770 www.medial.de	Personalleasing Personalvermittlung Mitglied BZA Mitglied BPV	• Krankenschwestern • OP Krankenschwester • Fachkrankenschwester Anästhesie und Intensiv	Weitere Niederlassungen in Frankfurt/M., Hamburg

Anbieter	Angebot	Vermittlung/ Leasing von	Weitere Informationen
MEDIflexNURSING Pflegepersonalservice Buchenweg 1 34253 Lohfelden Tel. 05608/9593-57 Tel. 0172–8270715 www.mediflex-nursing.de	Personalvermittlung	• Krankenschwester • Altenpfleger • Krankenschwester mit Fachweiterbildung OP, Anästhesie und Intensivpflege, Pädiatrie • Freiberufliche Pflegefachkräfte	
MED KONTOR Personalservice GmbH Kleine Reichenstr. 1 20457 Hamburg Tel. 040/325464-0 www.med-kontor.de	Personalleasing Mitglied BZA	• Krankenschwestern • Operationsschwestern • Krankenschwester f. Anästhesie und Intensiv • Altenpfleger • OTA • Hebammen	Weitere Niederlassungen in München, Ulm, Stuttgart
MPL (Medizinische Personal Leasing GmbH) Beethovenstr. 61 60325 Frankfurt/M. Tel. 069/959671-0 www.mpl-personal.de	Personalleasing	• Krankenschwestern • Altenpfleger	Weitere Niederlassungen in Berlin, Freiburg, Hannover, Mainz, Mannheim, Stuttgart, München
MediJob Personalvermittlung Palmerstr. 2 20535 Hamburg Tel. 040/24827561 www.medijob-online.de	Personalvermittlung Mitglied BPV		
MEDIRENT Gesellschaft für med. Personalmangament mbH Kurfürstendamm 226 10719 Berlin Tel. 030/8804100 www.medirent.de	Personalleasing Personalvermittlung	• Spezialisiert auf Pflegekräfte • Krankenschwestern • Altenpfleger • Fachkrankenschwestern (OP, Intensiv, Anästhesie)	Weitere Niederlassungen in Hamburg, Köln und Düsseldorf
MediTEAMWill Personaldienstleistung für med. Berufe Sperberstraße 54 a 90768 Fürth Tel. 0911/7520142 Tel. 0800/7520142 www.medi-team.de	Personalleasing	• Krankenschwestern • Altenpfleger • OTA • Fachkrankenschwestern (OP, Intensiv)	Bundesweit tätig Niederlassung in Dortmund
medizeit Personalservice GmbH Lindenstr. 31a 20099 Hamburg Tel. 040/28406840 www.medizeit.de	Personalleasing Personalvermittlung Mitglied IGZ	• Krankenschwestern • Kinderkrankenschwestern • KPH • Altenpfleger • Altenpflegehelfer • Pflegehelfer • Pflegekräfte mit Fachweiterbildung Anästhesie, Intensiv, OP, Nephrologie	

Anbieter	Angebot	Vermittlung/ Leasing von	Weitere Informationen
Nephro-Future Bruchstraße 17 60594 Frankfurt/M. Tel. 069/66429813 www.nephrofutur.de	Personalvermittlung Personalleasing	• Nur für nephrologisch erfahrene Pflegekräfte	
PERMACON Personaldienst- leistung GmbH Christopherstr. 4 70178 Stuttgart Tel. 0711/62009660 www.permacon-gmbh.de	Personalleasing Personalvermittlung Mitglied BZA	• Krankenschwestern • Altenpfleger • Pflegehelfer • Pflegekräfte für Intensiv, Anästhesie	Weitere Niederlassungen in Berlin, Hamburg, Frankfurt/ M., München
PERSO PLANKONTOR GmbH EXPO Plaza 11 30539 Hannover Tel. 0511/8489948 www.perso-plankontor.de	Personalleasing Zertifiziert nach DIN EN ISO 9002	• Krankenschwestern: OP, Anästhesie, Intensiv • Altenpfleger	Niederlassungen in Leipzig, Berlin, Erfurt, Lastrup
Persona service Zentralverwaltung Freisenbergstr. 31 58513 Lüdenscheid Tel. 02351/950-0 www.persona.de	Personalleasing Personalvermittlung Mitglied BPV	• Krankenschwestern • KPH • Altenpfleger • Altenpflegehelfer	Bundesweit über 100 Nieder-lassungen
PLUSS PERSONAL LEASING UND SYSTEM SERVICE GmbH Spaldingerstr. 85 20097 Hamburg Tel. 040/236300 www.pluss.de	Personalleasing Personalvermittlung Zertifiziert nach DIN EN ISO 9002 Mitglied IGZ	• Altenpfleger • Krankenpflegehelfer • Krankenschwestern • Pflegehelfer • Stationshilfen	Weitere Geschäftsstellen in Ahrensburg, Berlin, Buxte-hude, Hamburg, Hannover, Lauda, Lübeck, Neumünster, Norderstedt, Pinneberg, Würzburg
Randstad Pasinger Bahnhofsplatz 3 81241 München Tel. 089/829247-0 www.randstad.de	Personalleasing Personalvermittlung Mitglied BZA Mitglied BPV	• Krankenschwestern • Fachweiterbildung Anäs-thesie, Intensiv, OP • Altenpfleger • Pflegehelfer	Bundesweit 240 Niederlas-sungen
StegMED Personaldienstleistung GmbH u. Co.KG Kaiserhofstr. 6 60313 Frankfurt Tel. 069/210848-25 Tel. 01801/222325 www.stegmed.de	Personalleasing Personalvermittlung Zertifiziert nach DIN EN ISO 9001	• Krankenschwestern • OP-Krankenschwestern • Fachweiterbildung Inten-siv, Anästhesie • Altenpfleger	Weitere Niederlassungen in Berlin, Hamburg, Köln, Mün-chen, Stuttgart
Vedior Personaldienstleistun- gen GmbH Wandalenweg 30 20097 Hamburg Tel. 040/374787-0 www.vedior.de	Personalleasing Personalvermittlung Zertifiziert nachDIN EN ISO 9001 Mitglied BPV	• Altenpfleger • Krankenschwester • KPH • Fachweiterbildung OP, Anästhesie, Intensiv	Bundesweit 24 Niederlassun-gen

Anbieter	Angebot	Vermittlung/ Leasing von	Weitere Informationen
ZAG, Personaldienste Jacobistr. 7 40211 Düsseldorf Tel. 0211/1736620 www.zag.de	Personalleasing Personalvermittlung Zertifiziert nach DIN EN ISO 9002 Mitglied BZA	• Altenpfleger • Krankenschwestern • Stations-/ pflegehilfen • Altenpflegehelfer • Intensivschwestern • OP-Schwestern	Bundesweit 59 Geschäfts-stellen

Österreich

Österreichischer Verband Zeitarbeit (VZa)
Gardegasse 4
1070 Wien
Präsidentin: Fr. Dr. Mag. V. Tischler
Pinguinweg 5
4055 Pucking
Tel. 07229/78073-0
www.vza.at

Anbieter	Angebot	Berufsgruppen
BC Medical Service GmbH Gstöttnerhofstr. 8 4040 Linz Tel. 0732/7077-0 www.bc-medical.at	Personalbereitstellung (Zeitarbeit)	• Krankenpflegepersonal • Altenpflege • mit Sonderausbildung Anästhesie, Intensiv, OP
Creyf's Medical Mariahilfer Str. 88a 1070 Wien Tel. 01/5245501-0 www.creyfs.at/medical	Personalbereitstellung (Zeitarbeit) Mitglied VZa	• Dipl. Pflegepersonal • Niederlassung in Wels
Geocent Personalentwicklung und Unternehmensberatung GmbH Mariahilfer Str. 115/1/12 1060 Wien Tel. 01/5954748 www.pooldienste.at	Personalbereitstellung (Zeitarbeit)	• Keine Angaben

Schweiz

Verband der Personaldienstleister in der Schweiz (vpds)
Klausstr. 43
8034 Zürich
Tel. 01 388 95 40
www.vpds.com

Anbieter	Angebot	Vermittlung/ Leasing von	Weitere Informationen
Adecco Medical und Science Theaterstr. 16 8024 Zürich Tel. 01 254 24 24 www.adecco.ch	Temporärarbeit Stellenvermittlung Mitglied vdps	• Dipl. Pflegepersonal AKP, DN I, DN II, • HöFa I, • Pflegeassistenten • Anästhesie, • Psychiatrie	Weitere Filialen in 51 Orten, darunter Adecco Medical und Science in Aarau, Basel, Bern, Genève, Lausanne, Luzern, Neuchâtel, Sion, St. Gallen
Agnes Frick Personalberatung im Gesundheitswesen Neustadtgasse 7 8024 Zürich Tel. 01 262 06 80 www.agnesfrick.ch	Stellenvermittlung	• AKP DN I, DN II • FA Anästhesie, OP, IP • KWS • PsyKP • TOA • Dipl. Hebamme • Kaderpersonal	Weitere Filialen in Bern, Delémont, Genève, Lausanne, Zürich
Kelly Medical Igelweid 5 5000 Aarau Tel. 062 835 70 70 www.kellyservices.ch	Temporärarbeit Stellenvermittlung Zertifiziert nach DIN EN ISO 9002 Mitglied vdps	• Altenpfleger • Krankenschwestern DN I, DN II • Fachweiterbildung Anästhesie, OP, Intensiv • Hebammen • TOA • PsyKP • Kaderstellen	
KHB Spitalberatung AG Schipfe 11 8024 Zürich Tel. 01 212 29 28 www.khb-europe.ch	Stellenvermittlung	• Dipl. Krankenschwestern • Hebammen, • Intensiv, Anästhesie • Betagtenpfleger • Stationsleitung	
Locher Consulting Blümlisalpstr. 3 Postfach CH-8033 Zürich Tel. 01 363 51 80 www.locherconsulting.ch	Stellenvermittlung	• Med. Fachpersonal	
Medical-work Lindenhofstr. 3 8001 Zürich Tel. 01 211 18 14 www.medical-work.ch	Stellenvermittlung	• AKP DN I, DN II • TOA • Hebammen • Anästhesie, Intensiv	

Anbieter	Angebot	Vermittlung/ Leasing von	Weitere Informationen
OG Medical Personalberatung, Vermittlung und Verleih Breitestr. 14 8182 Hochfelden Tel. 011 886 29 92 www.ogmedical.com	Temporärarbeit Stellenvermittlung	• AKP DN I, DN II • Hebammen • Fachweiterbildung Anästhesie, OP, Intensiv	
Permed Personalberatung AG Weisse Gasse 14 4001 Basel Tel. 061 263 23 90	Temporärarbeit Stellenvermittlung Mitglied vdps		Niederlassung in Zug, Zürich
www.permed.ch Svap Schweizerische Beratungs- und Vermittlungsstelle für das Gesundheitswesen AG Schaffhausenstr. 21 8042 Zürich Tel. 01 363 84 04 www.svap.ch	Stellenvermittlung	• Dipl. Pflegepersonal • OP, Anästhesie, Intensiv • Hebammen • Führungskräfte Pflege	

In mehreren EU-Ländern agierend

Anbieter	Angebot	Berufsgruppen
Scholten & Associates Medical Recruitment Lansinkesweg 4 Postbus 960 7553 AE Hengelo (0) Niederlande www.scholten-medical.com	Stellenvermittlung Personalberatung	• Krankenschwester/-pfleger • Krankenschwester/-pfleger mit Zusatzausbildung • Psychiatrieschwestern/-pfleger • Kinderkrankenschwester

Anhang C – Pflegespezifische Online-Jobbörsen

Die Auflistung und Auswahl der untengenannten Stellenbörsen stellt weder ein Empfehlung noch eine Wertung dar und erhebt keinen Anspruch auf Vollständigkeit. Für fehlerhafte Angaben wird keine Haftung übernommen.

Adresse/Bezeichnung	Anbieter	Angebot	Kategorien
www.altenpflegejobs.de Internetbörse für Seniorenbetreuung	Grone-Schule gGmbH Am Flugplatz 4 23560 Lübeck	Stellenangebote Stellengesuche Bewerberprofile Firmenprofile	• Pflege • Therapie • Hauswirtschaft • sonstige Stellen (Stabstellen)
www.dbfk.de Stellenmarkt Deutscher Berufsverband für Pflegeberufe	DBfK Bundesverband Geisbergstr. 39 10777 Berlin Te. 030/210157-0	Stellenangebote	• Zielgruppe Pflegeberufe • Keine Kategorien
www.dkm.de Stellenmarkt für Kirche und Caritas	Darlehnskasse Münster eG Breul 26 48143 Münster Te. 0251/51013-200	Stellenangebote	• Leitungsfunktion • Pflegerische Berufe • Päd. Berufe in kath. Einrichtungen sortiert nach Arbeitsfeld, z.B. Altenheim, Krankenhaus, amb. Pflege
www.health-job.net	PMO Management GmbH Königsreihe 22 22041 Hamburg Tel. 040/7511800	Stellenangebote Kandidatenprofile	• Krankenschwester/-pfleger • Pflegedienstleitung • Ausbildung/Fortbildung • Ltd. med. Angestellte • Praktikanten
www.heilberufe-online.de	Zeitschrift Heilberufe Heidelberger Platz 3 14197 Berlin Tel. 030/827 87-5385	Stellenangebote Stellengesuche	Zielgruppe Pflegeberufe: • Krankenhäuser • Rehakliniken/Therapiezentren • Alten-, Pflegeheim, amb. Pflegedienste • Krankenpflegeschulen • Sonstiges
www.kliniken.de	VIVAI Software AG Königswall 1 44137 Dortmund 0231/914488-0	Stellenangebote Stellengesuche Klinikatlas Lieferantendatenbank	• Krankenpflege • Altenhilfe • Medizin • Ausbildung • Sonst. Med. Berufe
www.medjob24.de	Medical Planet Service GmbH Huntestr. 3 26135 Oldenburg Tel. 0441/92508-89	Stellenangebote Bewerberprofile Firmenprofile	• Pflegeberufe (Hebammen, PDL, Krankenschwester, Altenpflege, Heilerziehungspflege)

Adresse/Bezeichnung	Anbieter	Angebot	Kategorien
www.mcm-media-consult.de	Media Consult Maier + Partner GmbH Scheffelstr. 60 76135 Karlsruhe Tel. 0721/83147-0	Stellenangebote Firmenprofile Bewerberprofile	• Ausbildung • Hebammen • Pflege/Altenpflege/Pflegemanagement • Heil-, Therapieberufe
www.medizinische-berufe.de	VIVAI Software AG Abt. www.kliniken.de Königswall 1 44137 Dortmund Tel. 0231/914488-0	Stellenangebote Stellengesuche Bewerberprofile	• Altenhilfe/Betreuungsberufe • Krankenpflege (examiniert) • Medizinische Berufe • Ausbildung
www.oegkv.at	ÖGKV Mollgasse 3 a 1182 Wien Tel. 01/4782710	Stellenangebote Stellengesuche	• Pflege Stationen • Pflege Amb./OP
www.pflegejob.ch	Stecher Consulting Abt. Krankenpflege Neumattstr. 6 6048 Horw Tel. 041 340 80 00	Stellenangebote Stellengesuche	• Anästhesiepflege • AKP DN I/II • Psychiatriepflege • Pflegeexperte • Leitung Pflegedienst • TOA
www.pflegekarriere.de	Karriere24.de Ltd. Beethovenstr. 8-10 60325 Frankfurt Tel. 069/21029831	Stellenangebote Bewerberprofile Klinikprofile	• Pflegedienste (unterteilt nach Berufen und Bereichen)
www.pflegenetz.at	Medical Update Marketing + Media GesmbH Kranzgasse 18/8 1150 Wien Tel. 01/8972110	Stellenangebote	• DGKS allgemein • DGKS Psychiatrie • DGKS Kinder • Leitende Funktion • Lehrende Funktion • Pflegehelfer • sonstige
www.sbk-asi.ch	SBK-ASI Geschäftsstelle Choisystr. 1 Postfach 8124 3001 Bern Tel. 031 388 36 36	Stellenangebote Stellengesuche	• Dipl. Pflegepersonal • Kaderfunktion • OP-Schwestern • Anästhesieschwestern • Berufsschullehrer • Psychiatrieschwestern
www.swiss-medical.ch Stellenmarkt Medizin und Gesundheitswesen	Redaktion swissmedical online gmbh Postfach 169 3280 Murten Tel. 026 670 13 81	Stellenangebote Stellengesuche	• Kaderstellen • Krankenpflege (unterteilt) • Ausbildung/Schulen alle Berufe
www.vincentz.net	Vincentz Network Postfach 6247 30062 Hannover	Stellenangebote Stellengesuche Bewerberdatenbank	• Pflegepersonal • Management • Lehrkraft • Sonstige Tätigkeiten

Anhang D – Verhaltensanker

Verhaltensanker ermöglichen eine weitgehend objektive Einschätzung der Bewerberinnen. In verschiedenen Auswahlmodulen lassen sich verschiedene Dimensionen prüfen. Hier wird nur ein Ausschnitt dargestellt.

Beispiel: Bei der **Fallstudie** geht es darum ein komplexes Problem (☞ Anhang H) unter Zeitdruck zu lösen. Bei der **Präsentation** besteht die Aufgabe darin, dass die Leitungskraft mit verschiedenen Materialien, z. B. Flip-Chart oder Beamer, einer Stationsleitungskonferenz verdeutlichen, wo sie die Einrichtung in fünf Jahren sieht. Die Zeit zur Erstellung der Präsentation ist begrenzt. Die Zuhörenden haben die Möglichkeit Fragen zu stellen. Bei der **Gruppendiskussion** soll über die Notwendigkeit der Pflegedokumentation in der Gruppe diskutiert werden. Beim **Rollenspiel** übernimmt die Bewerberin den Part der Stationsleitung und soll einer Mitarbeiterin erklären, dass deren Urlaubswünsche nicht umsetzbar sind. In der **Konstruktionsaufgabe** soll aus verschiedenen Materialien (☞ 8.11) ein Modell eines Klinikneubaus in Gruppenarbeit erstellt werden.

Die folgende Tabelle zeigt, welche Dimensionen mit welchen Verfahren geprüft werden. Eine Bewertung gelingt leichter und erzeugt größere Übereinstimmung zwischen den Beurteilern, wenn die Dimensionen durch verhaltensnahe Umschreibungen verdeutlicht werden.

	Fallstudie	Präsentation	Gruppen-diskussion	Rollenspiel	Konstruktions-aufgabe
Überzeugungskraft		1	2	3	
Teamfähigkeit			4	5	6
Sprachliche Ausdrucksfähigkeit		7	8	9	
Logik/Schluss-folgerungen	10				
Kreativität	11	12			13
Sorgfalt		14			15
Unternehmerisches Wissen		16			
Belastbarkeit	17	18		19	
Manuelles Geschick				20	

Überzeugungskraft in

- **einer Präsentation (1):**
  - reflektiert Standpunkte der Zuhörenden
  - geht in der Argumentation auf Standpunkt der Zuhörenden ein
  - unterstreicht das Gesagte durch Betonungen, Mimik und Gestik
  - setzt fundierte Argumente gegen Einwände
  - gibt bei Einwänden auch einmal recht und fügt gleichzeitig weitere Argumente und Erklärungen hinzu
  - das Gesagte ist inhaltlich nachvollziehbar

- **einer Gruppendiskussion (2):**
  - das Gesagte ist inhaltlich nachvollziehbar
  - entgegnet Einwänden mit durchdachten Argumenten
  - verwendet Analogien und Beispiele, um Argumente zu verdeutlichen
  - nutzt eine Vielfalt unterschiedlicher Argumente
  - beeinflusst die Gruppenmeinung
  - beharrt auf ihrem Standpunkt
  - unterstreicht das Gesagte durch Betonungen, Mimik und Gestik
  - bezieht klar Position
  - stellt sich Konflikten

- **einem Rollenspiel (3):**
  - unterstreicht das Gesagte durch Betonungen, Mimik und Gestik
  - beharrt auf ihrer Argumentationslinie
  - fragt nach, ob das Gesagte verstanden wurde
  - intensiviert die Bemühungen, wenn die Argumente scheinbar noch nicht überzeugend waren
  - liefert sachliche und nachvollziehbare Argumente
  - bezieht Standpunkte der anderen in die eigene Argumentation mit ein
  - deutet Konsequenzen an
  - bezieht klar Position
  - steuert den Gesprächsverlauf

Teamfähigkeit in

- **einer Gruppendiskussion (4):**
  - greift Vorschläge anderer auf
  - hört sich Argumente anderer an
  - nimmt Blickkontakt auf
  - ist bereit, Kompromisse vorzuschlagen oder darauf einzugehen
  - fragt andere nach ihrer Meinung
  - unterbricht nicht
  - stellt das eigene Verständnis durch Nachfragen sicher
  - bestätigt Redebeiträge anderer
  - integriert Meinung anderer zu einer gemeinsamen Lösung
  - greift Gesprächspartner nicht persönlich an/bleibt sachlich
  - lässt sich von guten Argumenten überzeugen
  - reagiert auf Einwände ruhig und gelassen
- **einem Rollenspiel (5):**
  - integriert Meinung des Gegenüber zu einer gemeinsamen Lösung
  - greift Gesprächspartner nicht persönlich an/bleibt sachlich
  - stellt das eigene Verständnis durch Nachfragen sicher
  - unterbricht nicht
  - hört sich Argumente anderer an
  - ist bereit, Kompromisse vorzuschlagen oder darauf einzugehen
  - lässt sich von guten Argumenten überzeugen
  - vermeidet statusorientiertes Verhalten
  - beharrt auf ihrer Meinung

- fordert Gesprächspartner zur Darstellung ihrer Situation auf
- reagiert auf Einwände ruhig und gelassen
- **einer Konstruktionsaufgabe (6):**
  - integriert Meinung des Gegenüber zu einer gemeinsamen Lösung
  - hört sich Argumente anderer an
  - ist bereit, Kompromisse vorzuschlagen oder darauf einzugehen
  - lässt sich von guten Argumenten überzeugen
  - beharrt auf ihrer Meinung
  - fragt andere nach ihrer Meinung
  - greift Vorschläge anderer auf
  - unterbricht nicht
  - hilft anderen bei der Verarbeitung von Materialien
  - koordiniert die Aufgaben
  - erfüllt die in der Gruppe ausgehandelte Rolle
  - profiliert sich nicht auf Kosten anderer
  - nimmt fremde Hilfe an
  - reagiert auf Einwände ruhig und gelassen

Sprachliche Fähigkeiten in

- **einer Präsentation (7):**
  - setzt sinnvolle Pausen, verändert Tonhöhe und Lautstärke
  - spricht deutlich
  - grammatikalisch korrekter Satzbau
  - verzichtet auf langatmige Formulierungen
  - flüssiger Vortrag
  - verständlicher Vortrag
  - gewählte Ausdrucksweise/kein Slang
  - verhaspelt sich nicht/stottert nicht
  - lebendige/plastische Sprache
- **einer Gruppendiskussion (8):**
  - setzt sinnvolle Pausen, verändert Tonhöhe und Lautstärke
  - spricht deutlich
  - grammatikalisch korrekter Satzbau
  - verzichtet auf langatmige Formulierungen
  - nutzt Fachwörter
  - flüssige Rede
  - drückt sich verständlich aus
  - gcwählte Ausdrucksweise/kein Slang
  - verhaspelt sich nicht/stottert nicht
- **einem Rollenspiel (9):**
  - setzt sinnvolle Pausen, verändert Tonhöhe und Lautstärke

– spricht deutlich
– grammatikalisch korrekter Satzbau
– verzichtet auf langatmige Formulierungen
– flüssige Rede
– drückt sich verständlich aus
– gewählte Ausdrucksweise/kein Slang
– lebendige/plastische Sprache

Logik/Schlussfolgerungen in

- **einer Fallstudie (10):**
  – Schlussfolgerungen sind logisch und korrekt
  – beurteilt die Gesamtsituation
  – versucht, alle relevanten Informationen zu strukturieren
  – erkennt den dringendsten Handlungsbedarf
  – kann Prioritäten setzen
  – begründet Prioritäten
  – leitet konkrete Verhaltensmaßnahmen ab
  – Maßnahmen sind realistisch
  – Überblickt auch komplizierte Sachzusammenhänge
  – beachtet mögliche Konsequenzen

Kreativität in

- **einer Fallstudie (11):**
  – hat unterschiedliche Herangehensweisen für ein Problem parat
  – entwickelt zu jedem Problembereich eine eigene Lösung
  – ist bereit, unkonventionelle Lösungswege einzuschlagen
  – wählt kreative Lösungen statt Routinewege
  – bindet neue Ideen ein, wenn sich herausstellt, dass Aspekte zuvor unbeachtet geblieben sind
  – macht sich Gedanken über weitere Zusammenhänge und Verknüpfungen
- **einer Präsentation (12):**
  – hat unterschiedliche Herangehensweisen für ein Problem parat
  – entwickelt zu jedem Problembereich eine eigene Lösung
  – Medien werden sinnvoll eingesetzt
  – bindet neue Ideen ein, wenn sich herausstellt, dass Aspekte zuvor unbeachtet geblieben sind
  – fügt kritische Nachfragen und Anregungen in das eigene Lösungsmodell ein

– macht sich Gedanken über weitere Zusammenhänge und Verknüpfungen
– visualisiert ihre Ideen auf originelle Weise
- **einer Konstruktionsaufgabe (13):**
  – hat unterschiedliche Herangehensweisen für ein Problem parat
  – entwickelt zu jedem Problembereich eine eigene Lösung
  – ist bereit, unkonventionelle Lösungswege einzuschlagen
  – kreative Lösungen sind ihr sympathischer als Routinewege
  – bindet neue Ideen ein, wenn sich herausstellt, dass Aspekte zuvor unbeachtet geblieben sind
  – fügt Anregungen der Teammitglieder in das eigene Lösungsmodell ein
  – ist Vordenkerin im Team
  – kann Materialien neue Zwecke im Modell geben
  – hat originelle Vorschläge, wie Materialien einzusetzen sind
  – reagiert schnell und flexibel auf veränderte Bedingungen
  – setzt viele verschiedene Materialien ein

Sorgfalt in

- **einer Präsentation (14):**
  – Folien sind fehlerfrei
  – stimmiges Gesamtbild
  – übersichtliche Gliederung
  – Punkte, die einen Blick in die Details erfordern, werden nicht ausgeklammert
  – erfüllt die Instruktionen genau
  – setzt sich intensiv mit der Aufgabenstellung auseinander
  – ist bereit, in unterschiedliche Richtungen zu denken und so den Lösungsweg zu optimieren
  – registriert während des Vortrages etwaige Unstimmigkeiten
  – verarbeitet vorgegebene Informationen korrekt
- **einer Konstruktionsaufgabe (15):**
  – Punkte, die einen Blick in die Details erfordern, werden nicht ausgeklammert
  – erfüllt die Instruktionen genau
  – setzt sich intensiv mit der Aufgabenstellung auseinander

– denkt in unterschiedliche Richtungen
– registriert während der Umsetzung etwaige Unstimmigkeiten
– achtet auf Feinheiten
– räumt Materialien auf

Unternehmerisches Wissen in

- **einer Präsentation (16):**
  – beachtet Kosten und Nutzen ihrer Ideen
  – macht realistische Vorschläge
  – bezieht die Ansprüche unterschiedlicher (Berufs-)Gruppen in ihre Überlegungen ein
  – hat langfristige Ziele im Blick
  – kann Probleme auch in einem größeren Zusammenhang bewerten
  – vermeidet bei Ideen unkalkulierbare Risiken
  – versucht nicht, bei Ideen die eigene Abteilung auf Kosten des Gesamtunternehmens zu übervorteilen

Belastbarkeit in

- **einer Fallstudie (17):**
  – lässt sich nicht durch Störfaktoren aus dem Konzept bringen
  – verliert bei Fehlern nicht die Sicherheit
  – Leistung bleibt auch nach länger andauernder Belastung konstant
  – lässt sich durch eine Fülle der Informationen nicht verunsichern
  – wirkt ausgeglichen, z.B. keine wippenden Knie, kneten der Unterlippe, spielen mit dem Stift
  – nicht hektisch
  – pariert Einwürfe und Kritik selbstbewusst
  – lässt keine Anzeichen von Überforderung oder Resignation erkennen
  – lässt sich auch durch intensive Nachfragen nicht verunsichern
  – verliert auch unter Zeitdruck ihr Ziel nicht aus den Augen
  – ist offen für Verbesserungsvorschläge und Feedback

- **einer Präsentation (18):**
  – lässt sich nicht durch Störfaktoren aus dem Konzept bringen
  – arbeitet unter Zeitdruck gleichmäßig konzentriert
  – überblickt ihre Materialien
  – keine körperlichen Symptome der Anspannung, z.B. Erröten, Stottern, Schwitzen
  – verliert bei Fehlern nicht die Sicherheit
  – Leistung bleibt auch nach länger andauernder Belastung konstant
  – lässt sich durch eine Fülle der Informationen nicht verunsichern
  – pariert Einwürfe und Kritik selbstbewusst
  – lässt keine Anzeichen von Überforderung oder Resignation erkennen
  – lässt sich auch durch intensive Nachfragen nicht verunsichern
  – ist offen für Verbesserungsvorschläge und Feedback

- **einem Rollenspiel (19):**
  – lässt sich nicht durch Störfaktoren aus dem Konzept bringen
  – keine körperlichen Symptome der Anspannung, z.B. Erröten, Stottern, Schwitzen etc.
  – nicht hektisch
  – pariert Einwürfe und Kritik selbstbewusst
  – lässt keine Anzeichen von Überforderung oder Resignation erkennen
  – lässt sich auch durch intensive Nachfragen nicht verunsichern
  – verliert auch unter Zeitdruck ihr Ziel nicht aus den Augen
  – reagiert flexibel auf Reaktionen/Antworten des Gegenüber

Manuelle Geschicklichkeit in

- **einer Konstruktionsaufgabe (20):**
  – bearbeitet Materialien fehlerfrei
  – zittert nicht
  – geht geübt mit Materialien um
  – kann auch schwierig umzusetzende Aufgaben erfüllen
  – begnügt sich nicht mit gestalterischen Kompromissen

Anhang E – Was ist eine Korrelation?

Die Korrelation prüft, ob zwei Werte miteinander in mathematischem Zusammenhang stehen. Die Bedeutung des Korrelationskoeffizienten soll an einem Beispiel verdeutlicht werden.

Es interessiert die Frage, ob die Schulnoten des Abschlusszeugnisses mit den Noten in den Lernzielkontrollen in der Pflegeausbildung zusammenhängen. Hier geht es also um die Prüfung der prognostischen Validität: Erlauben die Abschlussnoten eine Vorhersage der späteren Klausurnoten? In der Abbildung sind als Idealtypen die Zusammenhänge von zehn Personen dargestellt.

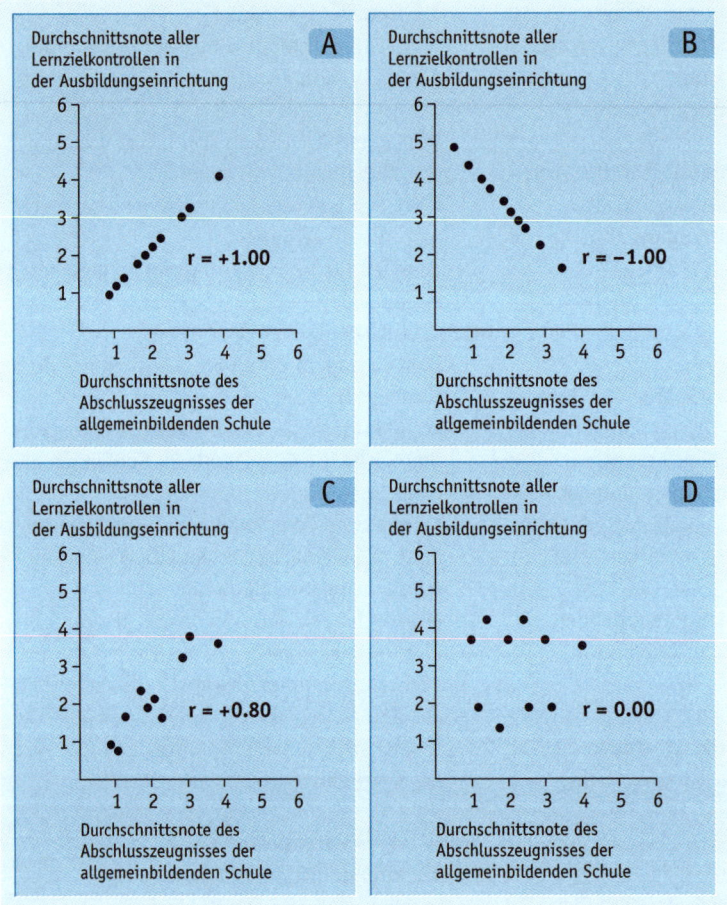

In der Abbildung wird die Korrelation zwischen Schulnote im Abschlusszeugnis und den Noten in den Lernzielkontrollen in der Pflegeausbildung dargestellt, d.h. es wird geprüft, ob diese zusammenhängen.

In Abbildung A kann man erkennen, dass Personen mit guten Schulabschlussnoten auch in der Ausbildung gute Noten erzielen. Es besteht ein größtmöglicher positiver Zusammenhang zwischen diesen beiden Werten. In Abbildung B ist genau das Gegenteil erkennbar: Je besser die Abschlussnote, umso niedriger die Leistungen in der Ausbildung. Der Zusammenhang ist somit negativ, ein eher unwahrscheinlicher Fall.

Über die Richtung des Zusammenhangs gibt der Korrelationskoeffizient r Auskunft. Dieser Koeffizient kann Werte zwischen –1 und +1 annehmen. Ist der Zusammenhang positiv, ist r = 1. Ist der Zusammenhang negativ, ist r = –1. Die Werte 1 und –1 sind jedoch nur Idealfälle. In der Realität sind solch perfekte Zusammenhänge, die in der Grafik eine Gerade bilden, nicht möglich.

Abbildung C veranschaulicht einen üblichen Fall: Abschlussnoten und Klausurergebnisse korrelieren zwar positiv, jedoch nicht perfekt. Das Schaubild zeigt statt einer Geraden einen Punkteschwarm, ausgerechnet ergibt sich eine Korrelation von 0.8. Die Korrelation wird statt mit einer 0 (r = 0.80) oft nur verkürzt mit einem Punkt angegeben (r = .80)

In Abbildung D ist kein Zusammenhang erkennbar. Der Korrelationskoeffizient ist hier r = 0. Jede beliebige Schulnote könnte mit jedem beliebigen Prüfungsergebnis einhergehen.

Die Korrelation berechnet sich, grob ausgedrückt, durch die Abweichungen, die die Messpunkte von der Gerade haben. Ist die Korrelation +1 oder −1, dann ist die Abweichung minimal, weil alle Punkte die Gerade bilden. Sind die Abweichungen stark, dann besteht kein idealer Zusammenhang, der Korrelationskoeffizient nähert sich der 0.

In keinem Fall darf der Wert r = 0.80 so gedeutet werden, als gäbe es in 80 % der Fälle eine Übereinstimmung von Prädiktor und Kriterium.

Die Korrelation ist also zunächst nur eine Verrechnung von Zahlen, ein mathematischer Zusammenhang, der nichts über kausale Zusammenhänge aussagt. Beispielsweise korreliert die Anzahl der Störche in den letzten 100 Jahren positiv mit der Anzahl der Geburten. Niemand würde jedoch auf die Idee kommen, hier einen kausalen Zusammenhang im Sinne von „Weil es weniger Störche gibt, gibt es auch weniger Geburten" zu vermuten. Vielmehr ist der Zusammenhang mathematisch zu verstehen: Je höher die Anzahl der Störche, umso höher die Anzahl der Kinder, was vermutlich durch einen weiteren Faktor, nämlich die Industrialisierung bedingt ist.

Eine Korrelation sagt nichts darüber aus, wie zwei Werte zusammenhängen. Am Beispiel bedeutet dies: Man kann zwar davon ausgehen kann, dass Abschlussnoten und Lernzielkontrollen in irgendeiner Art und Weise zusammenhängen, man erfährt jedoch nichts über Ursache oder Wirkung. Folgende Ursache-Wirkungs-Zusammenhänge sind denkbar:

- Gute Schüler schneiden auch in der Ausbildung gut ab, weil beide Leistungen eine gemeinsame Grundlage haben, nämlich Intelligenz.
- Durch die gute Abschlussprüfung könnte die Person selbstsicherer geworden sein. Damit wären also motivationale Faktoren die Ursache für den Zusammenhang.

Die Korrelation spielt bei der Prüfung der Gütekriterien eine wichtige Rolle:
- Korreliert man beispielsweise die Bewertung bei der Auswahl mit der späteren Leistungsbeurteilung, dann ist dieser Korrelationskoeffizient ein Wert für die Validität, genauer gesagt für die **Kriteriumsvalidität oder prognostische Validität.**
- Korreliert man die Bewertung eines Urteilers über eine Person mit einem unabhängigen Urteil einer anderen Person, dann prüft man die Reliabilität, genauer gesagt die **Interrater-Reliabilität.** Nur wenn beide Urteiler zum selben oder ähnlichen Urteil kommen, ist davon auszugehen, dass das Auswahlverfahren genau die Aspekte abbildet, die man messen möchte.

Anhang F1 – Evaluationsbogen für Auswahlverfahren an Schulen

Sehr geehrte Bewerberin, sehr geehrter Bewerber,

Sie haben heute am Auswahlverfahren in unserer Altenpflegeschule teilgenommen. Wir bemühen uns, die Bewerberauswahl kontinuierlich zu verbessern. Daher führen wir seit Sommer 2000 eine routinemäßige Befragung aller Bewerberinnen und Bewerber durch. Auch Ihr Feedback ist uns wichtig!

Uns interessiert, wie Sie die einzelnen Teile des Bewerbungsverfahrens erlebt haben und wie Sie diese bewerten.

Daher möchten wir Sie bitten, uns einige Fragen zu beantworten.

Die Antworten beeinflussen nicht Ihre Auswahlchancen. Den ausgefüllten Fragebogen können Sie anonym mit dem beiliegenden frankierten Briefumschlag an uns zurücksenden.

Schreiben Sie bitte **nicht** Ihren Namen auf den Bogen oder das Briefkuvert! Kreuzen Sie bitte bei den entsprechenden Fragen die Antwortalternative an, die am ehesten zutrifft oder füllen Sie die freien Felder aus.

Vielen Dank.

1   Insgesamt gebe ich dem Auswahlverfahren die Schulnote: ☐

2   Wie empfanden Sie die Konstruktionsübung? Schulnote: ☐

3   Wie empfanden Sie das Einzelgespräch? Schulnote: ☐

4   Wie empfanden Sie die Gruppendiskussion? Schulnote: ☐

5   Wie empfanden Sie die Präsentationsaufgabe? Schulnote: ☐

6   Wie hat Ihnen der Test gefallen? Schulnote: ☐

7   Wie empfanden Sie die Führung durch die Einrichtung? Schulnote: ☐

8   Wie empfanden Sie die Gespräche mit den Schülerinnen? Schulnote: ☐

9   Welche der einzelnen Verfahren ermöglicht am ehesten Aussagen über Ihre Eignung für den Pflegeberuf? Bringen Sie die einzelnen Verfahren dazu in eine Rangreihe. Dem Verfahren, das am ehesten Ihre Eignung erfassen kann, geben Sie den Rangplatz 1. Dem Verfahren, dass am wenigsten etwas über Ihre Eignung aussagt, den Rangplatz 5. Weisen Sie auch die anderen Rangplätze 2, 3 und 4 den jeweiligen Verfahren zu.

Konstruktionsaufgabe	
Einzelgespräch	
Gruppendiskussion	
Präsentationsaufgabe	
Test	

10   Würden Sie nochmals an einem solchen Auswahlverfahren teilnehmen wollen, wenn Sie die freie Wahl hätten? (eine Antwort möglich)

auf keinen Fall	
eher nicht	
vielleicht	
auf jeden Fall	

11 Wie gut sind Sie während des Auswahltages über die Ausbildung und die Besonderheiten der Schule/der Einrichtung informiert worden?

sehr gut	
gut	
befriedigend	
ausreichend	
unzureichend	

12 Haben Sie schon mal an einem ähnlichen Bewerbungsverfahren, d.h. mit mehreren Teilen (z.B. einem Test oder einer Gruppenaufgabe), teilgenommen?

Ja	
Nein	

13 Glauben Sie, dass Ihre tatsächlichen Fähigkeiten mit dem Auswahlverfahren erfasst wurden? (eine Antwort möglich)

auf keinen Fall	
eher nicht	
vielleicht	
auf jeden Fall	

14 Haben Sie durch die verschiedenen Verfahren etwas über die Anforderungen in der Altenpflege erfahren? (eine Antwort möglich)

auf keinen Fall	
eher nicht	
vielleicht	
auf jeden Fall	

15 An wie vielen Altenpflegeschulen haben Sie sich noch beworben?

16 An wie vielen Bewerbungsgesprächen/ Auswahlverfahren für einen Ausbildungsplatz als Altenpflegerin/Altenpfleger haben Sie schon teilgenommen?

17 Haben Sie sich auch noch für andere Ausbildungsberufe beworben?

Ja	
Nein	

Wenn Ja, für welche?

18 Wodurch sind Sie auf unsere Einrichtung aufmerksam geworden?

19 Wie hat sich nach dem heutigen Auswahlverfahren Ihre Einstellung zu unserer Einrichtung verändert? (eine Antwort möglich)

deutlich verbessert	
verbessert	
gleich geblieben	
verschlechtert	
deutlich verschlechtert	

20 Vergleichen Sie unsere Schule mit anderen Altenpflegeschulen, die Sie kennen.

Welche Aspekte sind an unserer Schule schlechter als an anderen Schulen?

Welche Aspekte sind an unserer Schule besser als an anderen Schulen?

21 Am Ende möchten wir Sie bitten, einige positive und einige negative Aspekte des Auswahlverfahrens zu benennen?

a) Was empfanden Sie positiv am Auswahlverfahren?

b) Was empfanden Sie negativ am Auswahlverfahren?

22 Ich halte diese Befragung für

☐ sinnvoll   ☐ nicht sinnvoll

Vielen Dank für Ihre Mithilfe!

Anhang F2 – Evaluationsbogen für das Auswahlgespräch

Sehr geehrte Bewerberin, sehr geehrter Bewerber,

Sie haben heute am Vorstellungsgespräch in unserer Einrichtung teilgenommen.

Wir sind bemüht, das Auswahlverfahren kontinuierlich zu verbessern. Daher führen wir seit Sommer 2001 eine routinemäßige Befragung aller Bewerberinnen und Bewerber durch.

Auch Ihr Feedback ist uns wichtig: Wie haben Sie das Auswahlverfahren erlebt und wie bewerten Sie es?

Durch Ihre Angaben erhoffen wir uns Hinweise, was wir bei zukünftigen Auswahlgesprächen besser machen können.

Wie möchten Sie daher bitten, diesen Fragenbogen auszufüllen, in den frankierten Rückumschlag zu stecken und an die angegebene Adresse zu schicken.

Wir haben eine externe Forschungseinrichtung beauftragt, die Daten für uns auszuwerten. Damit ist die Anonymität der Daten gesichert.

Ihre Antworten beeinflussen nicht die Personalentscheidung.

Bitte unterschreiben Sie den Bogen nicht! Schreiben Sie keinen Absender auf den Umschlag!

Wir freuen uns, wenn Sie unser Anliegen unterstützen. Vielen Dank!

Sie können für die einzelnen Aspekte Schulnoten vergeben. Wenn Sie z. B. mit einem Aspekt sehr zufrieden waren, dann vergeben Sie die Note „1 = sehr gut", wenn Sie dagegen mit etwas sehr unzufrieden waren, dann bewerten Sie dies mit „6 = ungenügend". Ebenso können Sie auch die anderen Schulnoten („2 = gut", „3 = befriedigend", „4 = ausreichend", „5 = mangelhaft") vergeben. Tragen Sie bitte nur die Zahl in das jeweilige Kästchen ein.

		Note
1	Dem Auswahlverfahren gebe ich insgesamt die Note	
2	Wie empfanden Sie die Atmosphäre beim Auswahlgespräch?	
3	Wie empfanden Sie die Freundlichkeit der Auswählenden?	
4	Wie gut wurden Sie über die zukünftige Stelle informiert?	
5	Wie gut wurden Sie über die Besonderheiten der Einrichtung informiert?	
6	Wie gut war das Gespräch geeignet, um Ihre tatsächliche Eignung zu erschließen?	
7	Wie gut konnten Sie Ihre Fähigkeiten darstellen?	
8	Wie empfanden Sie den Rundgang durch die Einrichtung?	
9	Wie gut hat Ihnen das Gespräch mit den Mitarbeiterinnen der Abteilung gefallen?	
10	Wie hilfreich fanden Sie die Erläuterungen auf der Einladung?	
11	Wie gut wurden Sie über die Bewertungsrichtlinien aufgeklärt?	

Bei den folgenden Fragen ist jeweils nur eine Antwort möglich

12 Wenn Sie die freie Wahl hätten, würden Sie nochmals an dem Auswahlgespräch teilnehmen?

auf jeden Fall	
vielleicht	
eher nicht	
auf keinen Fall	

13 Hatten Sie das Gefühl, dass man sich auf das Gespräch vorbereitet hatte?

auf jeden Fall	
vielleicht	
eher nicht	
auf keinen Fall	

14 Wurden Ihre Informationswünsche erfüllt?

auf jeden Fall	
vielleicht	
eher nicht	
auf keinen Fall	

15 Hatten Sie das Gefühl, dass man sich ausreichend Zeit für Sie genommen hat?

auf jeden Fall	
vielleicht	
eher nicht	
auf keinen Fall	

16 Hatten Sie ausreichend Gelegenheiten, Fragen zu stellen?

auf jeden Fall	
vielleicht	
eher nicht	
auf keinen Fall	

17 Sind Sie auf potenzielle Schwierigkeiten und Probleme im Zusammenhang mit der Tätigkeit hingewiesen worden?

auf jeden Fall	
vielleicht	
eher nicht	
auf keinen Fall	

18 Fühlten Sie sich angespannt?

auf jeden Fall	
vielleicht	
eher nicht	
auf keinen Fall	

19 Hatten Sie das Gefühl, dass man Ihnen gegenüber ehrlich war?

auf jeden Fall	
vielleicht	
eher nicht	
auf keinen Fall	

20 Hatten Sie einen kompetenten Gesprächspartner?

auf jeden Fall	
vielleicht	
eher nicht	
auf keinen Fall	

21 Kamen Sie ausreichend zu Wort?

auf jeden Fall	
vielleicht	
eher nicht	
auf keinen Fall	

22 Glauben Sie, dass Ihre Eignung mit dem Verfahren ausreichend eingeschätzt werden konnte?

auf jeden Fall	
vielleicht	
eher nicht	
auf keinen Fall	

23 Wir möchten Sie bitten, einige positive und einige negative Aspekte des Auswahlverfahrens zu benennen?

a Was empfanden Sie positiv am Auswahlverfahren?

_____

b Was empfanden Sie negativ am Auswahlverfahren?

_____

24 Wie hat sich nach dem heutigen Auswahlgespräch
Ihre Einstellung zu unserer Einrichtung verändert?
(eine Antwort möglich)

deutlich verbessert	
verbessert	
gleich geblieben	
verschlechtert	
deutlich verschlechtert	

25 Wodurch sind Sie auf die Einrichtung aufmerksam
geworden?

_____

26 Welche Aspekte sind in anderen Einrichtungen besser
als bei uns?

_____

27 Welche Aspekte sind in anderen Einrichtungen
schlechter als bei uns?

_____

28 Wie viele Bewerbungen haben Sie in den letzten 2
Monaten verschickt?

_____

29 An wie vielen Auswahlverfahren haben Sie in den
letzten 2 Monaten teilgenommen?

_____

30 Ich halte diese Befragung für

☐ sinnvoll ☐ nicht sinnvoll

Herzlichen Dank für Ihre Mithilfe!

Anhang G1 – Einladungsschreiben für Pflegeschulen

Evangelische Altenpflegeschule Hommelbach
In der Strenge 51
46077 Hommelbach

Frau
Claire Asil
Zum Revier
48263 Lehnhausen

Hommelbach, den 07.01.2004

Einladung zum Vorstellungstermin

Sehr geehrte Frau Asil,

wir haben Ihre Bewerbungsunterlagen sorgfältig geprüft und freuen uns, Ihnen mitzuteilen, dass Sie zum engeren Kreis der Bewerberinnen und Bewerber für den Ausbildungskurs 2004/2007 gehören.

Wir möchten uns nun ein genaueres Bild von Ihren Fähigkeiten machen und auch Ihnen die Gelegenheit geben, uns näher kennen zu lernen.

Hierzu laden wir Sie herzlich zu einem Auswahlverfahren am **27.01.2004** von **09.00 bis 14.30 Uhr** in unsere Altenpflegeschule ein. Bitte bestätigen Sie den Termin mit der beiliegenden Antwortkarte. Wenn Sie kein weiteres Interesse an der Ausbildung in unserer Einrichtung haben, dann teilen Sie uns dies bitte mit. Sie geben damit anderen Bewerbern und Bewerberinnen die Chance für eine Teilnahme.

Im Rahmen des Auswahlverfahrens werden Sie zusammen mit ca. zehn Bewerberinnen und Bewerbern verschiedene Aufgaben (eine Gruppendiskussion, eine Konstruktionsaufgabe und einen Test) durchlaufen. Ein Einzelgespräch, ein ungezwungenes Gespräch mit Auszubildenden und eine Führung durch die Einrichtung sind ebenfalls geplant.

In der Mittagspause (12.30–13.15 Uhr) möchten wir Sie herzlich zu einem Mittagessen in unsere neue Cafeteria einladen.

Am Ende des Bewerbungsverfahren erhalten Sie eine sofortige Rückmeldung über Ihre Leistungen und eventuell eine Zusage.

Wenn Sie weitere Fragen zum Bewerbungsverfahren haben, dann können Sie sich gerne montags bis freitags zwischen 8.00–16.00 Uhr an Frau Orth im Schulsekretariat wenden (Tel.: 04658-708420). Dort hilft man Ihnen gerne weiter.

Wir empfehlen Ihnen, sich vorab auf unserer Homepage (http://www.altenpflege-hommelbach.de) über die Ausbildung, die Schule und die Einrichtung zu informieren. Unter dem Punkt „Ausbildung" wird auch das Auswahlverfahren näher vorgestellt.

Wenn Sie darüber hinaus noch weitere Fragen zur Ausbildung haben, dann bringen Sie diese schriftlich zum Auswahlverfahren mit, damit wir sie im persönlichen Gespräch klären können.

Fahrtkosten können wir leider nicht übernehmen.

Wir freuen uns auf Sie und verbleiben mit den besten Wünschen bis zum 27. Januar 2004

Helmut Stenzhorn (Schulleiter)

Anlagen
Wegbeschreibung
Informationsbroschüre zur Einrichtung
Infoblatt zur Ausbildung und zur Schule
Antwortkarte

Anmeldung zum Auswahlverfahren

Name: _____

Straße: _____

PLZ/Ort: _____

Am Auswahlverfahren am 27.01.2004
von 9.00–14.30 Uhr

☐ werde ich teilnehmen

☐ kann ich nicht teilnehmen, ich bitte um
eine telefonische Terminabsprache unter
der Nummer: _____

☐ Ich habe kein weiteres Interesse an der Ausbildung in Ihrer Einrichtung, bitte schicken
Sie mir die Bewerbungsunterlagen zurück.

Antwort

Evangelische Altenpflegeschule
Hommelbach
In der Strenge 51

46077 Hommelbach

Anhang G2 – Einladungsschreiben für examinierte Pflegekräfte

Städtisches Klinikum Golem
Pflegedienstleitung
Herr Uwe Burger
Zum Hospitälchen 14 b
02678 Golem

Frau
Jessica Engel
Dr.-Sauerborn-Straße 56

02598 Prado   Golem, den 15.01.2004

Einladung zum Vorstellungsgespräch

Sehr geehrte Frau Engel,

herzlichen Dank für Ihre Initativ-Bewerbung.

Die Bewerbungsunterlagen haben wir inzwischen sorgfältig geprüft. Von den vielfältigen Fachgebieten, die Sie als Wunsch angegeben haben, käme unsererseits eine Stelle in der Orthopädie in Frage. Wir möchten uns nun ein genaueres Bild von Ihren Fähigkeiten machen und auch Ihnen die Gelegenheit geben, uns näher kennen zu lernen.

Hierzu laden wir Sie herzlich zu einem Vorstellungsgespräch am Donnerstag, dem **27.01.2004** um 11.00 Uhr ein. Bitte melden Sie sich zu diesem Termin im Sekretariat der Pflegedienstleitung, Raum 164 im 1. OG (siehe beiliegende Wegbeschreibung). Wenn Sie an diesem Tag verhindert sind, dann können Sie dort auch telefonisch einen anderen Termin vereinbaren (Tel.: 0988/898982)

Das Auswahlgespräch wird etwa 30 Minuten dauern. Neben Ihnen und mir werden die Stationsleitung der Orthopädie (Frau Baulig) und zwei Mitarbeiterinnen der Station teilnehmen. Anschließend werden Sie die Mitarbeiterinnen durch die Einrichtung und über die Station führen.

Um 12.00 Uhr würde ich Sie gerne zu einem Mittagsessen in unsere Cafeteria einladen.

Wir empfehlen Ihnen, sich vorab auf unserer Homepage (http://www.kh-golem.de) über die Einrichtung zu informieren. Anbei finden Sie zusätzlich eine Informationsbroschüre der Klinik, das Pflegeleitbild und eine Stellenbeschreibung. Wenn Sie darüber hinaus noch Fragen haben, dann bringen Sie diese schriftlich zum Auswahlverfahren mit, damit wir sie im persönlichen Gespräch klären können. Fahrtkosten können wir leider nicht übernehmen.

Ich freue mich auf Ihr Kommen und verbleibe bis zum 27.01.04 mit den besten Grüßen

Uwe Burger

(Pflegedienstleiter)

Anlagen

Wegbeschreibung
Einrichtungsbroschüre
Pflegeleitbild
Stellenbeschreibung

Anhang H – Fallbeispiel

Das folgende Fallbeispiel ist für Personen mit Pflegeerfahrung geeignet. Die Aufgabe erlaubt es, die Belastbarkeit, das logische Schlussfolgern und die Problemlösung unter Zeitdruck zu beobachten. Einen passenden Verhaltensanker finden Sie im Anhang D. Weiterhin kann diese Fallstudie auch als Gruppenaufgabe bearbeitet werden, dann werden damit zusätzlich soziale Kompetenzen offen gelegt.

Es bietet sich an, die 12 Handlungsschritte, die am Ende der Aufgabe in eine sinnvolle Reihenfolge gebracht werden sollen, auf große und feste Karten zu schreiben. So ist auch für die Beobachter am Rande der Löseprozess beobachtbar und die Karten können öfter verwendet werden. Es gibt keine ideale Lösung des Problems. Die Reihenfolge, die die Person wählt, wird durch das Fachwissen, durch persönliche Präferenzen und letztlich auch durch ethische Entscheidungen bestimmt.

Es bietet sich an, nach Ablauf der Zeit und nach der Präsentation mit der Person über die Lösung ins Gespräch zu kommen.

Aufgabe

Im Folgenden lesen Sie die Schilderung eines sehr komplexen Problems aus dem Stationsalltag. Hierbei müssen viele Anforderungen beachtet werden. Ihre Aufgabe besteht darin, in der Gruppe zu einer Lösung zu kommen und diese dann den Beurteilern und Beurteilerinnen vorzustellen.
- Lesen Sie den Text sorgfältig
- Suchen Sie (in der Gruppe) nach einer Lösung
- Präsentieren Sie die Lösung den Beurteilern

Sie haben 35 Minuten Zeit!

Die folgende Szene spielte sich am Morgen des 31.01.2004 auf einer Station im St. Elisabeth-Krankenhaus in Ewersheim ab. Vielfältige Aufgaben werden an das Pflegepersonal gestellt. Diese sind im Text **fett** dargestellt. Es geht sehr hektisch zu.

Ihre Aufgabe besteht darin, sich in die Rolle von Frau Anna Franil (examinierte Krankenschwester) zu versetzen. Am Ende sollen Sie die möglichen Handlungsoptionen in eine sinnvolle Reihenfolge bringen. Dabei müssen die Rahmenbedingungen beachtet werden. Der Text ist lang, enthält aber viele Wiederholungen und Hilfen, um den Überblick zu behalten. Die wesentlichen Anforderungen sind am Ende nochmal in Kurzform dargestellt. Zunächst werden jetzt die Rahmenbedingungen dargestellt.

Die Station

Es geht um die internistische Station 1B. Die Station hat 20 Planbetten (10 Zimmer). Es gibt ein Intensivzimmer. Von den 20 Betten sind an diesem Morgen 18 Betten belegt. Das Spektrum an Erkrankungen reicht von Pankreatitis bis hin zum apoplektischen Insult.

Das Durchschnittsalter liegt bei 74 Jahren. Von den 18 Patientinnen und Patienten sind zwei Patienten stark pflegebedürftig, d.h. sie sind bettlägerig, benötigen vollständige Hilfen beim Waschen, Trinken und Essen. 6 Patientinnen benötigen nur teilweise beim Ankleiden, Waschen, Gehen, Essen oder Trinken pflegerische Hilfen. Die restlichen 10 Patienten sind selbstständig.

Die personelle Besetzung

Zwei examinierte Krankenschwestern und eine Auszubildende (eine Schülerin im zweiten Ausbildungsjahr) haben an diesem Morgen Dienst. Eigentlich war noch eine Krankenpflegehelferin für den Frühdienst eingeteilt, doch diese hat sich krank gemeldet.

Organisatorisches

Der Dienst beginnt um 6.00 Uhr und endet um 13.30 Uhr. **Es gibt eine halbstündige Frühstückspause.** Nach der Übergabe durch den Nachtdienst werden in den Zimmern die Betten gemacht. Den Patientinnen und Patienten wird bei der Grundpflege geholfen. Um 7.50 Uhr kommt das Frühstück. Heute ist Donnerstag, Tag der Oberarztvisite.

Die Arbeitssituation von Anna Franil

Der Arbeitsplan von Frau Franil sieht an diesem Donnerstag wie folgt aus:

6.00–6.10: Übergabe durch den Nachtdienst
6.10–6.20: Betten machen in Zimmer 201
6.20–6.40: Betten machen in Zimmer 202

6.40–7.15: Pflege in Zimmer 203. In diesem Zimmer liegt einer der Pflegefälle, Herr Bauchmann (89 Jahre):

- Medizinische Diagnose. Herr Bauchmann leidet an einem Pankreastumor. Dieser ist auf Grund von Metastasierungen in die Leber und in benachbarte Lymphknoten nicht heilbar. Die Prognose ist infaust. Die mittlere Überlebenszeit bei dieser Erkrankung und in diesem Stadium liegt bei 2 Monaten. Durch die tumorbedingte Stauung der Gallenflüssigkeit hat Herr Bauchmann einen Ikterus. Wegen starker Schmerzen bekommt Herr Bauchmann Morphium. Er ist somnolent.
- Pflegerelevanter Status. Herr Bauchmann hat vor drei Monaten die Diagnose eines nicht heilbaren Pankreastumors erfahren. Seitdem war er schon viermal für jeweils eine Woche im Krankenhaus. Nun hat sich sein Zustand sehr verschlechtert: Er ist bettlägerig und marastisch. Er hat einen Dekubitus 2. Grades am Gesäß, ca. Handballen groß. Es hat sich bewährt, dass er **im stündlichen Abstand gelagert wird, um eine Verschlechterung seines Dekubitus zu vermeiden.** Beim Essen und Trinken braucht er Hilfe. Er hat nicht die Kraft sich selbstständig im Bett aufzusetzen oder zu drehen. Er ist zu schwach, um sich selbstständig im Bett zu waschen. Meist schläft Herr Bauchmann. Er spricht sehr verwaschen. Er ist räumlich, zeitlich und zur Person orientiert. Bei der morgendlichen Grundpflege hilft seine Frau mit, die schon um 6.30 Uhr kommt.

Frau Anna Franil wäscht Herrn Bauchmann unter Mithilfe seiner Frau. Sie lagert ihn danach in einer 30-Grad-Lage auf die rechte Seite.

Beim Waschen des Oberkörpers fällt Schwester Anna auf, dass der Patient Atemprobleme hat. **Die Atmung ist verflacht und schnell. Sie hört ein leichtes „Brodeln" in den Bronchien.** Irgendwie hat sie das Gefühl, dass mit Herrn Bauchmann etwas nicht stimmt. Ein Tag zuvor ist ihr das nicht aufgefallen und auch in der Dokumentation vom Nachtdienst ist nichts dazu erwähnt worden.

7.15–7.20: Pflege in Zimmer 204. Die Pflegeschülerin braucht dort ihre Mithilfe. In diesem Zimmer liegt Herr Fuss (99 Jahre):

- Medizinische Diagnose. Herr Fuss kommt mit der Einweisungsdiagnose: Einstellung Diabetes-Typ II, Zustand nach Schlaganfall rechts. Er ist vor zwei Tagen aus dem Altenpflegeheim St. Eggastift in Neuwiesen ins Krankenhaus überwiesen worden, weil er zunehmend verwirrter wurde und kaum mehr zum Essen und Trinken zu bewegen war. Herr Fuss ist insulinpflichtiger Diabetiker. Herr Fuss ist nur stellenweise zu Zeit, Ort und zu seiner Person orientiert. Seine zunehmende Verwirrtheit resultiert vermutlich aus seinem starken Flüssigkeitsmangel.
- Pflegerelevanter Status: Herr Fuss benötigt durch die Halbseitenlähmung Hilfen beim Waschen, Trinken und Essen. Die Verwirrtheit von Herrn Fuss hat sich in den letzten beiden Tagen – unter dem Einfluss der Infusionstherapie gebessert – dennoch ist er vor allem morgens häufig unruhig. **Häufig äußert der 99-Jährige, dass er doch zu seiner Großmutter nach Weinheim müsse.**

Die Auszubildende hat den Patienten schon weitgehend versorgt und das Bett gemacht. Frau Anna Franil entschließt sich daher, den Patienten schon mal Insulin zu spritzen, da in einer halben Stunde das Essen kommt. **Sie weiß, dass der Patient etwa 30 Minuten nach der Injektion kohlenhydrathaltige Kost zu sich nehmen muss, weil sonst der Blutzuckerspiegel absinkt. So spritzt sie um 7.20 Uhr 20 IE Insulin, weil gegen 7.50 Uhr das Frühstück ausgeteilt wird.** Die Schülerin lässt sie allein bei Herrn Fuss.

7.20–7.45: Zimmer 205. **Auch im Zimmer 205 liegen zwei Diabetikerinnen, denen Frau Anna**

Franil Insulin verabreicht und die Betten macht. Nach der letzten Injektion geht sie zurück ins Stationszimmer, um die Pflegeutensilien wegzuräumen und beginnt die Schmutzwäsche zu entsorgen

Nun ist es 7.45 Uhr.

Die andere examininierte Schwester bringt gerade eine Patientin zur Magenspiegelung in das Erdgeschoss. Die Krankenschwester Frau Franil ist also mit der Schülerin alleine.

In Zimmer 215 wäre noch eine weitere Person pflegerisch zu versorgen. Hierbei handelt es sich um eine 76-jährige Patientin mit unklaren Oberbauchbeschwerden. Die Patientin ist bettlägerig und inkontinent. Die Nachtwache hat dem Tagdienst mitgeteilt, dass die Person eingenässt habe und zusammen mit der morgendlichen Körperpflege auch die Matratze gewechselt werden muss.

Es ist 7.45 Uhr. Stellen Sie sich vor, Sie seien Frau Franil, nun geht es Schlag auf Schlag weiter

1. Die Auszubildende kommt blutverschmiert aus Zimmer 204 und sagt: „Herr Fuss hat sich die Infusionsnadel herausgezogen. Die Infusion läuft nicht mehr. Es muss ein neuer Zugang gelegt werden." Sie schicken die Schülerin daraufhin in die Umkleide, damit sie sich einen neuen Kittel anziehen kann. Die blutende Stelle von Herr Fuss hat sie versorgt.

2. Der Frühstückswagen kommt auf die Station. Das Frühstück muss ausgeteilt werden.

3. Der Oberarzt kommt auf die Station und möchte bei den Privatpatienten Visite machen.

4. Eine mobile Privat-Patientin von Zimmer 211 bittet Sie um ein Schmerzmittel, das der Arzt angeordnet hat. Sie habe sehr starke Schmerzen.

5. Frau Bauchmann kommt ins Stationszimmer und sagt: „Schwester, Sie müssen mal nach meinem Mann schauen, der atmet so komisch. Da stimmt was nicht".

6. Die Krankenwagenfahrer bringen einen 28-jährigen Neuzugang mit Monitoring und der Einweisungsdiagnose: Rhythmusstörung, AV-Block, der untergebracht werden muss.

Es sind eine ganze Menge Aufgaben angefallen. Die Auszubildende steht nicht zur Verfügung. Die andere Pflegekraft ist mit einem Patiententransport beschäftigt. Bringen Sie die Aufgaben in eine **sinnvolle Reihenfolge,** so wie Sie diese „abarbeiten" würden:

- Sie beginnen mit dem Oberarzt die Visite bei den Privatpatienten
- Sie rufen den zuständigen Stationsarzt an und informieren diesen über die Atemprobleme von Herrn Bauchmann
- Sie beginnen die Materialien für die neue Infusion von Herrn Fuss zu richten und sagen dem Arzt Bescheid
- Sie schauen wie es Herrn Bauchmann in Zimmer 203 geht.
- Sie geben der Patientin das verordnete Schmerzmittel.
- Sie beginnen damit, das Frühstück auszuteilen.
- Sie gehen selbst frühstücken.
- Sie entsorgen die Wäschesäcke.
- Sie machen die Grundpflege in Zimmer 215 und wechseln dabei auch die Matratze
- Sie lagern Herrn Bauchmann
- Sie kümmern sich um den Neuzugang.
- Sie informieren sich über den Verwirrtheitszustand von Herrn Fuss.

Aufgabe

- Suchen Sie (in der Gruppe) nach einer Lösung, indem Sie die Karten sortieren.
- Präsentieren Sie die Lösung den Beurteilern.

Für die Lösung haben Sie inklusive Lesezeit 30 Minuten Zeit, für die Präsentation fünf Minuten!

Anhang I – Terminplan Bewerbungstag Beobachter

Terminplanung für das Auswahlverfahren am _____

Name:

Beob. 1

_____

Wann?	Was?	Wo?
9.00 – 9.45 Uhr	Begrüßung, Gruppeneinteilung	RAUM W
9.50 – 10.20 Uhr	**Gruppendiskussion:** **Person A** **Person B**	RAUM X
10.20 – 10.30 Uhr	Pause	
10.30 – 11.00 Uhr	**Test**	RAUM Z
11.00 – 11.15 Uhr	Pause	
11.15 – 11.45 Uhr	**Konstruktionsaufgabe:** **Person I** **Person J**	RAUM Y
11.45 – 11.55 Uhr	Pause	
11.55 – 12.25 Uhr	**Gruppendiskussion:** **Person O** **Person P**	RAUM X
12.25 – 12.35 Uhr	Pause	
Zwischen 12.35 und 14.00 Uhr	**Evtl. Einzelgespräch**	RAUM X
14.00 – 14.15 Uhr	Verabschiedung	RAUM W

Oberste Prinzipien für die Beobachtung der Personen bei der Gruppendiskussion und der Konstruktionsaufgabe sollten sein:

- Nicht von einem ersten spontanen Eindruck leiten lassen!
- Keine voreiligen Urteile über die Eignung oder einzelne Charaktereigenschaften der Person fällen!
- Erst die Beobachtung, dann die Beurteilung!

Anhang J – Terminplan für Bewerberinnen I/J

Terminplanung für das Auswahlverfahren

am _____

für _____

Wann?	Was?	Wo?
9.00 – 9.45 Uhr	Begrüßung, Gruppeneinteilung	RAUM W
9.50 – 10.20 Uhr	**Test**	RAUM Z
10.20 – 10.30 Uhr	Pause	
10.30 – 11.00 Uhr	**Gruppendiskussion**	RAUM X
11.00 – 11.15 Uhr	Pause	
11.15 – 11.45 Uhr	**Konstruktionsaufgabe**	RAUM Y
11.45 – 11.55 Uhr	Pause	
11.55 – 12.25 Uhr	**Einrichtungsführung + Einrichtungsvideo**	Treffpunkt an der Klinikpforte
12.25 – 12.35 Uhr	Pause	
Zwischen 12.35 und 14.00 Uhr für 10 Minuten	RAUM X	RAUM X
14.00 – 14.15 Uhr	Verabschiedung	RAUM W

- Nutzen Sie bitte die Pausen, um den neuen Raum aufzusuchen!
- Während der Einzelgespräche kann es zu längeren Wartezeiten kommen. In dieser Zeit können Sie, wie auch in den Pausen, die Getränke und den Imbiss nutzen, die im RAUM W auf Sie warten.

Wo sind welche Räume?
Die Räume X und Y befinden sich im 2. OG.
RAUM W und Z sind im Erdgeschoss direkt neben dem Eingang.
Folgen Sie den Schildern.

Wenn Sie weitere Fragen haben, dann wenden Sie sich an Frau Merk im Raum U, die Ihnen gerne weiterhilft.

Anmerkung: Man sieht hier, dass zwischen 11.15 – 11.45 Uhr die Personen I und J an einer Konstruktionsaufgabe in Raum Y teilnehmen. Beobachter 1 (☞ Anhang I) ist für die Beobachtung bei dieser Aufgabe zuständig. Außerdem kann Beobachter 1 bei den Einzelgesprächen auf die Person I und J treffen.

Anhang K – Verhaltensanker Auswahlgespräch

Ausgehend von einer Anforderungsanalyse wurden folgende sieben Kriterien für die Auswahl von Leitungskräften als wichtig erachtet. Dies ist nur ein Ausschnitt aus einem insgesamt zehn Dimensionen umfassenden Anforderungskatalog. Es wurden Fragen für das Auswahlgespräch entwickelt, die die relevanten Kompetenzen aufdecken sollen. Mit Hilfe des Verhaltensankers ist es möglich, die Antworten der Person zu bewerten.

Delegationsfähigkeit

- In welchen Fällen geben Sie Verantwortung ab?
- Nach welchen Kriterien entscheiden Sie, welche Aufgaben Sie delegieren?
- In welchen Bereichen behalten Sie lieber die Verantwortung?
- Wie können Sie sicher sein, dass eine Person auch das macht, was Sie wünschen?

Bewertungsmöglichkeiten
- Prüft erst die Kompetenz und delegiert dann
- Aufgaben, die andere Personen weiter bringen, werden delegiert
- Kontrolliert regelmäßig und offen die Aufgabenerfüllung
- Aufgaben werden auch dann delegiert, wenn die Bewerberin sie selbst besser machen könnten, um Mitarbeitende zu fördern
- Bietet Unterstützung an, wenn Aufgaben zu schwer sind.

Konfliktlösefähigkeiten im Team

- Wie versuchen Sie, widersprüchliche Meinungen der Mitarbeitende zu integrieren?
- Was tun Sie, wenn es zu einem Konflikt im Team kommt?

Bewertungsmöglichkeiten
- Holt vorher umfassende Informationen ein
- Plant das Gespräch
- Bezieht alle Betroffenen ein, versucht alle an einen Tisch zu bekommen, nimmt Vorschläge auf
- Hält Gespräche in schriftlicher Form fest
- Bemüht sich, Ursachen zu finden
- Stellt Fragen zum Umfeld, bemüht sich um Entspannung im Team
- Sichert die geplanten Veränderungen verbindlich ab
- Hilft bei der Problemlösung

- Vereinbart eine nachhaltige Kontrolle der Ergebnisse

Durchsetzungsvermögen
- Wie schaffen Sie es, Beschäftigte zu überzeugen?
- Wie würden Ihre Kolleginnen oder Kollegen Sie beschreiben?
- Ist Ihnen ein großes Durchsetzungsvermögen wichtig?

Bewertungsmöglichkeiten
- Äußert klare Argumente
- Versucht, auf die Personen einzugehen
- Geht Konflikten nicht aus dem Weg
- Macht Hierarchien deutlich, wenn Worte nichts bringen
- Reagiert offensiv auf Einwände, nutzt Strategien, um andere auf die eigene Seite zu bringen
- Macht brauchbare Vorschläge, wie man mit Widerständen umgeht
- Wird auch von Kollegen als dominant angesehen

Fähigkeit zur Personalentwicklung
- Was tun Sie, um Mitarbeitende zur fördern?
- Welche Kompetenzen sind wichtig und sollten gefördert werden?

Bewertungsmöglichkeiten:
- Verschafft sich einen Überblick über die Kompetenz der Personen
- Hat klare Vorstellungen, welche Kompetenzen wichtig und förderungswürdig sind
- Kennt Methoden der Personalbeurteilung
- Erläutert, wie PE-Bedarf ermittelt wird, kennt Methoden der Personalentwicklung
- Setzt sich für die Entwicklung der Mitarbeitenden innerhalb der Einrichtung ein

Konfliktverhalten

- Schildern Sie eine Konfliktsituation, die Sie in der letzten Zeit bewältigen mussten!
- Was tun Sie, wenn Sie persönlich angegriffen werden?
- Wie reagieren Sie, wenn Sie mit anderen Standpunkten konfrontiert werden?
- Gehen Sie Konflikten aus dem Weg?

Bewertungsmöglichkeiten

- Bleibt sachlich, argumentiert nicht auf der Gefühlsebene
- Versucht die Positionen ins Gleichgewicht zu bringen
- Erkennt, wenn es unsachlich wird und nutzt Gegenmaßnahmen
- Argumentiert problembezogen, reaktiviert nicht alte Konflikte

Kooperationsbereitschaft:

- Was stört Sie bei der Gruppenarbeit?
- Arbeiten Sie lieber allein oder in der Gruppe?
- Gab es Situationen, in denen Sie mit Teamwork schlechte Erfahrungen gemacht haben? Welche Schlüsse haben Sie daraus gezogen?

Beurteilungsmöglichkeit

- Erkennt die Vorteile von Teamarbeit

- Weiß wie ein harmonisches Team erreicht werden kann
- Ist bereit, die eigene Karriere zum Wohl der Gruppe zurückzustellen
- Kennt Maßnahmen, um die Kooperation zu verbessern

Belastbarkeit/Selbstpflege:

- Was tun Sie gegen Stress?
- In welchen Situationen sind Sie schon mal psychisch oder physisch an Ihre Grenzen gekommen?
- Wo und wann suchen Sie Ausgleich zur Arbeit?
- Wie stressig empfinden Sie den Beruf?

Beurteilungsmöglichkeit

- Ist im Gespräch ruhig und gelassen
- Kennt Strategien zur Entspannung
- Hat Ausgleichsmöglichkeiten (Hobbys etc.)
- Kann deutlich machen, wo ihre Grenzen sind und entsprechend reagieren
- Kann auch in belastenden Situationen Verhalten kontrollieren
- Lässt sich durch Rückschläge nicht entmutigen

Anhang L – Erläuterungen für die Gruppendiskussion

In den nun folgenden 30 Minuten besteht ihre Aufgabe darin, in der Gruppe ein Thema zu diskutieren, zu dem es vielfältige Meinungen gibt. Die anwesenden Beobachterinnen/Beobachter beurteilen dabei wie Sie die Argumente vorbringen und ihr Verhalten in der Gruppe.

Den Verlauf der Diskussion, die Organisation der Diskussion und den Beginn bestimmen Sie als Gruppe bitte selbstständig.

Versuchen Sie am Ende der 30 Minuten zu einem Ergebnis zu kommen, dass Sie dann als Gruppenergebnis vorstellen.

Wenn sie noch Fragen haben, wenden Sie sich bitte an die Beobachterinnen/Beobachter.
Ansonsten wünschen wir Ihnen eine lebhafte Diskussion.

Das Thema

In der Pflege wird viel darüber diskutiert, ob ungelernte Hilfskräfte bei Arbeitsspitzen eingesetzt werden sollen und dürfen.

Politische Befürworter behaupten „Pflegen kann jeder" und im Notfall müsse jedes Mittel recht sein, um die pflegerische Qualität zu sichern.

- Teilen Sie sich in zwei Gruppen auf, in Befürworter und Ablehner dieser Haltung. Diskutieren Sie dann dieses Thema.

- Versuchen Sie am Ende zu einem Konsens zu kommen, den Sie vor den Beurteilern präsentieren.

- Sie haben 5 Minuten für die Präsentation Zeit. Wer diese übernimmt müssen Sie ebenfalls in der Gruppe entscheiden.

Anhang M – Eingangsbescheid einer Bewerbung

St. Michaelis-Stift
Lessingweg 4
59099 Bernburgen

Harald Schulz
Lehnardenweg 4
56014 Neuriedel

Bernburgen, den 14.02.04

Eingang Ihrer Bewerbung

Sehr geehrter Herr Schulz,

heute ist Ihre Bewerbung für die Stelle als Stationsleiter bei uns eingegangen. Herzlichen Dank.

Wir sammeln bis zum Ende der Bewerbungsfrist am 28. Februar zunächst die Bewerbungen und werden uns in der darauf folgenden Woche (01.03.–06.03.2004) bei Ihnen melden.

Wir bitten Sie bis dahin noch um etwas Geduld.

Wenn Sie weitere Fragen zum Vorgehen haben, dann können Sie sich montags und dienstags zwischen 15.00 und 17.00 Uhr gerne telefonisch bei der stellvertretenden Pflegedienstleitung Frau Michaela Pötzel (02600/9635-133) melden.

Mit freundlichen Grüßen

Dipl.-Pflegewirt (FH) Michaela Seebrück
(Pflegedirektorin)

Anhang N – Absage einer unqualifizierten Bewerbung

Klinik Birkbohl
Hohlweg 4–6
68091 Birkbohl

Herr
Benjamin Zils
Zur Pferdekoppel 34

65071 Korbschwing   Birkbohl, den 23.02.2004

Ihre Bewerbung vom 19.02.2004

Sehr geehrter Herr Zils,

Ihre Bewerbung um eine Stelle als Krankenpfleger für die urologische Station habe ich heute erhalten. Vielen Dank für Ihr Interesse an einer Tätigkeit in der Klinik Birkbohl.

Nach sorgfältiger Durchsicht der Unterlagen haben wir uns für einen anderen Bewerber entschieden.

Bei der Beurteilung der insgesamt zwölf Bewerbungen wurde ein fester und bewährter Bewertungsschlüssel angelegt: Bei Ihnen waren die geringen praktischen Erfahrungen im Bereich der Urologie und die Referenzen vorheriger Arbeitgeber für die Absage maßgeblich.

Wenn Sie noch Fragen zur Entscheidung haben, können Sie sich freitags und dienstags zwischen 15.00 und 17.00 Uhr gerne telefonisch bei mir melden (Tel.: 06200/985-155).

Ich wünsche Ihnen für Ihren weiteren beruflichen und privaten Weg alles Gute und sende Ihnen gleichzeitig Ihre Bewerbungsunterlagen zurück.

Mit freundlichen Grüßen

Petra Merz
(Pflegedienstleiterin)

Anhang O – Absage einer qualifizierten Bewerbung

Seniorinnen- und Seniorenresidenz
Ladenberg
Im Ruhestand 89
69111 Ladenberg

Frau Cornelia Mahler
Pikforschstr. 23

69110 Aglerin

Ladenberg, den 10.02.2004

Ihre Bewerbung vom 07.02.2004

Sehr geehrte Frau Mahler,

herzlichen Dank für Ihre Bewerbung, mit der Sie Interesse an einer Stelle als Wohnbereichsleitung in unserer Einrichtung bekunden.

Leider bestehen derzeit und in naher Zukunft keine Beschäftigungsmöglichkeiten in unserer Seniorinnen- und Seniorenresidenz.

Der allgemeine Kostendruck im Bereich der Altenpflege zwingt leider auch uns zum Stellenabbau.

In Anbetracht Ihrer besonderen Qualifikationen bedauere ich es sehr, Ihnen keine andere Nachricht geben zu können.

Mit der beiliegenden Antwortkarte können Sie sich aber in unsere Bewerberdatenbank aufnehmen lassen. Wir werden Sie dann über frei werdende Stellen und andere Veränderungen in der Einrichtung informieren.

Ich wünsche Ihnen für den weiteren beruflichen und privaten Weg alles Gute und sende Ihnen gleichzeitig Ihre Bewerbungsunterlagen zurück.

Mit den besten Grüßen aus Ladenberg

Elke Müller (Heimleitung)

Anhang P – Zusage und Einladung zu Einführungstagen

Hospital zum Heiligen Berg
Waldstraße 6
29876 Waldbreda

Astrid Knieriem
Robert-Bosch-Straße 56

29674 Neustadt an der Stör   Waldbreda, den 26. 03.04

Arbeitsvertrag/Einladung zum Einführungstag

Sehr geehrte Frau Knieriem,

wir freuen uns, Sie als neues Mitglied in unserem Pflegeteam begrüßen zu dürfen.

Wie wir Ihnen schon nach dem Auswahlgespräch mitgeteilt haben, möchten wir Ihnen gerne eine Stelle als Krankenschwester anbieten. Ihr erster Arbeitstag bei uns wird der 1. Mai 2004 sein.

Ich möchte Sie bitten, am Freitag, dem 02. April um 15.00 Uhr zur Unterzeichnung Ihres Arbeitsvertrages vorbeizukommen. Dabei können auch noch offene Fragen geklärt werden. Bitte melden Sie sich zu diesem Termin an der Pforte.

Wenn Sie an diesem Termin verhindert sind, dann melden Sie sich bitte im Sekretariat der Pflegedienstleitung (0499/345-311). Dort können Sie auch einen anderen Termin vereinbaren.

Weiterhin möchten wir Sie schon heute gerne zu einem Einführungsseminar in das Bildungszentrum Waldbreda am Samstag, dem 24. April 2004, zwischen 9.00 und 14.00 Uhr einladen.

Dabei möchten wir Ihnen den Träger, die Einrichtung und das Pflegeleitbild nahe bringen. Weitere Details zu den Programmpunkten finden Sie in dem beiliegenden Flyer.

Wir freuen uns auf die Zusammenarbeit mit Ihnen und verbleiben mit den besten Grüßen

Dipl.-Pflegewirt (FH) Andreas Rall
Pflegedienstleitung

Anhang Q – Absage einer unqualifizierten Bewerbung für die Ausbildung

Diakonie-Bildungsstätten
Stiftstraße 3-5
90117 Minas Tirith

Jennifer Schmidt
In der Künde 4

90125 Winngen   Minas Tirith, den 10.08.2004

Ihrer Bewerbung vom 06.08.2004

Sehr gehrte Frau Schmidt,

vielen Dank für Ihre Bewerbung in unserer Kinderkrankenpflegeschule. Wir haben Ihre Bewerbung erhalten und sorgfältig geprüft.

Leider können wir Ihnen keinen Ausbildungsplatz anbieten. Bei der Beurteilung der Bewerbungen wurde ein fester und bewährter Bewertungsschlüssel angelegt: Ihr Notendurchschnitt in einigen Schulfächern begründete die Entscheidung.

Wenn Sie weitere Fragen zu unserer Entscheidung haben, dann können Sie sich freitags und dienstags zwischen 15.00 und 17.00 Uhr gerne telefonisch bei mir melden (09100/890-200).

Für Ihre weiteren Bewerbungen und Ihre berufliche Zukunft wünsche ich Ihnen viel Erfolg und alles Gute.

Mit freundlichen Grüßen
Dipl.-Pflegepädagogin Maria Meise
(Schulleitung)

Weitere begründende Textbausteine:
- Für den Ausbildungskurs 2005 sind leider schon alle Plätze belegt. Wir bedauern sehr, dass Sie sich erst jetzt beworben haben. Wenn Sie Interesse an dem Folgekurs haben, der im Jahr 2006 beginnt, dann melden Sie bitte umgehend bei uns.
- Bei der Beurteilung kommt ein Bewertungsschlüssel zur Anwendung, der bestimmte schulische Leistungen voraussetzt. Leider haben Sie in dieser Hinsicht nicht die notwendigen Voraussetzungen erfüllt.
- Unserer Bitte, die Bewerbungsunterlagen zu vervollständigen, sind Sie nicht fristgerecht nachgekommen. Wir sind daher davon ausgegangen, dass Sie kein weiteres Interesse mehr an der Ausbildung haben.
- Wir hatten Sie am 27.09.2003 gebeten, die schriftliche Aufgabe bis zum 03.10.2003 an uns zurückzuschicken. Da wir bis heute nichts von Ihnen gehört haben, gehen wir davon aus, dass Sie nicht mehr an einer Ausbildung in unserer Schule interessiert sind oder anderweitig einen Ausbildungsplatz gefunden haben.

Die Autorinnen und Autoren

Christopher de Silva
Krankenpfleger, Pflegewissenschaftler (MScN)
- Jahrgang 1961
- Krankenpflegeexamen 1983
- Bis 1989 in verschiedenen stationären Einsatzfeldern tätig
- 1989/90 Weiterbildung zum Pflegedienstleiter an der Agnes Karll Krankenpflegehochschule in Frankfurt/Main
- 1991 – 1996 tätig im Bereich Pflegedienstleitung am Bethanien Krankenhaus, Geriatrisches Zentrum Heidelberg
- 1996 – 2002 Studium der Pflegewissenschaft (MScN) an der Universität Witten/Herdecke
- Seit Mai 2003 tätig als Pflegedienstleiter und Pflegewissenschaftler in der Oberschwabenklinik gGmbH, Krankenhaus St. Elisabeth und Heilig-Geist-Spital Ravensburg

Gabriele Kammerer
Lehrerin für Pflegeberufe, Schulleitung
- Jahrgang 1951
- Ausbildung zur Kinderkrankenschwester 1969 – 1972
- 1972 – 1976 Tätigkeit als Kinderkrankenschwester in Datteln/Westfalen und in Freiburg
- 1976 – 1977 Ausbildung: Leitung und Unterricht an Krankenpflegeschulen bfw Stuttgart
- 1978 – 1982 berufsbegleitende Zusatzqualifikation Leitung und Unterricht an Krankenpflegeschulen bfw Stuttgart
- 1976 – 1977 Mütterschule Stuttgart
- 1977 – 1981 Leitung der Altenpflegeschule Bad Urach
- 1981 – 1987 freiberufliche Lehrtätigkeit in der Altenpflege- und Kinderkrankenpflegeausbildung sowie in der Fortbildung
- 1987 – 2000 Leitung der Kinderkrankenpflegeschule am Städt. Klinikum Karlsruhe
- 1997 – 1999 Vorstandsmitglied LAG Baden Württemberg
- Seit 2000 Leitung der Schule für Pflegeberufe am Städt. Klinikum Karlsruhe

Catherine Pott
Krankenschwester, Dipl.-Pflegepädagogin (FII)
- Jahrgang 1968
- 1988 – 1989 Tätigkeit in der Pflege im Alten- und Pflegeheim (Mutterhaus) der Badischen Schwesternschaft vom Roten Kreuz e.V.
- 1992 Abschluss der Krankenpflegeausbildung und bis 1997 Tätigkeit in verschiedenen Krankenhäusern in Frankfurt, Düsseldorf und Mainz
- 1995 – 2000 Studium der Pflegepädagogik an der Kath. Fachhochschule Mainz
- Seit 1998 Stabstelle im Dominikus-Krankenhaus Düsseldorf.

Bernd Reuschenbach
Krankenpfleger, Dipl.-Psychologe
- Jahrgang 1969
- Nach der Krankenpflegeausbildung 1991 in verschiedenen Krankenhäusern und Behinderteneinrichtungen tätig

- Studium der Psychologie und Gerontologie an den Universitäten Bonn und Heidelberg
- Seit 1999 Wissenschaftlicher Mitarbeiter am Psychologischen Institut der Universität Heidelberg, Abteilung Allgemeine und Theoretische Psychologe.
- Seit 2001 Lehrbeauftragter für die Studiengänge Pflegemanagement und -wissenschaft an verschiedenen Fachhochschulen

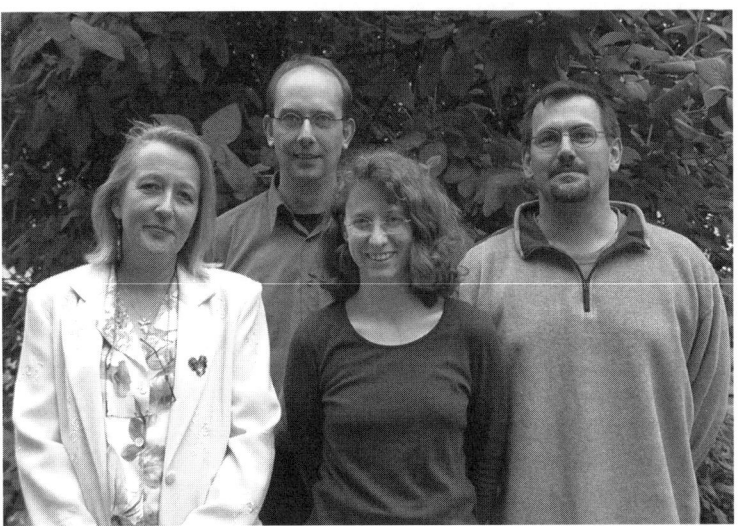

Das Autorenteam, v.l.n.r.: Gabriele Kammerer, Bernd Reuschenbach, Catherine Pott, Christopher de Silva.

Kontaktadresse:
Forschungsgruppe „Personalauswahl im Gesundheitswesen",
Psychologisches Institut der Universität Heidelberg, Hauptstraße 47–51, 69117 Heidelberg
www.pflegewissenschaft.uni-hd.de
E-Mail: reuschenbach@pflegewissenschaft.org

Literatur

Abt, M., Friedrichs, S., Grüssing, K., Maier, M., Mohl, E. & Trill, R. (1987). Zur Fluktuation des Pflegepersonals – Ergebnisse einer Umfrage. *Deutsche Krankenpflege-Zeitschrift, 41*, 48–50.

Abt-Zegelin, A. (2002). Zum Wesen beruflicher Pflege. *Die Schwester/ Der Pfleger, 7*, 2–6.

Albohn, F. (1999). Angeln im Goldfischteich. *Altenheim, 11*, 28–32.

Alpers, T. (1994). Das Bewerbungsgespräch an Krankenpflegeschulen. Betrachtung einer Gesprächssituation. *Die Schwester/Der Pfleger, 33*, 508–512.

Amelang, M. (1999). Zur Lage der Psychologie: Einzelaspekte von Ausbildung und Beruf unter besonderer Berücksichtigung der ökonomischen Implikationen psychologischen Handelns. *Psychologische Rundschau, 50*, 2–13.

Amthauer, R., Brocke, B., Liepmann, D. & Beauducel, A. (1999). *Intelligenz-Struktur-Test 2000-R*. Göttingen: Hogrefe.

Arbeitsgesetze. (61. Auflage)(2002). München: Deutscher Taschenbuch Verlag.

American Psychological Association. (2001). *Publication Manual* (5th ed.). Washingthon, DC: American Psychological Association.

Arbeitskreis-Assessment-Center (1992). Standards der Assessment Center Technik. http://www.arbeitskreis-ac.de/projekte/standards/ac-standards.htm

Autenrieth, M. (1989). Pflegenotstand – ein Thema für kirchliche Krankenhäuser? *Das Krankenhaus, 81*, 1–4.

Basler Zeitung (2001) http://www.nursingoffice.com/ seite29.html_pflege_in

Bauer, I., Bockholt, S. & Heil, A. (2002). Krankenhäuser im Internet-Test. *Pflege aktuell, 4*, 234.

Baumhekel, G. (2002). Greencard für Pflegekräfte? *Altenpflege, 27*, 31.

Bäumler, G. (1974). *Lern- und Gedächtnistest (LGT-3)*. Göttingen: Hogrefe.

Bazerman, M. H., Schroth, H. A., Shah, P. P., Diekman, K. A. & Teubunsel, A. E. (1994). The inconsistent role of comparsion others and procedural justice in reactions to hypothetical job descriptions: Implications for job acceptance decisions. *Organizational Behavior and Human Decision Process, 60*, 326–352.

Becker, W. (1996). Ausbildung und Beruf auf dem Prüfstand – befindet sich die Altenpflege in einer Bildungskrise? In B. Meifort & W. Becker (Hrsg.), *Berufseinmündung und Berufsverbleib von Altenpflegekräften in den ersten Berufsjahren* (S. 37-49). Köln: Kuratorium Deutsche Altershilfe.

Behrensdorf, B. & Menke, R. (1987). *Analyse der Ursachen der geringen beruflichen Verweildauer von weiblichen Krankenpflegepersonen.* Hannover: Institut für Entwicklungsplanung und Strukturforschung.

Ben-Shakhar, G., Bar-Hillel, M., Bilu, Y., Ben-Abba, E. & Flug, A. (1986). Can graphology predict occupational success? Two empirical studies and some methodological ruminations. *Journal of Applied Psychology, 71*, 645–653.

Benner, P. (1994). *Stufen zur Pflegekompetenz.* Bern: Huber.

Benner, P. (2000). *Stufen zur Pflegekompetenz.* Bern: Huber.

Bergler, R. & Hoff, T. (2001). *Psychologie des ersten Eindrucks.* Köln: Deutscher Instituts Verlag.

Berkel, K. (1999). *Konflikttraining. Arbeitshefte Führungspsychologie Band 15* (6. Auflage). Heidelberg: Sauer Verlag.

Bertelsmann, G. (2002). Optimierung der Auswahl von Bewerberinnen und Bewerbern in der Kranken- und Kinderkrankenpflegeausbildung. http://quepnet.fh-bielefeld.de/ data/doc/id_50/Q_Auswahl_ Optimierung.pdf

Beullens, J., Rethans, J. J., Goedhuys, J. & Buntinx, F. (1997). The use of standardized patients in research in general practise. *Family Practise, 14*, 58–62.

Blanke, T. & Sterzel, D. (1999). Menschenwürde und Tests: Voraussetzungen und Grenzen ihrer rechtlichen Zulässigkeit. In S. Grubitzsch (Hrsg.). *Testtheorie Testpraxis. Psychologische Prüfverfahren im Überblick* (S. 325–372). Eschborn: Dietmar Klotz.

Bliesener, T. (1992). Ist die Validität biographischer Daten ein methodisches Artefakt? Ergebnisse einer meta-analytischen Studie. *Zeitschrift für Arbeits- und Organisationspsychologie, 36*, 12–21.

Böhm, W. & Justen, R. (1996). *Bewerberauswahl und Einstellungsgespräch. Ein Leitfaden für die Praxis aus arbeitsrechtlicher und psychologischer Sicht.* (5. Auflage). Berlin: Erich Schmidt Verlag.

Borges, P. & Schmidt, R. (2002). Die Kliniken unterschätzen die Bedrohung durch Personalmangel und das BGH-Urteil. *Führen & Wirtschaften, 19*, 470–474.

Borkenau, P. & Ostendorf, A. (1993). *Neo-Fünf-Faktoren-Inventar.* Göttingen: Hogrefe.

Boudreau, J. W. (1991). Utility analysis for decisions in human resource management. In M. D. Dunnette & L. M. Hough (Eds.), *Handbook of Industrial and Organizational Psychology* (2nd ed., Vol. 2, pp. 621–745). Palo Alto: Consulting Psychologists Press.

Boulet, J. R., Champlain, A. F. & McKinley, D. W. (2003). Setting defensible performance standards on OSCE and standardized patient examinations. *Medical Teacher, 25*, 245–249.

Bund deutscher Psychologinnen und Psychologen e.V. (BDP) (2002). *Psychologische Testverfahren bei Einstellungsuntersuchungen. 9 Tipps für Bewerberinnen und Bewerber.* (10. Auflage). Bonn: Bund deutscher Psychologinnen und Psychologen e.V. (BDP).

Bundesanstalt für Arbeit (BA & Bundesverband Personalvermittlung e.V. (BPV). (Ohne Datum) *Viele Wege führen in Ihre Zukunft.*

Vermittler helfen bei der Job-suche.

Bracht, M. & Proft, C. (2002). Systematische Implementierung von eignungsdiagnostischen Verfahren. *Wirtschaftspsychologie, 9*, 14–20.

Brickenkamp, R. (2002). *Aufmerksamkeits-Belastungs-Test (d2)* (9. Auflage). Göttingen: Hogrefe.

Brickenkamp, R., Brähler, E., Holling, H., Leutner, D. & Petermann, F. (Hrsg.). (2002). *Brickenkamp Handbuch psychologischer und pädagogischer Tests, Bd. 1 u. 2.* Göttingen: Hogrefe.

Brocke, M. & Vock, M. (2002). ELIGO. In U. P. Kanning & H. Holling (Hrsg.), *Handbuch personaldiagnostischer Verfahren* (S. 460–469). Göttingen: Hogrefe.

Bröckermann, R. & Pepels, W. (2002). Personalmarketing an der Schnittstelle zwischen Absatz- und Personalwirtschaft. In R. Bröckermann & W. Pepels (Hrsg.), *Personalmarketing* (S. 1-15). Stuttgart: Schäffer-Poeschel.

Brund, W., Andreas, M. & Debing, B. (2002). Nicht vereinbar – Nebentätigkeit als Leichenbestatter? *Die Schwester/Der Pfleger, 41*, 950–952.

Brunsch, D. (2003). Die eigenen Interessen belegen. *Pflege aktuell*, 47–50.

Brush, D. H. & Owens, W. A. (1979). Implementation and evaluation of an assessment classification model for manpower utilization. *Personnel Psychology, 32*, 369–383.

Bürgerliches Gesetzbuch (2000). 47. Auflage. München: Deutscher Taschenbuch Verlag.

Bundesministerium für Arbeit und Sozialordnung (1989). *Angebot und Bedarf an Pflegepersonal bis zum Jahre 2010. Forschungsbericht.* Bonn: Bundesministerium für Arbeit und Sozialordnung.

Bushnell, I. W. R. (1996). A comparison of the validity of handwriting analysis with that of the Cattell 16 PF. *International Journal of Selection and Assessment, 4*, 12–17.

Büssing, A. & Glaser, J. (1993). *Tätigkeits- und Arbeitsanalyseverfahren für das Krankenhaus (TAA-KH). Konzeption und Prüfung unter besonderer Berücksichtigung des Bereichs „Streßbezogene Anforderungen" des ersten überarbeiteten Selbstbeobachtungsverfahrens (TAA-KH-S).* Auf derm Kongress „Arbeits- und Organisationspsychologie 1991 in Dresden", Dresden 1991.

Büssing, A. & Glaser, J. (1999). Das Tätigkeits- und Arbeitsanalyseverfahren für das Krankenhaus (TAA-KH). In H. Dunckel (Hrsg.), *Handbuch Psychologischer Arbeitsanalyseverfahren.* Zürich: vdf.

Büssing, A. & Glaser, J. (2002). *Das Tätigkeits- und Arbeitsanalyseverfahren für das Krankenhaus – Selbstbeobachtungsversion (TAA-KH-S).* Göttingen: Hogrefe.

Caldwell, C., Thornton, G. C. & Gruys, M. L. (2003). Ten classic assessment center errors: Challenges to selection validity. *Public Personnel Management, 32*, 73–88.

Chell, E. (1998). Critical Incident Technique. In G. Symon & C. Cassell (Eds.), *Qualitative methods and analysis in organizational research: A practical guide* (pp. 51–72). London: Sage Publications.

Cooper, W. H. (1981). Ubiquitous halo. *Psychological Bulletin, 90*, 218–244.

Crisand, E. & Crisand, M. (1997). *Psychologische Gesprächsführung* (6. Aufl.). Heidelberg: Sauer.

Cronbach, L. J. & Gleser, G. C. (1965). *Psychological tests and personnel decisions.* Urbana: University of Illinois Press.

Dahlgaard, K. (1995). Personalarbeit und Personalentwicklung im Krankenhaus. *Führen & Wirtschaften, 12.*

De Silva, C. (2001). *Flanagan's Critical Incident Technique (CIT) und deren Anwendung in der (Pflege-)Forschung.* Heidelberg: http://www.pflege-forscht.de/ flanagans_cit. html#Anchor-Flanagan-6296.

Decker, F. (2000). *Personalmanagement und Mitarbeiterführung im Sozialbetrieb.* Starnberg: R.S. Schulz.

Didi, H.-J. (2002). Der Postkorb. In E. Fay (Hrsg.). *Das Assessment-Center in der Praxis* (S. 77–102). Göttingen: Vandenhoeck.

Dielmann, G. (2001). Ausbildungsplatz-Abbau geht weiter. *Dr. med. Mabuse, 26*, 13.

Dietrich, H. (1995). *Pflege als Beruf – Arbeitsmarktsituation und Beschäftigungsperspektiven des Personals in der Kranken- und Altenpflege. Materialien aus der Arbeitsmarkt- und Berufsforschung. Nr. 1.* Nürnberg: Institut für Arbeitsmarkt- und Berufsforschung (IAB).

Dincher, R. & Gaugler, E. (2000). Personalvermittlung. *Personal, 8*, 281–284.

Deutsches Institut für angewandte Pflegeforschung (dip) (2002). *Pflegethermometer 2002. Frühjahrsbefragung zur Lage und Entwicklung des Pflegepersonalwesens in Deutschland.* Köln: Deutsches Institut für angewandte Pflegeforschung (dip)

Domscheit, S., Grusdat, M. & Wingenfeld, K. (1994). *Gesundheitsberichterstattung, Supplementband 1. Sonderbericht der Gesundheitsberichterstattung im Auftrag des Ministeriums für Arbeit, Gesundheit und Soziales des Landes Nordrhein-Westfalen.* Bielefeld: Institut für Dokumentation und Information, Sozialmedizin und öffentliches Gesundheitswesen.

Döring, N. (2000). Kommunikation im Internet: Neun theoretische Ansätze. In B. Batinic (Hrsg.), *Internet für Psychologen* (S. 345–378). Göttingen: Hogrefe.

Du Buisson, S. (2002). Das Bewerbungsgespräch in der Rückschau: Es war alles nicht so dramatisch. *Heilberufe, 54*, 60.

Dütz, W. (2001). *Arbeitsrecht* (6. ed.). München: C.H. Beck.

Ederer, G. & Seiwert, J. (2000). *Der Kunde ist König. Das 1x1 der Kundenorientierung* (3. Aufl.). Offenbach: Gabal.

Eilles-Matthiessen, C., El Hage, N., Janssen, S. & Osterholz, A. (2002). *Schlüsselqualifikationen in Personalauswahl und Personalentwicklung. Ein Arbeitsbuch für die Praxis.* Bern: Huber.

Eisenreich, T. & BALK (2002). *Handbuch Pflegemanagement: Erfolgreich führen und wirtschaften in der Pflege.* Neuwied: Luchterhand.

Eisenreich, T., BALK & Bechtel, B.

(2001). *Handbuch Pflegemanagement*. Neuwied: Luchterhand.

Elkins, T. J. & Phillips, J. S. (2000). Job context, selection decision outcome, and the perceived fairness of selection tests: biodata as an illustrative case. *Journal of Applied Psychology, 85*, 479-484.

Elsbernd, A. (2001). Kritik und Strategie. Anforderungen an ein modernes Pflegemanagement. *Dr. med. Mabuse, 26*, 52–55.

Elsbernd, A. (2002). Personalentwicklung in der Altenpflege, 1. Teil. *Pflege aktuell, 56*, 158–160.

Enders, T. M. & Hetger, W. A. (1997). *Handbuch der betrieblichen Rechtsfragen*. Stuttgart: Boorberg.

Erstes Gesetz für moderne Dienstleistungen am Arbeitsmarkt. Bundesgesetzblatt 2002, Teil I, Nr. 87, ausgegeben zu Bonn am 23.12.2002. (2002).

Etzel, S. & Küppers, A. (2002). Moderne Potenzialanalyse mit dem Testsystem „pro facts". *Wirtschaftspsychologie, 9*, 21–27.

Fay, E. (2002). Die Multifunktionalität des Assessment-Centers. In E. Fay (Hrsg.). *Das Assessment-Center in der Praxis* (S. 11–31). Göttingen: Vandenhoeck.

Feige, W. (1991). Einführung und Einarbeitung neuer Mitarbeiter. *Personal, 3*, 50-52.

Fennekels, G. P. (1995). *PC-Office 1.0 Postkorb zur Diagnose von Führungsverhalten*. Göttingen: Hogrefe.

Fischer, J. & Wirtgen, J. (2002). Vom „AC" zum „CA": Das Competence Assessment (CA) als Auswahlverfahren für oberste Führungskräfte. *Wirtschaftspsychologie, 9*, 29–32.

Fisseni, H. J. (1997). *Lehrbuch der psychologischen Diagnostik*. Göttingen: Hogrefe.

Fisseni, H.J. & Fennekels, G.P. (1995). *Das Assessment Center*. Göttingen: Verlag für Angewandte Psychologie.

Flanagan, J. C. (1954). The critcal incident technique. *Psychological Bulletin, 51*, 327–359.

Flieder, M. (2002). *Was hält Krankenschwestern im Beruf?* Frankfurt: Mabuse.

Flühshöh, U. (1999). Imageforschung- und -positionierung: Strategien und Methoden am Beispiel des Hoch-schulmarketings der Allianz-Versicherungs-Aktiengesellschaft. In A. Thiele & B. Eggers (Hrsg.), *Innovatives Personalmarketing für High-Potentials* (S. 59–74). Göttingen: Verlag für angewandte Psychologie.

Fosbinder, D., Everson-Bates, S. & Hendrix, L. (2000). Using an interview guide to identify effective nurse managers: Phase II, outcomes. *Nursing Administration Quarterly, 25*, 72–82.

Frankfurter Rundschau (FR) (2002). Privatvermittler lösen erst sechs Gutscheine ein. (7. Mai 2002).

Frederichs, J. (2002). Die Probezeit im Arbeitsverhältnis. *Report Psychologie, 27*, 467–468.

Fritz, A. & Funke, J. (1995). Übersicht über vorliegende Verfahren zur Planungsdiagnostik. In J. Funke & A. Fritz (Hrsg.). *Neue Konzepte und Instrumente zur Planungsdiagnostik*. Bonn: Deutscher Psychologen Verlag.

Fruhner, R., Schuler, H., Funke, U. & Moser, K. (1991). Einige Determinanten der Bewertung von Personalauswahlverfahren. *Zeitschrift für Arbeits- und Organisationspsychologie, 35*, 170–178.

Funke, J. (1993). Computergestützte Arbeitsproben: Begriffsklärung, Beispiele sowie Entwicklungspotentiale. *Zeitschrift für Arbeits- und Organisationspsychologie, 37*, 119–129.

Funke, J. (1998). Computer-based testing and training with scenarios from complex problem-solving research: advantages and disadvantages. *International Journal of Selection and Assessment, 6*, 90–96.

Funke, J. & Vaterrodt-Plünnecke, B. (1998). *Was ist Intelligenz?* München: Beck.

Funke, U. & Schuler, H. (1990). Weiterentwicklung Biographischer Fragebogen durch Konstruktaufklärung: Grundlagen und erste empirische Ergebnisse. In H. Schuler & W. Stehle (Hrsg.). *Biographische Fragebogen als Methode der Personalauswahl* (S. 114–139). Stuttgart: Verlag für Angewandte Psychologie.

Furkel, D. (2002). E-Recruiting in der Praxis. *Personalmagazin, 7*, 46–47.

Gaugler, E. & Weber, W. (1992). *Handwörterbuch des Personalwesens* (2. neubearb. und erg. Aufl.). Stuttgart: Poeschel.

Gerpott, T.J. &. Siemers, S. H. (Hrsg.) (1995). *Controlling von Personalprogrammen*. Stuttgart: Schaeffer-Poeschel.

Gilliland, S. W. (1993). The perceived fairness of selection systems: An organizational justice perspective. *Academy of Management Review, 18*, 694–734.

Ginsburg, L. R. & Silverman, A. (1972). The leaders of tomorrow: their identification and develpoment. *Personnel Journal, 51*, 662–666.

Gottfredson, L. S. (1986). Why g matters: the complexity of everyday life. *Intelligence, 24*, 79–132.

Greasley, P. (2000). Handwriting analysis and personality assessment: The creative use of analogy, symbolism and metaphor. *European Psychologist, 5*, 44–51.

Grefe, C. (2001, 10.05.2001). Patientenspiele. *Zeit*, S. 61.

Griffith III, C. H., Wilson, J. F., Langer, S. & Haist, S. A. (2003). House staff nonverbal communication skills and standardized patient satisfaction. *Journal of General Internal Medicine, 18*, 170–175.

Große-Bölting, B. (2002). Ein Job fürs Leben. *Altenpflege, 27*, 31–33.

Grundmann, T. & Holling, H. (1993). Selbstdarstellung in Assessment Centern. In W. Hacker & U. Wetter (Hrsg.). *Arbeits- und Organisationspsychologie 1991 in Dresden* (S. 350–363). Bonn: Deutscher Psychologie Verlag.

Grüters, E. (1999). *Einstellungstests zur Personalauswahl in den Pflegeberufen (1. Aufl.)*. Hagen: Brigitte Kunz.

Grüters, E. (2001). *Einstellungstests zur Personalauswahl in den Pflegeberufen (2. überarb. Aufl.)*. Hagen: Brigitte Kunz.

Guldin, A. & Schuler, H. (1997). Konsistenz und Spezifität von AC-Beurteilungskriterien: Ein neuer Ansatz zur Konstruktvalidierung des Assessment Center Verfahrens. *Diagnostica, 43*, 230–254.

Güntert, B. (1994). Personalgewinnung und Personalerhaltung – Einige qualitative Überlegungen. *Info/BALK e.V., 4,* 5–18.

Hainbuch, A. & Michel-Glöckler, R. (1996). Optimierung des Personalauswahlverfahrens bei Führungskräften. *Führen und wirtschaften im Krankenhaus, 2,* 142–148.

Hannes, M. (2001). Die Industrie lässt grüßen. *Altenpflege, 2,* 42–43.

Hansen, K. (2002). Frauenspezifische Aspekte des Personalmarketings. In R. Bröckermann & W. Pepels (Hrsg.), *Personalmarketing* (S. 225–244). Stuttgart: Schäffer-Poeschel.

Hanson, M., Tiberius, R., Hodges, B., McKay, S., McNaughton, N., Dickens, S., et al. (2002). Adolescent standardized patients: Methods of selection and assessment of benefits and risks. *Teaching and Learning in Medicine, 14,* 104–113.

Harburger, W. (1992). Soziale Validität im individuellen Erleben von Assessment-Center-Probanden. *Zeitschrift für Arbeits- und Organisationspsychologie, 36,* 147–151.

Hartmann, M., Funk, R. & Nietmann, H. (2000). *Präsentieren. Präsentationen zielgerichtet und adressatenorientiert.* Weinheim: Beltz Verlag.

Hasselhorn, H.-M., Müller, B. H. & Tackenberg, P. (2002). Vorzeitiger Ausstieg aus der Pflege – ein zunehmendes Problem für den Gesundheitsdienst. *NEXT, Newsletter 1.*

Heilmann, K. (2002). Die Konstruktionsübung: Eine besondere Gruppenübung im Assessment-Center. In E. Fay (Hrsg.). *Das Assessment-Center in der Praxis* (S. 103-129). Göttingen: Vandenhoeck.

Heise, E. (2000). Sind Frauen mitgemeint? Eine empirische Untersuchung zum Verständnis des generischen Maskulinums und seiner Alternativen. *Sprache & Kognition, 19,* 3–13.

Hellinger, M. & Bierbach, C. (1993). *Eine Sprache für beide Geschlechter.* Bonn: Deutsche UNESCO Kommission.

Höft, S. (2003). Rezension der „BPM-Bonner Postkorb-Module" von J. Musch, B. Rahn und W. Lieberei. *Zeitschrift für Arbeits- und Organisationspsychologie, 47,* 104–108.

Höft, S. & Funke, U. (2001). Simula-

tionsorientierte Verfahren der Personalauswahl. In H. Schuler (Hrsg.). *Lehrbuch der Personalpsychologie* (S. 135–174). Göttingen: Hogrefe.

Holland, J. L. (1997). *Making vocational choices: A theory of vocational personalities and environments (3rd ed.).* Odessa: Psychological Assessment Ressources.

Holling, H. & Reiners, W. (1999). Monetärer Nutzen verschiedener Selektionsstrategien in Assessment Centern. In H. Holling & G. Gediga (Hrsg.). *Evaluationsforschung* (S. 179–193). Göttingen: Hogrefe.

Horn, P. W. & Griffeth, R. W. (1998). An explanatory investigation into theoretical mechanisms underlying realistic job previews. *Personnel Psychology, 51,* 421–451.

Horn, R. (1986). *Alle wichtigen Tests zur Auswahl von Bewerbern.* München: Heyne.

Horn, W. (1983). *Leistungsprüfsystem (LPS).* Göttingen: Hogrefe.

Hossiep, R. (1995). *Berufseignungsdiagnostische Entscheidungen.* Göttingen: Hogrefe.

Hossiep, R. & Paschen, M. (2003). *Bochumer Inventar zur berufsbezogenen Persönlichkeitsbeschreibung (BIP).* Göttingen: Hogrefe.

Hough, L. M. & Oswald, F. L. (2000). Personnel selection: Looking toward the future – remembering the past. *Annual Review of Psychology, 51,* 631–664.

v. Hoyningen-Huenne, G. (1996). *Der psychologische Test im Betrieb.* Heidelberg: Sauer.

Hufnagel, H. (2002). *Multimodale Personalauswahl.* Würzburg: Lexika Verlag.

Hulskers, H. (2001). Die Qualität pflegerischer Beziehung: Ein Anforderungsprofil. *Pflege, 14,* 39–45.

Hünebeck, G. & Reinders, L. (1998). Assessment Center: innovatives Personalmanagement in der Pflege. In A. Lüthy (Hrsg.). *Aktueller Brennpunkt im Pflegemanagement* (S. 139–167). Frankfurt: Mabuse.

Ibelgaufts, R. (2001). Stichwort: Einarbeitungszeit. *Handelsblatt,* Wochenendausgabe v. 2./3.3.2001, K2002.

Ilenberger, B. (2000). Neue Mitarbeiter betreuen. *Personalmagazin, 3,* 50–54.

Institut für Arbeitsmarkt- und Berufsforschung (IAB) (2001). *Gesamtwirtschaftliches Stellenangebot in West- und Ostdeutschland 1998, 1999, 2000* (IAB Werkstattbericht Ausgabe Nr. 12/10/2001). Nürnberg: Bundesanstalt für Arbeit.

Irmen, L. & Kaczmarek, N. (1999). Zur mentalen Repräsentation des generischen Maskulinums und zweier seiner Alternativen. In E. Schröger, A. Mecklinger & A. Widmann (Hrsg.). *41. Tagung experimentell arbeitender Psychologen* (S. 137). Lengerich: Pabst.

Ivancevich, J. M. & Donnelly, J. H. (1971). Job offer acceptance behavior and reinforcement. *Journal of Applied Psychology, 55,* 119–122.

Jacobs, P. (2002). Haben wir zu viel oder zu wenig Pflegepersonal? *Pflege aktuell, 56,* 137–139.

Janke, W., Erdmann, G. & Kallus, K. W. (2002). *Streßverarbeitungsfragebogen (SVF mit SVF 120)* (3. Aufl.). Göttingen: Hogrefe.

Janz, T. (1982). Initial comparisons of patterned behavior description interviews versus unstructured interviews. *Journal of Applied Psychology, 67,* 577–580.

Jeschke, H. A. & Dern, W. (1989). Der Pflegenotstand – eine andere Betrachtungsweise. *Krankenhaus Umschau, 6,* 434–442.

Jetter, W. (1996). *Effiziente Personalauswahl.* Stuttgart: Schaeffer-Poeschel.

Jörin, S., Stoll, C., Bergmann, C. & Eder, F. (2003). *EXPLORIX – Das Werkzeug zur Berufswahl und Laufbahnplanung. Deutschsprachige Adaption und Weiterentwicklung des Self-Directed Search (SDS) nach John Holland.* Göttingen: Hogrefe.

Jülke, W. (1999). Bewerberauswahlverfahren an der Krankenpflegeschule. *Die Schwester/Der Pfleger, 8,* 292–296.

Kanning, U. P. (2002a). Grundlagen psychologischer Diagnostik. In U.-P. Kanning & H. Holling (Hrsg.). *Handbuch personaldiagnostischer Instrumente* (S. 47–92). Göttingen: Hogrefe.

Kanning, U. P. (2002b). Tipps für die Anwendung nicht-standardisierter

Methoden. In U.P. Kanning & H. Holling (Hrsg.), *Handbuch personaldiagnostischer Instrumente* (S. 493–544). Göttingen: Hogrefe.

Kanning, U. P. & Holling, H. (Hrsg.). (2002). *Handbuch personaldiagnostischer Instrumente*. Göttingen: Hogrefe.

Kelm, R. (2003). *Personalmanagement in der Pflege*. Bd. 1. Stuttgart: Kohlhammer.

Kern, D. & Sander-Wilken, C. (1998). *Bewerbung und Karriere in der Pflege*. München: Urban & Schwarzenberg.

Kersting, M. (1998). Differentielle Aspekte der sozialen Akzeptanz von Intelligenztests und Problemlöseszenarien als Personalauswahlverfahren. *Zeitschrift für Arbeits- und Organisationspsychologie, 42*, 61–75.

Kersting, M. (1999). *Diagnostik und Personalauswahl mit computergestützten Problemlöseszenarien*. Göttingen: Hogrefe.

Kirbach, C. & Montel, C. (2002). PERLS – Ein neues System für das Internet-Recruiting und -Assessment. *Wirtschaftspsychologie, 9*, 39–43.

Kleinmann, M. (1993). Reaktivität von Assessment-Centern. In W. Hacker & U. Wetter (Hrsg.). *Arbeits- und Organisationspsychologie 1991 in Dresden* (S. 344–349). Bonn: Deutscher Psychologie Verlag.

Kleinmann, M. (1997). Transparenz der Anforderungsdimensionen: Ein Moderator der Konstrukt- und Kriteriumsvalidität des Assessment-Centers. *Zeitschrift für Arbeits- und Organisationspsychologie, 41*, 171–181.

Kleinmann, M., Exler, C., Kuptsch, C. & Köller, O. (1995). Unabhängigkeit und Beobachtbarkeit von Anforderungsdimensionen im Assessment-Center als Moderatoren der Konstruktvalidität. *Zeitschrift für Arbeits- und Organisationspsychologie, 39*, 22–35.

Klie, T. (2002). Altenpflege vor dem Kollaps? – Eine ungehaltene Rede zum „Pflegenotstand". *Die Schwester/Der Pfleger, 41*, 953–954.

Klosinski, K. (2002). Was zog mich in die Pflege? *Heilberufe, 54*, 61.

Kluger, A. N. & Colella, A. (1993). Beyond the mean bias: The effect of warning against faking on biodata item variances. *Personnel Psychology, 43*, 763–780.

Knoblauch, R. (1990). Die Auswahl von Außendienstmitarbeitern in der Pharmazeutischen Industrie mit Hilfe eines Biographischen Fragebogens. In H. Schuler & W. Stehle (Hrsg.). *Biographische Fragebogen als Methode der Personalauswahl* (S. 91–113). Stuttgart: Verlag für Angewandte Psychologie.

Knoblauch, R. (2002). Personalakquisition. In R. Bröckermann & W. Pepels (Hrsg.). *Personalmarketing* (S. 56–70). Stuttgart: Schäffer-Poeschel.

Knoll, L. & Dotzel, J. (1996). Personalauswahl in deutschen Unternehmen. Eine empirische Untersuchung. *Personal, 48*, 348–353.

Köchling, A. C. (2000). *Bewerberorientierte Personalauswahl*. Frankfurt: Lang.

Köchling, A. C. & Körner, S. (1996). Personalauswahl aus der Sicht der Betroffenen: Zur bewerberorientierten Gestaltung von Beurteilungssituationen. *Zeitschrift für Arbeits- und Organisationspsychologie, 40*, 22–37.

Kohnen, H., Heide, H. & Wüstefeld, H. W. (1981a). Auswahlkriterien für die Aufnahme an Krankenpflegeschulen, Teil 1. *Die Schwester/Der Pfleger, 20*, 630–632.

Krohnen, H., Heide, H. & Wüstefeld, H. W. (1981b). Auswahlkriterien für die Aufnahme an Krankenpflegeschulen, Teil 2. *Die Schwester/Der Pfleger, 20*, 679–682.

Krankenpflegeschule der Krankenpflegeschule Großburgwedel. Bewerberauswahlverfahren (29.01.2002). http://quepnet.fh-bielefeld.de/data/doc/id_92/Q_Bewerberauswahlverfahren.pdf

Krankenpflegeschule des Robert Bosch Krankenhauses. (26.06.2000). Bewerbungsverfahren zur Auswahl von Auszubildenden in der Krankenpflege http://quepnet.fh-bielefeld.de/data/doc/id_259/Q_Orga_Bewerbertag_RBK.pdf

Landenberger, M. (2003). Altenpflege ist laut Gesetz ein Heilberuf. *Pflege aktuell, 3*, 120–124.

Langmaack, H. (1987). Personalfluktuation – Bedeutung, statistische Erfassung und Steuerungsmöglichkeiten. *Krankenhausumschau, 56*, 723–731.

Laske, S. & Weiskopf, R. (1996). Personalauswahl – Was wird denn da gespielt. *Zeitschrift für Personalforschung, 4*, 295–330.

Lienert, G. A. (1967). *Drahtbiegeprobe (DBP)*. Göttingen: Hogrefe.

Lindemeyer, T. (1996). Personalauswahl als Steuerungselement. *ku, 4*, 264–266.

Lingenfelder, M. (2001). Irrungen und Wirrungen im Krankenhaus-Marketing. *Führen & Wirtschaften, 18*, 36–37.

Loffing, C. & Wottawa, H. (2002). Mit einem Methoden-Mix die richtige Entscheidung treffen. *Pflegezeitschrift, 55*, 267–270.

Löffler, S. (2002). Deutschland braucht mehr Pflegekräfte aus dem Ausland. *Die Schwester/Der Pfleger, 41*, 962–964.

Lorenz, M. & Rohrschneider, U. (2002). *Personalauswahl: schnell und sicher Top-Mitarbeiter finden* (2. Aufl.). Freiburg: Haufe.

Lounsbury, J. W., Bobrow, W. & Jensen, J. B. (1989). Attitudes toward employment testing: Scale development, correlates, and „known-group" validation. *Professional Psychology, 20*, 340–349.

Ludwig, A. (2003). Ambulante Pflege neu definieren. *Pflege aktuell, März 2003*, 126–129.

Lukas, U. (2002). Personalentwicklung ist eine nicht delegierbare Führungsaufgabe. *Führen & Wirtschaften, 19*, 617–621.

Lüke, D. (2001). *Gestaltung von Stellenanzeigen für Pflegefachkräfte unter Berücksichtigung des gesellschaftlichen Wertewandels und seiner Auswirkungen auf Anforderungen hinsichtlich Qualitätskriterien*. Unveröffentlichte Diplomarbeit im Fachbereich Pflegemanagement, Katholische Fachhochschule, Mainz.

Lusiardi, S. (2000). *Die Mitarbeiterauswahl geht uns alle an – auch den Bewohner*. Vortrag auf dem Münchener Pflegekongress 2000, München.

Machwirth, U., Schuler, H. & Moser, K. (1996). Entscheidungsprozesse bei der Analyse von Bewerbungsunterlagen. *Diagnostica, 42*, 220–241.

Maichle, U. (2002). Denken sichtbar machen: Tests als Arbeitsprobe. In E. Fay (Hrsg.). *Das Assessment-Center in der Praxis* (S. 53–75). Göttingen: Vandenhoeck.

Marcus, B. (2003). Attitudes towards personnel selection methods: a partical replication and extension in a german sample. *Applies Psychology: An international Review, 52*, 515–532.

Maudrich, E. (1990). *Stellenanzeigen mit Profil.* Freiburg: Haufe.

McCrae, R. & Costa, P. (1987). Validation of the five factor model of personality across instruments and observers. *Journal of Personality and Social Psychology, 52*, 81–90.

McBride, A. A., Mendoza, J. L. & Carraher, S. M. (1997). Development of a biodata index to measure service-orientation. *Psychological Reports, 81*, 1395–1407.

McDaniel, M. A., Whetzel, D. L., Schmidt, F. O., Hunter, J. E., Maurer, S. & Russel, J. (1994). The validity of employment interviews: A comprehensive review and meta-analysis. *Journal of Applied Psychology, 79*, 599–616.

Mentzel, W., Grotzfeld, S. & Dürr, C. (2003). *Mitarbeitergespräche.* Freiburg: Haufe.

Meyer, A. & Dornach, F. (1999). *Das deutsche Kundenbarometer. Qualität und Zufriedenheit* (Jahrgänge 1996–1998). München: Fördergesellschaft Marketing (FGM) e.V.

Miller, M. & Shea, C. (1999). Die besten Rekrutierungspraktiken: Ergebnisse einer Benchmark-Studie. In A. Thiele & B. Eggers (Hrsg.). *Innovatives Personalmarketing für High-Potentials* (S. 13–26). Göttingen: Verlag für Angewandte Psychologie.

Morchner, K. (2001). Neuorientierung im Vermittlungs- und Beratungsdienst. Qualitätssteigerung der Bundesanstalt für Arbeit. *Personal, 4.*

Moser, K. & Rhyssen, D. (2001). Referenzen als eignungsdiagnostische Methode. *Zeitschrift für Arbeits- und Organisationspsychologie, 45*, 40–47.

Moser, K. & Schmook, R. (2001).

Berufliche und organisationale Sozialisation. In H. Schuler (Hrsg.). *Lehrbuch der Personalpsychologie* (S. 215-240). Göttingen: Hogrefe.

Moser, K. & Zempel, J. (2001). Personalmarketing. In H. Schuler (Hrsg.). *Lehrbuch der Personalpsychologie* (S. 64–85). Göttingen: Hogrefe.

Müller, B. (1998). *Arbeitsrecht im Öffentlichen Dienst* (2. Aufl.). München: Franz Vahlen.

Müller, G. F. (1997). Vertrauensbildung durch faire Entscheidungverfahren in Organisationen. In M. K. W. Schweer (Hrsg.). *Vertrauen und soziales Handeln* (S. 189–206). Neuwied: Luchterhand.

Müller, H. J. (1999). Botschaften für die neuen Gewinner – Kommunikative Probleme und Möglichkeien beim Rekrutieren von High-Potentials. In A. Thiele & B. Eggers (Hrsg.). *Innovatives Personalmarketing* (S. 151–168). Göttingen: Hogrefe.

Müller, M. (1996). Personal im Krankenhaus: Über die real abwesende Auseinandersetzung mit menschlicher Dienstleistung im Spital. In M. Müller (Hrsg.). *Personalmanagement im Unternehmen Krankenhaus.* Wien: Manz.

Mundorf, C. (1998). Arbeitsrecht. Die Arbeitnehmerüberlassung. *Unternehmer-Magazin, 12*, 23.

Musch, J., Rahn, B. & Lieberei, W. (2001). *Bonner-Postkorb-Module (BPM): Die Postkörbe CaterTrans, Chronos Minos und AeroWings.* Göttingen Hogrefe.

Nasterlack , B. (2002). Quo vadis, Pflege? Eine Kritik der Vernunft. *Pflegezeitschrift, 55*, 616–621.

Nauright, L. A. (1987a). Toward a comprehensive personnel system: Job Description Development – Part I. *Nursing Management, 18*, 54–56.

Nauright, L. A. (1987b). Toward a comprehensive personnel system: Personnel selection – Part II. *Nursing Management, 18*, 33–34.

Needleman, J., Buerhaus, P., Mattke, S., Stewart, M. & Zelevinsky, K. (2002). Nursing-staffing levels and the quality of care in hospitals. *New England Journal of Medicine, 346*, 1715–1722.

Neubauer, R. (2001). Assessment Center-Studie 2000. http://www.arbeitskreis-ac.de/projekte/ac-studie/acindex.htm

Panknin, H.-T. (2003). Hat die Personalausstattung im Pflegedienst Einfluss auf die Pflegequalität. *Die Schwester/Der Pfleger, 42*, 129–131.

Peretzki-Leid, U. (2003). Pflegenotstand – und kein Ende in Sicht? *Die Schwester/Der Pfleger, 42*, 155–159.

Personal-Magazin (2001). Graphologische Gutachten: Wenn der i-Punkt den Charakter zeigen soll. *Personal-Magazin, 4*, 16-19.

Pfautsch, C. (1994). *Stellenanzeigen – Mitarbeiter gezielt suchen und finden.* Bad Wörishofen: Holzmann.

Phillips, J. M. & Rutgers, U. (1998). Effects of realistic job previews on multiple organizational outcomes: A meta-analysis. *Academy of Management Journal, 41*, 673–690.

Pittner, P. M., Peter, J.-H. & Wehr, M. (1982). Messung und Analyse von Arbeitszufriedenheit bei Assistenzärzten in medizinischen Abteilungen von Universitätskrankenhäusern. Anwendung und Analyse des Arbeitsbeschreibungsbogens (ABB). *Assistenzärzte, 3*, 175–181.

Ployhart, R. E., Weekley, J. A., Holtz, B. C. & Kemp, C. (2003). Web-based and paper-and-pencil testing of applicants in a proctored setting: Are personality, biodata and situational judgement tests comparable. *Personnel Psychology, 56*, 733–752.

Popp, G. (1996). Personalauswahlverfahren aus arbeitsrechtlicher Sicht. *Personal, 7*, 381–382.

Pott, C. (2000). *Bewerberauswahl an deutschen Krankenpflegeschulen – eine empirische Untersuchung.* Unveröffentlichte Diplomarbeit im Fachbereich Pflegepädagogik, Katholische Fachhochschule, Mainz.

Pott, C. (2001). Bewerberauswahl an deutschen Krankenpflegeschulen – eine empirische Untersuchung. *PR-Internet, Pflegepädagogik, 2*, 40–52.

Prößl, J. & Schaefer, W. (1999). Personalentwicklung durch innerbetriebliche Fort- und Weiterbildung. In F. Weidner (Hrsg.). *Pflegeforschung praxisnah* (S. 139–170). Frankfurt: Mabuse.

Püttner, I. (1999). Rechtsfragen beim

Einsatz von psychologischen Tests. *Personalführung, 4*, 54–57.

Pütz, T. & Schmitz, J. J. (1994). Die richtigen Leute am richtigen Platz. Führungskräfte durch Assessment Center finden. *Forum Sozialstation, 2*, 44–46.

Quernheim, G. (2002a). Assessment Center zur Bewerberauswahl an Pflegeschulen, 1.Teil. *Die Schwester/Der Pfleger, 41*, 854–859.

Quernheim, G. (2002b). Assessment Center zur Bewerberauswahl an Pflegeschulen, 2.Teil. *Die Schwester/Der Pfleger, 41*, 944–949.

Rastetter, D. (1999a). Das Einstellungsinterview: ein Name, viele Verfahren. *Zeitschrift Führung & Organisation, 1*, 20–24.

Rastetter, D. (1999b). Die Qualität menschlicher Urteile in der Personalauswahl. *Personalführung, 4*, 14–23.

Reuschenbach, B. (1999). *Personalauswahl im Krankenhaus. Überprüfung der „Theorie der Realistischen Tätigkeitsvorschau" bei der Personalauswahl von Krankenpflegekräften.* Unveröffentlichte Diplomarbeit im Fach Psychologie, Psychologisches Institut, Bonn.

Reuschenbach, B. (2001a). *Die Personalsituation in der Krankenpflege und Kinderkrankenpflege. Ein Zwischenbericht aus Anlass der Befragung des Bundesministeriums für Gesundheit zum Personalnotstand in der Pflege.* Heidelberg: Psychologisches Institut-Forschungsgruppe Personalauswahl im Gesundheitswesen. http://www.psychologie.uni-heidelberg.de/ae/allg/mitarb/br/images/zwischenbericht.pdf.

Reuschenbach, B. (2001b). Development of a new selection procedure for nurses integrating the concept of social validity. Paper presented at the 2nd European Doctoral Conference in Nursing Science, Oct. 12.–13., Maastricht

Reuschenbach, B. (2002). Rezension zu „Grüter, E. (2001). Einstellungstest zur Personalauswahl in den Pflegeberufen – 2. überarbeitete Auflage". *Pflege, 4*, 218–219.

Revers, W. J. (1966). *Deutungswege der Graphologie.* Salzburg: Otto Müller.

Richardi, R. (2000). *Arbeitsrecht in der Kirche* (3. Aufl.). München: C.H. Beck.

Richter, H. & Stehle, W. (1990). Die Entwicklung eines firmenspezifischen Auswahlsystems auf der Basis Biographischer Daten. In H. Schuler & W. Stehle (Hrsg.). *Biographische Fragebogen als Methode der Personalauswahl* (S. 56–58). Stuttgart: Verlag für Angewandte Psychologie.

Ricken, M. (1998). Das Assessment-Center zur Personalauswahl von Bereichsleitungen. *Hochschulforum Pflege, 2*, 22–23.

Riediger, M. & Rolfs, H. (1998). Computergestützte Postkorbverfahren: Mailbox ’90, PC-Office und PC-Postkorb „Seeblick". *Zeitschrift für Arbeits- und Organisationspsychologie, 42*, 43–50.

Risch, M. (2002). Das Bewerbungsgespenst. *Heilberufe, 54*, 61.

Ritsch, M. & Schulze, K. (2002). Was heißt „professionelle Pflege". *Heilberufe, 54*, 60–61.

Robert Bosch Stiftung (2000). *Pflege neu denken.* Stuttgart: Schattauer.

Robertson, I. T. & Smith, M. (2001). Personnel selection. *Journal of Occupational and Organizational Psychology, 74*, 441–472.

Roest, F., Scherzer, A., Urban, E., Gangl, H. & Brandstätter, C. (1989). *Mailbox ’90. Ein computergestütztes Test- und Trainingsverfahren zur Personalentwicklung.* Wien und Weinheim: SciCon und Beltz.

v. Rosenstiel, L. (2000). Potentialanalyse und Potentialentwicklung. In L. v. Rosenstiel & T. Lang-von Wins (Hrsg.). *Perspektiven der Potentialbeurteilung* (S. 3–25). Göttingen: Verlag für Angewandte Psychologie.

Roth, P. L., Bevier, C., Switzer, F. S. & Schippmann, J. (1996). A meta-analysis of the relationship between GPA and job performance. *Journal of Applied Psychology, 81*, 548–556.

Rückert, W. (1992). Mitarbeitergewinnung anders. *Caritas-Korrespondenz, 60*, 15–18.

Rynes, S. L., Heneman, H. G. & Schwab, D. P. (1980). Individual reactions to organizational recruiting: A review. *Personnel Psychology, 33*, 529–542.

Sackett, P. & Dreher, G. (1982). Constructs and assessment center dimensions: Some troubling empirical findings. *Journal of Applied Psychology, 67*, 401–410.

Sarges, W. & Wottawa, H. (2001). *Handbuch wirtschaftspsychologischer Testverfahren.* Lengerich: Pabst.

Sauvage, A. (1990). Biographische Fragebogen: Neuere Ergebnisse aus England. In H. Schuler & W. Stehle (Hrsg.). *Biographische Fragebogen als Methode der Personalauswahl* (S. 69–79). Stuttgart: Verlag für Angewandte Psychologie.

Schaarschmidt, U. & Fischer, A. (1996). *Arbeitsbezogenes Verhaltens- und Erlebensmuster (AVEM).* Göttingen: Hogrefe.

Schäfer, D. (2002). Management in schwerer Zeit. *Die Schwester/Der Pfleger, 41*, 804–805.

Schaub, G. & Rühle, H. G. (1998). *Guter Rat im Arbeitsrecht* (2. Aufl.). München: DTV.

Schippmann, J. S., Prien, E. P. & Katz, J. A. (1990). Reliablity and validity of in-basket performance measures. *Personnel Psychology, 43*, 837–851.

Schmid, H. D. & Trenk-Hinterberger, P. (1994). *Grundzüge des Arbeitsrechts* (2. Aufl.). München: Franz Vahlen.

Schmidt, F. L. & Hunter, J. E. (1998). The validity and utility of selection methods in personnel psychology: Practical and theoretical implications of 85 years of research findings. *Psychological Bulletin, 124*, 262–274.

Schmidt, R. & Marczinski, K. (2002). Himmel und Hölle. *Altenpflege, 27*, 29–30.

Schneewind, K. A. & Graf, J. (1998). *16-Persönlichkeits-Faktoren-Test Revidierte Fassung (16 PF-R).* Göttingen: Hogrefe.

Scholz, G. & Schuler, H. (1993). Das nomologische Netzwerk des Assessment Centers: Eine Metaanalyse. *Zeitschrift für Arbeits- und Organisationspsychologie, 37*, 73–85.

Scholz, C. (1999). Personalmarketing für High-Potentials. In A. Thiele & B. Eggers (Hrsg.). *Innovatives Per-*

sonalmarketing für High-Potentials (S. 27–38). Göttingen: Verlag für Angewandte Psychologie.

Schreiber-Tennagels, S. (2002). Internet-Stellenmärkte. In R. Bröckermann & W. Pepels (Hrsg.). *Personalmarketing* (S. 71–85). Stuttgart: Schäffer-Poeschel.

Schuler, H. (1990a). Der Einsatz Biographischer Fragebogen zur Prognose des Berufserfolgs: Einleitende Überlegungen und Überblick. In H. Schuler & W. Stehle (Hrsg.). *Biographische Fragebogen als Methode der Personalauswahl.* (S. 1–16). Stuttgart: Verlag für Angewandte Psychologie.

Schuler, H. (1990b). Personalauswahl aus der Sicht der Bewerber: Zum Erleben eignungsdiagnostischer Situationen. *Zeitschrift für Arbeits- und Organisationspsychologie, 34,* 184–191.

Schuler, H. (1992). Das Multimodale Einstellungsinterview. *Diagnostica, 38,* 281–300.

Schuler, H. (1993). *Lehrbuch Organisationspsychologie.* Bern: Huber

Schuler, H. (2000). *Psychologische Personalauswahl* (3. Aufl.) Göttingen: Verlag für angewandte Psychologie.

Schuler, H. (2001). Arbeits- und Anforderungsanalyse. In H. Schuler (Hrsg.). *Lehrbuch der Personalpsychologie* (S. 43–62). Göttingen: Hogrefe.

Schuler, H., Farr, J. L. & Smith, M. (1993). The individual and organizational sides of personnel selection and assessment. In H. Schuler, J. L. Farr & M. Smith (Eds.), *Personnel selection and assessment (pp. 1–7).* Hillsdale: Erlbaum.

Schuler, H., Frier, D. & Kauffmann, M. (1993). *Personalauswahl im europäischen Vergleich. Beiträge zur Organisationspsychologie, Bd. 13.* Göttingen: Verlag für Angewandte Psychologie.

Schuler, H. & Funke, U. (1995). Diagnose beruflicher Eignung und Leistung. In H. Schuler (Hrsg.), Organisationspsychologie (2. Aufl.) (S. 235–284). Bern: Huber.

Schuler, H., Funke, U., Moser, K. & Donat, M. (1995). *Personalauswahl in Forschung und Entwicklung.* Göttingen: Hogrefe.

Schuler, H. & Höft, S. (2001). Konstruktorientierte Verfahren der Personalauswahl. In H. Schuler (Hrsg.). *Lehrbuch der Personalpsychologie* (S. 93–134). Göttingen: Hogrefe.

Schuler, H. & Marcus, B. (2001). Biographieorientierte Verfahren der Personalauswahl. In H. Schuler (Hrsg.). *Lehrbuch der Personalpsycholoie* (S. 175–214). Göttingen: Hogrefe.

Schuler, H. & Zempel, J. (2001). Personalmarketing. In H. Schuler (Hrsg.). *Lehrbuch der Personalpsychologie* (S. 63–92). Göttingen: Hogrefe.

Schuler, H. & Moser, K. (1993). Entscheidung von Bewerbern. In K. Moser, W. Stehle & H. Schuler (Hrsg.). *Personalmarketing* (S. 51–75). Göttingen: Hogrefe.

Schuler, H. & Stehle, W. (1983). Neuere Entwicklungen des Assessment-Center-Ansatzes – beurteilt unter dem Aspekt der sozialen Validität. *Zeitschrift für Arbeits- und Organisationspsychologie, 27,* 33–44.

Schwarb, T. M. (1996). *Die wissenschaftliche Konstruktion der Personalauswahl.* München: Hampp.

Seibt, K. & Kleinmann, M. (1991). Personalvorauswahl von Bewerbern: Derzeitiger Stand und Alternativen. In H. Schuler & U. Funke (Hrsg.). *Eignungsdiagnostik in Forschung und Praxis. Psychologische Information für Auswahl, Beratung und Förderung von Mitarbeitern. Beiträge zur Organisationspsychologie Band 10.* (S. 174–176). Stuttgart: Verlag für Angewandte Psychologie.

Sidiropoulou, E. (1997). Computerdiagnostik. In H. J. Fisseni (Hrsg.). (S. 383–410). Göttingen: Hogrefe.

Sieghold, E. (1984). Auswahlkriterien für die Aufnahme an Kranken- und Kinderpflegeschulen. *Deutsche Krankenpflege-Zeitschrift, 4,* 2–8.

Siemers, S. H. (1995). Controlling von Personalprogrammen als Teilfeld des operativen Personal-Controlling. In T. J. Gerpott & S. H. Siemers (Hrsg.). *Controlling von Personalprogrammen* (S. 3–56). Stuttgart: Schäffer-Poeschel.

Silvester, J., Anderson, N. R., Gibb, A., Haddleton, E. & Cunningham-Snell, N. (2000). A cross-modal comparison of the predictive validity of telephone and face-to-face selection interviews. *International Journal of Selection and Assessment, 8,* 16–21.

Simon, H., Wiltinger, K., Sebastian, K.-H. & Tacke, G. (1995). *Effektives Personalmarketing. Strategien/ Instrumente/Fallstudien.* Wiesbaden: Gabler.

Spitznagel, A. (1982). Grundlagen, Ergebnisse und Probleme der Formdeuteverfahren. In K.-J. Groffmann & L. Michel (Hrsg.). Persönlichkeitsdiagnostik. *Enzyklopädie der Psychologie* (Serie Psychologische Diagnostik, Bd. 3) (S. 186–257). Göttingen: Hogrefe.

Sowinski, C., Gennrich, R., Schmitt, B., Schmitz, T., Schwante, H. & Warlies, C. (2000). *Organisation und Stellenbeschreibungen in der Altenpflege. Planungshilfen für ambulante Dienste, Hausgemeinschaften, teilstationäre und stationäre Einrichtungen.* Köln: KDA.

Sozialgesetzbuch (SGB). (28. Aufl.). (2002). München: Deutscher Taschenbuch Verlag.

Stellenmarkt 2001. Verlagsbeilage. (2001). *Die Schwester/Der Pfleger, 4,* 2–100.

Stellenmarkt 2002. Verlagsbeilage. (2002). *Die Schwester/Der Pfleger, 4,* 2–84.

Taylor, H. C. & Russell, J. T. (1939). The relationship of validity coefficients to the practical effectiveness of test in selection. Discussion and tables. *Journal of Applied Psychology, 23,* 565–578.

Tecklenburg, A. (1997). Organisation des ärztlichen Dienstes. In J. Breinlinger-O'Reilly, T. Maess & R. Trill (Hrsg.). *Das Krankenhaus Handbuch.* Berlin: EFB-Consulting.

Testkuratorium der Föderation deutscher Psychologenverbände (1986). Kriterienkatalog (Mitteilung). *Diagnostica, 32,* 358–360.

Tewes, U. (1994). *Hamburg-Wechsler-Intelligenztest für Erwachsene – Revision 1991 (HAWIE-R).* Göttingen: Hogrefe.

Thiele, A. & Eggers, B. (Hrsg.). (1999). *Innovatives Personalmarketing für High-Potentials.* Göttingen: Verlag für Angewandte Psychologie.

Transfer-Project (2002). *E-Commerce und E-Marketing im Krankenhaus. Projektstudie zur Gestaltung der*

Internetpräsenz eines Krankenhauses. Berlin: EFB-Consulting.

Trost, G. (2002). Assessment-Center: Verfahren für Führungskräfte auf drei Kontinenten: Was ist gleich? Was ist anders? In E. Fay (Hrsg.). *Das Assessment-Center in der Praxis* (S. 33–52). Göttingen: Vandenhoeck.

Turß, M. (2002). pro facts. In U. P. Kanning & H. Holling (Hrsg.). *Handbuch personaldiagnostischer Instrumente* (S. 477–484). Göttingen: Hogrefe.

Veit, A. (1996). Motive der Berufswahl und Erwartungen an den Beruf bei Auszubildenden in der Krankenpflege. *Pflege, 9*, 61–71.

Veit, A. (1998). Erwartung an den Pflegeberuf zu Ausbildungsbeginn und ihre Realisierung am Ende des zweiten Ausbildungsjahres (Längsschnittstudie). *Pflege, 11*, 100–107.

Wambach, K. (2003). Neue Wege auf dem Krankenhausmarkt. *Führen & Wirtschaften, 20*, 10–14.

Wandschneider, U., Rösener, C. & Korte, A. (2000). Das Kerngeschäft der Krankenhäuser ist die Gesundheit des Patienten. *Führen & Wirtschaften, 17*, 66–67.

Wanous, J. P. (1992). *Organizational Entry* (2. ed.). Reading Mass: Addison-Wesley.

Watzka, K. (2002). Personalauswahl. In R. Bröckermann & W. Pepels (Hrsg.), *Personalmarketing* (S. 86–99). Stuttgart: Schäffer-Poeschel.

Weber, A. & Busch, D. (2002). Recrutainment: Karriere- und Bewerbermanagement im Flow. *Wirtschaftspsychologie, 9*, 44–48.

Webers, T. (2002). Konsequenzen aus der DIN 33430. *Wirtschaftspsychologie, 9*, 49–50.

Weidlich, U. (2000). *Mitarbeiterbeurteilung in der Pflege.* München: Urban & Fischer.

Werbel, J. D. & Landau, L. (1996). The effectiveness of different recruitment sources: A mediating variable analysis. *Journal of Applied Psychology, 26*, 1337–1350.

Weuster, A. (1994). *Personalauswahl und Personalbeurteilung mit Arbeitszeugnissen.* Göttingen: Hogrefe/Verlag für Angewandte Psychologie.

Weuster, A. & Braig-Buttgereit, S. (1995). Die Referenzeinholung durch Personalberater als Auswahlinstrument. *Personal, 8*, 405–411.

Wild, B., de la Fontaine, A. & Schafsteller, C. (2000). Fishing for talents: Internet-recruiting auf neuen Wegen. *Personalführung, 1*, 66-70.

Wimmer, P. (1985). *Personalplanung. Problemorientierter Überblick – theoretische Vertiefung.* Stuttgart: Enke.

Wottawa, H. & Woike, J. K. (2002). Internet-Recruiting und -Assessment: Eine Chance, die Wirtschaftspsychologen nutzen sollten! *Wirtschaftspsychologie, 9*, 33–38.

Zentralstelle für Arbeitsvermittlung der Bundesanstalt für Arbeit (ZAV) (2001). Jahresbericht 2001.

Zentralstelle für Arbeitsvermittlung der Bundesanstalt für Arbeit. (2002). Merkblatt zur Vermittlung von Krankenpflegepersonal nach Deutschland. Hinweise für Bewerber und Arbeitgeber. Stand: März 2002.

Zottoli, M. A. & Wanous, J. P. (2000). Recruitment source research: Current status and future directions. *Human Resource Management Review, 10*, 353-382.

Zweites Gesetz für moderne Dienstleistungen am Arbeitsmarkt. Bundesgesetzblatt 2002, Teil I, Nr. 87. (2002, 23.12.2002).

413

Register